教育部职业教育与成人教育司推荐教材
全国卫生职业院校规划教材

供中等卫生职业教育各专业使用

正常人体学基础

（第三版）

主　编　王之一　冯建疆
副主编　卓庆安　王超美　王建鹏　莫小卫
编　者　（按姓氏汉语拼音排序）

鲍建瑛　（上海健康职业技术学院）
陈　旭　（沈阳市中医药学校）
陈登攀　（曲阜中医药学校）
冯建疆　（石河子卫生学校）
李　智　（石河子卫生学校）
马光斌　（曲阜中医药学校）
莫小卫　（梧州市卫生学校）
舒婷婷　（曲阜中医药学校）
苏　华　（曲阜中医药学校）
王超美　（上海健康职业技术学院）
王建鹏　（四川省卫生学校）
王之一　（吕梁市卫生学校）
韦克善　（河池市卫生学校）
谢世珍　（吕梁市卫生学校）
颜盛鉴　（玉林市卫生学校）
赵红霞　（新疆昌吉卫生学校）
赵勋蘖　（广西医科大学附设护士学校）
卓庆安　（玉林市卫生学校）

科学出版社

北京

· 版权所有　侵权必究 ·

举报电话:010-64030229;010-64034315;13501151303(打假办)

内 容 简 介

本书是教育部职业教育与成人教育司推荐教材及全国卫生职业院校规划教材。全书共 15 章,系统介绍了正常人体的形态、结构、各种生命活动的生理特点和调节机制以及几种生命物质的功能及其主要代谢过程。将解剖学、组织学、胚胎学、生理学和生物化学有机地融为一体。内容简明、生动,图文并茂,版式新颖。紧密联系临床实际,处处体现三个贴近,环环紧扣教学大纲,结合护士执业资格考试的"考点",准确把握编写内容,时时为学生着想,力图从全新的角度为广大学生提供一本独特、实用、够用、有用的教科书。

本书可供三年制中职护理、助产等相关医学专业作为教材使用。

图书在版编目(CIP)数据

正常人体学基础 / 王之一,冯建疆主编.—3 版.—北京:科学出版社,2012.6
教育部职业教育与成人教育司推荐教材·全国卫生职业院校规划教材
ISBN 978-7-03-034150-1

Ⅰ.正… Ⅱ.①王… ②冯… Ⅲ.人体形态学-中等专业学校-教学参考资料 Ⅳ.R32

中国版本图书馆 CIP 数据核字(2012)第 101288 号

责任编辑:许贵强 / 责任校对:钟 洋
责任印制:赵 博 / 封面设计:范璧合

版权所有,违者必究。未经本社许可,数字图书馆不得使用

科学出版社出版
北京东黄城根北街 16 号
邮政编码:100717
http://www.sciencep.com

北京利丰雅高长城印刷有限公司 印刷
科学出版社发行　各地新华书店经销
*

2003 年 8 月第 一 版　　开本:787×1092　1/16
2012 年 6 月第 三 版　　印张:27
2016 年 5 月第二十四次印刷　字数:648 000
定价:79.80 元
(如有印装质量问题,我社负责调换)

前　言

　　《正常人体学基础》第三版为教育部职业教育与成人教育司推荐教材、全国卫生职业院校规划教材。本教材的编写是依据国务院关于"大力发展职业教育的决定"和《国家中长期教育改革和发展规划纲要(2010～2020年)》的精神,本着由传统的"以学科知识为主线"向"以实际应用和技能提高为主线"转变的宗旨,坚持"贴近学生、贴近岗位、贴近社会"的基本原则,以学生认知规律为导向,以培养目标为统领,紧扣教学大纲,结合护士执业资格考试的"考点",准确把握编写内容,力求体现"以就业为导向,以能力为本位,以发展技能为核心"的职业教育培养理念,注重科学性、先进性、启发性和适用性相结合,着力提高教材的创新性和可读性,使之成为学生想用、老师爱用、临床够用、考证有用的实用教材。

　　本教材的修订和编写具有如下特点:①在广泛深入调研的基础上,总结和汲取了前两版教材的编写经验和成果,在基本保持原有教材整体结构的基础上,对部分章节的编排作了调整,对各门课程在内容上进行了更好的衔接与优化,尤其是对一些不足之处进行了大量的修改、补充和完善,体现科学性;②密切关注国内学科专业的最新动态,适度引入前沿知识,反映最新进展,体现先进性;③所用数据均为中国人的体质数据,富有民族性;④理论知识体现以学生为中心,突出"实用为本,够用为度"的特点,具有针对性;⑤"引言导入"、"理论阐述"、"案例分析"、"护考链接"、"考点"提示相互穿插,将人体"分解"得"细致入微","剖析"得"淋漓尽致",具有创新性;⑥结合国家护士执业资格考试新大纲,全面覆盖考点,精心编制仿真模拟自测题进行综合能力训练,实现学、考互动,突出实用性;⑦紧密结合护理工作实际,精选临床案例,突出与临床课程的"零距离"接触,具有超前性;⑧根据学科发展需要,插图全部采用彩色印刷,以提升教材的质量和品味,具有可读性。

　　本教材的各位编者都是长期奋战在教学第一线的骨干教师,具有丰富的教学和写作经验。在编写过程中参考并汲取了国内多种教材(参考文献列于书后)的成果,采用并修改了其中的一些插图,在此,谨向各位原著者表示诚挚的歉意和衷心的感谢。本教材的编写还得到了吕梁市卫生学校、石河子卫生学校、玉林市卫生学校、上海健康职业技术学院、四川省卫生学校、梧州市卫生学校、沈阳市中医药学校、曲阜中医药学校、河池市卫生学校、新疆昌吉卫生学校、广西医科大学附设护士学校11所院校的大力支持,并得到了恩师吉林大学白求恩医学院王根本教授的热诚、具体的指导与无私帮助。此外,大连外国语学院国际艺术学院装潢专业的王笑菲、吕梁市卫生学校的于文华和赵小平老师还制作修改了部分插图,在此一并对他们的工作表示深深的谢意! 最后,衷心感谢各位编者为本书的编写所付出的辛勤劳动! 由于种种原因,第二版教材中的部分编者未能参编第三版,对于王一飞、王子彪、刘振义、张秀芳、张晓春、宋永春、蒋劲涛、陈国英、陈明玉、于新亚、刘俊超、韩爱国、陈开润、初海鹰、董艳君、范黔、郭萍、江山红、姜丽炎、李丽、李勇、李玉芳、柳玉霞、卢秀真、马仁华、马占林、宁华、牛巨家、孙桂荣、孙青霞、王丽英、吴祥声、吴宣忠、徐德良、张吉胜、张艳丽、赵学庆、郑保平、周淑芳、陈桃荣、董博、傅廷熙、洪雪梅、李建勋、林秋红、卢兵、宋永春、王若菲等为本书作出的贡献,在此亦表示诚挚的谢意!

由于编者水平有限,纰误和疏漏在所难免,恳请广大教师和学生随时指正并提出修改意见。

编 者

2012 年 2 月

目　　录

第1章

绪　论

　　人体是一本无字的书,记录了人类年轮辗转的轨迹;人体是一幅多彩的画,是品味美丽人体高尚、典雅的视觉盛宴;人体是一部立体的"教科书",永不停息地解读着其中的秘密。人体的结构和功能复杂而神奇,充满着无穷的奥秘;人体的进化漫长而艰辛,留下了许多美丽而传奇的故事。从《正常人体学基础》开始,让我们从众多的人体结构和功能等知识细节中去感受生命的美好、生命的崇高和生命的伟大。

　　当您步入博大精深的医学殿堂,去领略它深邃而又丰富的内涵时,首先跃入眼帘的便是正常人体学基础这门古老、经典而又年轻的学科。自1543年比利时解剖学家维萨利的开山之作《人体结构》一书问世以来,迄今经历了近500年的历程。恩格斯说:"没有解剖学,就没有医学",精辟论述了解剖学在医学中的重要地位。150多年前,法国著名生理学家克劳德·伯尔纳指出:"医学是关于疾病的科学,而生理学则是关于生命的科学,所以后者比前者更有普遍性。"常言道:"万丈高楼平地起",正常人体学基础作为医学的入门课,充分显示了其重要意义之所在。因此,要想在医学事业上有所成就的医学生,都应首先努力学好正常人体学基础。

一、概　述

（一）正常人体学基础的定义和任务

　　1. 正常人体学基础的定义　　正常人体学基础是研究正常人体的形态、结构、物质组成、功能、代谢、出生前发生发育过程和生命活动规律的科学,是医学科学中一门重要的基础课程,是学习其他基础医学与临床医学的先修课和必修课。它包括解剖学、组织学、胚胎学、生理学和生物化学。正常人体学基础以人体各系统的形态、结构和功能为主线,将解剖学、组织学、胚胎学、生理学和生物化学有机地融为一体进行研究和学习。

　　（1）解剖学:是研究正常人体形态结构的科学。解剖学与其他学科一样,也是在与时俱进、不断发展、逐步前进的。随着科学技术的进步、认识观点的发展、研究方法的改进、实际应用的促进,解剖学的研究内容日益深广,逐渐形成了许多新的分支学科。

　　解剖学"anatomy"一词,原系切割、分离之义,是研究人体形态结构的最基本方法。一般认为,广义的解剖学包括解剖学、细胞学、组织学和胚胎学,而狭义的解剖学(即大体解剖学)又根据研究方法和目的不同分为:按照人体功能系统描述人体形态结构的系统解剖学;按局部分区研究人体结构配布的局部解剖学;结合临床学科发展需求研究人体形态结构的临床解剖学;密切联系护理操作技术的护理应用解剖学;与影像技术相关的断层解剖学;联系临床应用,研究人体表面形态特征的表面解剖学;采用数字化技术研究人体结构的数字解剖学等。

　　（2）组织学:是借助显微镜观察的方法,研究正常人体微细结构及其相关功能的科学,其研究内容包括细胞、组织和器官系统三部分。微细结构是指在显微镜下才能清晰地观察到的

1

结构。显微镜有光学显微镜(简称光镜)和电子显微镜(简称电镜)之分,因此,微细结构也有光镜结构与电镜结构之别。光镜结构是指在光镜下能被分辨的微细结构(如细胞核等),常用长度单位微米(μm)来度量($1mm=1000\mu m$),其分辨率为 $0.2\mu m$,用于光镜观察的组织切片厚度一般是 $5\sim10\mu m$。电镜结构又称超微结构,是指在电镜下才能分辨的微细结构(如线粒体等),常用纳米(nm)来度量($1\mu m=1000nm$),其分辨率为 $0.2nm$,比光镜高 1000 倍,可放大几万倍到几十万倍,因此通过电镜能观察到细胞更加微细的结构。

电子显微镜技术

　　1932 年,德国人卢斯卡和科诺尔发明了电子显微镜,于 1986 年荣获诺贝尔奖。常用的电子显微镜技术有透射电镜技术和扫描电镜技术,前者主要用于观察细胞内部(如细胞器等)和细胞外基质的超微结构,后者主要用于观察细胞和组织表面的立体微细结构(如微绒毛、纤毛等),图像具有立体感。

　　(3)胚胎学:是研究人体发生、生长发育及其机制的科学。

　　(4)生理学:是研究生物体生命活动规律的科学。生物体(又称机体)是指包括人体在内的一切具有生命活动的个体。构成生物体的各系统、器官、组织、细胞等所具有的功能活动称为生命活动或生命现象,如血液的循环、腺体的分泌、食物的消化与吸收、大脑的思维活动等。生理学对生命活动从 3 个不同的水平加以研究,即整体水平、器官和系统水平以及细胞和分子水平。生理学是一门实验科学,一切生理学中的知识都来自实验。根据实验对象的不同可将实验分为人体实验和动物实验两大类,动物实验是生理学研究的基本方法。动物实验通常分为急性实验和慢性实验两类。人体生理学的任务是研究和阐明正常状态下,人体生命活动的产生过程、发生机制、正常作用和影响因素等,从而揭示人体各种生命活动的发生、发展和变化规律。

　　(5)生物化学:即生命的化学,是研究生物体内化学分子与化学反应的科学,从分子水平探讨生命现象的本质。主要研究生物体分子结构与功能、新陈代谢与调节,以及遗传信息传递的分子基础与调控规律。它是一门比较年轻的学科,直到 1903 年才由德国化学家纽堡提出"生物化学"这一名词。

HE 染色

　　染色是用染料使组织切片着色,以提高组织成分的反差,便于显微镜下分辨细胞和组织的不同结构。组织学中最常用的染色方法是苏木精(hematoxylin)和伊红(eosin)染色,简称 HE 染色。苏木精为碱性染料,可使细胞核内的染色质和细胞质中的核糖体染成蓝紫色;伊红为酸性染料,可使细胞质和细胞外基质中的成分染成红色。对碱性染料亲和力强的称为嗜碱性,对酸性染料亲和力强的称为嗜酸性,对碱性染料和酸性染料亲和力都不强的则称为中性。

　　2. 正常人体学基础的任务　是阐明人体各器官的形态、位置、结构,以及机体及其各系统、器官、组织、细胞在正常状态下所表现的各种生命活动、产生机制、物质代谢、内外环境变化的影响和机体所作的相应调节,并揭示各种生理功能和生命化学在机体活动中的意义。

　　人类自诞生之日起,就要与疾病作斗争,而人体的结构和功能极其复杂,打开人体这扇奥秘之门的最关键钥匙就是正常人体学基础。因为只有在正确认识人体器官形态、结构和生理功能的基础上,才能判断人体的正常与异常,了解疾病发生的原因和机制,理解病理状态下机体产生的各种症状和体征,为疾病的诊断和治疗提供科学的理论依据,胸有成竹地提出合理的应对方案,采取积极有效的治疗和护理措施,为防治疾病、促进康复、提高生命质量和挽救生命创造条件,并为学习其他医学课程奠定必要的基础。

（二）人体解剖学发展简史

　　人体解剖学的发展与其他自然科学一样,是人类在漫长的历史长河中不断地探索、实践和积累而发展起来的一门古老学科。通常认为,有文字记载的解剖学资料可以追溯到古希腊和中国。

　　1. 西方解剖学发展简史　早在公元前5世纪,古希腊名医希波克拉底(公元前460～前377年)已对颅骨作了正确的描述。欧洲文艺复兴时期,意大利著名画家达·芬奇创作了最早的人体解剖学图谱,描绘精细正确,堪称伟大的科学艺术家。维萨利(1514～1564年)是16世纪比利时的著名医生,从青年时代便致力于解剖学研究,冒着受宗教迫害的危险,夜间从墓地里盗出尸体,藏在家中亲自解剖,于1543年出版了划时代的人体解剖学巨著《人体结构》(图1-1),是当之无愧的近代人体解剖学创始人,被世人称之为"解剖学之父"(图1-2)。西班牙著名解剖生理学家塞尔维特(1511～1553年)发现了人体"肺循环"的奥秘。哈维(1578～1657年)首次提出心血管是一套封闭的管道系统。马尔辟基(1628～1694年)用显微镜观察到了蛙的微循环血管,为现代微循环学说的建立提供了形态学基础。1838年和1839年德国学者施万和施莱登提出了被誉为是19世纪自然科学三大发现之一的细胞学说。19世纪达尔文《物种起源》的问世,将进化发展的观点引入了解剖学研究。

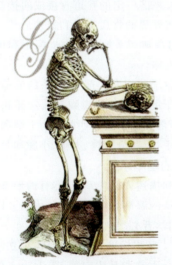
图1-1 《人体结构》中的插图

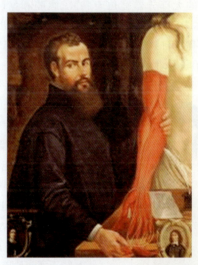
图1-2 "解剖学之父"维萨利

　　2. 中国解剖学发展简史　我国传统医学中的解剖学历史悠久,甲骨文中的"心"字是人类历史上最早记录心脏冠状切面内部结构的"图谱"。早在春秋战国时代的医学经典著作《黄帝内经》中已有"解剖"一词,并有人体解剖学知识的相关记载。汉代名医华佗医术高超,是熟悉解剖学的外科专家。宋代王惟一铸造的铜人是人类历史上最早创建的人体模型。南宋宋慈著《洗冤录》,对全身骨骼进行了较为详细的记载。清代名医王清任(1768～1831年)著有《医林改错》一书,对古书中的许多记载做了订正和补充。但总体来讲,我国固有的解剖学始终融合在传统医学之中,没有形成现代科学意义上的人体解剖学。清代末年,西方现代解剖学逐渐传入我国,但在新中国成立前发展缓慢。新中国成立后特别是在改革开放以来,在党的"科教兴国"方针指引下,我国老、中、青解剖学工作者的积极性得到了极大的调动。他们团结一致,交流协作,不断艰苦创业,取得了许多令人瞩目的研究成果。经过长期不懈的努力,我国解剖学已成为当今世界解剖学的重要组成部分。自1956年始,解剖学界相继有8位教授被推选为两院院士,其中,中国科学院院士有马文昭(1956年)、汪堃仁(1980年)、吴汝康(1980年)、薛社普(1991年)、鞠躬(1991年)、吴新智(1999年)、苏国辉(中国香港1999年),中国工程院院士有钟世镇(1997年)。他们在学科建设、科学研究和教书育人等方面做出了历史性贡献。

(三) 人体的组成和分部

1. 人体的组成　人体是一个复杂而又神奇的有机体,其复杂和精细程度是世界上任何一部机器都无法比拟的。细胞是构成人体的基本结构和功能单位,是一切生物新陈代谢、生长发育、繁殖分化的形态学基础。细胞之间存在一些由细胞产生的物质,称为细胞外基质或细胞间质。细胞外基质包括纤维、基质和不断循环流动的体液(如组织液、血浆等),构成了细胞生存的微环境,对细胞起着支持、营养、联系和保护等作用。许多形态相似、功能相同或相近的细胞群借细胞外基质有机地结合在一起,形成具有一定形态结构和功能的组织。通常把人体的基本组织分为4种,即上皮组织、结缔组织、肌组织和神经组织。几种不同的组织,构成具有一定形态,完成特定功能的器官,如心、肝、脾、肺、肾等。许多功能相关的器官连接在一起,完成某一方面的功能而构成系统。人体有运动系统、消化系统、呼吸系统、泌尿系统、生殖系统、循环系统、感觉器官、神经系统和内分泌系统等九大系统。其中消化、呼吸、泌尿和生殖4个系统的大部分器官位于胸腔、腹腔和盆腔内,并借一定的孔道直接或间接与外界相交通,故又总称为内脏。内脏的主要功能是进行机体与外界的物质交换和繁殖后代。人体的各系统虽然具有各自独特的形态、结构和功能,但它们在神经系统的统一支配下和神经体液的调节下,相互联系,协同配合,组成一个高度统一的人体。

2. 人体的分部　人体从外形上可分为头、颈、躯干和四肢4部分。头的前部称为面,颈的后部称为项。躯干的前面又分为胸、腹、盆部和会阴,躯干的后面为背,背的下部又称为腰。四肢分为上肢和下肢,上肢分为肩、臂、前臂和手,下肢分为臀、大腿、小腿和足。

(四) 解剖学的基本术语

为了便于学习和描述人体各系统、器官的形态和位置,统一制定了国际上公认的解剖学姿势和方位术语。因其具有重要的应用价值,故初学者必须熟练掌握。

1. 解剖学姿势　又称标准姿势,为身体直立,两眼平视,上肢下垂,下肢并拢,手掌和足尖向前(图1-3)。在描述任何人体结构时,均应按解剖学姿势进行描述。

2. 方位术语　为了正确地描述解剖学姿势下人体各器官或结构的方位及相互关系,又规定了一些相应的方位术语。

(1) 上和下:是描述部位高低的术语,近头者为上,近足者为下。

(2) 前和后:距腹侧面近者为前或腹侧,距背侧面近者为后或背侧。

(3) 内侧和外侧:是描述各部位与正中矢状面相对距离的位置关系术语,距正中矢状面近者为内侧(图1-3),距正中矢状面远者为外侧。

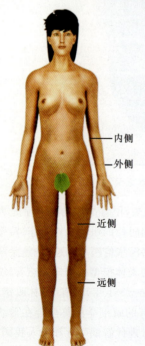
内侧
外侧
近侧
远侧

图1-3　解剖学姿势和方位术语

（4）内和外：适用于空腔器官，近内腔者为内，远离内腔者为外。

（5）浅和深：是描述与皮肤表面相对距离关系的术语，近皮肤表面者为浅，远皮肤表面者为深。

（6）近侧和远侧：是描述四肢部位间位置关系的术语，距肢体附着部较近者为近侧，较远者为远侧（图1-3）。

3. 轴和面

（1）轴：为了分析关节的运动，在解剖学姿势下设置了3种相互垂直的轴（图1-4）。分别称为：①垂直轴，为上下方向并与地平面相垂直的轴；②矢状轴，为前后方向并与身体的长轴相垂直的轴；③冠状轴，为左右方向并与身体的长轴相垂直的轴，又称额状轴。

（2）面：为了便于对人体内部结构进行描述，在解剖学姿势下设置了3种相互垂直的面（图1-4）。分别称为：①矢状面，沿矢状轴方向，将人体分为左、右两部分的纵切面，其中，将人体分为左、右二等份的矢状面称为正中矢状面；②冠状面，沿冠状轴方向，将人体分为前、后两部分的纵切面，又称额状面；③水平面，与上述两面垂直并与地平面平行的断面，将人体横断为上、下两部分，又称横切面。

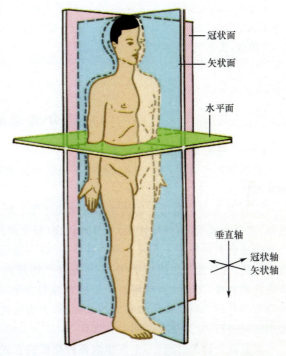

图1-4　人体的轴和面

但必须注意的是，器官的切面一般以其自身的长轴为标准。沿其长轴所做的切面称为纵切面，与其长轴垂直的切面则称为横切面。

（五）学习正常人体学基础的基本观点和方法

为了正确认识和深入理解人体的形态、结构和功能，应以辩证唯物主义的观点为指导，树立进化发展的观点、形态与功能相联系的观点、局部与整体统一的观点、理论联系实际的观点。要从生物的、心理的、社会的角度来综合观察和理解人体的功能活动，做到外形结合内部结构，理解平面与立体的关系，搞清正常与异常的差异，注意基础联系临床，标本联系活体。逐步建立从细胞到组织、从组织到器官、从器官到系统、从局部到整体的概念，用整体的、动态的、对立统一的观点去理解和认识人体的一切功能活动。结合教材内容和特点，掌握正确有效的学习方法。通过认真听讲、动脑思考、动眼观察、动口请教、动手操作，加强知识的前后联系和纵横比较，养成独立思考、勤奋钻研、主动涉猎知识的良好习惯，为顺利实现"学历证书"与"资格证书"的对接融通提供保障。充分利用标本模型、活体触摸、歌诀助记、人体探奇、多媒体辅助、案例分析、护考链接以及考点提示等多种形式，将《正常人体学基础》"解剖"得"体无完肤"，"剖析"得"淋漓尽致"。最终达到全面理解，牢固记忆，掌握重点，突破难点，明确考点。利用所学知识，结合形态结构和功能特点，解释生活现象，分析讨论疾病形成原因，为毕业后顺利通过资格考试和早日就业打下坚实的基础。

人体器官的正常与异常

根据中国人体质调查资料,通常把统计学上占优势(超过50%)的结构称为正常。解剖学中描述的器官形态、构造、位置、大小及其血液供应和神经配布均属正常范畴。人体的有些结构与正常形态虽不完全相同,但与正常值比较接近,差异不显著,又不影响正常功能者,称为变异。有的变异代表人类进化的方向,如有的人只有28颗恒牙,称为进化性变异;有的变异属返祖现象,如有的人出现颈肋,称为退化性变异。若超出一般变异范围,统计学上出现率极低,甚至影响正常生理功能者或造成心理障碍,则称为异常或畸形。

(王之一)

二、生命活动的特征

(一)生命活动的基本特征

科学家通过对各种生物体的基本生命活动长期观察和研究,发现生命活动至少有以下3种基本特征。

1. 新陈代谢 是指生物体通过与周围环境不断进行物质和能量交换而实现自我更新的过程,包括合成代谢(同化作用)和分解代谢(异化作用)两个方面。合成代谢是指机体不断从外界摄取营养物质用于合成自身的物质,并储存能量的过程。分解代谢是指机体不断分解自身的物质,释放能量供机体利用,并将分解产物排出体外的过程。可见,在新陈代谢过程中,既有物质合成,又有物质分解。物质的合成与分解,亦称为物质代谢。伴随物质代谢而产生的能量的释放、储存、转化和利用的过程,称为能量代谢。物质代谢和能量代谢是新陈代谢过程中同时进行、互为依存的两个方面。

在新陈代谢的过程中,生物体内各种物质的合成、分解、转化、利用等,大都是各种生物分子在水溶液中进行的成系列的化学反应。例如,糖和脂肪在生物体内分解供能的过程,就是通过一系列循环进行的化学变化,利用从环境中吸入的O_2,将这些物质氧化分解,释放出能量,并同时形成CO_2和H_2O。

考点:新陈代谢、合成代谢和分解代谢的概念

在新陈代谢的基础上,机体表现出各种生命活动,如生长、运动、感觉、思维、生殖,等等。新陈代谢一旦停止,生命活动也就结束。

2. 兴奋性 机体或组织对刺激产生反应的能力或特性,称为兴奋性。机体的各种组织中,神经、肌肉和腺体的兴奋性最高。

(1)刺激与反应:引起机体或组织发生反应的各种环境变化,称为刺激。刺激的种类有很多种,按其发挥作用的性质不同,可分为物理性刺激(如电、声、光、机械、冷热、射线等)、化学性刺激(如药物、酸、碱、离子等)、生物性刺激(如细菌、病毒等)、精神性刺激(也称社会心理性刺激,如某些含有特定内容的语言、文字、图片等所形成的刺激)四大类。

机体或组织受刺激后所发生的一切变化,称为反应。不同组织反应的表现形式各异:神经纤维表现为动作电位的产生和传导,肌组织表现为收缩与舒张,腺体则表现为分泌,这是它们特殊功能的表现。

(2)兴奋与抑制:虽然机体或组织接受刺激后所发生反应的形式各异,但归纳起来,反应只有两种基本形式,即兴奋或抑制。机体或组织接受刺激后,由安静状态转变为活动状态或生命活动由弱变强,称为兴奋;反之,机体或组织接受刺激后,由活动状态转变为安静状态或

生命活动由强变弱,称为抑制。刺激引起机体或组织产生的反应是兴奋还是抑制,取决于刺激的性质、强度以及机体当时的功能状态。刺激性质不同,可引起不同的反应,如静脉注射肾上腺素可使心跳加快加强、血压升高;静脉注射乙酰胆碱可使心跳减慢减弱、血压下降。刺激强度不同也可引起不同的反应,如轻中度的疼痛刺激可引起心跳和呼吸加快、血压升高等兴奋表现,而剧烈的疼痛则使心跳和呼吸减慢、血压下降等抑制表现。同样的刺激,机体当时所处的功能状态不同,反应也不相同。如人在饥饿时,对食物的反应就表现为兴奋;而在饱食时,对食物的反应通常则表现为抑制。

刺激有强弱或大小的差别,凡能引起组织反应的最小刺激强度,称为阈强度(阈值或阈刺激)。小于阈强度的刺激,称为阈下刺激;大于阈强度的刺激,称为阈上刺激。组织对刺激的反应能力有大有小,即组织的兴奋性有高低之分。很小很弱的刺激就能引起某组织兴奋,说明该组织兴奋性高;如果很强的刺激才能引起某组织兴奋,说明该组织兴奋性低;如果对任何强大的刺激都不能引起组织兴奋,说明该组织兴奋性为零。在比较组织兴奋性大小时,可以测定组织兴奋所需要的阈强度。生理学常常用阈强度作为兴奋性的量化标准。阈强度与兴奋性呈反变关系,阈值越小,说明组织兴奋性越高;阈值越大,说明组织兴奋性越低。

考点:兴奋性、兴奋和抑制的概念;阈强度与兴奋性的关系

3. 生殖　生物体保持种系延续的生理过程,称为生殖。人和高等动物一般都是通过雌雄两性性器官的活动而实现的。生殖过程包括生殖细胞形成、交配、受精、胚胎发育、分娩等主要环节。通过生殖产生子代新个体使种系绵延,也是生物体生命活动的基本特征之一。

(二)稳态

机体直接接触的外界环境,称为外环境,包括自然环境和社会环境。外环境是不断变化的,如环境中的温度、阳光、空气等。机体内的液体总称为体液,分为分布在细胞内的细胞内液和分布在细胞外的细胞外液两大类。细胞外液(主要包括组织液、血浆)是体内细胞直接生存的体内环境,称为内环境。内环境直接为细胞提供必要的物理、化学条件,也为细胞生存提供营养物质,并接受细胞的代谢产物。外环境可以有很大变化而内环境则是相对稳定的,例如,外环境温度可由零下几十度变化到零上几十度,但人体的体温是相对稳定的,始终维持在 37℃ 左右。1859 年,法国生理学家伯尔纳(图 1-5)首先指出只有保持内环境的相对稳定,复杂的多细胞动物才能生存,强调了保持内环境相对稳定的意义。

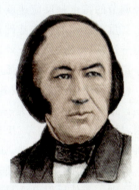

图 1-5　法国著名生理学家克劳德·伯尔纳

机体内环境的理化性质保持相对稳定的状态,称为内环境的稳态,简称稳态。稳态实际上是一种动态平衡,一方面受外环境变化和新陈代谢的影响,不可避免地遭受干扰和破坏;另一方面机体通过不断调整各器官、组织的生理活动来恢复和维持稳态。如天气变冷,机体散热增加会使体温下降,人可以通过减少皮肤血流、增添衣服来减少散热,同时提高骨骼肌肌紧张以增加产热,维持体温的相对稳定。如果内环境的理化条件发生重大变化,超过机体自身调节维持稳态的能力,则机体的正常生理功能将会受到严重影响,疾病就会随之发生,甚至危及生命。在这种情况下,往往需要通过适当的药物或其他医疗手段来帮助恢复内环境的平衡。

考点:内环境和稳态的概念

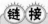

适 应

　　人类在长期进化的过程中,已逐步建立了一套通过自我调节以适应生存环境改变需要的反应方式。机体按环境变化调整自身生理功能和心理活动的过程称为适应,分为生理性适应和行为性适应两种。如长期居住在高原地区的人,其血中红细胞数和血红蛋白含量比居住在平原地区的人要高,以适应高原缺氧的生存需要,这属于生理性适应;寒冷时人们通过添衣和取暖活动来抵抗严寒,这是行为性适应。

三、人体功能的调节

　　机体有一整套调节机制,它能根据体内、外环境的变化来调整和节制机体各部分的活动,使机体内部以及机体与环境之间达到平衡统一,这一生理过程称为调节。人体功能的调节方式有神经调节、体液调节和自身调节,其中以神经调节最为重要。

(一) 神经调节

考点:反射的概念和反射活动的结构基础以及神经调节的特点

　　神经调节是指通过神经系统的活动实现对机体生理功能的调节。神经调节的基本方式是反射。反射是指在中枢神经系统参与下,机体对刺激产生的规律性反应。例如,某肢体受到伤害刺激时,该肢体立即缩回;运动时,心跳、呼吸加快;运动或气温升高时出汗,等等。神经调节的特点是反应速度快、调节精确、持续时间短暂。

　　反射活动的结构基础是反射弧,由以下5个部分组成:即感受器→感觉(传入)神经→中枢→运动(传出)神经→效应器。每一种反射,都有一个完整的反射弧,故一定的刺激便引起一定的反射活动。反射弧的任何一个环节被破坏,都将使相应的反射消失。

　　反射的种类很多,按其形成过程和条件的不同,可分为非条件反射和条件反射两类。

　　1. 非条件反射　是一种与生俱有、通过遗传形成的低级神经反射活动。该反射数量有限,反射弧固定而简单,反射中枢在大脑皮质以下的较低级部位,是人和动物适应环境变化、维持生存的本能性活动,如吸吮反射、吞咽反射、咳嗽反射、角膜反射等。

　　2. 条件反射　是在非条件反射的基础上,经过后天学习和训练建立起来的高级神经反射活动。条件反射灵活易变,数量无限,反射弧不固定而复杂,反射中枢需要有大脑皮质参与,具有预见性,反应更广泛、更灵活。因此,条件反射极大地提高和扩大了机体适应环境变化的能力。"望梅止渴"就是典型的条件反射。

(二) 体液调节

　　体液调节是指激素等化学物质借助体液运送而实现对机体功能的调节。体液调节可分为全身性体液调节和局部性体液调节两类。

考点:体液调节的概念

　　1. 全身性体液调节　是指内分泌细胞分泌的激素随血液循环运送到全身各处,实现对某些器官、组织、细胞功能活动的调节,是体液调节的主要方式。接受某种激素调节的细胞称为激素的靶细胞。

　　2. 局部性体液调节　是指某些组织细胞产生的代谢产物(如 CO_2、H^+、乳酸等)或特殊化学物质(如细胞因子、组胺等),经组织液在局部扩散作用于邻近细胞,实现对邻近组织、细胞功能的调节,是体液调节的辅助方式。

　　与神经调节相比较,体液调节作用缓慢而持久,作用范围广泛。体液调节主要影响机体的代谢、生长和发育等生理过程,在调节新陈代谢和维持机体内环境稳态中起着重要作用。

很多内分泌腺并不是独立于神经系统的,它们也直接或间接受到神经系统的调节。因此,也可以将体液调节看成是神经调节的一个环节,称为神经-体液调节(图1-6)。如肾上腺髓质受交感神经支配,交感神经兴奋时,肾上腺素和去甲肾上腺素分泌增加,从而使神经与体液因素共同参与某种调节活动。

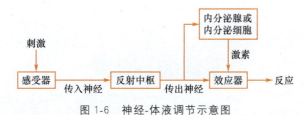

图 1-6　神经-体液调节示意图

（三）自身调节

自身调节是指环境条件变化时,器官或组织不依赖于神经或体液调节而产生的适应性反应。如血管平滑肌在受到牵拉刺激时,会发生收缩反应。

自身调节的特点是作用范围比较局限,调节准确而稳定,调节幅度较小,灵敏度较低。但对维持某些组织细胞功能的相对稳定仍具有一定的意义。

考点: 自身调节的概念

（四）反馈调节

人体生理功能的调节过程与自动控制系统的工作原理相似。自动控制系统的基本特点是在控制部分与受控部分之间存在着双向信息联系,形成一个"闭环"回路。在人体功能的各种调节活动中,通常将反射中枢或内分泌腺等看做是控制部分,而将效应器或靶细胞等看做是受控部分。由控制部分发送到受控部分的信息称为控制信息;由受控部分返回到控制部分的信息称为反馈信息。反馈信息的主要作用是调整和修正控制部分的活动,从而实现自动精确的调节。受控部分发出的反馈信息反过来影响控制部分活动的过程称为反馈。根据反馈信息对控制部分作用的结果,可将反馈分为负反馈和正反馈两类。

考点: 反馈的概念,负反馈和正反馈生理意义

1. 负反馈　反馈信息与控制信息作用相反的反馈,称为负反馈。例如,当动脉(受控部分)血压升高时,反馈信息通过一定的途径抑制心血管中枢(控制部分)的活动,使血压下降;相反,当动脉血压降低时,反馈信息又通过一定的途径增强心血管中枢的活动,使血压升高。由此可见,负反馈的生理意义在于维持机体某项生理功能的相对稳定。人体内的负反馈极为多见,又极其重要,如机体内环境的稳态、体温、呼吸、血压等各种生理功能的调节都是通过负反馈来实现的。

2. 正反馈　反馈信息与控制信息作用相同的反馈,称为正反馈。例如,在排尿过程中,当排尿中枢(控制部分)发动排尿后,由于尿液刺激了后尿道(受控部分)的感受器,受控部分不断发出反馈信息进一步加强排尿中枢的活动,使排尿反射一再加强,直至膀胱内的尿液排完为止。由此可见,正反馈的生理意义在于使某项生理过程逐步加强并尽快完成。正反馈在体内屈指可数,除上述排尿反射外,还有排便、分娩与血液凝固等生理过程。

(卓庆安)

正常人体学基础

小结

《正常人体学基础》是一门古老而又年轻的现代科学,是医学课程的先修课和必修课,它将为其他基础医学与临床医学的学习奠定必要的基础。要全面准确地认识和理解人体的形态结构和生理功能,就必须树立正确的观点和掌握科学有效的学习方法。《正常人体学基础》绪论阐明了生命的基本特征(新陈代谢、兴奋性和生殖)、机体生存的外环境和细胞生存的内环境,揭示了调节生命活动的规律-神经调节、体液调节和自身调节,而解释这种调节功能的又是自动控制系统的理论。

自测题

一、名词解释

1. 组织　2. 兴奋性　3. 刺激　4. 反应
5. 阈强度　6. 兴奋　7. 反馈

二、填空题

1. 人体的基本组织可分为_____、_____、_____和_____4种。
2. 组织切片最常用的染色法称为_____。
3. 生命活动的基本特征是_____、_____和_____。
4. 衡量组织兴奋性高低的指标为_____。
5. 反应的两大基本形式是_____或_____。
6. 机体生存的环境称为_____,细胞生存的环境称为_____。

三、选择题

1. 光镜结构常用的计量单位是(　　)
   A. mm　B. cm　C. m
   D. μm　E. nm
2. 光学显微镜的最高分辨率为(　　)
   A. 0.2mm　B. 0.2nm　C. 0.2μm
   D. 2nm　E. 2μm
3. 用于光镜观察的组织切片厚度一般是(　　)
   A. 10~50nm　B. 50~80nm　C. 50μm
   D. 5~10μm　E. 1~5μm
4. 以体表为准的解剖学方位术语是(　　)
   A. 前、后　B. 内、外　C. 深、浅
   D. 上、下　E. 近侧、远侧
5. 将人体分为左右两部分的纵切面是(　　)
   A. 水平面　B. 正中矢状面
   C. 矢状面　D. 冠状面

E. 横切面
6. 反射活动的结构基础是(　　)
   A. 反应　B. 反射　C. 反射弧
   D. 肌肉的结构　E. 突触
7. 引起组织发生反应所需要的最小刺激强度称(　　)
   A. 阈上刺激　B. 阈下刺激　C. 阈强度
   D. 机械刺激　E. 电刺激
8. 神经调节的基本方式是(　　)
   A. 反射　B. 反应　C. 反馈
   D. 反射弧　E. 负反馈
9. 机体调节过程中起主导作用的调节方式是(　　)
   A. 自身调节　B. 体液调节　C. 正反馈调节
   D. 负反馈调节　E. 神经调节
10. 机体的内环境是指(　　)
    A. 身体内部的液体　B. 细胞内液
    C. 细胞外液　D. 体内环境
    E. 体液
11. 机体活动调节中具有反应缓慢、作用范围广、持续时间长为主要特点的调节方式是(　　)
    A. 神经调节　B. 体液调节　C. 自身调节
    D. 反射调节　E. 反馈调节

四、简答题

1. 何谓稳态?其生理意义如何?
2. 人体功能的调节方式有哪几种?各有何特点?
3. 简述阈值与组织兴奋性之间的关系。

(王之一　卓庆安)

10

第2章

细　胞

　　细胞常被称为人体的建筑积木,是构成人体的基本结构和功能单位。它们连续不断地生长、分化、工作和死亡,以每秒钟 100 万个的速度更新。那么,细胞是如何构成的? 细胞的生理功能又有哪些? 让我们带着这些神奇而有趣的问题一起来探究人体细胞的奥秘。

　　人体是自然界中进化程度最高、结构和功能最复杂的有机体,由 100 万亿个以上的细胞按照一定的规律组合而成,至少有 210 种不同的细胞类型,执行着多样的功能活动。所以,人体既是一个细胞王国,又是一个细胞社会。人体内所有的生理功能和生化反应,都是在细胞及其产物的基础上进行的,即使是人体疾病的发生、发展也离不开细胞的结构基础。

一、细胞概述

(一)细胞的形态

　　组成人体的细胞数量众多,形态各异,大小不一,功能不同。细胞的形态与其执行的功能和所处的部位相适应,有些细胞可随功能状态不同而发生相应的变化。人体细胞的形态有球形、扁平形、立方形、柱状、多边形和梭形等(图 2-1),细胞的多样性都是由于适应机体各种特定的功能逐渐演化而成的。

(二)细胞的化学成分

　　细胞是生命活动的基本单位,细胞的化学成分主要是构成细胞的化学元素和由化学元素组成的各种化合物,这些化合物是细胞结构和生命活动的物质基础。

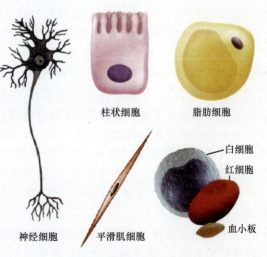

柱状细胞　　　脂肪细胞

白细胞
红细胞
血小板

神经细胞　　平滑肌细胞

图 2-1　细胞的各种形态

　　1. 构成细胞的化学元素　有数十种,在细胞中含量较多、对生命活动起着重要作用的元素有:碳(C)、氢(H)、氧(O)、氮(N)、磷(P)、硫(S)、钙(Ca)、钾(K)、钠(Na)、镁(Mg)、氯(Cl)、铁(Fe)等。其中 C、H、O、N、P、S 6 种元素是组成细胞的主要元素,约占细胞总量的 97%,细胞中大多数有机化合物都是由上述 6 种元素组成的。此外,还有少数生命活动不可缺少的微量元素,如铜(Cu)、锌(Zn)、碘(I)、氟(F)、硼(B)、硅(Si)、锰(Mn)、钴(Co)等。

　　2. 构成细胞的化合物　构成细胞的各种化学元素在细胞内都是以化合物的形式存在的,包括无机物和有机物两大类。无机物有水和无机盐,有机物包括糖、脂类、蛋白质、核酸和维生素等。

链接

细胞分裂

　　人类的细胞分裂方式有3种,即无丝分裂、有丝分裂和减数分裂。无丝分裂是一种比较简单的细胞分裂方式,在人体中很少见,偶尔在肝细胞、肾小管上皮细胞的分裂中可见。有丝分裂是细胞主要的分裂方式,是一个连续的细胞变化过程,历时1～2小时。减数分裂又称成熟分裂,是一种特殊的细胞分裂方式,只发生在生殖细胞形成过程中的某个阶段。它的主要特点是细胞进行一次DNA的复制,而完成两次细胞分裂。

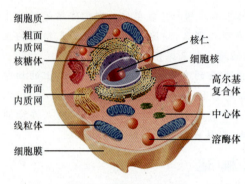

图2-2　细胞结构模式图

二、细胞的结构

　　虽然细胞的形态结构和功能活动千差万别,但它们均具有相同的基本结构,即均由细胞膜、细胞质和细胞核3部分组成(图2-2)。

(一)细胞膜

　　细胞膜是包裹于细胞外表面的一层薄膜(图2-2),又称质膜或单位膜。细胞膜是一种具有特殊结构和功能的生物膜,构成细胞的屏障,使细胞具有一个相对稳定的内环境,它在细胞与周围环境之间进行物质交换、能量转换及信息传递过程中起着决定性的作用。

　　1. 细胞膜的化学成分　主要是脂质、蛋白质、糖、水和无机盐离子(图2-3)。

考点:细胞的基本结构和"液态镶嵌模型"学说的基本内容

　　2. 细胞膜的分子结构　关于细胞膜的分子结构,目前公认的是1972年由Singer和Nicholson提出的"液态镶嵌模型"学说。其基本内容为:细胞膜以液态的脂质双分子层构成基架,其间镶嵌着具有不同结构和功能的蛋白质(图2-4)。脂质双分子层的主要功能是限制物质的通过,即发挥屏障作用。细胞膜的各种功能主要由膜蛋白来完成,膜蛋白可以移动,构成膜受体、载体、酶和抗原等,执行多种功能。

　　3. 细胞膜的功能　主要是维持细胞的完整性和内环境的相对稳定、物质转运功能以及细胞的跨膜信号转导等。

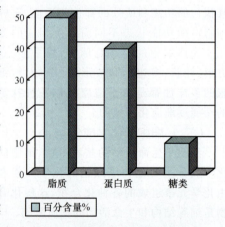

图2-3　细胞膜的化学成分示意图

(二)细胞质

　　细胞质是位于细胞膜与细胞核之间的部分,包括细胞液、细胞器、包含物和细胞骨架,是细胞完成多种重要生命活动的场所。

　　1. 细胞液　又称细胞基质,是填充于细胞质有形结构之间的无定形透明胶状物,生活状态下呈液态,是细胞进行多种物质代谢的重要场所。

　　2. 细胞器　是细胞质内具有特定形态结构和生理功能的"小器官",包括线粒体、核糖体、内质网、高尔基复合体、溶酶体、过氧化物酶体和中心体。光镜下能看到的细胞器有线粒体、高尔基复合体和中心体等。若把细胞内部比作是一个繁忙的工厂,那么细胞器就是忙碌

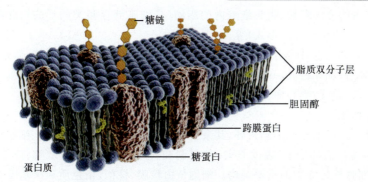

图 2-4　细胞膜分子结构模式图

不停的"加工车间",承载着细胞的生长、修复和控制等复杂功能。

（1）线粒体:光镜下呈线状或颗粒状,故得名。电镜下为双层单位膜套叠形成的椭圆形小体(图 2-2)。线粒体内含有多种酶类,其主要功能是对营养物质进行氧化磷酸化合成三磷酸腺苷(ATP),为细胞活动直接提供能量。细胞生命活动能量的 95% 来自线粒体的 ATP。

考点:各种细胞器的主要功能

（2）核糖体:又称核蛋白体,为最小的细胞器,是由核糖核酸(RNA)和蛋白质组成的颗粒状小体,是合成蛋白质的场所。核糖体有两种存在形式,一种是单个游离于细胞液中的游离核糖体,主要合成细胞的结构蛋白;另一种是附着于内质网或细胞核外核膜上的附着核糖体,主要合成分泌蛋白。

（3）内质网:是由质膜围成的封闭式扁平囊或管泡状结构,以分支相互吻合成网。根据其表面有无核糖体附着分为粗面内质网和滑面内质网两种(图 2-2)。粗面内质网主要合成分泌蛋白质和部分膜蛋白等。滑面内质网因含有不同的酶类而功能各异,主要功能是:①合成类固醇激素,在肾上腺皮质细胞、睾丸的间质细胞和卵巢的黄体细胞内能使合成的胆固醇转变为类固醇激素;②有解毒功能,肝细胞内的滑面内质网含有参与解毒作用的各种酶,经过氧化、还原、水解、结合等过程的处理,使有毒物质的毒性降低或变为无毒物质而排出;③储存和释放 Ca^{2+},肌细胞内的滑面内质网又称肌浆网,参与 Ca^{2+} 的储存和释放,从而引起肌细胞的收缩或舒张。

（4）高尔基复合体:多位于细胞核附近,由多层扁平囊、小泡和大泡组成(图 2-2)。其主要功能是对来自粗面内质网的蛋白质进行加工、修饰、浓缩和包装,最终形成分泌颗粒排到细胞外。

（5）溶酶体:是由质膜包裹、内含各种酸性水解酶的圆形或卵圆形致密小体。溶酶体内含有 60 多种酸性水解酶,其标志酶是酸性磷酸酶。溶酶体是细胞内消化作用的场所,它能清除细胞内的外源性异物(如细菌)和内源性残余物(如衰老破损的细胞器),以保护细胞的正常结构和功能。

（6）过氧化物酶体:又称微体,是由质膜包裹形成的圆形小体,多见于肝细胞和肾小管上皮细胞。过氧化物酶体含有 40 多种酶,但其标志酶是过氧化氢酶。过氧化物酶体的功能主要是参与脂肪酸氧化、过氧化氢的形成和分解,起解毒作用。

（7）中心体:多位于细胞核附近,主要参与细胞分裂,形成纺锤体和纤毛等结构。

3.包含物　是细胞质中具有一定形态(细胞器除外)的各种代谢产物和储存物质的总

称。如腺细胞内的分泌颗粒、脂肪细胞内的脂滴（是细胞储存脂类的形式）、肝细胞内的糖原颗粒（是细胞内葡萄糖储存的形式）等。

4. **细胞骨架**　是指细胞质内的立体网架结构，即细胞质骨架，由微管、微丝、中间丝以及更细的微梁网络系统等组成。细胞骨架构成细胞内支架，在维持细胞形状、参与细胞活动和细胞内物质输送（微管）等方面发挥重要作用。

（三）细胞核

人类除成熟的红细胞无细胞核外，其余所有种类的细胞都有细胞核。细胞核含有脱氧核糖核酸（DNA）遗传信息分子，通过 DNA 的复制和转录，控制细胞的增殖、分化、代谢等功能活动。因此，细胞核是细胞的重要结构。细胞核由核膜、核仁、染色质和核基质 4 部分组成。

链接

您知道吗?

细胞核的数量：一个细胞通常只有一个核，少数为双核（如肝细胞和肾小管上皮细胞等），个别为多核（如骨骼肌细胞多达几百个核）。

细胞核的形状：一般与细胞的形态和功能相适应，如圆形、立方形细胞的核，一般均为圆形。

细胞核的大小：差异较大，一般幼稚细胞的核大，衰老细胞的核小。

细胞核的位置：通常位于细胞的中央，个别位于细胞的基底部或偏向一侧。

1. **核膜**　位于细胞核的表面，是细胞核与细胞质之间的界膜，由内、外两层单位膜构成，对核内物质起保护作用。外核膜表面常有核糖体附着，故核膜也参与蛋白质的合成。核膜上的许多核孔（图 2-5），是细胞核与细胞质之间进行物质交换的通道。

2. **核仁**　是核内的一个圆形小体（图 2-5）。多数细胞可有 1～4 个核仁，呈嗜碱性，在蛋白质合成旺盛的细胞，核仁大而多。核仁的主要化学成分是 RNA 和蛋白质。核仁是合成核糖体的场所。

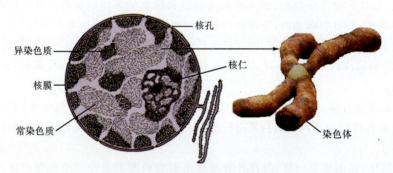

图 2-5　细胞核电镜结构模式图

3. **染色质和染色体**

（1）染色质：是间期细胞遗传物质的存在形式，其主要化学成分是 DNA 和蛋白质。HE 染色的标本，染色质呈现出两种不同的形态。细胞核内着色浅淡的部分称为常染色质（图 2-5），是核内有功能活性的部分，主要合成 RNA。细胞核内着色较深、呈现为强嗜碱性的部分称为异染色质，是核内功能静止的部分，无 RNA 转录活性。

（2）染色体：是细胞在有丝分裂或减数分裂过程中由染色质（主要是 DNA 分子）超螺旋聚缩而成的棒状结构（图 2-5）。现已证明染色质的基本结构单位是核小体，它由 DNA 和相关

14

蛋白质组装而成。在有丝分裂或减数分裂时,染色质浓缩形成染色体。因此,染色质和染色体实际上是同一种物质在细胞不同功能阶段的两种表现形式。

人类体细胞的染色体数为二倍体,有46条,其中44条是常染色体,2条是性染色体,它决定人类的性别。在男性,体细胞核型是46,XY;而女性是46,XX。在生殖细胞,染色体为单倍体,23条。在男性生殖细胞核型是23,X或23,Y;在女性生殖细胞核型是23,X。

考点：人类体细胞的染色体数和男、女性的体细胞核型

(3)功能:染色质或染色体中的DNA是遗传的物质基础,是遗传信息复制和基因转录的模板。

4. 核基质　由核液和细胞核骨架组成。核液含水、离子和酶等无定形成分,为核内代谢活动提供适宜的环境。细胞核骨架是由多种蛋白质形成的三维网络结构,主要功能是维持细胞核的形状。

链接

人类基因组计划

基因通常被认为是指导蛋白质合成的DNA单位,是DNA分子上的某段碱基序列,经过复制可以遗传给子代。基因具有调控生物体生长、发育、执行功能和自身的修复作用。

人类基因组计划是多国共同努力绘制人类基因组图谱计划,在2003年完成。基因组是指生物体整套基因结构。这项研究使我们了解到在人类46条染色体上包含20 000~25 000个人类基因,共含32亿个碱基对。尽管多数DNA不包含人类基因密码,通常称为非编码和"垃圾"DNA,但是它们仍参与调控功能。

三、细胞的基本功能

(一)细胞膜的物质转运功能

细胞在新陈代谢的过程中,不断有各种各样的物质进出细胞,这些物质都是通过细胞膜的转运来实现的。现将几种常见的跨膜物质转运形式分述如下。

1. 单纯扩散　是指小分子脂溶性物质从细胞膜高浓度一侧向低浓度一侧转运的过程(图2-6)。由于细胞膜的基架是脂质双分子层,因此,只有脂溶性物质才能靠单纯扩散通过细胞膜,比较肯定的有O_2和CO_2等气体分子。影响单纯扩散的因素有两个:一是细胞膜两侧脂溶性物质的浓度差,浓度差越大,该物质扩散则越快,反之则越慢;二是细胞膜对该物质的通透性,通透性越大,该物质扩散则越快,反之则越慢。

考点：体内以单纯扩散方式转运的物质

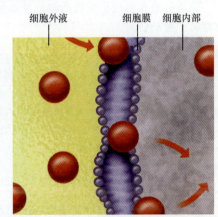
图 2-6　单纯扩散模式图

2. 易化扩散　是指非脂溶性物质借助于细胞膜上特殊蛋白质的帮助,由膜的高浓度一侧向低浓度一侧转运的过程。根据参与膜蛋白质的不同,可将易化扩散分为经载体的易化扩散和经通道的易化扩散两种形式。"载体"和"通道"都是一些贯穿于脂质双分子层的跨膜蛋白质。

(1)经载体的易化扩散(载体转运):细胞膜上的载体蛋白与被转运物质在其浓度较高的一侧选择性结合后,通过本身构型的改变而将物质转运至浓度较低的另一侧(图2-7)。体内的葡萄糖、氨基酸等物质就是由相应的载体转运的。

载体转运具有以下特点：①特异性，一种载体通常只能选择性地转运某一种物质，如葡萄糖载体只转运葡萄糖；②饱和性，即载体转运物质的能力有一定的限度，当被转运物质超过转运能力时，转运量就不会再增加，这是由于细胞膜上载体数量有限的缘故；③竞争性抑制，是指一种载体同时可以转运两种化学结构相似的物质，但一次只能转运其中一种物质，故当其中一种物质浓度增加时，载体此时只转运该物质，而另一种物质则不能转运。

考点：易化扩散的概念、分类及各自的特点

（2）经通道的易化扩散（通道转运）：通道蛋白在一定的条件下结构发生改变，在其内部形成孔道，水溶性离子可经孔道从高浓度一侧向低浓度一侧转运。通道像贯穿细胞内外并带有闸门装置的隧道，开放时允许被转运物质通过，关闭时物质转运停止（图2-8）。体内 Na^+、K^+、Ca^{2+}、Cl^- 等离子就是通过相应的通道转运的。现已确定，细胞膜上的离子通道有 Na^+ 通道、K^+ 通道、Ca^{2+} 通道、Cl^- 通道等，它们可以选择性地允许个别离子通过。

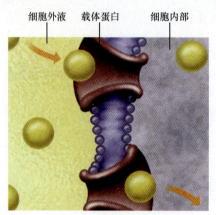

图2-7　经载体的易化扩散模式图

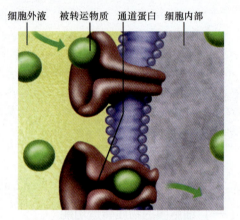

图2-8　经通道的易化扩散模式图

单纯扩散和易化扩散物质都是顺浓度差或顺电位差进行扩散的，细胞本身不消耗能量，故均属于被动转运。

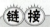

离子通道的发现

德国著名细胞生理学家萨克曼和内尔，合作应用膜片钳技术，发现了细胞膜存在离子通道，共同获得了1991年诺贝尔奖。该技术是一种广泛用于细胞生物学及神经科学研究的方法，可借以检验小到1万亿分之一安培的通过细胞膜的电流。他们研究了多种细胞功能，终于发现离子通道在糖尿病、癫痫、某些心血管疾病、某些神经肌肉疾病中所引起的作用，这些发现使研究新的更为特异性的药物疗法成为可能。

3. 主动转运　是指在膜上"泵蛋白"的作用下，通过细胞本身的耗能过程，将离子或小分子物质逆浓度差或电位差跨膜转运的过程。细胞膜上的泵蛋白又称为离子泵，具有 ATP 酶的活性，因此也称 ATP 酶，可将细胞内的 ATP 水解为 ADP，提供能量完成物质的跨膜转运。

考点：主动转运的概念

细胞膜上有多种离子泵，其中最重要的是细胞膜上普遍存在的 Na^+-K^+ 泵，简称 Na^+ 泵。当细胞内 Na^+ 浓度增高和（或）细胞外 K^+ 浓度增高时，Na^+-K^+ 泵被激活，水解 ATP 获取能量，对 Na^+ 和 K^+ 同时进行逆浓度差转运，从而保持了膜内高 K^+ 和膜外高 Na^+ 的不均衡离子分布。故 Na^+-K^+ 泵又称 Na^+-K^+ 依赖式 ATP 酶。据测定,正常状态下,细胞内 K^+ 的浓度约为细胞外液中的 30 倍,而细胞外液中 Na^+ 的浓度约为细胞内的 12 倍。

以上三种物质转运的方式有一个共同之处,就是被转运物质都是以小分子或离子的形式通过细胞膜的。

4. 出胞与入胞　对于大分子物质或物质团块进出细胞的过程,是以出胞或入胞的方式完成跨膜转运的。

(1)出胞:是指通过细胞膜复杂的"运动",将大分子物质或物质团块从细胞内转运到细胞外的过程。常见于细胞的分泌活动,如消化腺分泌消化酶、内分泌腺分泌激素、神经末梢释放神经递质等。分泌物在细胞内合成后被一层膜包裹形成囊泡,分泌时囊泡逐渐移向细胞膜并与细胞膜融合、破裂,然后将囊泡内容物排出细胞外(图 2-9)。

(2)入胞:是指通过细胞膜复杂的"运动",将细胞外某些大分子物质或物质团块(如细菌、细胞碎片等)转运到细胞内的过程(图 2-9)。依据进入细胞的物质分为吞噬和吞饮两种形式。固体物质的入胞过程称为吞噬,主要发生在单核细胞、巨噬细胞和中性粒细胞;液体物质的入胞过程称为吞饮,如小肠上皮细胞对营养物质的吸收。吞噬和吞饮的过程大体相同,首先是被吞物质与细胞膜接触,接触处细胞膜内陷并伸出伪足将该物质包裹,然后包裹处细胞膜融合断离,最后被吞物质连同包裹的那部分细胞膜一起被摄入细胞内。

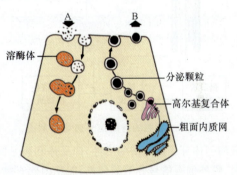

图 2-9　入胞和出胞示意图
A. 入胞;B. 出胞

(二)受体与细胞的跨膜信号转导

多细胞有机体每个细胞的增殖、分化、代谢和功能活动得以协调进行,依赖于细胞之间的跨膜信号转导,这是细胞的一项基本功能。外界信号作用于细胞时,首先作用于细胞受体,受体把外界信号以新的信号形式传递到细胞内,再引起相应细胞的功能改变。

1. 受体与信号分子

(1)信号分子:细胞之间信息传递的物质有几百种,包括各种神经递质、激素、细胞因子等信号物质,这些信号物质也称信号分子。在化学组成上属于蛋白质、肽、氨基酸、甾体、脂肪酸等。

(2)受体:是指细胞膜或细胞内能与信号分子发生特异性结合,并引起特定生物效应的一种特殊生物分子。

1)受体通常具有两个功能:①识别特异的信号物质,识别的表现在于两者结合;②把识别和接受的信号准确无误地放大并传递到细胞内部,使得细胞间信号转换为细胞内信号,启动一系列细胞内生化反应,最后导致特定的细胞反应。

2)膜受体的分类:根据它们的分子结构可以分为 3 类:G 蛋白耦联受体、酶耦联受体、离子通道受体,它们通过各自不同的细胞信号分子实现细胞间的信息传递。

2. 细胞的跨膜信号转导

(1)G 蛋白耦联受体介导的跨膜信号转导:该信号转导体系由特异性受体蛋白、G 蛋白、G 蛋白效应器酶、第二信使、蛋白激酶等一系列信号分子组成。

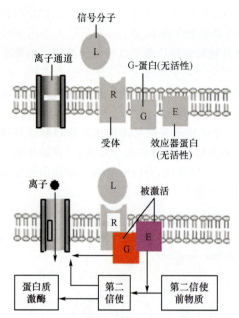

图 2-10　细胞的跨膜信号转导示意图

当信号分子与膜特异受体结合后导致受体构象改变,激活细胞膜内侧的 G 蛋白,活化的 G 蛋白主要功能是激活(或抑制)各种效应器酶的活性,改变胞质中第二信使的含量,从而影响胞质中各种蛋白激酶的活性,最终导致细胞功能变化。活化的 G 蛋白也可直接地或通过第二信使调节离子通道的活动来实现信号转导(图 2-10)。

G 蛋白调控的各种效应器酶主要包括:腺苷酸环化酶(AC)、鸟苷酸环化酶(GC)等。它们分别影响环磷酸腺苷(cAMP)、环磷酸鸟苷(cGMP)等的生成和降解。这些物质是细胞外信号分子作用于细胞膜后产生的细胞内信号分子,它们把细胞外信号分子携带的信息从细胞膜带入细胞内调控细胞功能,因此称这些物质为第二信使。

(2)酶耦联受体介导的跨膜信号转导:酶偶联受体分子至少有酪氨酸激酶受体、非酪氨酸激酶受体和鸟苷酸环化酶受体 3 种。其中,酪氨酸激酶受体分子具有酶的活性,即受体和酶是同一蛋白分子。它是一种贯穿脂质双分子层的脂蛋白,膜外侧有信号分子结合点,而膜内侧有酪氨酸激酶的结构区域,一旦被信号分子激活即具有酶活性,可引起一连串的生理反应将信号放大,再引发细胞功能的改变。胰岛素和多种细胞生长因子都是通过细胞膜酪氨酸激酶受体蛋白质将信号转导至细胞核,完成跨膜信号转导(图 2-11)。

(3)离子通道介导的跨膜信号转导:离子通道型受体本身除有信号接受部位外,又是离子通道,如乙酰胆碱受体、甘氨酸受体等。主要存在于神经、肌肉等可兴奋细胞,其信号分子为神经递质。离子通道型受体与神经递质结合后才能开启或关闭,因此称为化学门控通道。通道的开启(或关闭)决定离子的跨膜转运,并实现化学信号的跨膜转导(图 2-12)。

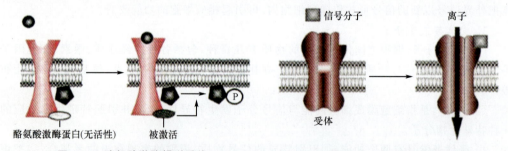

图 2-11　酪氨酸激酶耦联受体　　　　图 2-12　离子通道受体

(三)细胞的生物电现象

细胞在安静或活动时伴有的电活动,称为生物电现象。细胞的生物电主要出现在细胞膜两侧,因此又称细胞的跨膜电位,它是细胞普遍存在而又十分重要的生命现象。细胞生物电主要包括静息电位和动作电位。

1. 静息电位及产生机制

(1)静息电位:是指细胞处于安静状态(未受刺激)时,存在于细胞膜内、外两侧的电位差。静

息电位的记录需要一些特殊的实验装置,主要包括能显示电位变化的示波器和尖端很细并能插 考点:静息
入细胞的测量电极。如图 2-13 所示,将示波器的两个测量电极放在细胞膜表面的任意两点时 电位的概念
(图 2-13A),示波器的光点在 0 点做横向扫描,这表明细胞表面各处的电位是相等的。如果将
其中的一个微电极刺入细胞内(图 2-13B),则光点立刻从 0 电位下降到一定水平继续作横向扫
描。显示膜内电位比膜外电位低为负值。这说明细胞在安静状态时,膜外带正电荷,膜内带负
电荷,这种以膜为界外正内负的状态称为极化。极化状态是细胞处于生理静息状态的标志。以
静息状态为准,膜内电位数值向负值增大的方向变化,称为膜的超极化;膜内电位数值向负值减
小的方向变化,称为膜的去(除)极化;细胞发生去极化后向原先的极化方向恢复,称为复极化。

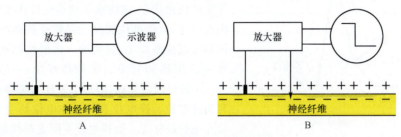

图 2-13　记录静息电位的示意图

　　细胞的种类不同,静息电位的大小也略有差异。例如,枪乌贼的巨大神经轴突和蛙骨骼
肌细胞的静息电位为 $-70 \sim -50 mV$,哺乳动物的肌肉和神经细胞为 $-90 \sim -70 mV$,人的红
细胞为 $-10 mV$,等等。
　　(2)静息电位的产生机制:"离子流学说"认为,生物电产生的前提是细胞膜内、外的离子
分布和浓度不同,以及在不同生理状态下,细胞膜对各种离子的通透性有差异。据测定,在静
息状态下,细胞膜内、外主要离子分布及膜对离子的通透性见表 2-1。

表 2-1　静息状态下细胞膜内、外主要离子分布及膜对离子的通透性

主要离子(骨骼肌)	离子浓度(mmol/L)		膜内与膜外离子比例	膜对离子的通透性
	膜内	膜外		
K^+	155	4	39:1	通透性大
Na^+	12	145	1:12	通透性很小
Cl^-	4	120	1:30	通透性次之
A^-	60	15	4:1	无通透性

　　在静息状态下,由于膜内、外 K^+ 存在浓度差和膜对 K^+ 有较大的通透性,因而一部分 K^+
顺浓度差向膜外扩散,增加了膜外正电荷;虽然膜内带负电荷的蛋白质离子(A^-)有随 K^+ 外
流的倾向,但因膜对 A^- 没有通透性,被阻隔在膜的内侧面形成外正内负的极化状态。随着
K^+ 的不断外流,膜外的正电荷逐渐增多,于是膜外电位上升,膜内因负电荷增多而电位下降,
这样便使紧靠膜的两侧出现了一个外正内负的电位差。这种电位差的存在,使 K^+ 的继续外
流受到膜外正电场的排斥和膜内负电场的吸引,以致限制了 K^+ 的外流。随着电位差的增大,
K^+ 外流的阻力也随之增大。最后,当促使 K^+ 外流的浓度差和阻止 K^+ 外流的电位差所构成
的两种互相拮抗的力量相等时,K^+ 的净外流停止,跨膜电位稳定在某一水平。此时,跨膜电
位就是 K^+ 的电-化学平衡电位。

2. 动作电位及产生机制

（1）动作电位：细胞受到有效刺激时，在静息电位的基础上发生一次扩布性的电位变化，称为动作电位。如图 2-14 所示，当神经纤维在安静状况下，受到一次短促的阈刺激或阈上刺激时，膜内原来存在的负电位将迅速消失，并且变成正电位，即膜内电位在短时间内可由原来的 $-90 \sim -70 mV$ 变到 $+20 \sim +40 mV$ 的水平，由原来的内负外正变为内正外负，这一结果称为反极化，这构成了动作电位变化曲线的上升支。动作电位上升支中 0 位线以上的部分，称为超射值。但是，由刺激所引起的这种膜内、外电位的倒转只是暂时的，很快就会出现膜内电位的下降，恢复到原来的极化状态，这构成了动作电位曲线的下降支。由此可见，动作电位实际上是膜受到刺激后在原有的静息电位基础上，发生的一次膜两侧电位快速而可逆的倒转和复原。在神经纤维，一般在 $0.5 \sim 2.0 ms$ 的时间内完成，图形上表现为尖峰状，因而又称为锋电位。锋电位具有动作电位的主要特征，是动作电位的标志。在锋电位下降支最终恢复到静息电位水平之前，膜两侧电位还要经历一些微小而较缓慢的波动，称为后电位（图 2-14）。

考点：动作电位的概念以及去极化和复极化产生的离子基础

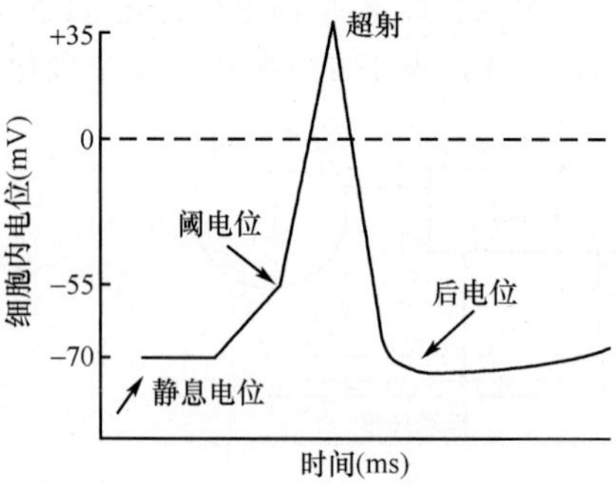

图 2-14　神经纤维动作电位模式图

凡在受到刺激时能产生动作电位的细胞，称为可兴奋细胞。一般认为，神经细胞、肌细胞和腺细胞都属于可兴奋细胞。从生物电的角度，兴奋与动作电位两者是同义语。

（2）动作电位的产生机制

1）上升支（去极化过程）：细胞在受到一定强度的刺激时，出现了膜对 Na^+ 通透性的突然增大，超过了对 K^+ 的通透性，由于细胞外 Na^+ 浓度高，于是 Na^+ 顺浓度差和电位差迅速内流，膜内电位上升，使膜内原来的负电位消失，并高于膜外电位。在膜两侧形成内正外负的电位差，此电位差是 Na^+ 内流的阻力，当 Na^+ 内流的扩散力和阻止 Na^+ 内流的电位差达到平衡时，Na^+ 的净内流停止。因此，可以说动作电位上升支主要是 Na^+ 内流形成的电-化学平衡电位。

2）下降支（复极化过程）：细胞膜的 Na^+ 通道迅速关闭，膜对 K^+ 通透性增大，于是细胞内的 K^+ 顺其浓度差向细胞外扩散，导致膜内负电位增大直至恢复到静息时的数值。

复极化结束后，膜对 K^+ 的通透性恢复正常，Na^+ 通道也恢复到可激活状态。此时钠泵激活，将进入膜内的 Na^+ 泵出细胞，同时把扩散到膜外的 K^+ 泵入细胞，从而恢复静息时细胞内外的离子分布，以维持细胞的正常兴奋性。

（3）动作电位的引起和传导

1）动作电位的引起：当细胞膜受到阈刺激或阈上刺激时，受刺激细胞膜上 Na^+ 通道少量开放，出现 Na^+ 少量内流，使膜的静息电位值减小而发生去极化。当去极化达到某一临界值时，引起 Na^+ 通道大量激活、开放，导致 Na^+ 迅速大量内流而形成动作电位陡峭的上升支。这个使膜上 Na^+ 通道突然大量开放的临界膜电位值，称为阈电位。阈电位比静息电位小 $10 \sim 20 mV$。

可兴奋细胞受到一个阈下刺激，则在受刺激的膜局部产生较小的去极化，称为局部反应或局部兴奋。局部兴奋不能在膜上作远距离传播，但可以互相叠加起来，就有可能导致膜去极化达阈电位，从而暴发动作电位，这就是总和现象。

由此可见，当刺激强度小于阈强度时，则不出现动作电位，一旦刺激强度达到阈强度时，动作电位的幅度就达到其最大值，而不会随刺激的强度增加而增大幅度，称"全或无"现象。

2) 动作电位的传导:细胞膜某处因受到阈刺激或阈上刺激而产生动作电位,该处膜两侧电位由静息时的内负外正变为内正外负,但与该处相邻的细胞膜仍处于安静时的内负外正的极化状态,于是兴奋部位与相邻静息部位之间出现电位差而有电荷移动,从而产生局部电流。结果,局部电流对相邻静息部位的膜形成有效刺激,使之去极化并达到阈电位而暴发动作电位(图 2-15)。这样的过程在膜上连续进行下去,就表现为动作电位在整个细胞膜上的传导。动作电位在神经纤维上的传导,称为神经冲动。

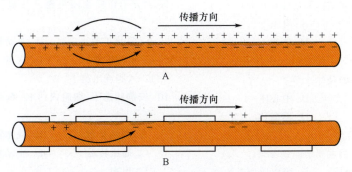

图 2-15 动作电位在神经纤维上传导的示意图

A. 无髓神经纤维上动作电位的传导;B. 有髓神经纤维上动作电位的传导

箭头表示细胞膜内外局部电流的流弯动方向,直箭头表示冲动传导方向

3) 动作电位传导的特点:①不衰减性,动作电位传导时,不会因传导距离增大而幅度减小,从而保证了远程信息传导的准确性;②双向性,动作电位可以从受刺激的部位向相反的两个方向传导;③"全或无"现象,即动作电位要么产生(无),一旦产生就达到最大幅度(全)。 **考点:**动作电位传导的特点

小结

细胞由细胞膜、细胞质和细胞核 3 部分组成。细胞质是细胞完成多种重要生命活动的场所。细胞核是遗传物质储存和复制的场所,是细胞遗传特性和细胞代谢活动的控制中心。液态镶嵌模型学说指出,细胞膜是可塑的、流动的,细胞膜的功能是多方面的,并且与细胞膜的分子结构密切相关。细胞的跨膜物质转运方式有 4 种,其中单纯扩散和易化扩散不需要消耗能量,而主动转运则需要消耗能量。细胞生物电是极其普遍而又重要的生命活动。静息电位主要是 K^+ 外流形成的电-化学平衡电位。动作电位是细胞兴奋的标志,其上升支主要是由 Na^+ 内流形成的电-化学平衡电位,下降支主要是 K^+ 顺其浓度差向细胞外扩散的结果,"全或无"现象是动作电位的显著特征之一。

人体的代谢过程和生理功能的体现,都是在机体的协调统一下以细胞为单位进行的。因此,离开了对细胞结构和功能的认识,要想理解人体的正常生命活动,阐明人类疾病的发生、发展规律是不可能的。

自测题

一、名词解释

1. 细胞器 2. 单纯扩散 3. 易化扩散 4. 主动转运 5. 受体 6. 静息电位 7. 动作电位

二、填空题

1. 光镜下,细胞分为_____、_____

和_____ 3 部分。

2. 细胞质包括_____、_____、_____和_____。

3. 细胞膜的分子结构以_____为基架,其中镶嵌着具有不同结构和功能的_____。

4. 易化扩散分为_____和_____两种方式。

5. K^+ 外流需_____的帮助,属于_____转运;Na^+ 外流需_____的帮助,属于_____转运。

6. 动作电位去极化过程中 Na^+ 内流属于膜转运方式中的_____。

三、选择题

1. 构成人体的基本结构和功能单位是( )
   A. 细胞器　　　　　B. 组织
   C. 细胞　　　　　　D. 器官
   E. 系统

2. 不属于细胞器的是( )
   A. 内质网　　　　　B. 中心体
   C. 糖原颗粒　　　　D. 溶酶体
   E. 高尔基复合体

3. 高尔基复合体的主要功能是参与( )
   A. 蛋白质的合成　　B. 蛋白质加工浓缩
   C. 蛋白质消化　　　D. 能量转化
   E. 支持作用

4. 内含大量酸性水解酶的是( )
   A. 过氧化物酶体　　B. 线粒体
   C. 中心体　　　　　D. 高尔基复合体
   E. 溶酶体

5. 在合成分泌蛋白质旺盛的细胞中,通常含有( )
   A. 发达的高尔基复合体
   B. 大量的核糖体和丰富的粗面内质网
   C. 丰富的粗面内质网
   D. 丰富的滑面内质网
   E. 发达的高尔基复合体和丰富的粗面内质网

6. 人类体细胞正常染色体的数目为( )
   A. 46 条常染色体
   B. 44 条常染色体,2 条性染色体
   C. 23 对常染色体,1 对 X 染色体
   D. 23 对常染色体,1 对性染色体
   E. 22 对常染色体,1 对 Y 染色体

7. 体内 O_2 和 CO_2 进出细胞膜是通过( )
   A. 主动转运　　　　B. 入胞

C. 出胞　　　　　　D. 单纯扩散
E. 易化扩散

8. 物质逆浓度差或电位差通过细胞膜属于( )
   A. 被动转运　　　　B. 载体转运
   C. 通道转运　　　　D. 主动转运
   E. 单纯扩散

9. 大分子物质或团块通过细胞膜转运的方式是( )
   A. 易化扩散　　　　B. 主动转运
   C. 单纯扩散　　　　D. 入胞
   E. 入胞或出胞

10. 安静状态下,细胞内的 K^+ 向细胞外移动属于( )
    A. 单纯扩散　　　　B. 载体转运
    C. 通道转运　　　　D. 主动转运
    E. 出胞

11. 神经细胞动作电位下降支的产生是( )
    A. K^+ 内流　　　　B. K^+ 外流
    C. Na^+ 内流　　　 D. Na^+ 外流
    E. Cl^- 内流

12. 引起动作电位的刺激必须是( )
    A. 物理刺激　　　　B. 化学刺激
    C. 电刺激　　　　　D. 阈下刺激
    E. 阈刺激或阈上刺激

13. 产生动作电位上升支的离子流是( )
    A. K^+ 外流　　　　B. Cl^- 内流
    C. Na^+ 内流　　　 D. Ca^{2+} 内流
    E. Na^+ 外流

四、简答题

1. 细胞膜转运物质的常见形式有几种? 各有何特点?

2. 静息电位和动作电位产生的机制有何不同?

(李　智　卓庆安)

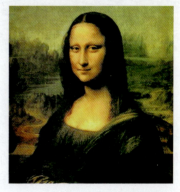

第3章

基 本 组 织

"物以类聚，人以群分"，构成人体的细胞也不例外。许多形态相似、功能相同或相近的细胞群借细胞外基质有机地结合在一起，形成具有一定形态结构和功能的组织。那么，构成人体的基本组织有哪些？各种组织又有哪些结构和功能特点？让我们带着这些神奇而有趣的问题一起来探究人体基本组织的奥秘。

通常把人体的组织分为上皮组织、结缔组织、肌组织和神经组织4种，它们是组成人体各器官的基本结构成分，故又称基本组织。每种组织均具有各自的形态结构和功能特点。

第1节 上皮组织

上皮组织简称上皮，是由大量形态较规则并排列紧密的上皮细胞和极少量的细胞外基质组成。上皮组织具有以下结构特点：①细胞多，细胞外基质少，细胞排列紧密；②上皮细胞具有明显的极性，朝向身体的表面或有腔器官腔面的为游离面，与其相对的朝向深部结缔组织的一面为基底面；③上皮组织内大都无血管，其所需营养依靠结缔组织内的血管透过基膜供给；④上皮组织内一般有丰富的感觉神经末梢。 **考点：**上皮组织的结构特点

依据分布和功能的不同，上皮组织主要分为被覆上皮和腺上皮两大类。被覆上皮具有保护、吸收、分泌和排泄等功能，腺上皮具有分泌功能，但人体不同部位和器官的上皮常以某种功能为主。

一、被 覆 上 皮

被覆上皮是指覆盖于身体表面（图3-1）或衬贴在有腔器官腔面的上皮。一般所说的上皮组织是指被覆上皮而言。

（一）被覆上皮的类型、结构及分布

被覆上皮依据构成上皮细胞的层数和细胞（或表层细胞）在垂直切面上的形状进行分类和命名，其分类和分布情况如下所示。

图3-1 达·芬奇的名画《蒙娜丽莎》

1. 单层扁平上皮　由一层扁平细胞组成。从上皮表面观察，细胞呈不规则形或多边形，核椭圆形，位于细胞中央。细胞边缘呈锯齿状或波浪状，互相嵌合。从上皮的垂直切面观察，细胞扁薄，胞质很少，只有含核的部分略厚（图3-2）。衬贴于心、血管和淋巴管腔面的单层扁平上皮称为内皮。内皮表面光滑，有利于血液和淋巴的流动。分布于胸膜、腹膜和心包膜表面的单层扁平上皮称为间皮。间皮表面光滑湿润，可减少器官之间的摩擦。 **考点：**被覆上皮的分类及分布，内皮和间皮的概念

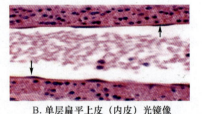

被覆上皮 {
　单层上皮 {
　　单层扁平上皮 {
　　　内皮：心、血管和淋巴管的腔面
　　　间皮：胸膜、腹膜和心包膜的表面
　　　其他：肺泡和肾小囊壁层的上皮
　　}
　　单层立方上皮：肾小管上皮和甲状腺滤泡上皮等
　　单层柱状上皮：胃、小肠、大肠和子宫等腔面
　　假复层纤毛柱状上皮：呼吸道的腔面
　}
　复层上皮 {
　　复层扁平上皮：皮肤表皮、口腔、食管、阴道等腔面
　　变移上皮：肾小盏、肾大盏、肾盂、输尿管、膀胱等腔面
　}
}

A.单层扁平上皮模式图 — 扁平细胞、结缔组织、毛细血管

B.单层扁平上皮（内皮）光镜像

图 3-2　单层扁平上皮

2. 单层立方上皮　由一层近似立方形的细胞组成（图 3-3）。从上皮表面观察,细胞呈六角形或多边形。从上皮的垂直切面观察,细胞呈立方形,核圆形,位于细胞中央。单层立方上皮具有吸收和分泌的功能。

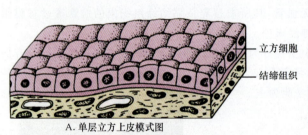

A.单层立方上皮模式图 — 立方细胞、结缔组织

B.肾小管单层立方上皮光镜像

图 3-3　单层立方上皮

3. 单层柱状上皮　由一层棱柱状细胞组成（图 3-4）。从上皮表面观察,细胞呈六角形或多角形。从上皮的垂直切面观察,细胞呈柱状,核长椭圆形,常位于细胞近基底部。分布在肠壁的单层柱状上皮中常夹有单个的杯形细胞。单层柱状上皮具有吸收或分泌的功能。

4. 假复层纤毛柱状上皮　由柱状细胞、梭形细胞、锥体形细胞和杯形细胞组成,其中柱状细胞最多,游离面有大量纤毛。虽然这几种细胞形态不同,高矮不一,细胞核的位置不在同一平面上,但其基底面均附着在基膜上,故在垂直切面上观察,形似复层上皮,实际为单层上皮（图 3-5）。

5. 复层扁平上皮　由多层细胞组成,因表层细胞呈扁平鳞片状,故又称复层鳞状上皮（图 3-6）。从上皮的垂直切面观察,细胞形状不一,浅层为几层扁平细胞;中间层为数层体积较大的多边形细胞;基底层为一层紧靠基膜的矮柱状或立方形基底细胞,具有旺盛的分裂能力,新生的细胞逐渐向浅层移动,以补充表层不断脱落的细胞。复层扁平上皮具有耐摩擦和阻止异物侵入等作用,损伤后有很强的再生修复能力。

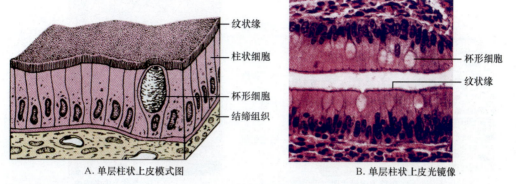

A.单层柱状上皮模式图   B.单层柱状上皮光镜像

图 3-4 单层柱状上皮

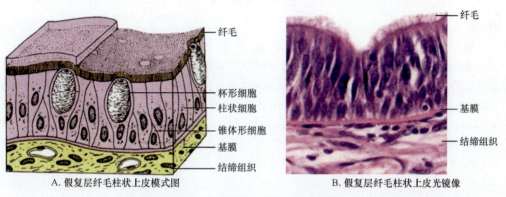

A.假复层纤毛柱状上皮模式图   B.假复层纤毛柱状上皮光镜像

图 3-5 假复层纤毛柱状上皮

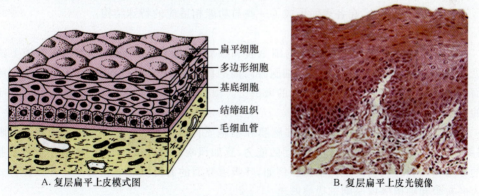

A.复层扁平上皮模式图   B.复层扁平上皮光镜像

图 3-6 复层扁平上皮

    6. 变移上皮 又称移行上皮,由多层细胞组成,可分为表层细胞、中间层细胞和基底细胞。变移上皮的特点是细胞的形状和层数可随所在器官的收缩或扩张而发生变化,故而得名。如膀胱空虚收缩时,上皮变厚,细胞层数增多,细胞呈大立方形。膀胱充盈扩张时,上皮变薄,细胞层数减少,细胞呈扁梭形。其中表层细胞是一层大而厚的细胞,一个细胞可覆盖几个中间层细胞,故称之为盖细胞(图 3-7)。

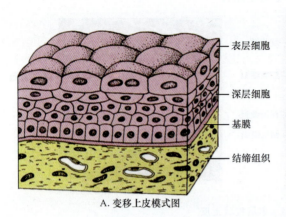

A. 变移上皮模式图

表层细胞
深层细胞
基膜
结缔组织

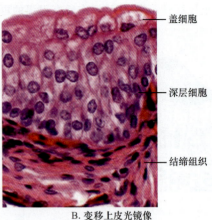

B. 变移上皮光镜像

盖细胞
深层细胞
结缔组织

图 3-7　变移上皮

链接

人体之美

　　人体是复杂的,人体是进化的,人体更是美丽的,人体结构的组成和配布总体而言是科学的。千姿百态的细胞(210 多种)、异彩纷呈的组织(4 种基本组织)、赏心悦目的器官、功能各异的系统(九大系统)、挺拔秀丽的身躯、昂首挺胸的姿态、娇美艳丽的容貌、细腻润泽的皮肤……使古往今来的各种动物,乃至人类的近亲也只能望美兴叹。

　　健康的人体是一种美,疾病是对美的破坏,医疗是对美的修复,护理是对美的呵护,检验是对美的了解,核磁是对美的剖析,造影是对美的负责,解剖是对美的追求。认识人体的美是热爱生命及尊重生命的基础。

（二）上皮细胞的特殊结构

上皮细胞具有极性,在各表面形成了一些与功能相适应的特殊结构。

1. 上皮细胞的游离面

（1）微绒毛:是上皮细胞游离面的细胞膜和细胞质伸出的微细指状突起,在电镜下清晰可见(图 3-8)。光镜下所见小肠吸收细胞游离面的纹状缘(图 3-4)和肾近端小管上皮细胞游离面的刷状缘都是整齐而又密集排列的微绒毛。微绒毛使细胞的表面积显著扩大,有利于细胞的吸收功能。

（2）纤毛:是上皮细胞游离面的细胞膜和细胞质伸出的粗而长的突起,在光镜下清晰可见(图 3-5)。纤毛具有节律性定向摆动的能力,犹如风吹麦浪起伏一样,把黏附在上皮细胞表面的分泌物和颗粒状物质定向推送。例如,呼吸道腔面的假复层纤毛柱状上皮即以此方式把吸入的灰尘和细菌等推至咽部成痰咳出。

2. 上皮细胞的侧面　分化形成了保持上皮组织整体性的特殊结构即细胞连接。细胞连接可分为紧密连接、中间连接、桥粒和缝隙连接(图 3-8),具有封闭细胞间隙、加强细胞间的相互结合、参与细胞间信息传递等作用。细胞连接不仅存于上皮细胞之间,还存在于其他组织中的细胞之间。

3. 上皮细胞的基底面

（1）基膜:是上皮细胞基底面与深部结缔组织之间共同形成的薄膜(图 3-9)。基膜除了具有支持、连接和固着上皮细胞的功能外,还是一种半透膜,有利于上皮细胞与深部结缔组织进行物质交换。

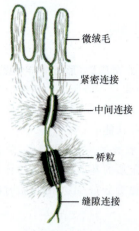

微绒毛

紧密连接

中间连接

桥粒

缝隙连接

图 3-8　单层柱状上皮的微绒毛与细
胞连接超微结构模式图

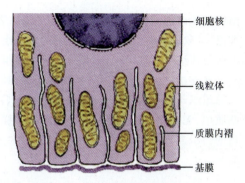

细胞核

线粒体

质膜内褶

基膜

图 3-9　质膜内褶超微结构模式图

（2）质膜内褶：是上皮细胞基底面的细胞膜折向胞质所形成的许多内褶（图 3-9）。在质膜内褶间含有与其平行排列的长杆状线粒体。质膜内褶主要见于肾小管，主要作用是扩大细胞基底面的表面积，有利于水和电解质的迅速转运。

二、腺上皮和腺

具有分泌功能的细胞称为腺细胞，腺上皮是由腺细胞组成的以分泌功能为主的上皮，腺是以腺上皮为主要成分所构成的器官。

1. 外分泌腺和内分泌腺的概念　依据分泌物排出方式的不同，可将腺分为外分泌腺和内分泌腺两类。分泌物经导管排至体表或器官腔内的腺体，称为外分泌腺，如汗腺、唾液腺等；有的腺没有导管，分泌物（激素）直接释放入血液，称为内分泌腺（详见第 14 章内分泌系统）。

2. 外分泌腺的分类与一般结构　外分泌腺可分为单细胞腺和多细胞腺。分泌黏液的杯形细胞是一种典型的单细胞腺，人体中绝大多数外分泌腺属于多细胞腺。多细胞腺一般由分泌部和导管两部分组成：①分泌部，是产生分泌物的结构，由单层腺细胞组成，中央有腔。泡状或管状的分泌部常称为腺泡。依据分泌部的形状可将外分泌腺分为单管状腺、复泡状腺和复管泡状腺等（图 3-10）。在消化系统和呼吸系统中的腺细胞一般可分为浆液性细胞和黏液性细胞两种。②导管，是与分泌部直接通连的上皮性管道，由单层或复层上皮构成，将分泌物排至体表或器官腔内。有的导管上皮还兼有分泌或吸收水和电解质的作用。

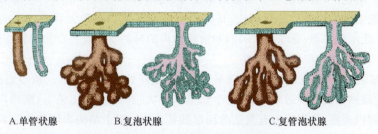

A.单管状腺　　　　　B.复泡状腺　　　　　C.复管泡状腺

图 3-10　外分泌腺的形态分类

（李　智）

第2节 结缔组织

结缔组织由细胞和大量细胞外基质构成。结缔组织分布广泛,形态多样,包括液态的血液与淋巴、柔软的固有结缔组织和坚硬的软骨组织与骨组织。一般所说的结缔组织(狭义的)是指固有结缔组织而言,它又可分为疏松结缔组织、致密结缔组织、脂肪组织和网状组织。结缔组织具有连接、支持、营养、保护、物质运输和防御等多种功能。

考点:结缔组织的分类和结构特点

结缔组织与上皮组织比较,具有如下结构特点:①细胞数量少,但种类多,散在分布于细胞外基质中,无极性;②细胞外基质多,形态多样,包括无定形的基质、细丝状的纤维和不断循环更新的组织液,构成了细胞生存的微环境;③一般都有血管分布;④均由胚胎时期的间充质分化而来。

一、固有结缔组织

(一)疏松结缔组织

疏松结缔组织广泛分布于器官之间、组织之间和细胞之间,具有连接、支持、防御和修复等功能。其结构特点是:细胞种类多而分散(图3-11),纤维种类全而排列疏松,基质和血管丰富,组织松软而状如蜂窝,故又称蜂窝组织。

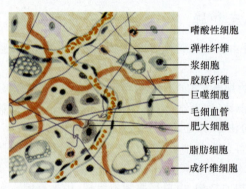

图 3-11　疏松结缔组织铺片模式图

嗜酸性细胞
弹性纤维
浆细胞
胶原纤维
巨噬细胞
毛细血管
肥大细胞
脂肪细胞
成纤维细胞

1. 细胞　各类细胞的数量、形态和分布随所在部位和功能状态而异。

(1)成纤维细胞:是疏松结缔组织中最主要的细胞,数量多且分布广。细胞较大,扁平而有突起,核大呈卵圆形,核仁明显(图3-11)。胞质较丰富,呈弱嗜碱性。电镜下,胞质内含有丰富的粗面内质网、游离核糖体和发达的高尔基复合体,表明该细胞具有旺盛的合成和分泌蛋白质功能。成纤维细胞的功能是形成结缔组织中的胶原纤维、弹性纤维、网状纤维和基质。

考点:疏松结缔组织中主要细胞的功能和纤维名称

(2)巨噬细胞:形态随功能状态而变化,一般情况下多呈圆形或椭圆形。功能活跃时,巨噬细胞常伸出较长的伪足而呈不规则形。核较小,着色深。胞质丰富,多呈嗜酸性,内含空泡或异物颗粒。电镜下,胞质内含有大量的溶酶体、吞噬体和吞饮小泡等。巨噬细胞是由血液内的单核细胞穿出血管壁后分化而成,是体内广泛存在的具有强大吞噬功能的一种免疫细胞,具有趋化性定向运动、吞噬(图3-12)和清除体内的异物及衰老伤亡的细胞、分泌多种生物活性物质和参与机体免疫应答等功能。

(3)浆细胞:呈圆形或卵圆形,胞质呈嗜碱性,近核处有一浅染区。核小而圆,常偏居细胞一侧,染色质沿核膜呈辐射状排列,整个核呈车轮状(图3-11)。电镜下,胞质内含有大量平行排列的粗面内质网,浅染区内有发达的高尔基复合体。以上结构表明浆细胞具有旺盛的合成蛋白质功能。浆细胞由B淋巴细胞在抗原刺激下转化而来,具有合成和分泌免疫球蛋白即抗体的功能,参与体液免疫。浆细胞多分布在消化道和呼吸道黏膜固有层的结缔组织或慢性炎症的组织中。

（4）肥大细胞：常沿小血管分布。胞体较大，呈圆形或卵圆形。核小而圆，位于细胞中央。胞质内充满粗大、具有异染性的嗜碱性颗粒（图 3-13），颗粒为水溶性，故在 HE 染色的标本中不易分辨。肥大细胞的胞质内含有白三烯（又称过敏性慢反应物质），颗粒内含有肝素、组胺和嗜酸粒细胞趋化因子等。肝素具有抗凝血作用；组胺和白三烯可使毛细血管扩张和通透性增加、细支气管平滑肌痉挛，与过敏反应有关；嗜酸粒细胞趋化因子可吸引嗜酸粒细胞向过敏反应的部位迁移，嗜酸粒细胞具有一定的抗过敏反应作用。

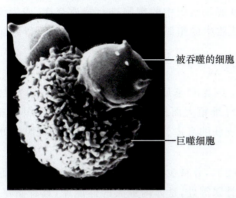

被吞噬的细胞

巨噬细胞

图 3-12　巨噬细胞扫描电镜像

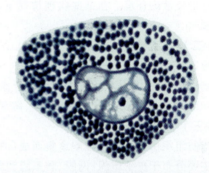

图 3-13　肥大细胞电镜结构模式图

案例3-1

　　患者，男性，9 岁。在周末参加春游活动后，出现鼻、眼睑发痒，流清涕，打喷嚏，呼气性呼吸困难而急诊入院。血常规检查：嗜酸粒细胞比例增高（0.11）。临床诊断：外源性支气管哮喘。在讨论中提出了以下问题：

　　1. 参与过敏反应的细胞有哪些？

　　2. 当机体受到细菌感染时，血液中的什么细胞数量增多？其中以何者比例为高？

（5）脂肪细胞：体积大，常呈圆形或多边形，胞质内含有脂滴。在 HE 染色的标本中，脂滴已被溶解而呈空泡状（图 3-11）。胞核和少量胞质被挤到细胞的一侧，细胞呈"宝石戒指状"。脂肪细胞能合成和储存脂肪，参与机体的能量代谢。

（6）未分化的间充质细胞：是保留在成体结缔组织内的干细胞，仍保持着间充质细胞多向分化的潜能。在炎症与创伤修复时可增殖分化为成纤维细胞、脂肪细胞和平滑肌细胞等。

（7）白细胞：血液内的白细胞，如中性粒细胞、嗜酸粒细胞、淋巴细胞等受某些趋化因子的吸引，常以变形运动的形式穿出毛细血管和微静脉，游走到疏松结缔组织内，行使其防御功能。

2. 纤维　含有 3 种纤维，即胶原纤维、弹性纤维和网状纤维（图 3-11）。

（1）胶原纤维：是 3 种纤维中分布最广、数量最多的一种纤维，新鲜时呈白色，故又称白纤维。在 HE 染色的标本中，呈嗜酸性，着浅红色。胶原纤维粗细不等，呈波浪状，有分支并相互交织成网。胶原纤维的韧性大，抗拉力强。

（2）弹性纤维：数量少，但分布广。新鲜时呈黄色，故又称黄纤维。在 HE 染色的标本中，着色淡红，不易与胶原纤维区分。弹性纤维较细，有分支并交织成网。弹性纤维富有弹性，常与胶原纤维交织在一起，使疏松结缔组织既有弹性又有韧性。

（3）网状纤维：是一种很细的纤维，分支多彼此交织成网。在 HE 染色的标本中不易显示,而用银染色可将其染成深黑色,故又称嗜银纤维。网状纤维主要存在于网状组织中。

3. 基质　是具有一定黏性的、无色透明的无定形胶状物,填充在细胞和纤维之间,其化学成分主要是蛋白多糖和糖蛋白。蛋白多糖形成许多微孔状的分子筛,成为限制细菌等有害物质扩散的防御屏障。溶血性链球菌和癌细胞等能产生透明质酸酶,破坏分子筛结构,致使感染和肿瘤扩散。

4. 组织液　是从毛细血管动脉端渗出到基质内的一部分液体,是细胞与血液进行物质交换的媒介。组织液不断循环更新,有利于血液与组织中的细胞进行物质交换,成为细胞赖以生存的体液内环境。在某些病理情况下,基质中的组织液含量可增多或减少,导致组织水肿或脱水。

（二）致密结缔组织

致密结缔组织的结构特点是(图 3-14):①细胞和基质成分少,细胞主要是成纤维细胞;②纤维成分多,主要是胶原纤维和弹性纤维,纤维粗大而排列致密。致密结缔组织以支持和连接功能为主,主要分布于肌腱、腱膜、韧带、皮肤的真皮、硬脑膜和内脏器官的被膜等处。

（三）脂肪组织

脂肪组织由大量脂肪细胞聚集而成(图 3-15),并被少量疏松结缔组织分隔成许多脂肪小叶。主要分布于皮下组织、网膜、肠系膜和黄骨髓等处,是体内最大的储能库,具有储存脂肪、产生热量、维持体温、缓冲和保护等作用。

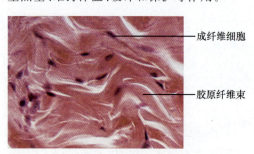

成纤维细胞

胶原纤维束

图 3-14　致密结缔组织光镜结构像

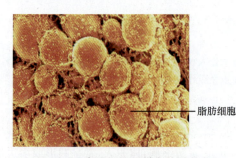

脂肪细胞

图 3-15　脂肪组织扫描电镜结构像

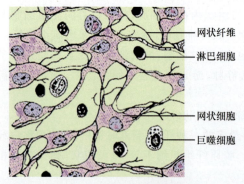

网状纤维

淋巴细胞

网状细胞

巨噬细胞

图 3-16　网状组织结构模式图

（四）网状组织

网状组织由网状细胞和网状纤维构成。网状细胞是有突起的星形细胞,相邻细胞的突起相互连接成网。网状纤维由网状细胞产生,沿网状细胞分布并交织成网状支架(图 3-16)。网状组织主要分布于骨髓、淋巴结、脾和淋巴组织等处,形成血细胞发育分化的微环境。

二、软骨组织与软骨

（一）软骨组织

软骨组织由软骨细胞和软骨间质组成,是一种固态的结缔组织。

1. 软骨细胞　是软骨组织中唯一的细胞类型,位于软骨陷窝内。软骨细胞的大小、形态和分布有一定的规律。软骨组织周边部的软骨细胞较小而幼稚,常单个分布。从周边部向中央,软骨细胞逐渐长大成熟并成群分布,多为 2～8 个细胞为一群聚集在一个软骨陷窝内,它们是由一个幼稚的软骨细胞分裂而来的,故称为同源细胞群。软骨细胞能产生软骨间质。

2. 软骨间质 即由软骨细胞产生的细胞外基质,由凝胶状的软骨基质和纤维组成。软骨基质的主要成分是蛋白多糖和水,具有韧性。纤维包埋于软骨基质中,使软骨具有韧性或弹性。纤维的种类和数量因软骨类型不同而异。

(二) 软骨的分类

软骨由软骨组织和周围的软骨膜构成。软骨组织内无血管,软骨细胞所需的营养由软骨膜内的血管通过通透性很强的软骨基质供给。依据软骨间质内所含纤维种类的不同,可将软骨分为透明软骨、纤维软骨和弹性软骨 3 种类型。

1. 透明软骨 因新鲜时呈半透明状而得名(图 3-17),分布较广,包括肋软骨、关节软骨和呼吸道软骨等。结构特点是基质内含有许多细小的胶原原纤维,并相互交织成网。

2. 纤维软骨 分布于椎间盘、关节盘、关节唇、耻骨联合等处。结构特点是基质内含有大量平行或交错排列的胶原纤维束,具有较强的韧性。软骨细胞较小而少,常成行分布于纤维束之间(图 3-18)。

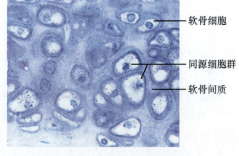

图 3-17 透明软骨光镜结构像

3. 弹性软骨 分布于耳郭、外耳道、咽鼓管、会厌和喉软骨等处。结构特点是基质内含有大量交织分布的弹性纤维(图 3-19),故具有较强的弹性。

考点:软骨的分类及各类软骨的分布

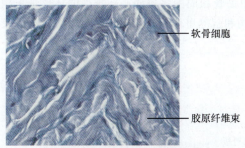

图 3-18 纤维软骨光镜结构像

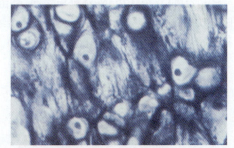

图 3-19 弹性软骨光镜结构像

三、骨组织与骨

(一) 骨组织

骨组织由几种细胞和钙化而坚硬的细胞外基质(骨基质)组成。其特点是细胞外基质中有大量钙盐沉积,使骨组织成为人体最坚硬的组织之一。

1. 骨基质 即钙化骨组织的细胞外基质,由有机质和无机质组成,含水很少。有机质由成骨细胞分泌形成,占骨干重的 35%,其中主要是胶原纤维(占 95%)和少量无定形凝胶状的基质(占 5%)。无机质又称骨盐,占骨干重的 65%,主要为羟磷灰石结晶。骨组织中的胶原

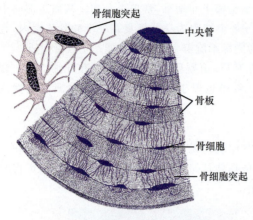

图 3-20　骨细胞与骨板结构模式图

纤维有规律地分层排列,各层的胶原纤维与基质共同构成薄板状的骨板(图3-20)。骨盐含量随年龄的增长而增加。有机质使骨具有韧性,无机质使骨坚硬。

2. 骨组织的细胞　包括骨原细胞、成骨细胞、骨细胞和破骨细胞4种。其中骨细胞最多,位于骨基质内,其余3种细胞均分布在骨组织表面。骨细胞是位于骨组织内唯一的一种细胞,是一种多突起细胞(图3-20),单个分布于骨板内或骨板之间。胞体位于骨陷窝内,细长的突起位于骨小管内,相邻骨细胞突起间形成相互沟通信息的缝隙连接。在甲状旁腺激素的作用下,骨细胞具有一定的溶骨作用。破骨细胞是由多个单核细胞融合而成的多核细胞,具有溶骨作用。

(二) 骨松质和骨密质的结构特点

长骨分为骨干和骨骺两部分,现以长骨为例描述骨松质和骨密质的结构特点。

1. 骨松质　多分布在长骨的骨骺和骨干内侧,是由片状和针状的骨小梁连接而成的多孔网架结构,腔内充满骨髓。骨小梁由成层排列的骨板和骨细胞构成。

考点:骨松质和骨密质的结构特点,骨单位的概念

2. 骨密质　多分布在长骨骨干和骨骺表层,由不同排列方式的骨板构成。骨板的排列方式有以下3种类型。

(1) 环骨板:是环绕骨干内、外表面排列的骨板,分别称为外环骨板和内环骨板。外环骨板厚,排列较整齐;内环骨板薄,不如外环骨板平整(图3-21)。

(2) 骨单位:位于内、外环骨板之间,是由中央管和周围多层同心圆排列的环形骨板构成的圆筒状结构,是骨干内起支持作用的主要结构和营养单位。长骨骨干主要由大量与骨长轴呈平行排列的骨单位组成(图3-21,图3-22)。

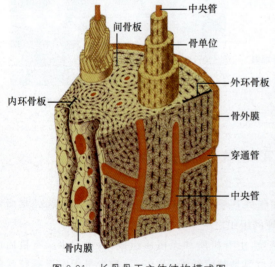

图 3-21　长骨骨干立体结构模式图

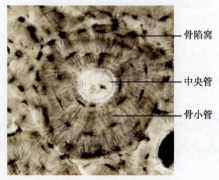

图 3-22　长骨骨磨片(示骨单位)光镜像

（3）间骨板：是位于骨单位之间或骨单位与环骨板之间一些形状不规则的骨板，是骨生长和改建过程中原有骨单位或环骨板未被吸收的残留部分。

（李　智）

第3节　肌　组　织

肌组织主要由具有收缩功能的肌细胞构成，肌细胞之间有少量的结缔组织、血管、淋巴管和神经。肌细胞因呈细长纤维状，故又称肌纤维。肌纤维的细胞膜称为肌膜，细胞质称为肌浆。肌浆内含有大量密集平行排列的肌丝，它们是肌纤维收缩与舒张活动的物质基础。

依据结构和分布，可将肌组织分为骨骼肌、心肌和平滑肌 3 种（图 3-23）。骨骼肌受躯体运动神经支配，属随意肌；心肌和平滑肌受自主神经支配，为不随意肌。

考点：肌组织的分类

一、骨　骼　肌

骨骼肌因主要附着于骨骼而得名，主要分布于头颈部、躯干和四肢等处。

（一）骨骼肌细胞的光镜结构

骨骼肌细胞是呈细长圆柱状、有横纹的多核细胞，长短不一，一般为 1～40mm。骨骼肌细胞为多核细胞，一条骨骼肌细胞内含有几十个甚至几百个细胞核，核呈扁椭圆形，位于近肌膜处（图 3-24）。肌浆内含有大量与肌细胞长轴平行排列的肌原纤维。每条

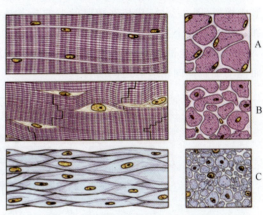

图 3-23　骨骼肌、心肌和平滑肌结构模式图
A. 骨骼肌；B. 心肌；C. 平滑肌

考点：骨骼肌细胞的光镜结构特点

肌原纤维上都有明暗相间的带，各条肌原纤维的明带和暗带都准确地排列在同一平面上，因而构成了骨骼肌细胞明暗相间的周期性横纹。明带又称 I 带，暗带又称 A 带，暗带中央有一浅色窄带称为 H 带，H 带中央有一条深色的 M 线。在明带中央有一条深色的 Z 线。相邻两条

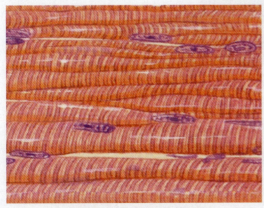

A.骨骼肌细胞纵切面光镜结构模式图

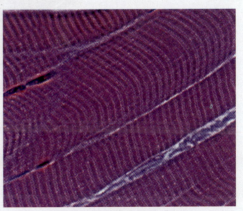

B.骨骼肌细胞纵切面光镜结构像

图 3-24　骨骼肌细胞光镜结构

Z线之间的一段肌原纤维称为肌节。每个肌节由1/2 I带＋A带＋1/2 I带组成(图3-25),它是骨骼肌细胞收缩和舒张功能的基本结构单位。

(二) 骨骼肌细胞的超微结构

1. 肌原纤维　由粗、细两种肌丝有规律地平行排列组成。粗肌丝位于肌节的A带,中央固定于M线上,两端游离。细肌丝位于Z线的两侧,一端固定于Z线上,另一端游离,插入粗肌丝之间,止于H带的边缘。因此,I带由细肌丝组成,H带由粗肌丝组成,而H带两侧的A带则由粗肌丝和细肌丝共同组成(图3-25)。

(1) 粗肌丝的分子结构:粗肌丝由肌球蛋白分子组成。肌球蛋白分子形似豆芽,分为头和杆两部,头部形如豆瓣,杆如同豆茎,在头和杆连接点及杆上有两处类似关节的结构,可以屈动。若干肌球蛋白分子的杆状部聚在一起形成粗肌丝的主干,头部突出于主干四周的表面形成横桥(图3-26)。横桥在粗肌丝上的分布是有规律的,而且正好与粗肌丝周围的细肌丝相邻。横桥有两个主要特征:一是具有ATP酶的活性,在一定的条件下酶的活性增高,可分解ATP而获得能量;二是在一定的条件下能与细肌丝中的肌动蛋白分子发生可逆性的结合,从而拖动细肌丝向粗肌丝之间滑行。

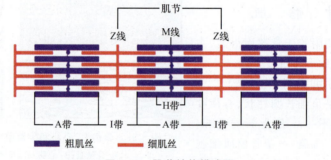

图3-25　肌节结构模式图

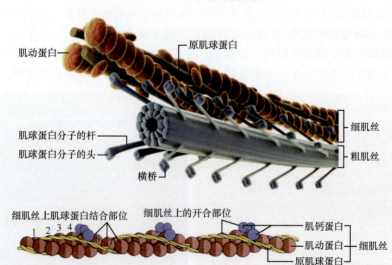

图3-26　粗、细肌丝的分子结构模式图

(2) 细肌丝的分子结构:细肌丝由肌动蛋白、原肌球蛋白和肌钙蛋白3种分子组成(图3-26)。肌动蛋白构成细肌丝的主干,其上有能与横桥结合的位点。原肌球蛋白在肌细胞舒张时,位于横桥与肌动蛋白之间,刚好遮盖住肌动蛋白上的结合位点,从而阻止了横桥与肌动蛋白的结合。肌钙蛋白分子由3个亚单位构成,是Ca^{2+}的受体。它按一定的间隔与原肌球蛋白分子结合在一起。

2. 横小管 又称T小管,是由肌膜向肌浆内凹陷形成的微细小管,其走行与肌细胞的长轴垂直,位于明带与暗带交界处(图3-27)。同一平面上的横小管相互吻合环绕在每条肌原纤维周围。横小管的功能是将肌膜的电兴奋快速同步地传至每个肌节。

3. 肌浆网 是肌细胞内特化的滑面内质网,位于相邻两条横小管之间(图3-27),包绕在肌原纤维的周围,大部分走行方向与肌细胞的长轴一致,故又称纵小管。位于横小管两侧的肌浆网扩大成环形扁囊称为终池。每条横小管与其两侧的终池组成三联体。终池的作用是通过对Ca^{2+}的储存、释放和再聚积,调节肌浆内Ca^{2+}的浓度,在肌细胞的收缩过程中起重要作用。

考点:肌节、横小管、肌浆网和三联体的概念

(三)骨骼肌细胞的收缩功能

肌肉的收缩是粗、细肌丝在肌节内滑行产生的。

1. 肌丝滑行的过程 安静时,细肌丝上的结合点被其上的原肌球蛋白挡住,粗肌丝的横桥不能与它结合(图3-28)。当肌浆中Ca^{2+}浓度升高达一定水平时,Ca^{2+}与肌钙蛋白结合,其构型发生改变。使原肌球蛋白发生位移,从而暴露出肌动蛋白上的结合位点,横桥与肌动蛋白结合,进而扭动、解离再结合……从而拖动细肌丝向暗带中央滑行,使肌节缩短,肌肉收缩(图3-29)。当肌浆中Ca^{2+}浓度降低时,Ca^{2+}与肌钙蛋白解离,肌钙蛋白的构型复原,原肌球蛋白回位,重新阻挡了肌动蛋白上与横桥结合的位点,于是横桥与肌动蛋白解离,细肌丝又滑出,肌节恢复原有的长度,肌肉舒张(图3-29)。

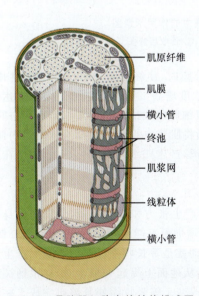

图 3-27 骨骼肌细胞电镜结构模式图

肌原纤维
肌膜
横小管
终池
肌浆网
线粒体
横小管

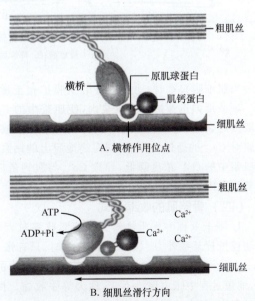

粗肌丝
横桥
原肌球蛋白
肌钙蛋白
细肌丝

A. 横桥作用位点

粗肌丝
ATP
ADP+Pi
Ca^{2+}
Ca^{2+}
Ca^{2+}
细肌丝

B. 细肌丝滑行方向

图 3-28 肌丝滑行机制示意图

2. 骨骼肌的兴奋-收缩耦联 兴奋-收缩耦联是指肌细胞的电兴奋和肌细胞的机械收缩联系起来的中介过程。兴奋-收缩耦联的过程包括:动作电位扩布至横小管系统,三联体处的信息传递和终池Ca^{2+}的储存、释放和再储存(图3-30)。耦联的结构基础是三联体。

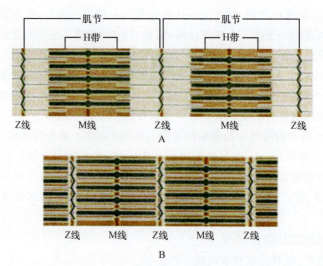

图 3-29　骨骼肌细胞收缩的分子结构图解

A. 肌肉舒张时；B. 肌肉收缩时

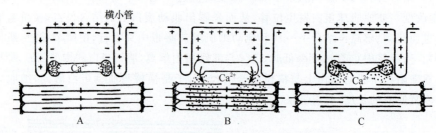

图 3-30　Ca^{2+} 在兴奋-收缩耦联中的作用示意图

A. Ca^{2+} 释放前；B. 释放后收缩；C. 回收后舒张

当肌细胞兴奋时，动作电位沿肌膜扩布至横小管膜时，使终池膜对 Ca^{2+} 的通透性增大，Ca^{2+} 顺浓度差迅速扩散入肌浆内，使肌浆中的 Ca^{2+} 浓度增高。当肌浆中的 Ca^{2+} 浓度达到一定限度时，Ca^{2+} 与细肌丝上的肌钙蛋白结合而触发肌细胞的收缩。当肌细胞不再兴奋时，终池膜对 Ca^{2+} 的通透性降低，同时终池膜上的钙泵不断将肌浆中的 Ca^{2+} 重新泵入终池内储存，使肌浆中的 Ca^{2+} 浓度降低，导致 Ca^{2+} 与肌钙蛋白解离，产生肌细胞舒张。显然，Ca^{2+} 在其中起着耦联因子的重要作用。

（四）骨骼肌的收缩形式

1. 等长收缩和等张收缩　骨骼肌收缩时表现为产生张力和（或）缩短，借以完成身体的运动或抵抗某些外力。如果肌肉收缩时，只有张力的增加而不能缩短，称为等长收缩。例如，用手去提一个很重的物体，未提起来，上肢肌肉的活动就是等长收缩。肌肉收缩时产生了缩短，缩短过程中张力保持不变，称为等张收缩。例如，从地面上提起一桶水时，在水桶被提起的过程中，肌肉缩短了，但对抗水桶重量的张力没有改变。等张收缩使骨骼肌完成了一定量的机械功。

肌肉收缩的负荷有两种：一种是肌肉收缩前加在肌肉上的负荷，称为前负荷。前负荷使肌肉收缩前被拉长到一定状态，使它具有一定的初长度。实验证实，牵拉肌肉使肌节的长度在 $2.0\sim2.2\mu m$ 时，肌肉收缩的效果最好，这一初长度称为最适初长。大于或小于最适初长，都会降低肌肉收缩的效果。骨骼肌附着于骨骼上,其长度大致相当于最适初长,因而收缩时产生的效果是最理想的。另一种是后负荷,是肌肉开始收缩时才遇到的负荷。实验证实,随着后负荷的增大,肌肉收缩时,产生张力增大,缩短的程度小,缩短的速度小,用于产生张力的时间变长,用于缩短的时间减少。后负荷过大时,肌肉发生等长收缩,不能作功。后负荷过小时,虽然缩短的程度和缩短的速度增大,而产生的张力则减小,也不利于作功。在其他因素不变,中等程度的后负荷时,肌肉收缩完成的功最大。

2. 单收缩和强直收缩 当肌细胞受到一次刺激,就会产生一次动作电位,引起一次收缩,称为单收缩。实验记录单收缩可分为收缩期和舒张期。当肌肉受到连续刺激时,收缩波出现重叠,表现为强而持久的收缩,称为强直收缩。由于刺激的频率不同,可将强直收缩分为两种:一种不完全性强直收缩。如果刺激频率较低,新刺激总是落在前一次收缩过程的舒张期,表现为舒张过程不完全而形成的锯齿状斜线;另一种是完全性强直收缩。由于刺激频率较高,新的刺激总是落在前一次收缩过程的收缩期而形成各次机械收缩的完全融合,实验记录为一条平滑的斜线(图3-31)。

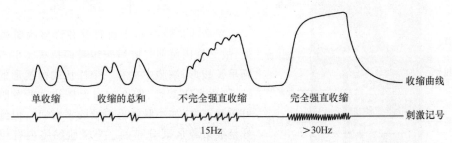

图 3-31 单收缩和强直收缩

通常神经冲动传向骨骼肌的兴奋都是连续的、多个的,不会出现单收缩。因此,正常机体内骨骼肌都是强直收缩。强直收缩的力量是单收缩的 4 倍,利于骨骼肌做功。

二、心 肌

心肌分布于心壁和邻近心脏的大血管壁上,其收缩具有自动节律性。

(一) 心肌细胞的光镜结构

心肌细胞是呈短柱状、有分支、有横纹的细胞,并借分支相互连接成网,其横纹不如骨骼肌细胞的明显。细胞核呈卵圆形,位于细胞中央,少数为双核。心肌细胞间的连接处称为闰盘(图3-32),在 HE 染色的标本中呈着色较深的横行或阶梯状粗线,是心肌细胞的特征性结构。

(二) 心肌细胞的超微结构

心肌细胞的超微结构与骨骼肌细胞相似,但与骨骼肌细胞相比较有如下特点(图3-33):**考点:**心肌①粗、细肌丝没有形成界限明显的肌原纤维;②横小管较粗,位于 Z 线水平;③肌浆网的纵小细胞的电镜管较稀疏,终池少而小,多见横小管与一侧的终池紧贴组成二联体,故心肌细胞的储存 Ca^{2+} 能结构特点和力较低;④闰盘的横向连接部分位于 Z 线水平,有中间连接和桥粒,起牢固的连接作用;纵向闰盘的概念连接部分有缝隙连接,便于细胞间信息的传递,保证心肌细胞同步收缩;⑤心房肌细胞还有内分泌功能,可分泌心钠素,具有排钠、利尿和扩张血管降低血压的作用。

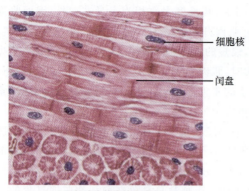

A. 心肌细胞光镜结构模式图

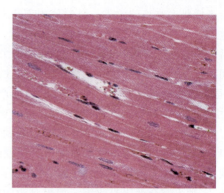

B. 心肌细胞纵切面光镜结构像

图 3-32　心肌细胞光镜结构

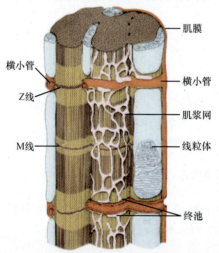

肌膜
横小管
Z线
M线
横小管
肌浆网
线粒体
终池

图 3-33　心肌细胞电镜结构模式图

三、平 滑 肌

　　平滑肌广泛分布于血管壁和许多内脏器官等处,故又称内脏肌。收缩较缓慢而持久。平滑肌细胞呈长梭形,细胞中央有一个杆状或椭圆形的细胞核,胞质呈嗜酸性(图 3-34),无横纹。平滑肌细胞可单独存在(如小肠绒毛中轴的平滑肌),但绝大部分是成束或成层分布的。平滑肌细胞内有粗肌丝和细肌丝,但不形成肌原纤维和肌节。相邻平滑肌细胞之间有较发达的缝隙连接,便于细胞间信息的传递,从而引起相邻平滑肌细胞的同步功能活动。平滑肌细胞的收缩是通过粗、细肌丝之间的滑动来完成的。

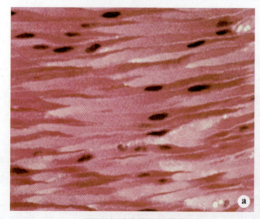

A. 平滑肌细胞光镜结构模式图

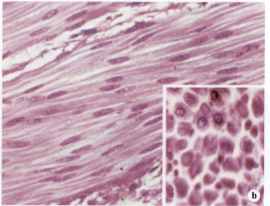

B. 平滑肌细胞纵横切面光镜结构像

图 3-34　平滑肌细胞光镜结构

(李　智　王超美)

第4节　神经组织

考点：神经组织的组成和神经元的功能

神经组织由神经细胞和神经胶质细胞组成(图 3-35),是构成神经系统的最主要成分。神经细胞是神经系统的结构和功能单位,故又称神经元,约有 10^{12} 个。神经元具有接受刺激、整合信息和传导冲动的能力。神经胶质细胞的数量比神经元更多,相当于细胞外基质,对神经元起支持、营养、保护和绝缘等作用,构成神经元生长、分化和功能活动的微环境。

一、神　经　元

(一) 神经元的结构

神经元是高度分化并有突起的细胞,形态多种多样,但都可分为胞体和突起两部分。

1. 胞体　为神经元含核的部分,位于中枢神经系统的灰质和周围神经系统的神经节内,是神经元的营养和代谢中心。胞体大小不一,形态各异,有圆形、梭形、锥体形和星形等。细胞核大而圆,位于胞体中央,核仁大而明显(图 3-36,图 3-37)。细胞膜具有接受刺激、处理信息、产生和传导神经冲动的功能。细胞质在光镜下的特征性结构为尼氏体和神经原纤维。

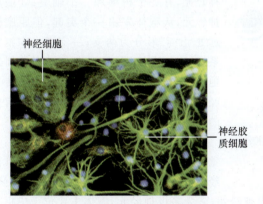

图 3-35　神经细胞和神经胶质细胞光镜像

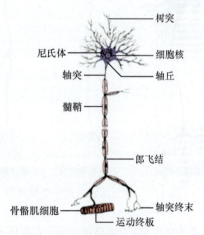

图 3-36　运动神经元模式图

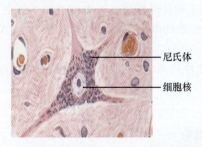

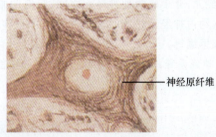

图 3-37　神经元光镜像
示尼氏体和神经原纤维

(1) 尼氏体(Nissl body):又称嗜染质,在光镜下呈强嗜碱性的斑块状或细颗粒状(图 3-37)。电镜下,由发达的粗面内质网和游离核糖体构成。尼氏体的主要功能是合成蛋白质,主要合成更新细胞器所需的结构蛋白、合成神经递质所需的酶类以及肽类的神经调质。

考点:神经元的形态结构特点和尼氏体的概念

（2）神经原纤维:在银染色的切片中呈棕黑色细丝,交织成网,并伸入轴突和树突内(图3-37)。电镜下由神经丝和微管聚集而成。它们构成了神经元的细胞骨架,除支持作用外,微管还参与细胞内的物质运输。

2. 突起　由神经元的细胞膜和细胞质向表面突出形成,分为树突和轴突两种。

（1）树突:每个神经元有一个或多个树突,形如树枝状而得名(图3-36)。在树突的分支上有许多棘状小突起,称为树突棘,是神经元之间形成突触的主要部位。树突的内部结构与胞质基本相似。树突和树突棘极大地扩展了神经元接受刺激的表面积。树突的主要功能是接受刺激,并将神经冲动传向胞体。

（2）轴突:每个神经元只有一个轴突,多由胞体发出,短者仅数微米,长者可达1m以上。轴突末端分支较多,形成轴突终末。轴突的起始部位呈圆锥形,称为轴丘。轴丘和轴突内无尼氏体和高尔基复合体,故不能合成蛋白质。轴突的主要功能是传导神经冲动至效应细胞。

考点:神经元的分类

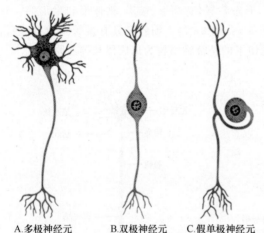

A.多极神经元　B.双极神经元　C.假单极神经元

图3-38　神经元的主要形态模式图

（二）神经元的分类

1. 按神经元突起的数量　可分为3类(图3-38):①多极神经元,有一个轴突和多个树突,为体内最多的一种神经元;②双极神经元,有一个树突和一个轴突;③假单极神经元,从胞体发出一个突起,但距胞体不远处呈"T"形分为两支,一支进入中枢神经系统,称为中枢突;另一支分布到外周的其他组织和器官,称为周围突。中枢突传出神经冲动,为轴突;周围突接受刺激,具有树突的功能。

2. 按神经元的功能　可分为3类:①感觉神经元,又称传入神经元,多为假单极神经元,能接受体内、外的化学或物理刺激,并将信息传向中枢;②运动神经元,又称传出神经元,多为多极神经元,胞体主要位于中枢神经系统的灰质内,其轴突将神经冲动传给肌细胞或腺细胞;③中间神经元,又称联络神经元,多为多极神经元,介于前两种神经元之间,起信息加工和传递作用。人类的神经系统中,中间神经元最多(约占神经元总数的99%),构成中枢神经系统内复杂的神经元网络,使人类能够学习、记忆和思维等。

3. 按神经元释放的神经递质　可分为胆碱能神经元、胺能神经元、氨基酸能神经元和肽能神经元。

神经干细胞

神经组织内存在一些具有增殖和分化潜能的细胞,称为神经干细胞。根据目前的研究证实,神经干细胞主要分布于大脑海马齿状回、脑和脊髓的室管膜周围区域。神经干细胞在特定的环境下可以增殖分化为神经元、星形胶质细胞和少突胶质细胞,它们作为神经组织的一种后备细胞,替换正常凋亡的细胞,并能在一定程度上参与神经组织损伤后的修复。

二、突 触

突触是神经元与神经元之间、神经元与非神经细胞之间一种特化的细胞连接,是神经元 考点: 突触

传递信息的重要结构。在神经元之间的连接中,最常见的是一个神经元的轴突终末与另一个 的概念

神经元的树突、树突棘或胞体连接,分别构成轴-树突突触、轴-棘突触或轴-体突触(图3-39)。按

神经冲动传递信息的方式,突触可分为电突触和化学突触两大类。电突触实际上是缝隙连

接,是以电流(电信号)传递信息的,神经冲动的传导是双向性的。化学突触是以神经递质作为传递信息的媒介,在神经元之间的冲动传导是单向性的。通常所说的突触是指化学突触而言。神经元通过突触相互衔接组成复杂的神经网络和神经传导通路,从而完成神经系统的各种功能活动。

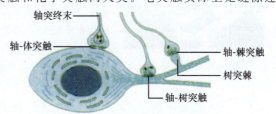

图3-39 突触分类模式图

突触与记忆

2000年,诺贝尔奖获得者Kardel研究发现:在学习的过程中,突触的形态结构和功能会发生变化。研究表明,突触的可塑性是记忆产生和维持的结构基础,促进记忆形成的是神经递质。由此可见,学习促进记忆,记忆引起脑的结构和功能不断变化,在变化的过程中脑功能得以开发。所以,一个人活到老学到老,脑功能就不会老,正是学习与记忆的辩证法。

三、神经胶质细胞

神经胶质细胞简称胶质细胞,广泛分布于中枢和周围神经系统的神经元之间、神经元与非神经细胞之间,其数量是神经元的$10\sim50$倍。胶质细胞也是有突起的细胞,但不分树突和轴突,也没有传导神经冲动的功能,只对神经元起支持、营养、保护和绝缘等作用,以保证信息传递的专一性和不受干扰。

1. 中枢神经系统的神经胶质细胞 有4种(图3-40):①星形胶质细胞,参与血-脑屏障的构成,对神经元起支持、营养和隔离作用。②少突胶质细胞,是中枢神经系统的髓鞘形成细胞。③小胶质细胞,当中枢神经系统损伤时,小胶质细胞可转变为巨噬细胞,吞噬死亡细胞的碎屑等。由于小胶质细胞具有吞噬功能,一般认为它来源于血液中的单核细胞。④室管膜细胞,分布于脑室和脊髓中央管腔面,形成单层上皮样的室管膜,参与脑脊液形成。

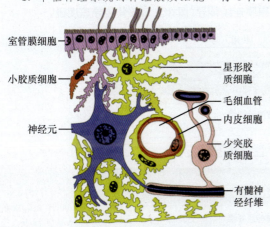

图3-40 中枢神经系统的神经胶质细胞

室管膜细胞
小胶质细胞
神经元
星形胶质细胞
毛细血管
内皮细胞
少突胶质细胞
有髓神经纤维

2. 周围神经系统的神经胶质细胞 包括施万细胞和卫星细胞。施万细胞是周围神经系统的髓鞘形成细胞。

考点: 神经胶质细胞的分类及功能

链接

爱因斯坦的大脑之迷

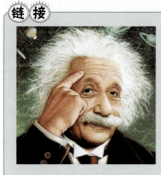

图 3-41　爱因斯坦

　　爱因斯坦(图 3-41)是天才的科学家,1955 年 4 月逝世后,由 3 位科学家保存了他的大脑。1985 年,美国加州大学的神经科学家通过研究发现,他的大脑神经胶质细胞异常多,每个神经元周围神经胶质细胞的数量比普通人多 73％以上。由此推测,神经元执行的功能越复杂,越需要神经胶质细胞的支持。另有科学家研究指出,他的大脑顶叶异常发达,在形态上也有特异之处。脑重仅有 1230g,低于男性的平均值(1400g)。但是,在他的大脑皮质中,神经元的密度较高,使大脑皮质有甚佳的传感效率,因而可以解释爱因斯坦的卓越天才。

四、神经纤维

考点:神经纤维的概念和有髓神经纤维的结构特点

　　神经纤维由神经元的轴突和包在其外面的神经胶质细胞构成。根据包裹轴突的神经胶质细胞是否形成髓鞘,可分为有髓神经纤维和无髓神经纤维两类。

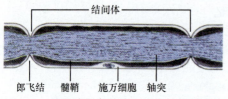

图 3-42　周围神经有髓神经纤维结构模式图

　　1. 有髓神经纤维　周围神经系统的有髓神经纤维由神经元的轴突及其外包的施万细胞形成的髓鞘构成。髓鞘是包裹在神经纤维上的重要结构,类似于电线外绝缘体。髓鞘呈节段性包绕轴突,相邻节段间无髓鞘的缩窄部称为郎飞结(图 3-42)。相邻两个郎飞结之间的一段神经纤维称为结间体,一个结间体由一个施万细胞构成。中枢神经系统的有髓神经纤维由少突胶质细胞缠绕轴突而形成。

　　2. 无髓神经纤维　周围神经系统的无髓神经纤维由神经元的轴突和包在它外面的施万细胞构成。施万细胞不形成髓鞘,故也无郎飞结。

　　神经纤维的功能是传导神经冲动,这种电流的传导是在轴膜上进行的。有髓神经纤维由于髓鞘的绝缘作用,神经冲动只发生在郎飞结处裸露的轴膜,故其冲动呈跳跃式传导,即从一个郎飞结跳跃到下一个郎飞结,传导速度快。结间体越长,跳跃的距离则越大,传导速度也就越快。无髓神经纤维因无髓鞘和郎飞结,神经冲动只能沿细胞膜连续传导(图 3-43),故其传导速度慢。

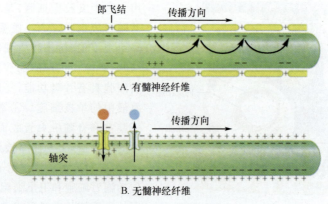

A. 有髓神经纤维

B. 无髓神经纤维

图 3-43　有髓神经纤维和无髓神经纤维神经冲动传播模式图

五、神 经 末 梢

神经末梢是周围神经纤维的终末部分,它们遍布全身,与其他组织共同形成感受器或效应器。按功能分为感觉神经末梢和运动神经末梢两类。

(一)感觉神经末梢

感觉神经末梢是指感觉神经元(假单极神经元)周围突的终末部分,与其他组织共同构成感受器。它能接受内、外环境的各种刺激,并将刺激转化为神经冲动传至中枢而产生感觉。

1. 游离神经末梢　由较细的有髓或无髓神经纤维的终末反复分支而成(图 3-44)。广泛分布于皮肤表皮和角膜等处的上皮细胞之间或分布在结缔组织内,如骨膜、脑膜、关节囊、肌腱、韧带和牙髓等处,能感受冷、热、疼痛等刺激。

考点: 神经末梢的分类及功能

2. 触觉小体　呈卵圆形,长轴与皮肤表面垂直(图 3-45)。分布于皮肤真皮的乳头层内,以手指掌侧皮肤内最多,能感受触觉,其数量可随年龄的增长而逐渐减少。

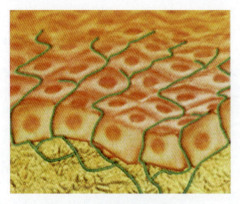

图 3-44　游离神经末梢模式图

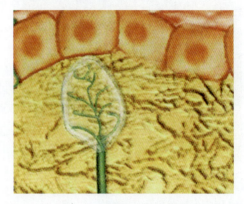

图 3-45　触觉小体模式图

3. 环层小体　呈圆形或卵圆形(图 3-46),广泛分布于皮下组织、肠系膜、韧带、关节囊和骨骼肌等处,能感受压觉和振动觉。

4. 肌梭　为分布在骨骼肌内的梭形小体(图 3-47),是一种本体感受器,主要感受骨骼肌细胞的收缩或舒张的牵张刺激,在调节骨骼肌的活动中起重要作用。

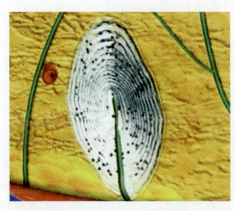

图 3-46　环层小体模式图

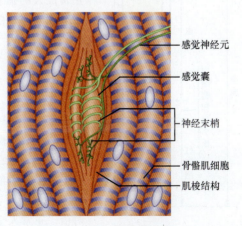

感觉神经元

感觉囊

神经末梢

骨骼肌细胞

肌梭结构

图 3-47　肌梭模式图

（二）运动神经末梢

运动神经末梢是运动神经元的轴突分布于肌组织和腺体内的终末结构，它支配肌细胞的收缩和调节腺细胞的分泌。依据分布部位可分为以下两种。

1. 躯体运动神经末梢　分布于骨骼肌内。运动神经元的轴突抵达骨骼肌细胞之前失去髓鞘并反复分支，每一条分支形成葡萄状终末与一条骨骼肌细胞建立突触连接，故一个神经元可支配多条肌细胞。躯体运动神经末梢与骨骼肌细胞接触区呈椭圆形板状隆起，称为运动终板或神经肌连接（图3-48）。电镜下，运动终板的结构与化学突触极其相似，故又称神经肌突触。

2. 内脏运动神经末梢　分布于心肌、内脏及血管的平滑肌和腺上皮等处，贴附于肌细胞表面或穿行于腺细胞之间，与效应细胞建立突触连接（图3-49）。

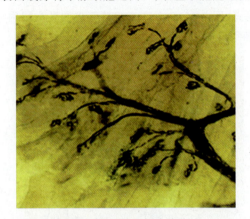

图3-48　运动终板光镜像

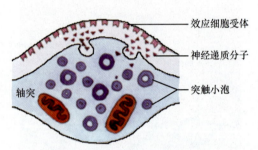

图3-49　内脏运动神经末梢模式图

（李　智）

第5节　血　　液

血液是在心血管系统中循环流动的一种液态结缔组织。正常成人的血液总量占体重的7%～8%，成人全身血量为4～5L。血液在体内具有十分重要的作用。

一、概　　述

1. 血液的组成　血液由血浆和血细胞组成。从血管中采适量新鲜血液，加入抗凝剂（如柠檬酸钠），装入比容管内，经离心沉淀后，可见血液分为两层：上层为淡黄色的血浆（占50%～55%），下层为血细胞（图3-50）。血细胞在血液中所占容积百分比，称为血细胞比容，男性为40%～50%，女性为37%～48%。由于血细胞以红细胞为主，故也称红细胞比容。临床上测定红细胞比容的意义在于反映红细胞数量和血浆含量的相对值。正常人全血的相对密度为1.050～1.060，全血的相对密度与黏滞性主要与红细胞的比容成正变关系。全血黏滞性是

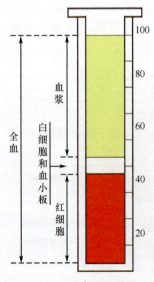

图3-50　血细胞比容示意图

4～5(以水的黏滞性为1),它与红细胞数量成正变关系。

2. 血液的功能 血液具有以下功能:①运输功能,可运输 O_2、CO_2、激素、营养物质和代谢产物;②缓冲功能,血液中有多种缓冲对,可缓冲进入血液的酸碱性物质,不至于引起血液pH值的太大变化;血液中含有大量的水,水比热较大,可吸收大量的热量,有利于维持体温的相对恒定;③防御功能,主要是由血液中的白细胞、免疫球蛋白、补体等完成的。生理性止血也是血液的一项极为重要的自我保护功能,既能防止失血,又能保持血管内的血流畅通。

考点:血细胞比容的概念及其意义,血液的功能

二、血 浆

血浆是血细胞的细胞外液,相当于细胞外基质,是机体内环境的重要组成部分。

(一) 血浆的组成成分及其作用

血浆是含有多种溶质的水溶液,正常成人血浆中,水占血浆的 91%～93%,溶质占 7% 左右,溶质中86%的是蛋白质,其他成分有电解质、营养物质、代谢产物、气体等。

1. 血浆蛋白 血浆中的各种蛋白质,总称为血浆蛋白。血浆蛋白的种类、正常含量及主要生理作用见表3-1。

表 3-1 正常成人血浆蛋白、正常值及主要生理作用

蛋白名称	正常值(g/L)	主要生理作用
蛋白总量	60～80	
白蛋白(A)(清蛋白)	40～50	形成血浆胶体渗透压,维持机体水平衡,参与物质运输
球蛋白(G)	20～30	免疫作用;参与脂类物质的运输
纤维蛋白原	2～4	参与血液凝固

血浆白蛋白与球蛋白的比值(A/G)为 1.5～2.5。某些疾病可影响血浆蛋白,而使白蛋白与球蛋白的比值降低,所以,A/G 的变化具有一定的临床意义。

2. 无机盐 约占血浆总量的 0.9%,以离子状态存在。血浆中的无机盐包括 Na^+、K^+、Ca^{2+}、Mg^{2+}、Cl^-、HCO_3^-、HPO_4^{2-}、SO_4^{2-} 等,其中 Na^+ 是主要的正离子,Cl^- 是主要的负离子。无机盐的生理作用是形成血浆晶体渗透压、维持酸碱平衡和神经肌肉的正常兴奋性。

3. 非蛋白含氮化合物 血浆中除蛋白质以外的含氮化合物,总称为非蛋白含氮化合物,包括尿素、尿酸、氨基酸、肌酸、肌酐、氨等。这些物质中所含的氮称为非蛋白氮(NPN)。正常人血液中 NPN 的含量为 14～25mmol/L(20～35mg/dl)。NPN 是蛋白质和核酸的代谢产物,通过肾脏排泄。临床测定 NPN 含量有助于了解肾脏的排泄功能。

考点:血浆的组成成分及其作用,非蛋白氮的概念、正常值及临床测定的意义

(二) 血浆的理化特性

1. 血浆渗透压 渗透压的作用是影响半透膜两侧溶液中的水平衡,渗透压的大小与溶液中所含的溶质颗粒数目成正比。医学上表示渗透压的单位是 mmol/L,称为毫渗透单位(mOsm)。有时用 kPa 或 mmHg 来表示。

(1) 血浆渗透压的组成及正常值:血浆总渗透压约为 770kPa(5790mmHg),主要来自于血浆中的晶体物质,特别是 Na^+ 和 Cl^-,称为血浆晶体渗透压;另一部分来自于血浆蛋白,主要是白蛋白,称为血浆胶体渗透压,其正常值仅为 25mmHg,约占总渗透压的1/200。

临床上将与血浆渗透压相近或相等的溶液,称为等渗溶液,常用的有 0.9% 的 NaCl 溶液(生理盐水)和5%的葡萄糖溶液。高于血浆渗透压的溶液,称为高渗溶液;低于血浆渗透压的

溶液,称为低渗溶液。

(2)血浆渗透压的生理作用:①胶体渗透压的作用,正常情况下血浆蛋白不能透过毛细血管壁,所以,血浆胶体渗透压影响血管内、外的水平衡,对维持血容量有重要作用。对血细胞内、外水平衡的影响,由于其数值很小而作用微弱。如果血浆白蛋白减少,血浆胶体渗透压将下降,组织间的水分不易进入血管内,组织液回流减少,从而造成水肿。②晶体渗透压的作用,细胞膜对晶体物质的通透具有严格的选择性,血浆和组织液的晶体渗透压基本相等,所以,血浆晶体渗透压影响血细胞内、外的水平衡,对维持血细胞的正常形态和功能有重要作用。例如,脱水的患者血浆晶体渗透压升高,可使血细胞内水量减少,而使血细胞皱缩。

2. 血浆的相对密度和黏滞性　血浆的相对密度为1.025~1.030,血浆的黏滞性为1.6~2.4。血浆的相对密度和黏滞性都与血浆蛋白的含量成正变关系。

3. 血浆pH　正常成人血浆pH为7.35~7.45。血浆pH能够保持相对稳定是由于在血浆和红细胞中均含有缓冲对,这些缓冲对能大大地减小一般酸碱物质对血浆pH的影响。

三、血　细　胞

血细胞包括红细胞、白细胞和血小板(图3-51)。正常生理情况下,血细胞具有一定的形态、结构,并有相对稳定的数量和比例。血液细胞学检查(血常规)是检查血细胞的形态、数量、比例与血红蛋白含量变化的基本形态学方法。病理情况下,血常规常有相应变化,故临床血常规检查有助于疾病的诊断。通常用瑞特或吉姆萨染色的血涂片标本,可在光镜下对血细胞的形态、结构进行观察。血细胞分类和计数的正常值见表3-2。

表3-2　血细胞分类和计数的正常值

考点:血细胞的分类、功能与正常值

血细胞	正常值	
红细胞	男:$(4.0\sim5.5)\times10^{12}$/L	400万~550万个/μl(mm³)
	女:$(3.5\sim5.0)\times10^{12}$/L	350万~500万个/μl(mm³)
白细胞	$(4.0\sim10)\times10^{9}$/L	4000~10000个/μl(mm³)
血小板	$(100\sim300)\times10^{9}$/L	10万~30万个/μl(mm³)

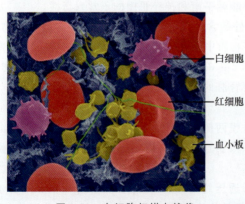

白细胞

红细胞

血小板

图3-51　血细胞扫描电镜像

(一)红细胞

1. 红细胞的形态结构、正常值和生理功能

(1)红细胞的形态结构和正常值:红细胞(RBC)是数量最多的血细胞。在扫描电镜下观察,呈双凹圆盘状(图3-51),直径7~8μm,中央较薄,周缘较厚。因此,在血涂片中,红细胞中央染色较浅,周缘染色较深。一个人所有红细胞的表面积约为3800m²,相当于一个足球场的面积。

成熟的红细胞内无细胞核和细胞器,胞质内充满血红蛋白(Hb),使红细胞呈红色。正常成人血液中血红蛋白的含量:男性为120~160g/L,女性为110~150g/L。血红蛋白具有结合与运输O_2和CO_2的功能。红细胞的数量及血红蛋白的含量可随生理功能而改变。一般认为,红细胞数量少于 $3.0 \times 10^{12}/L$ 或血红蛋白含量低于 $100g/L$,则称为贫血。

外周血中除了大量成熟的红细胞外,还有少量尚未完全成熟的红细胞,称为网织红细胞。在成人网织红细胞占红细胞总数的 $0.5\% \sim 1.5\%$,新生儿可达 $3\% \sim 6\%$。临床上网织红细胞的计数可作为了解骨髓造血功能的一项重要指标。如果贫血患者的网织红细胞计数增加,说明治疗有效。

(2) 红细胞的生理功能:红细胞的主要功能是运输 O_2 和 CO_2,其次是调节体内的酸碱平衡,这些功能都是依靠血红蛋白来实现的。一旦红细胞破裂溶血,血红蛋白逸出到血浆中,血红蛋白将丧失功能。

患者,男性,42岁。患慢性肝炎多年,近日发现牙龈出血,皮肤有许多出血点而来医院就诊。经检查后确诊为肝硬化、脾功能亢进、全血细胞减少。临床所说的全血细胞是指(   )

A. 血浆和红细胞   B. 血浆和血细胞   C. 血浆和红细胞、白细胞

D. 血浆和白细胞   E. 红细胞、白细胞和血小板

考点精讲:血液由血浆和血细胞组成,全血细胞是指血液中的红细胞、白细胞和血小板。

2. 红细胞的主要生理特性

(1) 红细胞的渗透脆性:是指红细胞对低渗溶液的抵抗力。抵抗力大,则脆性小,反之则脆性大。实验证明,在 0.42% 的 $NaCl$ 溶液中部分红细胞破裂溶血,在 0.35% 的 $NaCl$ 溶液中全部红细胞破裂溶血。在某些溶血性疾病中,患者的红细胞开始溶血及完全溶血的 $NaCl$ 溶液浓度均高于正常,表明其红细胞的渗透脆性增大了,对低渗溶液的抵抗力减小,容易破裂溶血。

(2) 红细胞的悬浮稳定性:是指红细胞在血浆中保持悬浮状态而不易下沉的特性,在临床上常用血沉来表示。血沉是红细胞沉降速率的简称。临床检查方法(韦氏法)是:取抗凝血静置于血沉管中,红细胞会因重力而下沉。通常以红细胞在 1 小时内下沉的距离表示红细胞沉降速率。第 1 小时末正常成年男性为 $0 \sim 15mm$,女性为 $0 \sim 20mm$。红细胞沉降速度的快慢主要决定于血浆成分的变化。血浆中球蛋白、纤维蛋白原以及胆固醇增多时,血沉加快;血浆中白蛋白、卵磷脂增多时,血沉减慢。如患活动性肺结核、风湿热等疾病时,血浆中球蛋白增多,故血沉加快。

3. 红细胞的生成与破坏

(1) 红细胞的生成:胚胎时期,红细胞主要在肝、脾和骨髓生成。出生后则主要由骨髓造血。若骨髓造血功能受到放射线、药物等理化因素的抑制,将使红细胞的生成减少,从而引起再生障碍性贫血。

红细胞的主要成分是血红蛋白。铁和蛋白质是血红蛋白的基本成分。因此,红细胞生成的基本原料是蛋白质和铁。临床常见的是铁供给不足,吸收利用障碍或慢性失血,导致机体缺铁,使血红蛋白合成减少,引起缺铁性贫血。在红细胞发育成熟过程中,叶酸和维生素 B_{12} 可促进红细胞成熟。当叶酸和维生素 B_{12} 缺乏时,可导致红细胞核内 DNA 合成障碍,细胞分裂能力下降,使许多红细胞停滞在幼红细胞阶段,从而引起巨幼红细胞性贫血。胃底腺壁细胞分泌的内因子可以促进维生素 B_{12} 在回肠的吸收,故内因子缺乏也可引起巨幼红细胞性贫血。

红细胞生成素是调节红细胞生成的主要因素。机体缺氧时,肾可释放红细胞生成素,它能够直接刺激骨髓造血,并促进成熟红细胞入血。当红细胞数目增加时,机体缺氧缓解,肾释放的红细胞生成素也随之减少,靠这种负反馈调节,使红细胞数目稳定在正常水平。

此外,雄激素也能促使肾产生红细胞生成素,使血液中红细胞数量增多。雄激素还可以直接刺激骨髓造血。青春期后,男性红细胞数量、血红蛋白含量均高于女性,则与雄激素水平有关。

(2) 红细胞的破坏:红细胞的平均寿命约为 120 天。衰老的红细胞脆性增加,在血流湍急处因机械性冲撞而破损;或因变形能力减退,在通过微小孔隙时发生困难而滞留,被巨噬细胞所吞噬。肝、脾是红细胞破坏的主要场所。脾功能亢进时,可使红细胞破坏增加,导致脾性贫血。

(二)白细胞

1. 白细胞的分类与正常值

(1) 白细胞的分类:白细胞(WBC)为无色有核的球形细胞。根据白细胞胞质内有无特殊颗粒,可将其分为有粒白细胞和无粒白细胞。前者常简称粒细胞,根据其特殊颗粒的染色性,又可分为中性粒细胞、嗜酸粒细胞和嗜碱粒细胞 3 种;后者则有单核细胞和淋巴细胞 2 种(图3-52)。

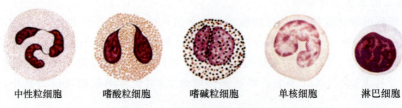

| 中性粒细胞 | 嗜酸粒细胞 | 嗜碱粒细胞 | 单核细胞 | 淋巴细胞 |

图 3-52　白细胞光镜结构模式图

(2) 白细胞的正常值:正常成人血液中白细胞的正常值为(4~10)×10^9/L,其中中性粒细胞占 50%~70%,嗜酸粒细胞占 0.5%~5%,嗜碱粒细胞占 0~1%,单核细胞占 3%~8%,淋巴细胞占 20%~40%。血液中白细胞的数值存在着明显的生理性波动,如进食、疼痛、情绪激动、妊娠等都可使白细胞总数升高。在疾病状态下,白细胞总数和各种白细胞的百分比值均可发生改变。

2. 白细胞的形态结构特点与功能

(1) 中性粒细胞:是数量最多的白细胞。细胞呈球形,直径 10~12μm。核呈杆状或分叶状,分叶核一般为 2~5 叶,叶间有细丝相连,正常人以 2~3 叶者居多。一般认为,核分叶越多,细胞则越衰老。胞质内含有许多细小而分布均匀的淡紫红色颗粒。其中淡紫色的为嗜天青颗粒,它是一种溶酶体,能消化分解吞噬的细菌和异物;淡红色的是特殊颗粒,内含溶菌酶、吞噬素等,吞噬素具有杀菌作用。

中性粒细胞的主要功能是吞噬和杀灭入侵的病原微生物及血液中衰老的红细胞,它处于机体抵御病原微生物尤其是化脓性细菌入侵的第一道防线。中性粒细胞的吞噬对象以细菌为主,临床上白细胞总数增加和中性粒细胞百分比增高,往往提示为急性化脓性细菌感染。细菌严重感染时,血液中 1~2 叶核的中性粒细胞增多,称为核左移。

链接

"人体内的忠诚卫士"——中性粒细胞

白细胞是一个不小的家族,个个身怀绝技,勇敢善战,功勋卓著。当机体某一部位受到细菌侵犯时,细菌本身及局部组织即会发出化学信号。此时,中性粒细胞就会循着化学信号所指引的方向(趋化性),通过变形运动,穿过毛细血管壁,聚集到"出事地点"——细菌侵犯部位。不断包围、靠拢、吞噬外来细菌,同时释放出大批高分子生物武器——水解酶、氧化酶、溶菌酶等,打击敌人,"歼灭"细菌,最后自己也壮烈牺牲,而成为脓细胞。

(2)嗜酸粒细胞:细胞呈球形,直径 $10\sim15\mu m$,核常分为 2 叶。胞质内充满粗大而分布均匀的橘红色嗜酸性颗粒。颗粒内含有酸性磷酸酶、组胺酶、芳基硫酸酯酶以及阳离子蛋白等,故嗜酸性颗粒是一种特殊的溶酶体。

嗜酸粒细胞的主要作用是:①限制嗜碱粒细胞和肥大细胞在过敏反应中的作用。嗜酸粒细胞受肥大细胞释放的嗜酸粒细胞趋化因子的作用,移行至发生过敏反应的部位,释放组胺酶灭活组胺,芳基硫酸酯酶灭活白三烯,从而减弱过敏反应。②嗜酸粒细胞还能借助抗体与某些寄生虫结合,释放阳离子蛋白,杀灭寄生虫。故嗜酸粒细胞具有抗过敏和抗寄生虫作用。在过敏性疾病或寄生虫病时,血液中嗜酸粒细胞增多。

(3)嗜碱粒细胞:是数量最少的白细胞。细胞呈球形,直径 $10\sim12\mu m$。核分叶或呈 S 形或不规则形,染色浅。胞质内含有大小不等、分布不均、染成蓝紫色的嗜碱性颗粒。颗粒内含有肝素和组胺,胞质内含有白三烯。肝素具有抗凝血作用,组胺和白三烯参与过敏反应。

(4)单核细胞:是体积最大的白细胞。细胞呈圆形或椭圆形,直径 $14\sim20\mu m$。核呈肾形、马蹄形或不规则形。胞质丰富,呈弱嗜碱性,内含许多细小的淡紫色嗜天青颗粒。单核细胞在血液中停留 12~48 小时,然后离开血管进入结缔组织,分化成巨噬细胞。机体内大多数具有吞噬功能的细胞均来源于单核细胞。单核细胞转变成巨噬细胞后,其吞噬能力明显增强,能吞噬和杀灭病原微生物或衰老损伤的细胞,识别和杀伤肿瘤细胞,还参与激活淋巴细胞的特异性免疫功能。

(5)淋巴细胞:血液中的淋巴细胞大部分为直径 $6\sim8\mu m$ 的小淋巴细胞,小部分为直径 $9\sim12\mu m$ 的中淋巴细胞,在淋巴组织中还有直径 $13\sim20\mu m$ 的大淋巴细胞。小淋巴细胞的核呈圆形,一侧常有浅凹,染色质致密呈粗块状,染色深。核占细胞的大部分,胞质很少,仅在核周形成很薄的一圈,呈嗜碱性,为晴空样蔚蓝色,内含有少量嗜天青颗粒。

根据淋巴细胞的发生来源、形态特点和免疫功能等方面的不同,可将其分为 3 类:①T 淋巴细胞,简称 T 细胞,约占血液中淋巴细胞总数的 75%,主要参与细胞免疫;②B 淋巴细胞,简称 B 细胞,占 10%~15%,主要参与体液免疫;③自然杀伤细胞,简称 NK 细胞,约占 10%,可直接杀伤肿瘤细胞、病毒或细菌感染的细胞。

链接

血细胞

血细胞,红白板,体小量多功能杂;
红细胞,无核器,胞质充满血红蛋;
白细胞,体积大,酸碱中性单核淋;
中性粒,淡紫红,吞噬杀菌是其功;
嗜酸性,抗过敏,对付肥大和嗜碱;
嗜碱粒,最少见,抗凝过敏释组胺;
单核淋巴颗粒同,吞噬免疫显神功;
血小板,体积小,止血促凝修内皮。

(三)血小板

1. 血小板的形态结构　血小板是从骨髓巨核细胞脱落下来的胞质小块,并非严格意义上的细胞。血小板呈双凸圆盘状,体积甚小,直径

2~4μm,无细胞核,但有细胞器。在血涂片上,血小板常聚集成群,故无明显的轮廓(图3-51)。血液中血小板数低于10万/μl称为血小板减少,低于5万/μl称为血小板过少,有出血的危险。

血小板的平均寿命为7~14天,衰老的血小板在脾内被吞噬处理。血小板进入血液后只在开始2天具有生理功能。

2. 血小板的功能

(1) 维持血管内皮的完整性:正常情况下,血小板能附着于血管壁上,以填补血管内皮细胞脱落留下的空隙,甚至可与内皮细胞融合。因此,血小板对维持血管内皮的完整性和对内皮细胞的修复具有重要作用。当血小板减少至$50 \times 10^9/L$以下时,毛细血管的通透性和脆性增加,可引起出血倾向,轻微创伤便可引起皮肤和黏膜下出血,甚至发生出血性紫癜。

考点:血小板的正常值及其功能

(2) 参与生理性止血:生理性止血是指小血管损伤,血液从血管内流出数分钟后自行停止的现象。其过程主要包括小血管收缩、血小板血栓形成和纤维蛋白血凝块形成。首先是损伤局部的血管出现收缩,这是由于损伤刺激引起局部血管反射性收缩以及血小板释放的缩血管物质的作用;其次是血小板黏附、聚集于血管破损处,形成一个松软的止血栓,堵塞伤口,实现初步止血;同时,血浆中的凝血系统被激活,凝血过程发生,在血小板的促进下,局部迅速出现血凝块,形成由纤维蛋白与血小板共同构成的牢固止血栓,达到有效的生理性止血。

综上所述,血小板在生理性止血过程中发挥了重要作用,主要体现在:①释放多种缩血管物质,使血管收缩,减慢血流,利于止血;②通过黏附、聚集形成血小板血栓堵住出血口;③促进凝血块生成,达到有效的止血目的。

用小针刺破耳垂或指尖使血液流出,然后测定血液从流出到自然停止所需的这段时间,称为出血时间。正常人出血时间为1~3min。血小板减少或功能有缺陷时,出血时间则延长。

(3) 参与凝血:血小板可释放与凝血有关的物质,如血小板因子Ⅲ(PF_3)等。另外,血小板还能吸附多种凝血因子,促进血凝过程的发生。

(四) 血细胞发生概况

体内各种血细胞的寿命长短不一,每天都有一定数量的血细胞衰老死亡,同时又有相同数量的血细胞在骨髓生成并源源不断地进入血液,使外周血中血细胞的数量和质量维持动态平衡。

人的血细胞是在胚胎第3周由卵黄囊壁的血岛生成;第6周,从卵黄囊迁入肝的造血干细胞开始造血,卵黄囊的造血功能便消失;第12周,脾内造血干细胞增殖分化产生各种血细胞;从胚胎后期至出生后,骨髓则成为主要的造血器官。

造血干细胞

造血干细胞是生成各种血细胞的原始细胞,起源于人胚第3周初的卵黄囊血岛,出生后,造血干细胞主要存在于红骨髓中,其次是脾和淋巴结,外周血内也有极少量。造血干细胞的基本特性是:①有很强的增殖潜能,在一定条件下能反复分裂,大量增殖;但在一般生理状态下,多数细胞处于静止状态;②有多向分化能力,在一些因素的作用下能分化形成不同的祖细胞;③有自我复制能力,即细胞分裂后的子代细胞仍具有原有特性,故造血干细胞可终身保持恒定的数量。

四、血液凝固与纤维蛋白溶解

(一) 血液凝固

血液凝固简称血凝,是指血液由液体状态变成不能流动的凝胶状态的过程,其实质就是血浆中的可溶性纤维蛋白原转变为不溶性纤维蛋白的过程。纤维蛋白形成后,交织成网,把血细胞网罗在一起形成血凝块(图 3-53)。目前认为,血液凝固是凝血因子参与的一系列蛋白质的有限水解过程。

血凝块形成后 1～2 小时发生回缩并析出淡黄色的液体,称为血清。血清是血液凝固后的液体,缺少纤维蛋白原和其他参加血凝的物质。

1. 凝血因子　血液和组织中直接参与凝血的物质称凝血因子。公认的凝血因子共 12 个,用罗马数字编号(表 3-3)。除Ⅳ因子外,其他已知的凝血因子都是蛋白质,而且其中大多数是以酶原形式存在的蛋白酶,被激活后才具有活性,用代码右下角加"a"表示凝血因子已被激活,如"Ⅻa"。除因子Ⅲ外,其他凝血因子都存在于新鲜血浆中。肝脏合成多种凝血因子,其中,因子Ⅱ、Ⅶ、Ⅸ、Ⅹ在合成时,需要维生素 K 参与。因此,肝脏的病变或维生素 K 缺乏,均会导致凝血功能障碍而发生出血倾向。

表 3-3　国际命名编号的凝血因子

凝血因子	同义名	凝血因子	同义名
Ⅰ	纤维蛋白原	Ⅶ	抗血友病因子
Ⅱ	凝血酶原	Ⅷ	血浆凝血激酶
Ⅲ	组织凝血激酶	Ⅸ	斯图亚特因子
Ⅳ	钙离子	Ⅹ	血浆凝血激酶前质
Ⅴ	前加速素	Ⅺ	接触因子
Ⅵ	前转变素	Ⅻ	纤维蛋白稳定因子

除凝血因子外,还有前激肽释放酶、血小板第 3 因子等,也参与凝血过程。

2. 凝血过程　凝血过程可分为 3 个基本步骤(图 3-54):①凝血酶原激活物的形成;②凝血酶原被激活成凝血酶;③纤维蛋白原转变成为纤维蛋白。根据凝血酶原激活物形成的途径和参与因子的不同,凝血过程可分为内源性凝血途径和外源性凝血途径(图 3-55)。Ⅹ因子的激活是血液凝固的核心步骤。

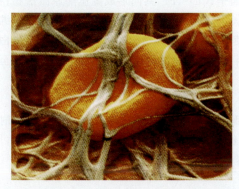

图 3-53　红细胞在纤维蛋白网中

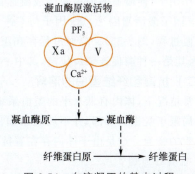

图 3-54　血液凝固的基本过程

(1) 内源性凝血途经:全部是由血浆内的凝血因子参与完成激活Ⅹ因子的途径,称为内源性凝血途径,也称为内源性凝血。内源性凝血是从Ⅻ因子激活开始的,关键原因是血管内膜的损伤,暴露胶原纤维形成粗糙面,使Ⅻ因子激活成Ⅻa,Ⅻa因子使前激肽释放酶激活成激

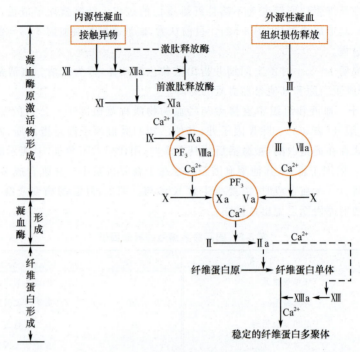

图 3-55　血液凝固过程示意图

肽释放酶,后者对ⅩⅡ因子的激活有正反馈作用。ⅩⅡ因子的激活启动了内源性凝血过程。ⅩⅡa激活ⅪⅠ因子,在 Ca^{2+} 存在下Ⅺa因子激活Ⅸ因子,Ⅸa因子与Ⅷa、Ca^{2+}、PF_3 共同形成复合物,后者激活Ⅹ因子生成Ⅹa。

（2）外源性凝血途径:当组织损伤伴血管破裂时,组织释放Ⅲ因子进入血浆,与 Ca^{2+} 、Ⅶa因子共同组成因子Ⅶ复合物,促使Ⅹ因子激活成Ⅹa。由于Ⅲ因子来自血管外的组织,因而称为外源性凝血。

考点:血液凝固的基本过程,血凝与止血、出血时间与凝血时间以及血浆与血清的区别,肝素的概念

　　通过上述两条途径形成Ⅹa因子与Ⅴa因子、Ca^{2+}、PF_3 共同形成凝血酶原激活物;在该激活物的作用下,使凝血酶原被激活成凝血酶（Ⅱa）;凝血酶激活纤维蛋白原,形成纤维蛋白。同时Ⅱa因子激活ⅩⅢ因子,ⅩⅢa因子与 Ca^{2+} 使纤维蛋白变为稳定的不溶于水的纤维蛋白凝块,完成凝血过程（图 3-55）。凝血过程存在正反馈,一旦触发势如"瀑布",越来越快,直至完成。同时,因其是一种酶促连锁反应链,其中一个环节受阻则整个凝血过程就会停止。

（二）抗凝和纤维蛋白的溶解

　　正常情况下,体内有低水平的凝血系统激活,但循环血液并不凝固。当血管破损时,血液凝固也局限于受损的局部,并不波及未损部位。并且形成的止血栓还会被逐渐溶解,从而保证了血管的畅通。这是由于体内存在着抗凝和纤维蛋白溶解的机制。

　　1. 抗凝物质的作用

　　（1）抗凝血酶Ⅲ:由肝细胞和血管内皮细胞分泌产生。它是丝氨酸蛋白抑制物中一种最主要的抗凝血物质。它可以和活化的Ⅱ、Ⅶ、Ⅸ、Ⅹ、Ⅺ、ⅩⅡ凝血因子结合,使它们失活,阻止凝血进行。抗凝血酶Ⅲ和肝素结合后抗凝作用增强 2000 倍。

　　（2）肝素:是一种酸性黏多糖,主要由肥大细胞和嗜碱粒细胞分泌产生,肺、心、肝等组织中含量丰富,正常血液中含量较低。肝素本身的抗凝作用很弱,它通过和抗凝血酶Ⅲ结合增

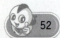

强抗凝血酶Ⅲ的活性而发挥间接抗凝。肝素的抗凝效果明显,被临床广泛作为抗凝药物使用。

(3) 蛋白质 C:是一种维生素 K 依赖性的血浆蛋白质,由肝脏合成。平时以无活性的酶原形式存在于血浆中。凝血酶和血管内皮细胞产生血栓调制蛋白质结合形成复合物,将蛋白质 C 激活。活化的蛋白质 C 的作用方式:①在蛋白质 S(肝脏产生)的辅助下,水解灭活 Ⅴa、Ⅷa 因子;②有促进纤维蛋白溶解的作用。血栓调制蛋白质、蛋白质 C 和蛋白质 S 共同构成蛋白质 C 系统。

另外,组织因子途径抑制物(TFPI)是由血管内皮细胞产生的一种糖蛋白,它可灭活Ⅶa和组织因子组成的复合物,是外源性凝血途径的特异抑制剂,是体内主要的生理抗凝物质。形成于凝血过程中的纤维蛋白丝也是一种很强的抗凝物质,它可吸附 85%~90%的凝血酶,防止凝血酶向凝血块以外扩散,防止凝血范围的扩大。

链接

促凝和抗凝

临床工作中常常需要采取各种措施保持血液不凝固或者加速血液凝固。外科手术时,常用温热盐水纱布等进行压迫止血。这主要是因为纱布是异物,可激活因子Ⅻ及血小板;又因凝血过程为一系列的酶促反应,适当加温可使凝血反应加速。反之,降低温度和增加异物表面的光滑度(如涂有硅胶或石蜡的表面)可延缓凝血过程。此外,血液凝固的多个环节中都需要 Ca^{2+} 的参加,故通常用枸橼酸钠、草酸铵和草酸钾作为体外抗凝剂,它们可与 Ca^{2+} 结合而除去血浆中的 Ca^{2+},从而起到抗凝作用。由于少量枸橼酸钠进入血液循环不致产生毒性,因此,常用它作抗凝剂来处理输血用的血液。维生素 K 拮抗剂如华法林可以抑制 FⅡ、FⅦ、FⅨ、FⅩ 等维生素 K 依赖性凝血因子的合成,在体内具有抗凝作用。肝素在体内、体外均能立即发挥抗凝作用,已广泛应用于临床以防治血栓形成。

2. 纤维蛋白溶解 纤维蛋白被分解液化的过程,称为纤维蛋白溶解,简称纤溶。纤维蛋白溶解系统主要包括纤维蛋白溶解酶原(纤溶酶原)、纤维蛋白溶解酶(纤溶酶)、激活物和抑制物。纤溶的基本过程分为两个阶段,即纤溶酶原的激活和纤维蛋白(或纤维蛋白原)的降解。

(1) 纤溶酶原的激活:纤溶酶原是血浆中的一种 β 球蛋白,它经过各种激活物的作用,可被水解成纤溶酶。激活物主要有下列 3 种:①血管激活物,由小血管内皮细胞合成和释放;②组织激活物,存在于许多组织中,以子宫、肾上腺、甲状腺、前列腺中含量最多,肺、卵巢次之;此外,肾和尿道上皮细胞合成和释放的激活物,称为尿激酶,活性很强,临床上可用于治疗脑血栓;③Ⅻa 因子和激活肽释放酶,Ⅻa 因子可使血浆中无活性的前激肽释放酶激活成激肽释放酶,Ⅻa 因子和激肽释放酶在参与血液凝固过程的同时又可激活纤溶酶原。

(2) 纤维蛋白和纤维蛋白原的降解:纤溶酶可使纤维蛋白和纤维蛋白原水解成多种可溶性降解产物,使血凝块溶解,纤溶酶也具有抗凝血作用(图 3-56)。

(3) 抑制物及其作用:血浆中对纤溶的抑制物有两类:一类为抗纤溶酶,它是一种 α 球蛋白,能与纤溶酶结合成复合物,从而使其失去活性,

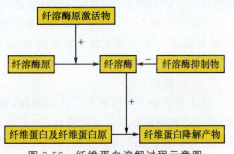

图 3-56 纤维蛋白溶解过程示意图
+:表示促进作用;-:表示抑制作用

对抗纤维蛋白溶解；另一类是抗活化素，如血浆中的 α_2 巨球蛋白，它能与尿激酶竞争而发挥抑制作用。

五、血型与输血

通常所说的血型是指红细胞膜上特异性凝集原（抗原）的类型。1995年，国际输血协会认可的红细胞血型子系统有23个，但与临床关系最密切的是 ABO 血型系统和 Rh 血型系统。

（一）ABO 血型系统

ABO 血型系统的分型是根据红细胞膜上是否存在 A 抗原和 B 抗原，可将血液分为4型，分别为 A、B、AB 和 O。ABO 血型系统的凝集素（又称抗体）有抗 A 和抗 B 两种，这两种抗体于出生后半年左右出现在血液中，为 IgM，不能透过胎盘膜。ABO 血型系统中的抗原和抗体分布情况见表3-4。

表3-4　ABO 血型系统抗原和抗体分布

血型	红细胞膜上的抗原	血清中的抗体	血型	红细胞膜上的抗原	血清中的抗体
A	A	抗B	AB	A、B	无
B	B	抗A	O	无	抗A、抗B

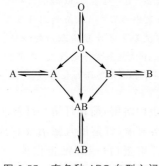

图3-57　在各种 ABO 血型之间进行输血的关系图解

凝集原与相对应的凝集素相遇时，可发生红细胞抗原-抗体免疫反应，表现为红细胞聚集成团，进而破裂溶血，称为红细胞凝集反应。输血时如果血型不合，可导致这种危及生命的输血反应。ABO 血型之间输血的关系是同型血可以互相输，O 型可以输给其他3型，AB 型可以接受其他3型（图3-57）。

（二）Rh 血型系统

人类的红细胞膜除有 A、B 两种凝集原外，还有另一种凝集原，由于它最早在恒河猴（Rhesus monkey）红细胞中发现，故称为 Rh 抗原。Rh 血型系统是红细胞血型中复杂的一个系统。目前已发现与临床医学密切的是 D、C、E、c、e5 种抗原，其中 D 抗原的抗原性最强。因此，通常将红细胞膜上含有 D 抗原者，称为 Rh 阳性；红细胞膜上不含 D 抗原者，称为 Rh 阴性。

考点：ABO 血型系统的分型、交叉配血的概念，Rh 血型的临床意义

Rh 血型系统无天然凝集素，所以首次输血不会发生凝集反应。但若是 Rh 阴性者接受了 Rh 阳性者的输血后，经致敏获得后天凝集素（抗 D 抗体），当第二次或多次输血时，则可发生凝集反应。抗 D 抗体为 IgG，可通过胎盘膜。

在我国汉族人口和其他大部分少数民族人群中，有99%的人属于 Rh 阳性，只有1%的人为 Rh 阴性血型，一般临床工作中较少因 Rh 不同发生问题。有一些少数民族人群中，Rh 阴性者的人数较多，如苗族为12.3%，塔塔尔族为15.8%。故在临床输血和妇产科工作中应格外注意。

（三）输血

输血在临床上应用颇为广泛。例如，输血可以补充循环血量，抢救各种原因的急性大失血；治疗各种原因造成的重度贫血；补充凝血因子，协助止血以及改善机体的功能状态，增强抵抗力等。输血也有很多弊端，例如，不按严格的程序操作，血源污染可以造成疾病的传播而引起严重的后果；血型测定、交叉配血试验不严谨，有可能引起血型不合而导致输血反应甚至危及生命。

链接

血型的发现

1900年,奥地利科学家 Karl Lanasteiner(1868～1943)采取自己与5位同事的血液,分别将血细胞与血清分离,再让它们相互混合后,结果出现了凝集和不凝集两种情况,当时分别称其为A、B、C血型(其中C型即O型)。1901年,Lanasteiner 对上述结果进行了报道。1902年,Lanasteiner 的学生 Decastello 和 Sturli 观察了155例人的血型,发现有4例的血清与A、B、C血型的红细胞均不凝集,而其红细胞都可被A、B、C血型的血清凝集,当时这4例的血型被命名为D型(即AB型)。上述血型系统后来被命名为ABO血型系统,是第一个被发现的人类血型系统。血型的发现,为以后的血液安全、有效输血做出了重大贡献,Lanasteiner 为此获得了1930年的诺贝尔奖,他还先后发现了Rh等血型,被后人称为"血型之父"。

1. 输血的原则　输血时必须严格遵守以下原则:①准备输血时,首先必须鉴定血型,保证供血者与受血者ABO血型相合,尽可能做到Rh血型也相合;②在正常情况下,应坚持同型输血;③在无法得到同型血源的情况下,根据ABO血型的输血规律,可采用异型输血,异型输血的条件是少量缓慢地进行;④每次输血前必须按常规进行交叉配血实验(图3-58),配血相合方可输血。交叉配血是指把供血者的红细胞与受血者的血清混合为主侧;受血者的红细胞与供血者的血清混合为次侧,观察是否发生红细胞凝集反应。如果交叉配血试验主、次侧都没有发生凝集反应,即为配血相合。

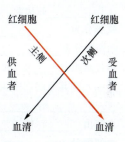

图3-58　交叉配血试验示意图

2. 成分输血　随着科学技术的进步,由于血液成分分离机的广泛应用以及分离技术和成分血质量的不断提高。输血疗法已经从原来的单纯输全血,发展为今天的成分输血。成分输血是把人血中的各种有效成分,如红细胞、粒细胞、血小板和血浆等分别制备成高纯度或高浓度的制品,根据患者的需要,输入相应的成分。成分输血具有提高疗效、减少不良反应和节约血源等优点。

(王超美　李　智)

小结

构成人体的基本组织包括上皮组织、结缔组织、肌组织和神经组织。

上皮组织种类多,分布广。结构特点是细胞多,间质少,有极性,无血管。

结缔组织是人体内数量最多、分布最广、形态多样的组织,由于形态的多样性,导致其功能的复杂性。疏松结缔组织具有连接、防御和修复等功能;致密结缔组织起连接和支持的作用;脂肪组织是体内最大的"能量库";网状组织为血细胞的发育分化提供了适宜的微环境;软骨和骨构成了人体的主体框架,撑起了血肉之躯;不断循环更新的血液是内环境中最为活跃的部分,红细胞是人体内辛勤的"运输兵",白细胞是保护人体的健康卫士,而血小板则是一群善堵伤口的"工程兵"。血液的理化状态和免疫学特性是人体功能活动的一面镜子,临床上常通过对其各项生化指标的检测来协助诊断不同的疾病。

肌组织是具有收缩功能的特殊组织,肌丝是肌细胞收缩、舒张活动的物质基础。

神经组织是一种高度分化、功能重要的组织,神经元和胶质细胞在结构和功能上虽有区别,但又是密切相关的统一体,以特有的形式组成了极其复杂的神经组织。

自测题

一、名词解释

1. 内皮 2. 肌节 3. 肌浆网 4. 闰盘
5. 尼氏体 6. 突触 7. 神经纤维 8. 红细胞比容
9. 等渗溶液 10. 血沉 11. 红细胞的渗透脆性
12. 溶血 13. 血液凝固 14. 血清 15. 血型

二、填空题

1. 胃黏膜的上皮是_____,输尿管内表面的上皮是_____。

2. 浆细胞来源于_____,具有合成和分泌_____的功能。

3. 软骨分为_____、_____和_____3 种。

4. 肌组织分为_____、_____和_____3 种。

5. 神经组织由_____和_____组成。

6. 神经元按其突起的多少可分为_____、_____和_____3 种。

7. 血液由_____和_____组成。

8. 血细胞分为_____和_____3 种,其中数量最多的是_____。

9. 血浆蛋白可以分为_____、_____和_____3 类。

10. 红细胞中的主要成分是_____,其具有_____和_____的功能。

11. 在凝血和止血过程中起重要作用的血细胞是_____。

12. 红细胞生成的主要原料是_____和_____。

13. 调节红细胞生成的激素主要是_____和_____。

14. 凝血过程可分为 3 个步骤,即_____、_____和_____。

15. ABO 血型系统中的凝集原是在_____上,而凝集素是在_____中。

三、选择题

1. 被覆上皮分类的依据是(   )
   A. 上皮的功能   B. 上皮的分布部位
   C. 细胞的形状   D. 细胞的层数
   E. 细胞的层数和形状

2. 人体中最耐摩擦的上皮是(   )
   A. 变移上皮   B. 假复层纤毛柱状上皮
   C. 复层扁平上皮   D. 单层立方上皮

E. 单层扁平上皮

3. 能合成纤维和基质的细胞是(   )
   A. 巨噬细胞   B. 成纤维细胞
   C. 肥大细胞   D. 单核细胞
   E. 浆细胞

4. 能释放过敏反应物质的细胞是(   )
   A. 嗜酸粒细胞   B. 巨噬细胞
   C. 中性粒细胞   D. 肥大细胞
   E. 浆细胞

5. 使心肌细胞彼此相连形成功能性整体的是(   )
   A. 二联体   B. 肌丝
   C. 闰盘   D. T 小管
   E. 肌浆网

6. 骨骼肌细胞内的终池由(   )
   A. 肌膜内陷形成   B. 高尔基复合体形成
   C. 粗面内质网形成   D. 滑面内质网形成
   E. 滑面内质网和高尔基复合体形成

7. 肌丝滑行时,与横桥结合的蛋白质是(   )
   A. 肌球蛋白   B. 肌钙蛋白
   C. 肌动蛋白   D. 原肌球蛋白
   E. 肌红蛋白

8. 属于神经元的特征性结构是(   )
   A. 突起   B. 尼氏体
   C. 溶酶体   D. 神经纤维
   E. 线粒体

9. 具有吞噬功能的神经胶质细胞是(   )
   A. 星形胶质细胞   B. 小胶质细胞
   C. 施万细胞   D. 少突胶质细胞
   E. 室管膜细胞

10. 正常成年男性血红蛋白的正常值为(   )
    A. 100～150g/L   B. 110～150g/L
    C. 120～160g/L   D. 140～170g/L
    E. 170～200g/L

11. 红细胞进入血液循环中的平均寿命是(   )
    A. 7～14 天   B. 120 天
    C. 60 天   D. 100 天
    E. 80 天

12. 与急性阑尾炎的诊断最相符的是(   )
    A. 红细胞增多   B. 白细胞减少
    C. 单核细胞增多   D. 中性粒细胞增多
    E. 嗜碱粒细胞增多

13. 与过敏性疾病诊断最相符的是（　　）
    A. 中性粒细胞增多　B. 白细胞减少
    C. 单核细胞增多　　D. 嗜酸粒细胞增多
    E. 红细胞增多

14. 正常成人嗜酸粒细胞占白细胞分类计数的（　　）
    A. 3%～8%　　　　B. 20%～40%
    C. 0.5%～5%　　　D. 50%～70%
    E. 0～1%

15. 胚胎后期最主要的造血器官是（　　）
    A. 卵黄囊血岛　　B. 脾
    C. 肝　　　　　　D. 骨髓
    E. 胸腺

16. 血细胞最早发生的部位是（　　）
    A. 骨髓　　　　　B. 卵黄囊血岛
    C. 淋巴结　　　　D. 肝
    E. 脾

17. 参与细胞免疫的是（　　）
    A. 嗜酸粒细胞　　B. T 淋巴细胞
    C. B 淋巴细胞　　D. 中性粒细胞
    E. 嗜碱粒细胞

18. 在生理性止血过程中起重要作用的是（　　）
    A. 中性粒细胞　　B. 白细胞
    C. 单核细胞　　　D. 血小板
    E. 红细胞

19. 患者易出血或出血时间延长的原因可能是（　　）
    A. 中性粒细胞减少　B. 白细胞减少
    C. 单核细胞减少　　D. 血小板减少
    E. 红细胞减少

20. 形成血浆胶体渗透的物质主要是（　　）
    A. 纤维蛋白原　　B. 白蛋白
    C. 球蛋白　　　　D. 葡萄糖
    E. 血红蛋白

21. 血管中红细胞悬浮稳定性差将导致（　　）
    A. 溶血　　　　　B. 红细胞凝集
    C. 血液凝固　　　D. 血沉加快
    E. 出血时间延长

22. 临床常用的等渗溶液是（　　）
    A. 1.0% NaCl 溶液　B. 10% 葡萄糖
    C. 0.9% NaCl 溶液　D. 0.42% NaCl 溶液

    E. 50% 葡萄糖

23. 巨幼红细胞性贫血最好选择下列哪项治疗措施（　　）
    A. 补充蛋白质
    B. 补充铁剂
    C. 补充维生素 B_{12} 和叶酸
    D. 输血
    E. 注射红细胞生成素

24. 下列哪种因子存在于血浆外（　　）
    A. V　　　　　　B. III
    C. X　　　　　　D. XII
    E. VII

25. 下列哪种凝血因子不属于蛋白质（　　）
    A. 因子 I　　　　B. 因子 II
    C. 因子 III　　　 D. 因子 IV
    E. 因子 X

26. 内源性凝血和外源性凝血的主要区别是（　　）
    A. 前者发生在体内,后者在体外
    B. 前者发生在血管内,后者在血管外
    C. 前者只需体内因子,后者还需外加因子
    D. 激活因子 IX 的途径不同
    E. 前者只需血浆因子,后者还需组织因子

27. 下列描述哪项是错误的（　　）
    A. ABO 血型相符者输血前仍需做交叉配血实验
    B. O 型血可少量、缓慢输给其他血型者
    C. AB 型者可少量、缓慢接受其他血型血
    D. Rh 阳性者可接受 Rh 阴性的血液
    E. 父母的血可直接输给子女

四、简答题

1. 简述血液的组成及其生理功能？
2. 简述血浆渗透压的组成及其生理功能。
3. 血细胞的正常值及其功能。
4. ABO 血型系统是如何分型的?
5. O 型血可以输血给 A 型血患者吗？为什么？
6. 简述输血的原则。

（李　智　王超美）

第4章

运 动 系 统

常言道:"生命在于运动"。其实生命本身就是一种复杂而奇妙的运动,运动能使"生命之树常青,生命之水常流,生命之花常开,生命之果常结"。那么,运动系统是如何组成的?参与运动的器官有哪些?各有何作用?让我们带着这些神奇而有趣的问题一起来探究人体运动系统的奥秘。

考点: 运动系统的组成和功能

运动系统由骨、骨连结和骨骼肌3部分组成,约占成人体重的60%。全身各骨借骨连结相连形成骨骼,构成了人体坚硬的支架,并赋予人体基本形态,起着支持、运动和保护的作用。在运动中,骨起杠杆作用,关节是运动的枢纽(相当于支点),而骨骼肌则是运动的动力器官(图4-1)。所以,骨骼肌是运动的主动部分,而骨和关节则是运动的被动部分。

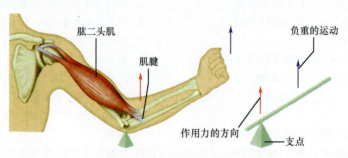

图 4-1　骨骼肌运动模式图

第1节　骨

一、概　　述

骨是一种坚硬而富有弹性的器官,每块骨均具有一定的形态结构和功能,并含有丰富的血管、淋巴管和神经。活体骨是有生命力的器官,不但能进行新陈代谢和生长发育,而且还具有不断改建、修复和再生的能力。经常进行体育锻炼可促进骨的良好发育,长期不用则可导致骨质疏松。

(一) 骨的分类

成人共有骨206块,约占成人体重的20%。按骨在体内的部位,可分为颅骨、躯干骨和四肢骨3部分(图4-2),前两者统称为中轴骨。按骨的形态,可分为4类(图4-3)。

1. 长骨　呈长管状,分为一体两端。体又称骨干,内有容纳骨髓的空腔称为髓腔(图4-4)。两端膨大称为骺,具有光滑的关节面。幼年时,骺与骨干之间留有透明软骨,称为骺软骨。成年后,骺软骨骨化,骨干与骺融为一体,原来的骺软骨部位形成骺线。长骨多分布于四肢,在运动中起杠杆作用。

2. **短骨** 近似立方形,多成群分布于承受压力较大而运动较复杂的部位,如腕骨和跗骨。

3. **扁骨** 呈板状,主要构成颅腔、胸腔和盆腔的壁,以保护腔内器官,如颅盖骨参与颅腔的构成保护脑。

4. **不规则骨** 形状不规则,如椎骨。有些不规则骨内具有含气的腔,称为含气骨,如上颌骨。

(二) 骨的构造

骨由骨质、骨膜和骨髓构成(图 4-4),并有血管、淋巴管和神经分布。

1. **骨质** 是骨的主要成分,由骨组织构成,分为骨松质和骨密质。骨密质位于骨的表层,质地致密坚实,具有较大的耐压性。骨松质位于骨的内部,呈海绵状,由许多片状的骨小梁交织而成。骨小梁的排列方向与该骨所承受的压力和张力方向一致。颅盖骨内、外表层的骨密质,分别称为内板和外板,两板之间的骨松质称为板障。

2. **骨膜** 包括骨外膜和骨内膜。骨外膜是指被覆于除关节面以外骨表面的一层致密结缔组织膜,含有丰富的血管和神经,对骨的营养、再生及修复等具有重要作用,故在骨科手术中应尽量保留骨外膜。骨内膜为衬于骨髓腔内面和骨松质腔隙内的薄层结缔组织膜。

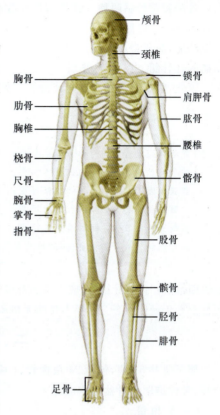

图 4-2 全身骨骼

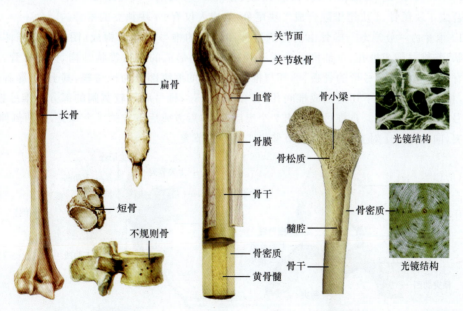

图 4-3 骨的形态   图 4-4 长骨的构造

3. **骨髓** 是充填于骨髓腔和骨松质间隙内柔软而富有血管的组织,占体重的 4%～6%,分为红骨髓和黄骨髓两种。红骨髓具有造血功能,胎儿和幼儿的骨髓全部是红骨髓。通常所说的骨髓是指红骨髓而言。约5岁以后,长骨骨髓腔内的红骨髓逐渐被脂肪组织代替,并失去造血功能,而成为黄骨髓。但在慢性失血过多或重度贫血时,黄骨髓可重新转化为具有造血功能的红骨髓。在短骨、扁骨、不规则骨和肱骨、股骨近侧端骨松质内的骨髓,终生都是红骨髓。因此,临床上常选用髂骨或胸骨等处穿刺取样,检查骨髓象以诊断某些血液系统的疾病。

 链接

骨的构造

骨质骨膜和骨髓,神淋血管也参与;
骨质密松两部分,骨内位置不相同;
骨膜致密来构成,营养修复保再生;
骨髓红黄两类分,骨髓腔隙它填充;
黄髓出现约5岁,红髓造血伴终生;
成人红髓何处寻?牧童遥指"松质村"。

（三）骨的化学成分和物理特性

骨的化学成分包括有机质和无机质。有机质主要是骨胶原纤维,它们构成骨的支架,并赋予骨韧性和弹性。无机质主要是羟磷灰石结晶,使骨挺硬坚实。有机质和无机质的比例随着年龄的增长而发生相应的变化,从而决定着骨的物理特性。幼儿骨的有机质和无机质约各占一半,故骨的弹性大,韧性好,硬度小,易弯曲变形,在外力作用下不易骨折或折而不断,称为"青枝骨折"。成人骨的有机质与无机质比例最为恰当(3:7),因而骨的弹性和坚硬性都处于最佳状态。老年人骨的无机质相对较多(约占3/4),故脆性较大而易发生骨折。

二、躯 干 骨

躯干骨共51块,包括24块椎骨、1块骶骨、1块尾骨、1块胸骨和12对肋。它们分别参与脊柱、骨性胸廓和骨盆的构成。

（一）椎骨

幼年时为33块,即颈椎7块、胸椎12块、腰椎5块、骶椎5块及尾椎4块。成年后5块骶椎融合成1块骶骨,4块尾椎融合成1块尾骨,故成人仅有24块独立的椎骨。

1. 椎骨的一般形态　椎骨由前方的椎体和后方的椎弓两部分构成(图4-5)。椎体呈短圆柱状,与椎弓围成椎孔,全部椎骨的椎孔连接在一起形成的纵行管状结构,称为椎管,其内容纳脊髓等。椎弓是弓形的骨板,前部与椎体相连接的缩窄部分为椎弓根,其上、下缘各有一切迹,相邻椎骨的上、下切迹围成椎间孔,有脊神经通过;椎弓后部较宽阔的部分为椎弓板,两侧椎弓板在中线愈合。自椎弓上发出7个突起:伸向后方或后下方的1个棘突,向两侧伸出1对横突,向上伸出1对上关节突,向下伸出1对下关节突。

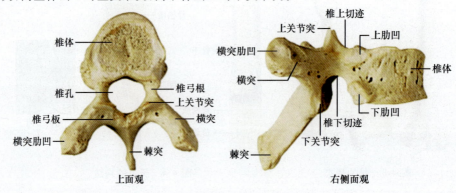

图4-5　胸椎

2. 各部椎骨的主要形态特征

(1) 颈椎:是体积最小、强度最差、活动频率最高、单位面积承重量最大、最容易劳损和损伤的椎骨。椎体较小,椎孔较大,呈三角形,横突根部有横突孔(图4-6),是颈椎最显著的特点,内有椎动脉和椎静脉通过。第2～6颈椎的棘突较短,末端分叉。第1颈椎又名寰椎,呈环形,无椎体、棘突和关节突,由前弓、后弓和两个侧块构成(图4-7)。前弓较短,其后面正中有一微凹的关节面,称为齿突凹。第2颈椎又名枢椎,其特点是椎体向上伸出一个指状突起,称为齿突(图4-8),与寰椎的齿突凹相关节。第7颈椎又名隆椎(图4-9),棘突特别长,末端不分叉,低头时项部皮下易于触及,是临床上计数椎骨序数和针灸取穴的重要标志。

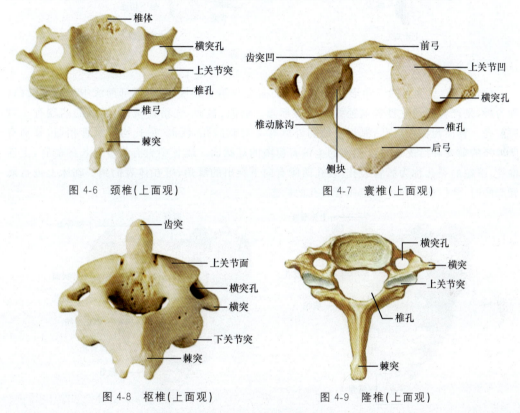

图 4-6 颈椎(上面观)　　　　　图 4-7 寰椎(上面观)

图 4-8 枢椎(上面观)　　　　　图 4-9 隆椎(上面观)

链接

骨的表面结构

　　骨的表面因受肌肉的牵拉、血管神经的经过以及某些邻近器官的压迫等,使骨的表面形成不同的形态特征。骨表面的突起依其形态和大小分别称为结节、粗隆、棘、嵴、髁等,凹陷分别称为窝、凹、沟、压迹、切迹等,空腔分别称为腔、窦、房、管、道、裂、孔等。

(2) 胸椎:椎体自上而下逐渐增大,椎体侧面后份的上、下缘各有一个半圆形的肋凹,与肋头相关节。在横突末端的前面有横突肋凹(图4-5)。棘突较长而伸向后下方,彼此掩盖成叠瓦状。

(3) 腰椎:椎体粗壮,椎孔大,呈三角形。棘突宽短呈板状,几乎水平伸向后方(图4-10)。相邻棘突之间的间隙较宽,临床上常在第3、4或第4、5腰椎棘突之间作腰椎穿刺。

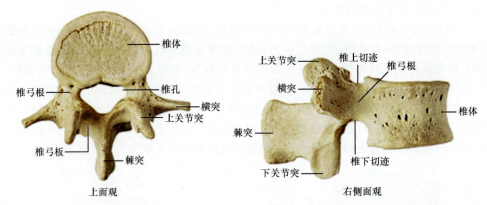

图 4-10 腰椎

考点:各部位椎骨的主要形态结构

（4）骶骨:呈倒置的三角形（图 4-11）。底向上与第 5 腰椎相接,底部前缘中份向前隆凸,称为岬,是产科测量女性骨盆径线的重要标志。前面（盆面）光滑而微凹,横线的两端有 4 对骶前孔。背面粗糙而隆凸,骶正中嵴的外侧有 4 对骶后孔,骶前、后孔均与骶管相通,分别有骶神经的前支和后支通过。侧面的上份有粗糙的耳状面。骶骨中央有纵贯全长的骶管,上连椎管,下端的裂孔称为骶管裂孔,裂孔两侧有向下突出的骶角,可在体表扪到。临床上进行骶管麻醉时,常以骶角作为确定骶管裂孔的标志。

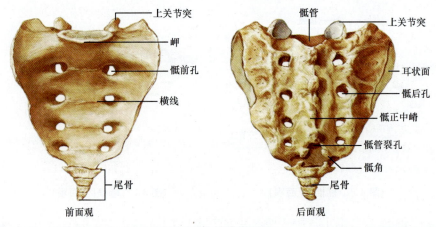

图 4-11 骶骨和尾骨

（5）尾骨:由 4 块退化的尾椎融合而成,上接骶骨,下端游离为尾骨尖（图 4-11）。

考点:胸骨的分部及胸骨角的概念

链接

各部椎骨的特点

颈椎体小椎孔大,横突有孔棘分叉;
胸椎体侧有肋凹,棘突较长后下伸;
腰椎承重体最大,棘突宽扁水平伸,
棘突间隙较宽大,腰椎穿刺好进针。

（二）胸骨

胸骨是位于胸前壁正中的扁骨,自上而下分为胸骨柄、胸骨体和剑突 3 部分（图 4-12）。胸骨柄上缘中份微凹,称为颈静脉切迹。胸骨柄与胸骨体连接处形成微向前突的横嵴,称为胸骨角,可在体表扪到,其两侧与第 2 对肋软骨相接,是临床上计数肋骨序数的重要标志。胸骨体呈长方形,外侧缘接第 2～7 肋软骨。剑突扁而薄,下端游离。

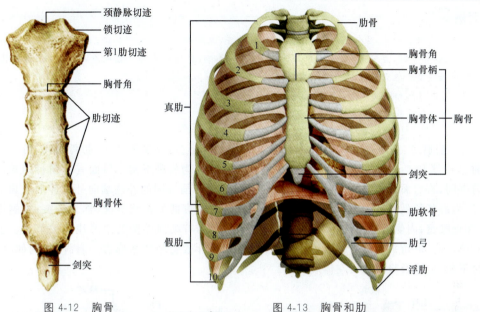

图 4-12 胸骨　　　　　　　　图 4-13 胸骨和肋

图 4-12 胸骨中标注：颈静脉切迹、锁切迹、第1肋切迹、胸骨角、肋切迹、胸骨体、剑突

图 4-13 胸骨和肋中标注：肋骨、胸骨角、胸骨柄、胸骨体、胸骨、剑突、肋软骨、肋弓、浮肋、真肋、假肋

（三）肋

肋由肋骨和肋软骨构成,共 12 对。第 1～7 对肋的前端与胸骨直接相连,称为真肋,肋骨骨折多发生在第 4～7 肋骨;第 8～10 对肋的前端与胸骨不直接相连,称为假肋;第 11～12 对肋的前端游离于腹壁肌层中,称为浮肋(图 4-13)。

1. **肋骨**　为细长的弓形扁骨,分为前、后两端和肋体 3 部分。前端与肋软骨相连(图 4-13)。后端膨大称为肋头,与相应胸椎体的肋凹相关节。肋体分为内、外两面和上、下两缘,内面近下缘处有一浅沟,称为肋沟(图 4-14),沟内有肋间神经和血管通过。

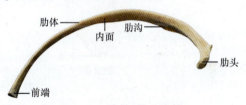

图 4-14 肋骨(第 7 肋骨)

图 4-14 中标注：肋体、肋沟、内面、肋头、前端

考点:肋骨骨折的多发部位

2. **肋软骨**　为透明软骨,终生不骨化,连于肋骨的前端。

三、四 肢 骨

四肢骨包括上肢骨和下肢骨,分别由与躯干相连结的肢带骨和能自由活动的自由肢骨两部分组成。上肢骨每侧 32 块,共 64 块,细小轻巧,利于劳动;下肢骨每侧 31 块,共 62 块,粗大坚固,起着支持和移动人体的作用。

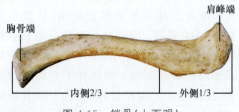

图 4-15 锁骨(上面观)

图 4-15 中标注：胸骨端、肩峰端、内侧2/3、外侧1/3

（一）上肢骨

1. **上肢带骨**　包括锁骨和肩胛骨。

（1）锁骨:呈"～"形,横架于胸廓前上方,上面光滑,下面粗糙,全长可在体表扪到。内侧 2/3 凸向前,外侧 1/3 凸向后(图 4-15)。内侧端粗大为胸骨端,与胸骨柄的锁切迹构成胸锁关节,是上肢骨与躯干骨之间唯一的关节。外侧端扁平为肩峰端。锁骨骨折多发生在中、外 1/3 交界处。

案例4-1

患者,女性,28岁,因车祸而急诊入院。体格检查:左胸部大面积皮下瘀斑,左侧胸廓饱满。胸部X线见左锁骨骨折,左侧第5～6肋骨骨折,左肺部分萎缩,纵隔向右移。临床诊断:左锁骨和肋骨骨折,闭合性气胸。在讨论中提出了以下问题:

1. 何谓假肋和浮肋？肋沟位于何处？

2. 锁骨和肋骨骨折一般多发生在何处？

(2) 肩胛骨:为三角形的扁骨,位于胸廓后部的外上方,介于第2～7肋骨之间,可分为两个面、3个缘和3个角(图4-16)。前面为一大的浅窝称为肩胛下窝。后面有一横行的骨嵴称为肩胛冈,将后面分为上方的冈上窝和下方的冈下窝。肩胛冈的外侧端向外延伸形成扁平的肩峰,为肩部的最高点。上缘短而薄,其外侧有一向前弯曲的指状突起,称为喙突;外侧缘肥厚,邻近腋窝;内侧缘薄而长,靠近脊柱。外侧角肥厚,有朝向外侧的梨形浅窝关节盂。上角平对第2肋,下角平对第7肋或第7肋间隙,可作为计数肋序数的标志。肩胛冈、内侧缘、肩胛骨下角、肩峰及喙突均可在体表扪到。

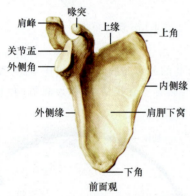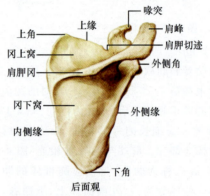

图 4-16 肩胛骨

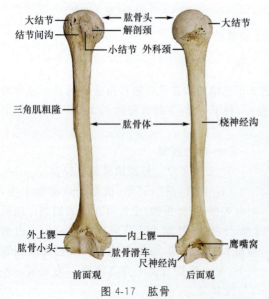

图 4-17 肱骨

2. 自由上肢骨 包括肱骨、尺骨、桡骨和手骨。

(1) 肱骨:为臂部的长骨,分为一体两端(图4-17)。上端有半球形的肱骨头,与肩胛骨的关节盂相关节。肱骨头的外侧和前方各有隆起的大结节和小结节,两者之间的纵沟为结节间沟,内有肱二头肌长头腱通过。肱骨上端与体交界处稍细,易发生骨折,称为外科颈。肱骨体中部的外侧面有粗糙的三角肌粗隆,为三角肌的止点。肱骨体后面的中份有由内上斜向外下方的桡神经沟,桡神经沿此沟经过,故肱骨中段骨折时可能伤及桡神经。下端前后较扁,外侧部为半球形的肱骨小头,内侧部为滑车状的肱骨滑车。肱骨滑车后面的上方有鹰嘴窝,伸肘时容纳尺骨鹰嘴。下端的内、外侧各有一突起,分别称为内上髁和外上髁。内上髁后下方的浅沟为尺神经沟,尺神经由此经过。肱骨大结节和内、外上髁均可在体表扪到。

(2)桡骨:位于前臂的外侧部,分为一体两端(图4-18)。上端有圆盘状的桡骨头,头下方稍细的部分为桡骨颈,颈下方的内侧有粗糙的桡骨粗隆。桡骨体的内侧缘锐利。下端内侧面有与尺骨头相关节的尺切迹,外侧份有向下突出的桡骨茎突,下面有腕关节面与腕骨相关节。

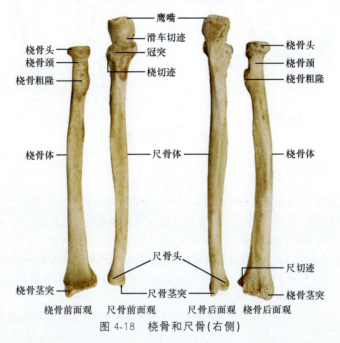

图4-18 桡骨和尺骨(右侧)

(3)尺骨:位于前臂的内侧部,分为一体两端(图4-18)。上端粗大,前面有半月形的滑车切迹。在切迹的前下方和后上方各有一突起,分别称为冠突和鹰嘴,鹰嘴为肘后部的重要体表标志。冠突外侧面有与桡骨头相关节的桡切迹。尺骨体的外侧缘锐利。下端为尺骨头,尺骨头的后内侧有向下突起的尺骨茎突。

链接

"透骨见人"

所谓"透骨见人",就是指看到人体骨骼就能够了解到其性别、年龄、形象样貌、生活习惯、体质特征、种族属性甚至食谱、职业等一系列其生前的信息,这些信息往往是体质人类学工作者结合各种方法手段从人体骨骼上直接得到的,故称"透骨见人",形象地称之为"见死如见生"。

(4)手骨:包括腕骨、掌骨和指骨3部分(图4-19)。

1)腕骨:属于短骨,共8块,排成近、远两列,每列4块。近侧列由桡侧向尺侧依次为手舟骨、月骨、三角骨和豌豆骨,远侧列由桡侧向尺侧依次为大多角骨、小多角骨、头状骨和钩骨。简称:近列舟月三角豆,远列大小头钩骨。

2)掌骨:属于长骨,共5块,由桡侧向尺侧分别称为第1～5掌骨。掌骨的近侧端为底,接腕骨;远侧端为头,接指骨;头与底之间的部分为体。

3)指骨:属于长骨,共14块。除拇指为2节指骨外,其余各指均为3节。由近侧向远侧依次为近节指骨、中节指骨和远节指骨。

考点: 上肢各骨的位置、邻接关系和主要形态结构以及重要的骨性标志

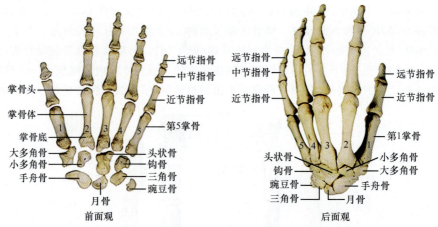

图 4-19　手骨(左侧)

"无名指"哲学

古人云:"无名指,手指第四指也",这是我国古代沿袭下来的称谓。无名指是爱和财富的象征,故新郎新娘交换戒指即"定位"套在左手无名指上,进而体现出婚姻的神圣地位。

尽管无名指排行老四,它既不像拇指那样尊贵,又不像食指那样忙碌,也不像中指那样要求名分,更不像小指那样秀气。但它能够忍受寂寞,踏踏实实地工作,默默无闻地奉献。当您体检做某些血液项目检查时,通常都是从左手无名指尖内侧采集血液样本的。无名指用自己一滴鲜红色的血液,写出了与自己血肉相连的医学"文字"。

没有无名指,手是不完美的。没有无名指,拇指未必见其粗苗,食指未必显其繁忙,中指未必显得最长,小指未必显得小气。由此可见,人手五指,各有所长。长,未必总长,短,不一定总短。因此,休管手指长和短,只问各指何特长。取其之长,避其之短,方能各显神功。

(二)下肢骨

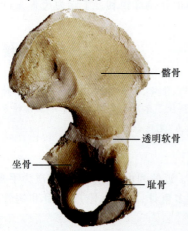

图 4-20　小儿左髋骨(内侧面)

1. 下肢带骨——髋骨　髋骨(图 4-20,图 4-21)为不规则扁骨,由髂骨、坐骨和耻骨在 16 岁左右融合而成,融合处有一朝向下外的深窝,称为髋臼。下部有一大孔,称为闭孔。

(1)髂骨:构成髋骨的上部,上缘肥厚弯曲呈长"S"形,称为髂嵴,是测量骨盆径线的重要标志之一。两侧髂嵴最高点的连线约平第 4 腰椎棘突,可作为腰椎穿刺的定位标志。髂嵴的前端为髂前上棘,是穿刺抽取骨髓的常选部位,后端为髂后上棘。髂前上棘下方的小突起为髂前下棘,在髂前上棘后上方 5～7cm 处,髂嵴外缘向外突出,称为髂结节,是重要的体表标志。髂骨内面的浅窝称为髂窝,其下界为圆钝的骨嵴,称为弓状线。髂窝后下方有粗糙的耳状面与骶骨相关节。

(2)坐骨:构成髋骨的后下部,髋臼后下方有粗大的坐骨结节,为坐骨最低处,可在体表扪到。坐骨结节后上方的三角形突起为坐骨棘,位于小骨盆中部,肛诊或阴道诊时可触及。坐骨棘的上、下各有一切迹,分别称为坐骨大切迹和坐骨小切迹。

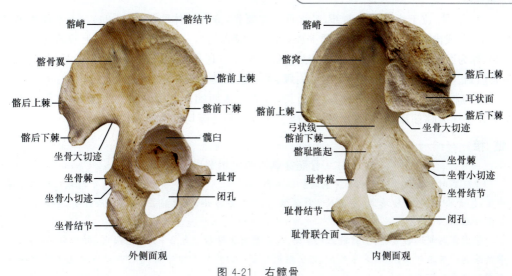

图 4-21　右髋骨

（3）耻骨：构成髋骨的前下部，弓状线向前延伸形成锐利的耻骨梳，耻骨梳前端终于圆形隆起的耻骨结节，是重要的体表标志。耻骨内侧面上有椭圆形的粗糙面，称为耻骨联合面。

2. 自由下肢骨　包括股骨、胫骨、腓骨和足骨。

（1）股骨：位于大腿部，是人体内最粗大的长骨，长度约为身高的 1/4，分为一体两端（图 4-22）。上端有朝向内上方的球形股骨头，与髋臼相关节。头下外侧的狭细部分为股骨颈。颈与体交界处有两个隆起，上外侧者为大转子，下内侧者为小转子，大转子可在体表扪到，是测量骨盆径线的标志之一。股骨体略向前弓，后面有纵行的骨嵴，上端向上外侧延续为臀肌粗隆，为臀大肌的止点。下端有两个向后突出的膨大，分别称为内侧髁和外侧髁。两髁侧面的最突出部分，分别称为内上髁和外上髁，它们都是重要的体表标志。

（2）髌骨：是人体内最大的籽骨，位于股四头肌腱内。上宽下尖，前面粗糙，后面有关节面与股骨相关节（图 4-23）。髌骨可在体表扪到。

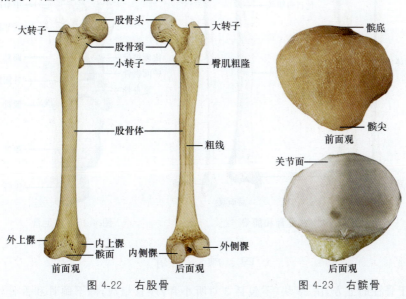

图 4-22　右股骨　　　　图 4-23　右髌骨

考点：下肢各骨的位置、邻接关系和主要形态结构以及重要的骨性标志

（3）胫骨：位于小腿的内侧部，是承重的主要骨，分为一体两端（图 4-24）。上端膨大向两侧突出，形成内侧髁和外侧髁，两髁上面微凹，与股骨的内、外侧髁相关节。上端前面的粗糙隆起，称为胫骨粗隆，为髌韧带的附着处。胫骨体呈三棱柱形，前缘锐利，内侧面平坦，均可在体表扪到。下端内侧向下方的突起为内踝，是一重要的体表标志。

（4）腓骨：位于小腿的外侧部，细而长，分为一体两端。上端略膨大为腓骨头（图 4-24），头下方狭细为腓骨颈，下端膨大形成外踝。腓骨头和外踝均可在体表扪到。

链接

骨髓穿刺术的应用解剖

骨髓穿刺术是用骨髓穿刺针穿刺入骨松质内，抽取红骨髓的一项技术。骨髓穿刺部位的选择原则是：①骨松质多，骨密质薄，易穿入且红骨髓多；②操作方便，患者痛苦小；③危险性小，不易伤及邻近重要结构。

骨髓穿刺部位的选择：①髂前上棘穿刺点，在髂前上棘后上方 2～3cm 范围内，由上向下刺入，是骨髓穿刺的首选部位；②胸骨穿刺点，可在胸骨前面或胸骨柄上缘穿刺；③2 岁以下的患儿常选择在胫骨粗隆平面下方约 1cm 的前内侧面进行骨髓穿刺。

（5）足骨：包括跗骨、跖骨和趾骨 3 部分（图 4-25）。

1）跗骨：属于短骨，共 7 块，分为近侧与远侧两列（图 4-25）。远侧列由内侧向外侧依次为内侧楔骨、中间楔骨、外侧楔骨和骰骨，近侧列为足舟骨、距骨和跟骨。跟骨后端膨大为跟骨结节，可在体表扪到。

2）跖骨：属于长骨，共 5 块，由内侧向外侧依次称为第 1～5 跖骨。第 5 跖骨底的外侧份突向后，称为第 5 跖骨粗隆（图 4-25），可在体表扪到。

3）趾骨：共 14 块，除姆趾为 2 节外，其余各趾均为 3 节（图 4-25）。形态和命名同指骨。

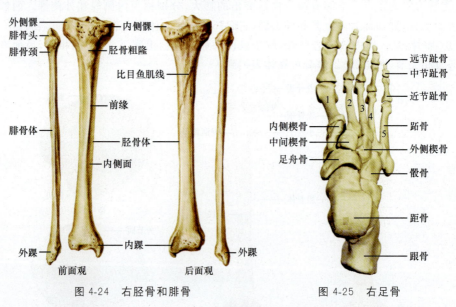

图 4-24 右胫骨和腓骨　　图 4-25 右足骨

四、颅　骨

颅位于脊柱的上方，由 23 块（不包括 3 对听小骨）颅骨组成，除下颌骨和舌骨外，其余各

骨连结紧密。颅骨分为脑颅骨和面颅骨两部分。

（一）脑颅骨

脑颅骨位于颅的后上部,共 8 块,包括不成对的额骨、枕骨、蝶骨、筛骨和成对的颞骨与顶骨。它们共同围成颅腔,具有容纳、支持和保护脑的作用。颅腔的顶是呈穹隆状的颅盖,由前方的额骨、后方的枕骨和两者之间的左右顶骨构成(图 4-26)。颅腔的底由位于中央的蝶骨、后方的枕骨、两侧的颞骨、前方的额骨和筛骨构成。

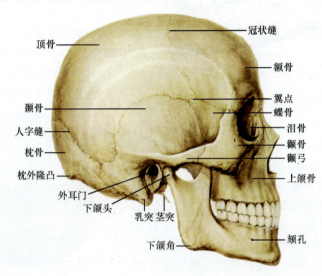

图 4-26 颅侧面观

（二）面颅骨

面颅骨位于颅的前下部,共 15 块,包括成对的上颌骨、腭骨、颧骨、鼻骨、泪骨、下鼻甲和不成对的下颌骨、舌骨、犁骨。它们构成颜面的支架,并围成眶、骨性鼻腔和口腔。在面颅诸骨中,上颌骨位于颜面中央(图 4-27),与下颌骨共同构成颜面的大部分。在上颌骨的内上方,内侧是鼻骨,后方是泪骨。上颌骨的外上方是颧骨,后内方是腭骨。上颌骨的内侧面参与鼻腔外侧壁的构成,其下部有下鼻甲附着。下鼻甲的内侧有犁骨。两侧上颌骨的下方是下颌骨,下颌骨的后下方是舌骨。

下颌骨是颅骨中唯一能够活动的一块骨,位于面颅的下部,分为一体两支(图 4-28)。下

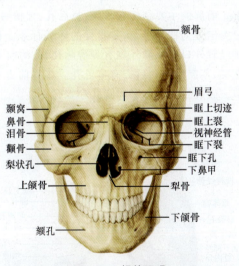

图 4-27 颅前面观

颌体呈弓形,上缘构成牙槽弓,体的前外侧面上有颏孔。下颌支是由体后部伸向后上方的方形骨板,末端有两个突起,前方的为冠突,后方的为髁突,髁突的上端膨大称为下颌头。下颌体下缘与下颌支后缘相交处形成的钝角,称为下颌角,可在体表扪到。下颌支内面的中央有下颌孔。

考点:颅骨的分部及各部颅骨的名称和位置

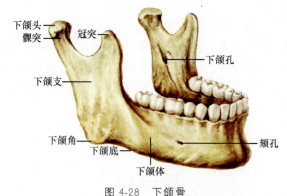

图 4-28 下颌骨

（2）颅中窝：较颅前窝低，中央是蝶骨体，体上面的凹陷为垂体窝，容纳垂体。垂体窝的前外侧有视神经管，在视神经管口的外侧有眶上裂，两者均通眶。在蝶骨体两侧，从前内向后外依次有圆孔、卵圆孔和棘孔。在颞骨与蝶骨和枕骨的连接处有一形态不规则的破裂孔。

（3）颅后窝：位置最低，窝底中央有枕骨大孔，孔的前外缘上有舌下神经管内口，孔后上方的隆起为枕内隆凸，隆凸两侧有横行的横窦沟，此沟转向下内移行为乙状窦沟，末端终于颈静脉孔。颅后窝的前外侧壁上有内耳门。

（三）颅的整体观

1. 颅顶外面观　颅顶呈卵圆形，前窄后宽。各骨之间借缝紧密连结，额骨与左、右顶骨之间有冠状缝（图 4-29），左、右顶骨之间有矢状缝，左、右顶骨与枕骨之间有人字缝。

2. 颅底内面观　颅底内面凹凸不平，与脑底形态相适应，形成前高后低的颅前窝、颅中窝和颅后窝（图 4-30）。

（1）颅前窝：中央低凹部是筛骨的筛板，筛板上有许多筛孔通向鼻腔。

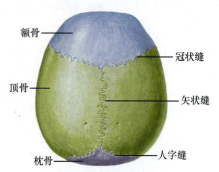

图 4-29　颅顶外面观

3. 颅底外面观　颅底外面高低不平，神经、血管通过的孔裂甚多（图 4-31），分为前、后两部。前部的主要结构有骨腭、鼻后孔、牙槽弓和牙槽等。后部中央是枕骨大孔，孔后上方的明显突出处为枕外隆凸，是重要的体表标志。枕骨大孔两侧有椭圆形的枕髁，其前外侧有舌下神经管外口。枕髁外侧有颈静脉孔，孔的前方有颈动脉管外口。颈静脉孔的后外侧有细长的茎突，茎突根部的后方有茎乳孔。茎突前方有大而深的下颌窝，窝前方的横行隆起为关节结节。破裂孔的外侧有卵圆孔和棘孔。

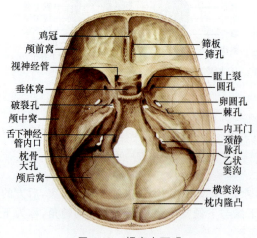

图 4-30　颅底内面观

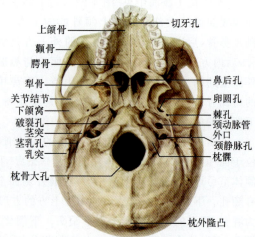

图 4-31　颅底外面观

4. 颅的侧面观 侧面中部有外耳门,外耳门后方为乳突,前方是颧弓(图4-26),两者均可在体表扪到。颧弓将颅侧面分为上方的颞窝和下方的颞下窝。颞窝底的前下部骨质较薄,最薄弱处在额、顶、颞、蝶4骨的会合处,常构成"H"形的缝,称为翼点,其内面紧邻脑膜中动脉前支。若此处骨折,易伤及该动脉而形成硬脑膜外血肿。

考点:翼点的概念及临床意义

5. 颅的前面观 颅的前面由额骨和面颅构成,并围成眶、骨性鼻腔和骨性口腔(图4-27)。

(1)眶:为四面锥体形骨腔,容纳视器。尖朝向后内,经视神经管通颅中窝。底朝向前外,其上、下缘分别称为眶上缘和眶下缘。在眶上缘内、中1/3交界处有眶上孔或眶上切迹,眶下缘中点下方有眶下孔。眶上壁的前外侧部有容纳泪腺的泪腺窝,内侧壁前下部有容纳泪囊的泪囊窝,此窝向下经鼻泪管通向鼻腔。外侧壁与上、下壁交界处有眶上裂和眶下裂。

(2)骨性鼻腔:位于面颅的中央,被骨性鼻中隔(由筛骨垂直板和犁骨构成)分为左、右两个腔(图4-27)。顶为筛板,经筛孔通颅前窝。底为骨腭,分隔口腔。前方经梨状孔通外界,后方借成对的鼻后孔通咽腔。外侧壁结构复杂,由上而下有3个向下卷曲的骨片,分别称为上、中、下鼻甲(图4-32)。各鼻甲下方的裂隙,分别称为上、中、下鼻道。上鼻甲后上方与蝶骨之间的间隙,称为蝶筛隐窝。

(3)鼻旁窦:是指鼻腔周围的颅骨内与鼻腔相通的含气空腔,共有4对,依其所在颅骨的位置分别命名为上颌窦、额窦、筛窦和蝶窦(图4-32)。

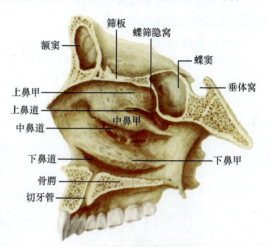

图4-32 骨性鼻腔外侧壁

(四)新生儿颅的特征

胎儿的脑比咀嚼器官发育较快,鼻旁窦尚不发达,故新生儿颅具有如下特征:①新生儿脑颅比面颅大,其比例为8∶1(成人为4∶1);②新生儿颅骨尚未发育完全,颅盖各骨交角处间隙较大,被结缔组织膜封闭,称为颅囟(图4-33)。前囟最大,呈菱形,位于矢状缝与冠状缝相交处。

考点:前囟的形态及闭合时间

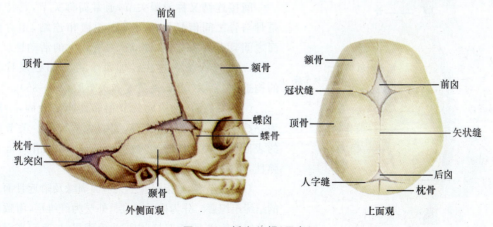

图4-33 新生儿颅(示图)

后囟呈三角形,位于矢状缝与人字缝相交处。此外,还有位于顶骨前下角处的蝶囟和后下角处的乳突囟。前囟在生后1～1.5岁期间闭合,其余各颅囟则在生后不久闭合。前囟闭合的早晚可作为判断婴儿发育的标志和颅内压变化的摸试部位,临床上通常把前囟看做是窥测疾病的一个"窗口"。此外,前、后囟深面有上矢状窦通过,位置表浅而恒定,是新生儿囟穿刺的常用部位。

第2节 骨 连 结

一、概 述

骨与骨之间借致密结缔组织、软骨或骨相连结,称为骨连结。依据连结方式的不同可分为直接连结和间接连结两大类。

(一)直接连结

直接连结是指骨与骨之间借致密结缔组织、软骨或骨直接相连结,其间无间隙,不活动或仅有少许活动。依据连结组织的不同可分为纤维连结(两骨之间借致密结缔组织相连结)、软骨连结(两骨之间借软骨相连结)和骨性结合(两骨之间借骨组织相连结,常由纤维连结或软骨连结骨化而成,如成年后骶椎间的相互融合)(图4-34)。

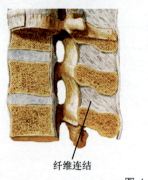 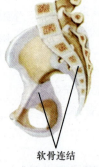 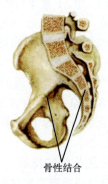

纤维连结　　　软骨连结　　　骨性结合

图 4-34　直接连结的分类

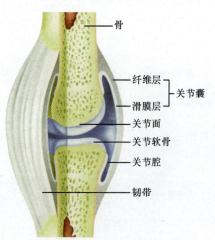

- 骨
- 纤维层 ┐
- 滑膜层 ┘关节囊
- 关节面
- 关节软骨
- 关节腔
- 韧带

图 4-35　关节的基本结构

(二)间接连结

间接连结又称滑膜关节,通常简称关节,其特点是骨与骨之间借膜性的结缔组织囊相连结,相对骨面之间具有间隙并充以滑液,具有较大的活动性。

1. 关节的基本结构　即每个关节都必须具备的构造,包括关节面、关节囊和关节腔(图4-35)。

(1)关节面:是构成关节相邻骨的接触面,一般为一凸一凹,凸的称关节头,凹的为关节窝。关节面的表面覆以关节软骨,多数为透明软骨,光滑而富有弹性,可减少运动时的摩擦和冲击。

(2)关节囊:是指附着于关节面周缘及附近骨面上的结缔组织囊。分为内、外两层,外层为纤维层,由致密结缔组织构成,厚而坚韧;内层为滑膜层,是薄而光滑的疏松结缔组织膜,紧贴于纤维层内面,附着在关节软骨周缘。滑膜层富含血管,具有分泌和吸收滑液的功能,滑液具有润滑和营养关节软骨的作用。

(3) 关节腔:是由关节囊滑膜层和关节软骨共同围成的密闭腔隙。内含少量滑液,腔内呈负压,对维持关节的稳固性具有一定作用。

2. 关节的辅助结构　某些关节除具备上述基本结构外,为了适应其特殊功能还具有一种或数种辅助结构,以增加关节的稳固性或灵活性。

(1) 韧带:是指连于相邻两骨之间的致密结缔组织束,可增加关节的稳固性。位于关节囊外的称为囊外韧带(图 4-35),位于关节囊内的称为囊内韧带。

(2) 关节盘:是位于相邻两关节面之间的纤维软骨板,其周缘附着于关节囊,把关节腔分为两部分。关节盘使两关节面更为适合,以增加关节的稳固性,减少冲击和震荡。

(3) 关节唇:是附着于关节窝周缘的纤维软骨环,可加深关节窝,以增加关节的稳固性。

3. 关节的运动　关节的运动形式和范围主要取决于关节面的形状,其运动形式基本上可依照关节的 3 个轴分为 3 组拮抗性的运动(图 4-36)。

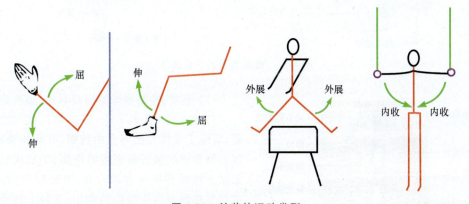

图 4-36　关节的运动类型

(1) 屈和伸:是指关节沿冠状轴进行的运动。运动时两骨之间的角度变小为屈,增大则为伸。

(2) 收和展:是指关节沿矢状轴进行的运动。运动时骨向正中矢状面靠拢为内收或收,远离正中矢状面则为外展或展。手指的收和展是以中指为准,而足趾的收和展则是以第 2 趾为准。

(3) 旋转:是指关节沿垂直轴进行的运动。运动时骨的前面转向内侧为旋内,转向外侧为旋外。前臂的旋内称为旋前,旋外称为旋后。

凡具有冠状轴和矢状轴的关节都可以做环转运动,即关节头在原位转动,骨的远端做圆周运动,全骨描绘出一圆锥形轨迹。环转运动实际上是屈、展、伸、收依次连续的复合运动。

二、躯干骨的连结

躯干骨借骨连结构成脊柱和胸廓。

(一) 脊柱

1. 脊柱的组成　脊柱由 24 块椎、1 块骶骨和 1 块尾骨借其间的骨连结共同构成。位于人体背部的正中,上承托颅,下接髋骨,构成人体的中轴。

2. 椎骨间的连结　相邻椎骨之间借椎间盘、韧带和关节相连结。

(1) 椎间盘:是连结于相邻两椎体之间的纤维软骨盘,由中央的髓核和周围的纤维环构成(图 4-37,图 4-38)。髓核为柔软而富有弹性的胶状物质,纤维环由多层同心圆排列的纤维

考点:关节的基本结构和辅助结构

考点:椎间盘的构成、髓核的易突出部位以及腰椎间盘突出症的好发部位

软骨环构成,可防止髓核向周围膨出。椎间盘具有"弹性垫"样作用,故可承受压力,缓冲震荡,并允许脊柱作适度的运动。23 个椎间盘的厚薄不一,以胸部最薄,颈部较厚,腰部最厚,故脊柱腰段的活动度最大。由于纤维环后份较薄弱,且腰部承受重力较大,故腰部椎间盘纤维环后份容易破裂,髓核向后方或后外侧突出,突入椎管或椎间孔,压迫脊髓或脊神经根,引起腰腿痛,称为腰椎间盘突出症。临床上以腰$_{4-5}$间隙和腰$_5$-骶$_1$间隙的椎间盘突出发病率最高,占 90%～96%。

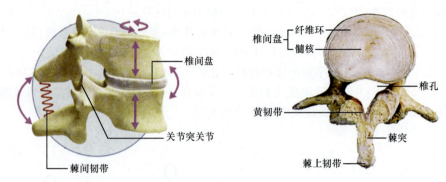

图 4-37 椎间盘和关节突关节

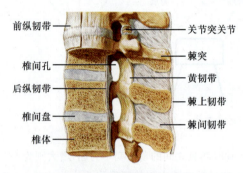

图 4-38 椎骨间的连结

(2) 韧带:连结椎骨的韧带有长、短两类。

1) 长韧带:共有 3 条(图 4-38)。①前纵韧带,紧贴于椎体和椎间盘的前面,有防止脊柱过度后伸和椎间盘向前突出的作用;②后纵韧带,紧贴于椎体和椎间盘的后面,有限制脊柱过度前屈和椎间盘向后突出的作用;③棘上韧带,为连结于各棘突尖的纵行韧带。棘上韧带在第 7 颈椎棘突以上扩展成矢状位三角形的项韧带。

2) 短韧带:主要有(图 4-38)①黄韧带,为连结相邻椎弓板之间的韧带,由黄色的弹性纤维构成,参与构成椎管后壁;②棘间韧带,为连结相邻棘突之间的韧带,前接黄韧带,向后与棘上韧带相移行。黄韧带、棘间韧带和棘上韧带均有限制脊柱过度前屈的作用。腰椎穿刺时,穿刺针由浅入深依次穿经皮肤、皮下组织、棘上韧带、棘间韧带和黄韧带才能到达椎管。

(3) 关节:包括①关节突关节(图 4-37,图 4-38),由相邻椎骨的上、下关节突构成,只能作轻微滑动;②寰枢关节,由寰椎和枢椎构成,以齿突为轴,使寰椎连同头部做旋转运动;③寰枕关节,由寰椎和枕骨的枕髁构成,可使头作前俯、后仰、侧屈和环转运动。

3. 脊柱的整体观 成年男性脊柱长约 70cm,女性和老年人略短。长期卧床与站立后相比,脊柱长度可有 2～3cm 之差,这是由于站立时椎间盘被挤压变薄所致。椎间盘的总厚度约为脊柱全长的 1/4。

(1) 脊柱的前面观(图 4-39):可见椎体自上而下逐渐增大,但从骶骨耳状面以下又逐渐变小。这与脊柱所承受重力的变化有关。

(2) 脊柱的后面观(图 4-39):可见棘突在背部正中形成一纵嵴。颈椎棘突短而分叉,近似水平位;胸椎棘突长,斜向后下方,呈叠瓦状排列;腰椎棘突呈板状,水平伸向后方,棘突间隙较宽(图 4-38)。

(3)脊柱的侧面观(图 4-39):可见脊柱有颈、胸、腰、骶 4 个生理性弯曲,其中颈曲和腰曲凸向前,胸曲和骶曲凸向后。脊柱的生理性弯曲增大了脊柱的弹性,对维持身体平衡、减轻震荡、保护脑和脊髓以及内脏器官等具有重要意义。

4. 脊柱的功能　脊柱除具有支持体重、保护脊髓和内脏器官等功能外,还参与胸腔、腹腔和盆腔的构成,并能作前屈、后伸、侧屈、旋转和环转运动(图 4-40)。脊柱颈、腰部运动较为灵活,故损伤的机会也较多。

(二)胸廓

1. 胸廓的组成　胸廓由 12 块胸椎、12 对肋、1 块胸骨和它们之间的骨连结共同构成。

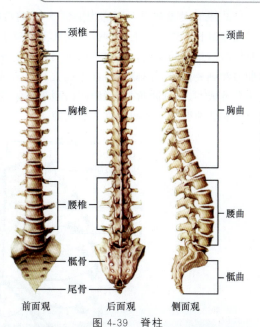

考点:脊柱的组成和脊柱侧面观的 4 个生理性弯曲

颈椎　颈曲
胸椎　胸曲
腰椎　腰曲
骶骨　骶曲
尾骨
前面观　后面观　侧面观

图 4-39　脊柱

案例4-2

患者,女性,38 岁。2 周前因打羽毛球,在弯腰捡球时腰部突感剧痛。近日腰痛加重而来医院就诊。体格检查:腰部有钝痛,用力和咳嗽时加重。经影像学检查,诊断为腰$_5$椎间盘突出。在讨论中提出了以下问题:

1. 何谓椎间盘?成人共有多少个?
2. 限制脊柱过度前屈的韧带有哪些?
3. 椎间盘突出好发于何处?髓核易向哪个方向突出?

2. 肋的连结　构成胸廓的关节主要有肋椎关节和胸肋关节。肋椎关节为肋骨的后端与胸椎之间构成的关节(图 4-41);第 2～7 肋软骨与胸骨侧缘构成微动的胸肋关节(图 4-42);第 8～10 肋软骨的前端依次与上位肋软骨相连结,由此形成左、右肋弓,常作为腹部触诊确定肝、脾、胆囊位置的重要标志。

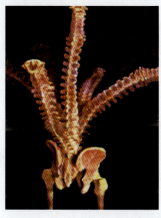

图 4-40　脊柱的运动

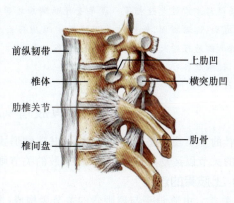

前纵韧带
椎体
肋椎关节
椎间盘
上肋凹
横突肋凹
肋骨

图 4-41　肋椎关节

考点:胸廓的组成,肋弓和剑肋角的概念

3. 胸廓的整体观　胸廓为上窄下宽、前后略扁的圆锥形(图 4-42)。前壁最短,后壁较长,外侧壁最长。胸廓有上、下两口,胸廓上口较小,由第 1 胸椎体、第 1 对肋和胸骨柄上缘围成,是胸腔与颈部的通道。胸廓下口宽大而不整齐,由第 12 胸椎体、第 12 对肋、第 11 对肋、左右肋弓和剑突围成。两侧肋弓在中线处相交形成向下开放的夹角称为胸骨下角。剑突将胸骨下角分成左、右剑肋角,左剑肋角的顶是心包穿刺的常选部位。剑突尖约平对第 10 胸椎体下缘。相邻两肋之间的间隙称为肋间隙。

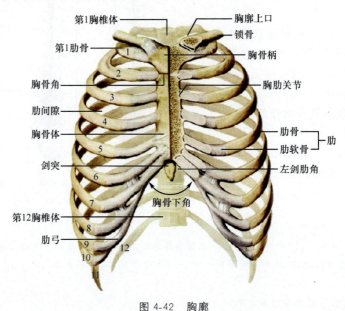

图 4-42　胸廓

4. 胸廓的功能　胸廓除具有保护和支持功能外,主要参与呼吸运动。吸气时,肋前端上提,胸骨向前上移动,从而加大了胸廓的前后径和横径,使胸腔容积增大。呼气时,胸廓作相反的运动,使胸腔容积缩小。

链接

胸廓的形状

　　胸廓的形状和大小有明显的个体差异,与年龄、性别、健康状况和职业等因素有关。新生儿胸廓呈桶状,横径与左右径大致相等。成年女性的胸廓较男性略短而圆,胸廓容积较男性小。老年人的胸廓弹性减小,运动减弱,致使胸廓下塌而变得扁而长。佝偻病儿童,因缺乏钙盐而骨质疏松易变形,致使胸廓前后径增大,胸骨明显突出,形成"鸡胸"。患慢性支气管炎、肺气肿和气喘的老年人,因长期咳嗽,使胸廓各径增大而形成"桶状胸"。

三、四肢骨的连结

　　四肢骨的主要功能是支持和运动,故其连结形式以关节为主。由于上、下肢的分工不同,因而上肢的关节以运动的灵活性为主,下肢的关节则以运动的稳固性为主。

(一) 上肢骨的连结

1. 肩关节　由肱骨头与肩胛骨的关节盂构成(图 4-43)。

(1) 结构特点:①肱骨头大,关节盂浅而小,关节盂周缘附有关节唇,使关节窝略有加深;

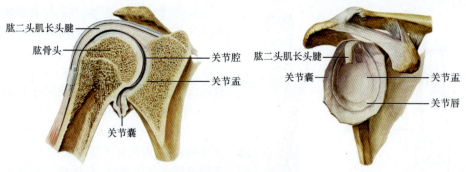

图 4-43　肩关节

②关节囊薄而松弛,关节囊的上壁、前壁和后壁均有韧带和肌腱加强,下壁薄弱,缺少韧带和肌腱保护,故肩关节脱位时肱骨头常向前下方脱出;③关节囊内有肱二头肌长头腱通过。

（2）运动形式:肩关节是人体内活动范围最大、最灵活的关节,可作屈、伸、收、展、旋内、旋外和环转运动。

2. 肘关节　由肱骨下端与桡、尺骨上端构成（图 4-44）,包括 3 个关节:①肱尺关节,由肱骨滑车与尺骨的滑车切迹构成;②肱桡关节,由肱骨小头与桡骨头关节凹构成;③桡尺近侧关节,由桡骨头环状关节面与尺骨的桡切迹构成。

考点:肩关节、肘关节和腕关节的组成、结构特点及其运动形式

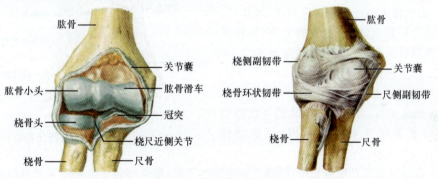

图 4-44　肘关节（前面观）

（1）结构特点:①3 个关节共同包在一个关节囊内;②关节囊前、后壁薄而松弛,内、外侧分别有尺侧副韧带和桡侧副韧带加强,由于关节囊后壁最为薄弱,故临床上常见桡、尺两骨向后脱位;③桡骨头环状关节面周围有桡骨环状韧带包绕,使桡骨头能自由旋转而不易脱位。幼儿的桡骨头尚在发育之中,环状韧带松弛,故在肘关节伸直位猛力牵拉前臂时,很容易发生桡骨头半脱位。

（2）运动形式:肘关节可沿冠状轴作屈、伸运动,桡尺近侧关节可沿垂直轴作前臂的旋前和旋后运动。

链接

肘后三角的临床意义

　　尺骨鹰嘴和肱骨内、外上髁是肘部的三个重要骨性标志。当肘关节伸直时,上述三点在一条直线上;当肘关节屈至 90° 时,三点连线构成一个等腰三角形,称为肘后三角。当肘关节脱位时,上述三点的位置关系会发生改变。当肱骨髁上骨折时,三点的位置关系则不变。

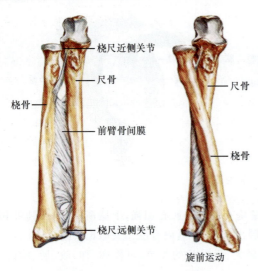

图 4-45 前臂骨间的连结

3. 前臂骨间的连结 桡、尺骨借桡尺近侧关节、前臂骨间膜和桡尺远侧关节相连(图4-45)。桡尺近侧与远侧关节联合运动时,可使前臂作旋前和旋后运动。运动时,桡骨头在原位转动,而桡骨下端则携带手围绕尺骨头旋转,如挥扇、松紧螺丝钉等动作。

4. 手关节(图4-46) 包括:①桡腕关节,又称腕关节,由桡骨下端的关节面、尺骨头下方的关节盘与手舟骨、月骨和三角骨共同构成,关节囊松弛,周围有韧带加强,可作屈、伸、收、展和环转运动;②腕骨间关节,为相邻各腕骨之间构成的关节;③腕掌关节,由远侧列腕骨与5块掌骨底构成,拇指腕掌关节由大多角骨与第1掌骨底构成,除能作屈、伸、收、展和环转运动外,还能作对掌运动,使拇指与其余四指的掌面相接触,这是人类进行捏和抓握等精细动作所不可缺少的重要运动;④掌指关节,由掌骨头与近节指骨底构成,可作屈、伸、收、展及环转运动;⑤指骨间关节,为相邻两节指骨间的关节,只能作屈、伸运动。

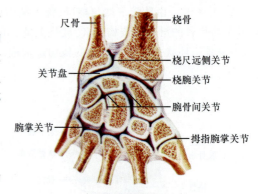

图 4-46 左侧手关节(冠状切面)

(二)下肢骨的连结

1. 髋骨的连结

(1)骶髂关节:由骶骨与髂骨的耳状面构成。关节囊紧张并有韧带加强,故活动性极小。

(2)骶结节韧带和骶棘韧带:骶结节韧带为连于骶、尾骨侧缘与坐骨结节之间的韧带,骶棘韧带为连于骶、尾骨侧缘与坐骨棘之间的韧带(图4-47)。上述两条韧带与坐骨大、小切迹分别围成坐骨大孔和坐骨小孔,为肌肉、血管和神经的重要通道。

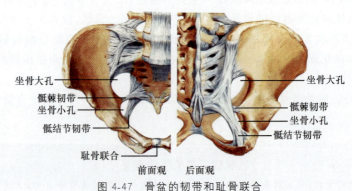

图 4-47 骨盆的韧带和耻骨联合

(3)耻骨联合:由两侧耻骨联合面借纤维软骨构成的耻骨间盘连结而成(图4-47)。女性的耻骨间盘较厚,在分娩时耻骨间盘中的矢状位裂隙增宽,以增大骨盆的径线,有利于胎儿的娩出。

(4)骨盆:是由骶骨、尾骨和左右髋骨连结而成的盆性骨环(图4-48)。骨盆借界线分为上方的大骨盆(又称假骨盆)和下方的小骨盆(又称真骨盆)。界线是由骶骨的岬及两侧的弓状线、耻骨梳、耻骨结节和耻骨联合上缘构成的环形线。临床上所说的骨盆通常是指小骨盆。小骨盆有上、下两口。骨盆上口又称骨盆入口,由界线围成;骨盆下口即骨盆出口,由尾骨尖、骶结节韧带、坐骨结节、坐骨支、耻骨下支和耻骨联合下缘围成。小骨盆上、下口之间的腔称为骨盆腔,为前壁短、侧壁和后壁较长的弯曲骨性管道。两侧坐骨支和耻骨下支连成耻骨弓,弓下的夹角称为耻骨下角。

骨盆的主要功能是传递重力、承托和保护盆腔脏器。在女性,骨盆又是胎儿娩出的产道,故产科常对初产妇进行产前骨盆测量,以估计分娩有无困难。活体测量骨盆的重要标志有:髂嵴、髂前上棘、耻骨联合、坐骨结节。从青春期开始,骨盆的形状出现明显的性别差异(图4-48,表4-1)。

考点:骨盆的组成、分部及男、女骨盆的性别差异

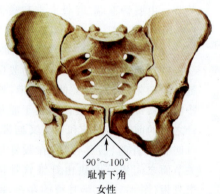
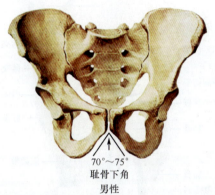

图 4-48　骨盆

表4-1　男、女性骨盆的差异

结构特点	男性骨盆	女性骨盆
骨盆外形	窄而长	宽而短
骨盆上口	心形、较小	椭圆形、较大
骨盆下口	较窄小	较宽大
骨盆腔	漏斗形	圆桶形
耻骨下角	70°～75°	90°～100°

护考链接

参与构成骨盆的骨应除( )外

A. 左髋骨　　　B. 右髋骨　　　C. 骶骨

D. 第5腰椎　　E. 尾骨

考点精讲:骨盆是由骶骨、尾骨和左右髋骨连结而成的盆性骨环。

2. 髋关节　由髋臼与股骨头构成。

(1)结构特点:①髋臼周缘有髋臼唇,以增加其深度,股骨头几乎全部纳入髋臼(图4-49);②关节囊紧张而坚韧,后面仅包裹股骨颈的内侧2/3,故股骨颈骨折有囊内、囊外骨折之分;③关节囊周围有韧带加强,其中以前方的髂股韧带最为强大,可限制髋关节过度后伸,对维持人体的直立姿势有很大作用;④关节囊后下部较薄弱,故髋关节脱位时,股骨头易向下方脱出;⑤关节囊内有股骨头韧带,内含营养股骨头的血管。

(2)运动形式:髋关节可作屈、伸、收、展、旋内、旋外和环转运动,但运动幅度较肩关节小,然而其稳固性好,以适应下肢的负重和行走功能。

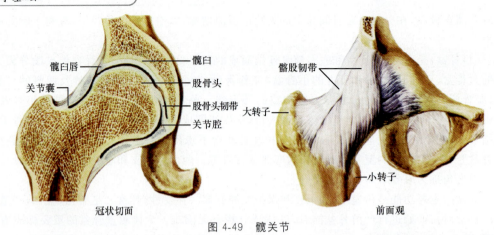

图 4-49　髋关节

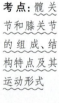

图 4-50　膝关节(内部结构)

3. 膝关节 是人体内最大、最复杂的关节。由股骨下端、胫骨上端和髌骨构成(图 4-50)。

(1) 结构特点:①关节囊薄而松弛;②关节囊外有韧带加强,前方为股四头肌腱及髌韧带,内侧为胫侧副韧带,外侧为腓侧副韧带;③关节囊内有连于股骨与胫骨之间的前交叉韧带和后交叉韧带加强,可防止胫骨前、后移位;④在股骨与胫骨关节面之间垫有两块由纤维软骨构成的半月板(图 4-51)。半月板的存在,使两关节面更加适应,既增加了关节的稳固性及灵活性,又具有缓冲运动时震荡的作用。

(2) 运动形式:膝关节主要作屈、伸运动。膝在半屈位时,小腿尚可作轻度的旋转运动。

考点:髋关节和膝关节的组成、结构特点及其运动形式

4. 小腿骨间的连结 胫、腓骨借胫腓关节、小腿骨间膜和韧带连结,两骨之间几乎没有运动。

5. 足关节 包括距小腿关节、跗骨间关节、跗跖关节、跖骨间关节、跖趾关节和趾骨间关节(图 4-52)。距小腿关节,又称踝关节,由胫、腓骨的下端与距骨滑车构成。关节囊前、后壁薄而松弛,内、外侧均有韧带加强。踝关节可作背屈(伸)和跖屈(屈)运动。

6. 足弓 跗骨与跖骨借骨连结在纵横方向上形成凸向上方的弓形结构,称为足弓(图 4-53)。站立时,足以后方的跟骨结节和前方的第 1、5 跖骨头三点着地,犹如弹性"三脚架"结构,稳定而富有弹性,在行走和跳跃时可以缓冲震荡,保护脑等器官,同时还可使足底的血管和神经免受压迫。

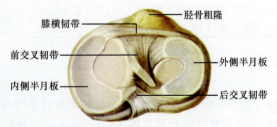

图 4-51　右膝关节半月板(上面观)

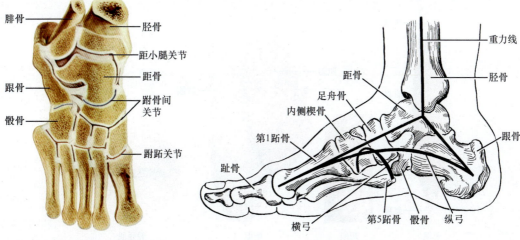

图 4-52 足关节(斜切面)

图 4-53 足弓

四、颅骨的连结

各颅骨之间,多数以缝、软骨或骨直接相连结,彼此之间的连结极为牢固。只在颞骨与下颌骨之间形成唯一的颞下颌关节。颞下颌关节又称下颌关节,由下颌骨的下颌头与颞骨的下颌窝及关节结节构成(图 4-54),关节囊松弛,关节囊内有关节盘。两侧的颞下颌关节同时运动,可使下颌骨作上提(闭口)与下降(张口)、前进与后退以及侧方运动。

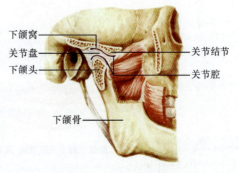

图 4-54 颞下颌关节

第3节 骨 骼 肌

一、概 述

骨骼肌是运动系统的动力部分,多数附着于骨骼,少数附着于皮肤,特称为皮肌。骨骼肌在人体内分布广泛,共有 600 余块,约占成人体重的 40%。每块肌都具有一定的位置、形态、构造和功能,并有丰富的血管、淋巴管和神经分布,故每块肌都可视为一个器官。

(一) 肌的形态和构造

1. 肌的形态 多种多样,按其外形大致可分为长肌、短肌、阔肌和轮匝肌 4 类(图 4-55)。长肌呈梭形,主要分布于四肢,收缩时可产生大幅度的运动。短肌短小,主要分布于躯干深层。阔肌扁薄宽大,多分布于躯干浅层。轮匝肌呈环形,位于孔裂的周围,收缩时可关闭孔裂。

2. 肌的构造 每块骨骼肌均由中间的肌腹和两端的肌腱构成(图 4-55)。肌腹主要由骨骼肌纤维构成,色红而柔软,具有收缩功能。肌腱由致密结缔组织构成,色白而坚韧,无收缩功能,主要起附着作用。阔肌的腱性部分呈膜状,称为腱膜。

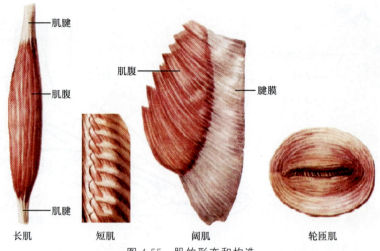

长肌　　　短肌　　　阔肌　　　轮匝肌

图 4-55　肌的形态和构造

考点：肌的构造

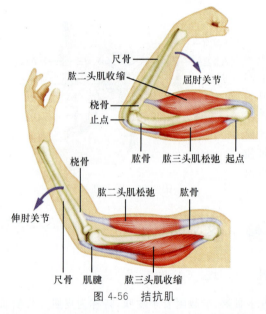

尺骨
肱二头肌收缩　　　屈肘关节
桡骨
止点
肱骨　肱三头肌松弛　起点

桡骨
肱二头肌松弛　　肱骨
伸肘关节
尺骨　肌腱　肱三头肌收缩

图 4-56　拮抗肌

（二）肌的起止、配布和作用

1. 肌的起止　骨骼肌通常以两端附着在两块或两块以上的骨面上，中间跨过一个或多个关节，收缩时牵引骨而产生运动。在运动中，一块骨的位置相对固定，另一块骨则相对移动。一般把肌在固定骨上的附着点称为起点或定点（图 4-56），在移动骨上的附着点则称为止点或动点。通常将接近身体正中线或肢体近侧端的附着点作为起点，另一端的附着点则为止点。

2. 肌的配布　肌在关节周围的配布方式和多少与关节的运动形式关系密切。一般是在一个运动轴的两侧至少配布有两组作用互相对抗的肌或肌群，称为拮抗肌（图 4-56）。此外，关节在完成某一种运动时，常依赖多块肌的配合完成，这些作用相同的肌称为协同肌。

3. 肌的作用　肌有两种作用，一种是静力作用，肌能保持一定的张力，以维持人体的姿势和稳定；另外一种是动力作用，通过肌的收缩牵拉骨做相应的运动。

肌的命名原则

肌的命名方法很多，通常按肌的形状、位置、大小、构造、起止、作用、肌束走行方向等原则进行命名。如三角肌等是按形状命名的，冈上肌、肋间肌等是按位置命名的，半腱肌等是按构造命名的，胸锁乳突肌等是按起止点命名的，旋后肌等是按作用命名的。而更多的是综合命名，如胸大肌等是按位置和大小命名的，腹外斜肌等是按位置和肌束走行方向命名的，股四头肌等是按位置和结构命名的。了解肌的命名原则有助于学习理解和记忆。

（三）肌的辅助装置

肌的辅助装置主要有筋膜、滑膜囊和腱鞘等。主要由肌周围的结缔组织构成，对肌的活动起保护和辅助作用。

1．筋膜　分为浅筋膜和深筋膜两种（图4-57）。

（1）浅筋膜：位于皮肤的深面，又称皮下筋膜，包被全身各部，由疏松结缔组织构成，内含浅血管、皮神经、淋巴管和脂肪组织等，对深部结构起保护作用。

（2）深筋膜：又称固有筋膜，位于浅筋膜的深面，由致密结缔组织构成，包裹肌、血管和神经等。在四肢伸入肌群之间形成肌间隔（图4-57），分隔肌群，具有保护和约束肌的作用。

2．滑膜囊　为扁平封闭的结缔组织小囊，内含少量滑液，多位于肌腱与骨面相接触处，以减少两者之间的摩擦。

3．腱鞘　是套在手、足长肌腱表面的鞘管（图4-58），对肌腱起约束和固定作用，并可减少肌腱与骨面之间的摩擦。

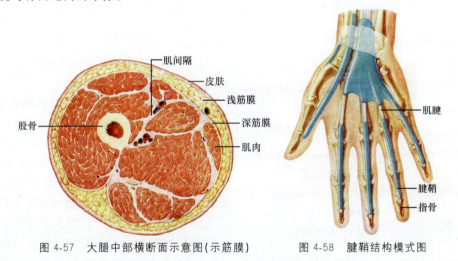

图 4-57　大腿中部横断面示意图(示筋膜)　　　图 4-58　腱鞘结构模式图

二、头　肌

头肌分为面肌和咀嚼肌两部分。

1．面肌　又称表情肌，为扁薄的皮肌，大多起于颅骨，止于面部皮肤，呈环形或辐射状配布于口裂、睑裂和鼻孔的周围，如枕额肌、眼轮匝肌、口轮匝肌、颊肌等（图4-59），分别起开大或闭合孔裂的作用，并能牵动面部皮肤，呈现喜、怒、哀、乐等各种表情。

2．咀嚼肌　包括咬肌、颞肌、翼内肌和翼外肌（图4-59，图4-60），配布于颞下颌关节的周围，均止于下颌骨，参与咀嚼运动。

链　接

神奇的酒窝

　　酒窝，是人们欢笑时在面颊部皮肤上出现的点状凹陷，可以是单侧的，也可以是双侧的。据有关资料统计显示，酒窝的自然形成率很低，天生有酒窝的人仅占2‰左右，而两侧面颊都有酒窝的人更是寥寥无几。这对于大多数爱美的女性来说，真可谓是一大遗憾。女性渴望有一对酒窝的愿望，如今已经变成现实。现代医学美容已经能够进行"人造酒窝"，并且能与自然形成的酒窝相媲美。愿每一位爱美的女性都有一对自然柔和、妖媚动人的酒窝。

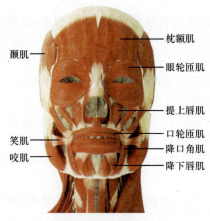

颞肌
枕额肌
眼轮匝肌
提上唇肌
口轮匝肌
笑肌
咬肌
降口角肌
降下唇肌

图 4-59　头肌(前面观)

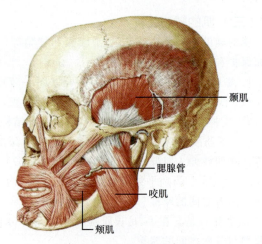

颞肌
腮腺管
咬肌
颊肌

图 4-60　头肌(左侧面观)

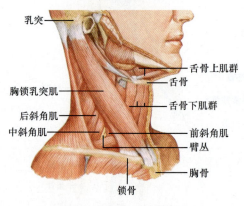

乳突
舌骨上肌群
舌骨
胸锁乳突肌
舌骨下肌群
后斜角肌
前斜角肌
中斜角肌
臂丛
胸骨
锁骨

图 4-61　颈肌(右侧面观)

三、颈　　肌

颈肌依其所在位置由浅入深分为颈浅肌群、舌骨上下肌群和颈深肌群。

1. 颈浅肌群　有颈阔肌和胸锁乳突肌。颈阔肌位于颈部的浅筋膜中,为扁薄的皮肌。胸锁乳突肌斜位于颈部两侧(图 4-61),在体表可见其轮廓。起自胸骨柄和锁骨的胸骨端,向后上止于颞骨的乳突。一侧收缩使头向同侧倾斜,面转向对侧,两侧同时收缩可使头后仰。

2. 舌骨上、下肌群　舌骨上肌群位于舌骨与下颌骨之间(图 4-61),其作用是参与构成口腔底和上提舌骨。舌骨下肌群位于舌骨下方,颈前正中线的两侧,覆盖在喉、气管和甲状腺的前面,其主要作用是下降舌骨和喉。

考点:胸锁乳突肌的作用,斜角肌间隙的概念及通过的结构

3. 颈深肌群　主要包括前斜角肌、中斜角肌和后斜角肌(图 4-61),位于脊柱颈段的两侧。前斜角肌、中斜角肌与第 1 肋之间形成的三角形间隙,称为斜角肌间隙,内有锁骨下动脉和臂丛通过。

四、躯　干　肌

躯干肌包括背肌(图 4-62)、胸肌(图 4-63)、膈、腹肌和会阴肌。

(一)背肌

背肌位于躯干的后面,分为浅、深两群。浅群主要有斜方肌、背阔肌,深层主要为竖脊肌。

1. 斜方肌　位于项部和背上部,一侧呈三角形,两侧合起来则呈斜方形。作用是使肩胛骨向脊柱靠拢。如肩胛骨固定,两侧同时收缩可使头后仰(图 4-64)。该肌痉挛时易发生"落枕"。

2. 背阔肌　位于背下部,为全身最大的阔肌。作用是使肩关节内收、旋内和后伸,即完成"背手"动作。当上肢上举固定时,可引体向上。

3. 竖脊肌　又称骶棘肌,位于背肌浅层的深面,纵裂于脊柱两侧的纵沟内。竖脊肌是维持人体直立姿势的重要肌,两侧同时收缩可使脊柱后伸和仰头,一侧收缩可使脊柱侧屈。

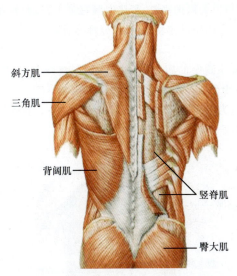

图 4-62 背肌(右侧斜方肌、背阔肌已切除)

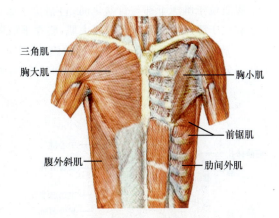

图 4-63 胸肌

（二）胸肌

胸肌包括胸大肌、胸小肌、前锯肌和肋间肌。

1. 胸大肌 位于胸廓前壁上部,作用是使肩关节内收、旋内和前屈。若上肢固定则可引体向上,并可上提肋协助吸气。

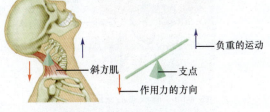

图 4-64 斜方肌作用示意图

2. 胸小肌 位于胸大肌的深面,呈三角形。作用是拉肩胛骨向前下方。当肩胛骨固定时,可上提肋协助吸气。

3. 前锯肌 位于胸廓侧壁,主要作用是拉肩胛骨向前并使其紧贴胸廓。当肩胛骨固定时,可上提肋以助深吸气。前锯肌瘫痪时,肩胛骨内侧缘翘起,出现"翼状肩"。

4. 肋间肌 位于各肋间隙内。肋间外肌位于各肋间隙的浅层,作用是提肋助吸气;肋间内肌位于肋间外肌的深面,作用是降肋助呼气。

你知道吗?

骨骼肌不但是人体运动的动力装置,也是人体环境温度降低时产热升温的主要结构。骨骼肌运动时,其产热量可为安静时的10~15倍。寒冷环境中,站着比坐着舒适,行走又比站着暖和。进行剧烈运动如不停地跑步,产热大增,甚至大汗淋漓,有时要脱衣散去多余的热量,其原因就在于骨骼肌活动的多寡。

（三）膈

膈位于胸、腹腔之间,构成胸腔的底和腹腔的顶,为向上膨隆呈穹隆状的扁薄阔肌。由周边的肌性部和中央的腱膜即中心腱构成。

膈有3个裂孔(图4-65):在第12胸椎前方的为主动脉裂孔,有主动脉和胸导管通过;在主动脉裂孔左前上方的是食管裂孔,有食管和迷走神经通过;在食管裂孔右前上方的中心腱内有腔静脉孔,有下腔静脉通过。

考点:斜方肌、背阔肌、竖脊肌、胸大肌、肋间肌的作用,膈的位置及裂孔通过的结构膈是主要的呼吸肌,收缩时膈穹隆下降,胸腔容积扩大以助吸气;舒张时膈穹隆上升,胸腔容积变小以助呼气。若膈与腹肌同时收缩,则能增加腹压,以协助排便、呕吐及分娩等活动。

(四)腹肌

腹肌位于胸廓下部与骨盆之间,包括位于腹前外侧壁的腹直肌、腹外斜肌、腹内斜肌、腹横肌和位于腹后壁的腰方肌与腰大肌(将在下肢肌中叙述)。

1. **腹直肌** 位于腹前正中线的两侧(图 4-66),为上宽下窄的带状肌,全长被 3～4 条横行的腱划分成多个肌腹,腱划与腹直肌鞘前层结合紧密。

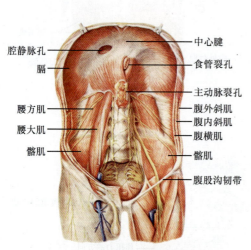

图 4-65 膈和腹后壁肌

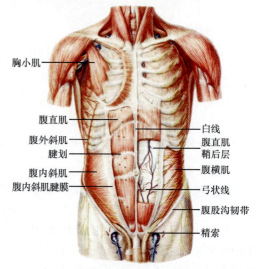

图 4-66 腹前壁肌

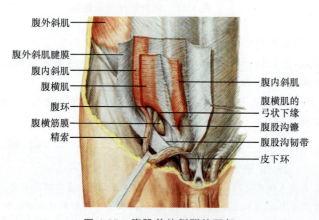

图 4-67 腹肌前外侧群的下部

2. **腹外斜肌** 位于腹前外侧壁的浅层,大部分肌束由外上斜向前内下方,在腹直肌外侧缘处移行为腱膜,参与构成腹直肌鞘前层,经腹正中线处终于白线(图 4-66,图 4-67)。腹外斜肌腱膜的下缘卷曲增厚,连于髂前上棘与耻骨结节之间,称为腹股沟韧带。

3. **腹内斜肌** 位于腹外斜肌的深面,大部分肌束斜向内上方并移行为腱膜,至腹直肌外侧缘分前、后两层包裹腹直肌,最终融于白线。腹内斜肌的下部肌束呈拱形跨过精索后延续为腱膜,并与腹横肌腱膜会合形成腹股沟镰。腹内斜肌的最下部发出一些稀疏的肌束,与腹横肌最下部的肌束一起包绕精索和睾丸形成提睾肌,可上提睾丸。

4. **腹横肌** 位于腹内斜肌的深面(图 4-65,图 4-66),肌束横行向前移行为腱膜,经腹直肌的后面至腹正中线处终于白线。腹横肌的下部肌束和腱膜分别参与提睾肌和腹股沟镰的构成。

5. **腰方肌**　位于腹后壁脊柱的两侧,其后方为竖脊肌(图4-65)。作用是降第12肋,一侧收缩可使脊柱侧屈。

腹肌的作用是保护腹腔脏器,增加腹压,协助排便、呕吐及分娩等;也可降肋有助于深呼气和咳嗽。

6. **腹肌的相关结构**

(1) 腹直肌鞘:为包裹腹直肌的纤维性鞘,由腹外侧壁三层扁肌的腱膜共同构成。

(2) 白线(图4-66):位于腹前壁正中线上,由两侧腹外侧壁三层扁肌的腱膜交织而成,连于剑突与耻骨联合之间。结构致密坚韧而少血管,是腹部手术切口的常选部位。白线中部有脐环,为腹壁的一个薄弱点,若腹腔脏器由此膨出,即形成脐疝。

(3) 腹股沟管:位于腹股沟韧带内侧半的上方,为腹前壁下部肌与腱膜之间的斜行裂隙,长4~5cm,有两口和4壁。内口为腹股沟管深(腹)环,位于腹股沟韧带中点上方约1.5cm处,为腹横筋膜向外的突出口;外口即腹股沟管浅(皮下)环,位于耻骨结节的外上方,为腹外斜肌腱膜形成的裂孔;前壁为腹外斜肌腱膜;后壁为腹横筋膜和腹股沟镰;上壁为腹内斜肌和腹横肌的弓状下缘;下壁为腹股沟韧带(图4-67)。在腹股沟管内,男性有精索、女性有子宫圆韧带通过。腹股沟管是腹壁的薄弱区,为疝的好发部位。

考点:腹直肌鞘和腹股沟韧带的概念,腹股沟管的位置及通过的结构

海氏三角

海氏三角位于腹前壁下部,是由腹直肌外侧缘、腹股沟韧带和腹壁下动脉围成的三角形区域,又称腹股沟三角。腹股沟管和海氏三角是腹壁下部的薄弱区。在病理情况下,若腹腔内容物经腹股沟管腹环进入腹股沟管,再经皮下环突出下降入阴囊,形成腹股沟斜疝;若腹腔内容物不经腹环,而是从海氏三角处突出,则形成腹股沟直疝。腹壁下动脉可作为腹股沟直疝与斜疝的鉴别标志。

(五) 会阴肌

会阴肌是指封闭小骨盆下口诸肌的统称(图4-68),与相邻的筋膜共同构成盆膈和尿生殖膈,承托盆腔脏器。

五、上　肢　肌

上肢肌按其所在部位分为上肢带肌、臂肌、前臂肌和手肌。

(一) 上肢带肌

上肢带肌又称肩肌,配布于肩关节周围,均起自上肢带骨,止于肱骨,共有6块(图4-69):①三角肌,呈三角形,起自锁骨的外侧段、肩峰和肩胛冈,从前、外、后包绕肩关节,使肩部形成圆隆的外形,止于肱骨的三角肌粗隆,主要作用是使肩关节外展,是常用的肌内注射部位;②冈上肌,位于冈上窝,使肩关节外展;③冈下肌,位于冈下窝,使肩关节旋外;④小圆肌,位于冈下肌的下方,使肩关节旋外;⑤大圆肌,位于小圆肌的下方,使肩关节内收和旋内;⑥肩胛下肌,位于肩胛下窝,使肩关节内收和旋内。

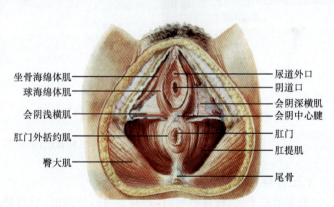

坐骨海绵体肌　　　　尿道外口
球海绵体肌　　　　　阴道口
会阴浅横肌　　　　　会阴深横肌
　　　　　　　　　　会阴中心腱
肛门外括约肌　　　　肛门
　　　　　　　　　　肛提肌
臀大肌　　　　　　　尾骨

图4-68　女性会阴肌(浅层)

案例4-3

患者，男性，9岁。因左腹股沟部不时出现一"包块"而来医院就诊。检查发现：站立时，左腹股沟区有一鸡蛋大小的包块，咳嗽时增大，平卧时则包块消失。检查者以小指顶住阴囊皮肤插入腹股沟管皮下环内，嘱患者咳嗽，则指尖有明显的冲击感。临床诊断为左侧腹股沟斜疝。在讨论中提出了以下问题：

1. 何为腹股沟韧带？
2. 参与构成腹股沟管的肌有哪些？
3. 腹股沟管内男性有何结构通过？

（二）臂肌

考点：三角肌、肱二头肌和肱三头肌的主要作用

臂肌覆盖肱骨，分为前、后两群。前群为屈肌，有肱二头肌、喙肱肌和肱肌；后群为伸肌即肱三头肌（图4-69）。①肱二头肌，起端有长、短两个头，分别起自肩胛骨关节盂的上方和喙突，两头向下合成肌腹，下端移行为肌腱，经肘关节的前方止于桡骨粗隆。主要作用是屈肘关节。当前臂处于旋前位时，还能使前臂旋后。②肱肌，位于肱二头肌下半部的深面，作用是屈肘关节。③肱三头肌，位于肱骨后方，起端有三个头，三头向下合成肌腹，以一扁腱止于尺骨鹰嘴。主要作用是伸肘关节。

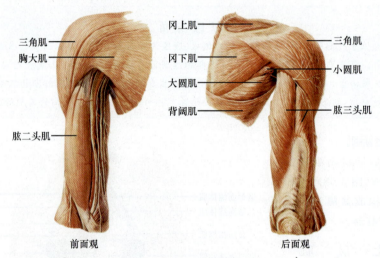

图 4-69　肩肌和臂肌（右侧）

（三）前臂肌

前臂肌位于尺、桡骨的周围，共有19块，分为前、后两群。前群主要是屈肌和旋前肌，后群主要是伸肌和旋后肌，肌的名称与肌的作用基本一致。

1. 前群　位于前臂的前面和内侧，共有9块，分深、浅两层。①浅层，有6块，由桡侧向尺侧依次为肱桡肌、旋前圆肌、桡侧腕屈肌、掌长肌、指浅屈肌和尺侧腕屈肌（图4-70）。②深层，有3块，即拇长屈肌、指深屈肌和旋前方肌。使前臂旋前的肌是旋前圆肌和旋前方肌。

2. 后群　位于前臂的后面，共有10块，分浅、深两层（图4-71）。①浅层，有5块，由桡侧向尺侧依次为桡侧腕长伸肌、桡侧腕短伸肌、指伸肌、小指伸肌和尺侧腕伸肌。②深层，有5块，自上而下，由桡侧向尺侧依次为旋后肌、拇长展肌、拇短伸肌、拇长伸肌和示指伸肌。使前臂旋后的肌是旋后肌和肱二头肌。

（四）手肌

手肌主要位于手掌面，短小而数量多，分为三群。①外侧群，在拇指掌侧形成丰满的隆起，称为鱼际，故外侧群肌又称鱼际肌（图 4-72）。主要作用是使拇指屈、内收、外展和对掌等。②内侧群，在小指掌侧形成一隆起，称为小鱼际，又称小鱼际肌，主要作用是使小指屈、外展和对掌等。③中间群，位于掌心及掌骨间，包括 4 块蚓状肌和 7 块骨间肌。主要作用是屈掌指关节、伸指骨间关节，并可使第 2、4、5 指内收和外展。

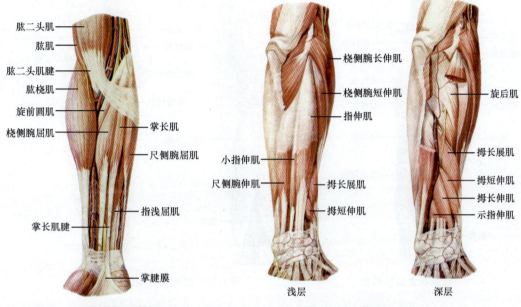

图 4-70 前臂肌前群浅层　　　　图 4-71 前臂肌后群

（五）上肢的局部结构

1. 腋窝　是位于胸外侧壁与臂上部内侧之间的锥体形腔隙，内有血管、神经、淋巴结和大量的脂肪组织等。

2. 肘窝　是位于肘关节前面的倒三角形浅凹（图 4-70）。外侧界为肱桡肌，内侧界为旋前圆肌，上界为肱骨内、外上髁之间的连线。肘窝内有血管和神经等通过。

六、下　肢　肌

下肢肌按其所在部位分为髋肌、大腿肌、小腿肌和足肌。

（一）髋肌

髋肌主要起自骨盆的内面和外面，跨越髋关节，止于股骨上端，按其所在部位分为前、后两群。

1. 前群　最主要的是髂腰肌，由腰大肌和髂肌组成（图 4-65，图 4-73）。腰大肌起自腰椎体侧面

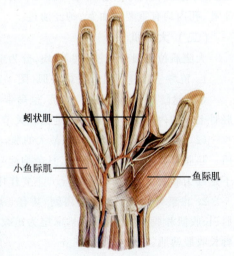

图 4-72 手肌

和横突,髂肌起自髂窝,两肌向下会合后,经腹股沟韧带深面至股部,止于股骨小转子。作用是使髋关节前屈和旋外。当下肢固定时,可使躯干前屈,如仰卧起坐。

2. 后群 位于臀部,故又称臀肌,包括臀大肌、臀中肌、臀小肌和梨状肌等(图 4-74)。

(1)臀大肌:位于臀部皮下,大而肥厚,形成特有的臀部膨隆。起自髂骨外面和骶骨背面,向外下方止于股骨的臀肌粗隆。作用是使髋关节后伸和旋外,是常用的肌内注射部位。

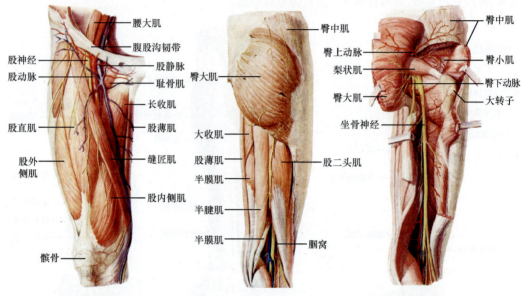

图 4-73 髋肌和大腿肌前群   图 4-74 髋肌和大腿肌后群

(2)臀中肌和臀小肌:臀中肌位于臀大肌的深面,臀小肌位于臀中肌的深面。两肌均可使髋关节外展。

(3)梨状肌:位于臀中肌内下方,起自骶骨前面的外侧部,肌束向外经坐骨大孔出骨盆腔,止于股骨大转子。作用是使髋关节旋外。坐骨大孔被梨状肌分隔成梨状肌上孔和梨状肌下孔,孔内均有重要的血管、神经通过。

（二）大腿肌

大腿肌位于股骨周围,共 10 块,分为前群、后群和内侧群。

1. 前群 有缝匠肌和股四头肌(图 4-73)。

(1)缝匠肌:是全身最长的肌,呈扁带状。起自髂前上棘,经大腿前面,斜向内下方,止于胫骨上端的内侧面。主要作用是屈髋关节和膝关节。

(2)股四头肌:是全身体积最大的肌,有 4 个头,即股直肌、股内侧肌、股外侧肌和股中间肌。除股直肌起自髂前下棘外,其余均起自股骨,4 个头向下形成股四头肌腱包绕髌骨,并向下延续为髌韧带,止于胫骨粗隆。主要作用是伸膝关节,股直肌还可屈髋关节。

2. 内侧群 位于大腿的内侧,共有 5 块,分为浅、深两层。浅层由外侧向内侧依次为耻骨肌、长收肌和股薄肌(图 4-73),深层为短收肌和大收肌。主要作用是使髋关节内收。简称:耻骨长收股薄肌,短收大收全到齐。

3. 后群 位于大腿的后面,共有 3 块(图 4-74)。股二头肌位于股后外侧;半腱肌和半膜肌位于股后内侧,后者居前者的深面。主要作用是屈膝关节和伸髋关节。

（三）小腿肌

小腿肌分为前群、外侧群和后群。

1. **前群**　位于小腿骨间膜的前面,由内侧向外侧依次为胫骨前肌、姆长伸肌和趾长伸肌(图 4-75)。前群各肌均可伸踝关节。此外,胫骨前肌还可使足内翻,姆长伸肌和趾长伸肌还可分别伸姆趾和第 2~5 趾。

2. **外侧群**　位于腓骨的外侧,有浅层的腓骨长肌和深层的腓骨短肌(图 4-75),两肌均可使足外翻和屈踝关节。

3. **后群**　位于小腿骨间膜的后面,分为浅、深两层(图 4-76)。

(1)浅层:为强大的小腿三头肌,由浅层的腓肠肌和深面的比目鱼肌组成,在小腿的上部形成膨隆的"小腿肚",向下移行为人体内最粗大的跟腱,止于跟骨结节。作用是屈踝关节、上提足跟和协助屈膝关节。小腿三头肌、股四头肌和臀大肌是维持人体直立的 3 块主要肌。

(2)深层:主要有 3 块,由内侧向外侧依次为趾长屈肌、胫骨后肌和姆长屈肌,它们均可屈踝关节。此外,胫骨后肌还可使足内翻,姆长屈肌和趾长屈肌还可分别屈姆趾和第 2~5 趾。

考点: 臀大肌、缝匠肌、股四头肌和小腿三头肌的主要作用

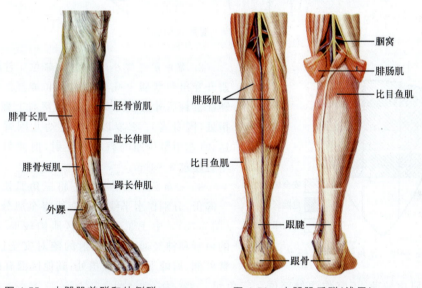

图 4-75　小腿肌前群和外侧群　　图 4-76　小腿肌后群(浅层)

腓骨长肌　胫骨前肌　趾长伸肌　腓骨短肌　姆长伸肌　外踝　腓肠肌　比目鱼肌　跟腱　跟骨　腘窝　腓肠肌　比目鱼肌

（四）足肌

足肌可分为足背肌和足底肌。足背肌协助伸趾,足底肌协助屈趾和维持足弓。

（五）下肢的局部结构

1. **股三角**　位于大腿前上部,上界为腹股沟韧带(图 4-73),内侧界为长收肌的内侧缘,外侧界为缝匠肌的内侧缘。股三角的内容由外侧向内侧依次排列为股神经、股动脉和股静脉等。

2. **腘窝**　是位于膝关节后方的菱形窝(图 4-76)。腘窝的上外侧界为股二头肌,上内侧界为半腱肌和半膜肌,下外侧界和下内侧界分别为腓肠肌的外侧头和内侧头。腘窝内有血管、神经、脂肪组织和淋巴结等。

七、肌内注射术的应用解剖

肌内注射术是临床上最常用的注射给药途径之一,选择注射用的部位,必须具备操作方

便、位置表浅、肌腹丰满、远离大的血管神经和重要脏器等条件。临床上常用的肌内注射部位有臀大肌、臀中肌与臀小肌、三角肌和股外侧肌。

1. 臀大肌的注射部位 注射部位应避开穿出梨状肌上、下孔处的血管和神经(图4-74)。注射区的定位方法有两种(图4-77):①十字法,从臀裂顶点向外画一条水平线,再经髂嵴最高点向下作一条垂线,两线相交成"十"形,将每侧臀部分为4个区,外上1/4区避开内下角为臀大肌的最佳注射部位;②连线法,取髂前上棘与尾骨连线的外上1/3处为注射部位。

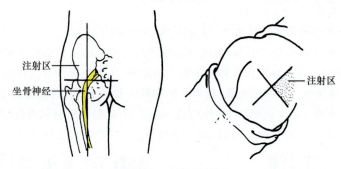

图4-77 臀肌注射区

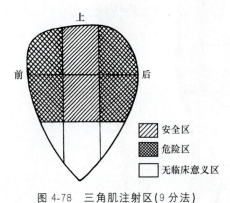

图4-78 三角肌注射区(9分法)

安全区
危险区
无临床意义区

2. 臀中肌与臀小肌的注射部位 注射部位应避开穿出梨状肌上孔处的血管和神经。一般选用髂前上棘后外区较为安全,即在髂前上棘后外三横指处(同身者)。2岁以下的婴幼儿因臀大肌不发达,宜选用臀中肌与臀小肌注射,但注射深度一般不宜超过3~4cm。

3. 三角肌的注射部位 将三角肌长宽各分为三等份,分别作水平线和垂直线将全肌分为9个区(图4-78)。中1/3部上、中区肌肉较厚,深部无大的血管和神经通过,为注射的绝对安全区,即在上臂外侧,肩峰下2~3横指处;其他区因有神经、血管

通过或肌肉较薄,不宜作注射部位。三角肌虽然宽阔,但其厚度有限,故只限于小剂量、少次数的肌内注射。

考点:臀大肌、臀中肌与臀小肌、三角肌和股外侧肌的注射部位

4. 股外侧肌的注射部位 选择在大腿中段外侧,膝关节上方10cm与髋关节下方10cm之间的区域,宽约7.5cm的范围内。股外侧肌只适用于因各种原因无法作臀肌和三角肌注射的患者。

护 考 链 接

患儿,男性,1岁5个月。因肺炎需肌内注射青霉素,其注射部位最好选用( )

A. 股外侧肌 B. 臀大肌 C. 上臂三角肌
D. 前臂外侧肌 E. 臀中肌与臀小肌

考点精讲:2岁以下的婴幼儿因臀大肌不发达,宜选用臀中肌与臀小肌注射。

第4节 表面解剖学

表面解剖学是通过观察和触摸来研究人体表面的形态和结构以及人体深部结构和器官在体表的标志与投影的一门科学。凡在活体体表可以观察、触摸到的骨性突起和凹陷、肌肉

的轮廓以及皮肤皱纹等,均称为体表标志。通过观察和触摸人体表面的骨性和肌性标志,或通过体表标志线或分区,作为确定深部器官的位置、判定血管和神经的走行方向、选取手术切口的部位以及进行护理技术操作(如肌内注射、置管、穿刺等)定位和针灸取穴的依据。因此,对表面解剖学的学习要注意理论、活体与标本相结合,要进行反复观察和认真触摸辨认。

一、临床上常用的骨性标志

（一）头颈部的重要骨性标志

1. 眉弓　位于眶上缘上方、眉毛深面的骨性弓状隆起,其深面内侧半有额窦。

2. 眶上孔或眶上切迹　位于眶上缘的内、中 1/3 交界处,距正中线约 2.5cm 处,有眶上血管和神经通过,为额部手术时局部麻醉的注射部位。正常情况下,用指尖压迫眶上切迹时可以刺激眶上神经产生明显疼痛。若为轻度昏迷,患者对此反应较敏感;中度昏迷者反应迟钝;重度昏迷者则无反应,故在临床上可以此作为鉴别昏迷深浅程度的标志之一。

3. 眶下孔　位于眶下缘中点下方约 1cm 处,有眶下血管和神经通过,面部手术时可在此进行阻滞麻醉。

4. 颧弓　位于耳屏至眶下缘的连线上,全长在皮下均可摸到。颧弓位置突出,是颌面部骨折的好发部位。

5. 翼点　位于颞窝底,颧弓中点上方约 4cm 处,由额骨、顶骨、颞骨和蝶骨的相邻缘连结而成,多数呈"H"形,是颅骨最薄弱的部分。

6. 下颌角　位于下颌体下缘与下颌支后缘相交处,是骨折的好发部位。

7. 髁突　张口时在颧弓后下方、耳屏前方的凹窝内,可以摸到髁突向前滑动。

8. 枕外隆凸　为头部后面正中向后下的一个明显隆起,其深面为硬脑膜窦的窦汇。

9. 乳突　位于耳垂后方的骨性突起,其后部颅底内面有乙状窦沟,容纳乙状窦。临床上施行乳突根治术时应注意保护面神经和乙状窦,化脓性中耳炎时可出现乳突压痛。

（二）胸部的重要骨性标志

1. 颈静脉切迹　为胸骨柄上缘浅而宽的切迹,平对第 2 胸椎体下缘,气管颈部经其中部后方下行入胸腔。纵隔镜检入路径常选择胸骨柄上缘 1～1.5cm 处进行。

2. 胸骨角　是胸骨柄下方摸到微显隆起的横嵴,两侧与第 2 肋软骨连结,可作为胸前壁计数肋的标志。胸骨角向后平对以下结构:①第 4 胸椎体下缘,是计数胸椎序数的标志;②主动脉弓的起、止端;③气管杈;④左主支气管与食管的交叉处;⑤上、下纵隔的分界处。上述对应关系在影像学中对于确定病变部位具有重要的参考价值。

3. 剑突　在两侧肋弓夹角处,有一三角形的凹陷,在此处可摸到剑突。

4. 锁骨和锁骨下窝　锁骨全长均位于颈根部两侧皮下(图 4-79),其中、外 1/3 交界处下方的深窝为锁骨下窝。

5. 肋弓和胸骨下角　肋弓在剑突两侧由内上向外下极易摸到,是临床上进行肝、胆囊及脾触诊的标志,还是胸、腹部表面分界的标志之一。肋弓最低点平对第 2、3 腰椎体之间。两侧肋弓围成胸骨下角,角内有剑突。

（三）腰背部的重要骨性标志

1. 第 7 颈椎棘突　低头时,很容易在颈根部皮下看到和摸到的隆起,常作为计数椎骨序数的标志。

2. 肩胛冈　为肩胛骨背面摸到的横行高耸骨嵴(图 4-80)。

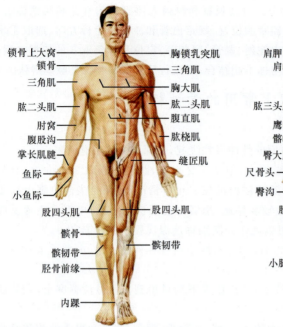

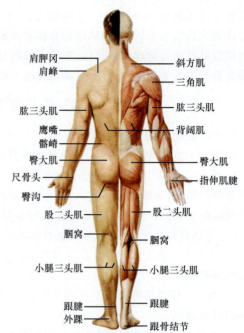

图 4-79　重要骨性和肌性标志(前面观)　　图 4-80　重要骨性和肌性标志(后面观)

3. 肩胛下角　当上肢自然下垂时易于触及,平对第 7 肋或第 7 肋间隙,两侧肩胛下角的连线平对第 7 胸椎棘突,是临床上背部计数肋骨和胸椎序数的标志之一。

4. 骶管裂孔和骶角　沿骶正中嵴向下,由第 4、5 骶椎椎弓板缺如而形成的切迹与尾骨围成的孔为骶管裂孔,是椎管的下口。骶管裂孔两侧向下的突起为骶角,是确定骶管裂孔位置和麻醉时进针方向的定位标志。

(四) 上肢的重要骨性标志

1. 肩峰　沿肩胛冈外侧端摸到的扁突即为肩峰,是肩部的最高点(图 4-80)。

2. 喙突　在锁骨下窝内下方一横指处向后方深压即可触及肩胛骨的喙突。通往上肢的大血管和神经束从喙突内下方经过。

3. 肱骨大结节　在肩峰下外方摸到的骨性隆起即为肱骨大结节。

4. 肱骨内、外上髁　是肘部内、外侧最明显的骨性突起,体表易于摸到。

5. 尺骨鹰嘴　是肘后方最显著的骨性突起(图 4-80)。

6. 尺神经沟　在肱骨内上髁与尺骨鹰嘴之间深压时,因尺神经受压而产生前臂尺侧的麻木感。

7. 桡骨茎突和尺骨茎突　用拇指和示指放在桡腕关节的桡、尺侧,即可触及桡骨茎突和尺骨茎突。

(五) 下肢的重要骨性标志

1. 髂嵴　在腰带下方摸到的横行隆起(图 4-80),全长位于皮下,前份比后份更易摸到。

2. 髂前上棘　为髂嵴前端的突起,用手指沿腹股沟向上外触摸,首先遇到的骨点就是髂前上棘。

3. 髂结节　由髂前上棘沿髂嵴向后上 5～7cm 处,可摸到一向外的隆起为髂结节,是腹部分区的重要标志之一。

4. 髂后上棘　为髂嵴的后端,居臀部内上方的一个凹陷内,平对骶髂关节的中部。

5. 耻骨结节　位于腹股沟的内侧端,在耻骨联合的上外方可触及。

6. 坐骨结节　当屈髋时,在臀大肌下缘处可清楚地摸到坐骨结节。

7. 大转子　为大腿外侧上部最突出之点,在髂结节下方约一掌宽(约 10 cm)处可以摸到。

8. 股骨内、外侧髁和胫骨内、外侧髁　为膝部上、下方两侧的隆起。股骨内、外侧髁最突出的部分为股骨内、外上髁。

9. 髌骨　位于膝关节前面的皮下,在屈膝时即陷入股骨两髁之间。

10. 胫骨粗隆　为胫骨体上端向前突出的隆起,当屈膝时位于髌骨下方约 4 横指处。

11. 腓骨头　在胫骨外侧髁后外方,与胫骨粗隆处于同一水平线上可以摸到腓骨头。

12. 内踝和外踝(图 4-79,图 4-80)　是踝部两侧的明显骨性突起。内踝前方有大隐静脉越过,在做静脉注射或静脉切开时,内踝可作为寻找大隐静脉的标志。

二、不同卧位易受压的骨性突起

卧位是患者休息、检查及治疗时采取的姿势,正确的卧位应符合人体解剖生理的要求,这不但使患者感到舒适、安全、消除疲劳,而且还有利于检查、治疗和护理。长期卧床的患者更应注意卧位。因为身体的骨性突出部位覆盖的软组织较薄,容易受压,若发生持续性的缺血、缺氧,则可导致压疮的发生。

临床上不同卧位易受压的部位有(图 4-81):①仰卧位,枕外隆凸、肩胛冈、尺骨鹰嘴、椎骨的棘突、骶骨、尾骨、髂后上棘和跟骨等;②侧卧位,耳郭、肩峰、肱骨外上髁、髂结节、股骨大转子、股骨内侧髁、股骨外侧髁、腓骨头、内踝和外踝等;③俯卧位,额骨、下颌骨颏部、胸骨、肋骨、髂前上棘、髌骨和足尖等;④坐位,坐骨结节、足跟。　**考点:**不同卧位压疮的好发部位

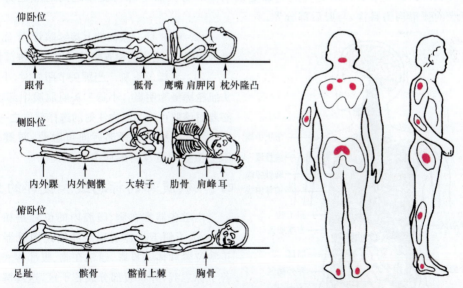

图 4-81　仰卧位、侧卧位和俯卧位易受压部位(红色区)

三、临床上常用的肌性标志(图 4-79,图 4-80)

1. 咬肌　覆盖于下颌支表面,当闭口咬牙或咀嚼运动时明显可见,用手触摸为较坚实的长方形肌块。

2. 胸锁乳突肌　　将头偏向一侧,在颈部可清楚地观察到该肌轮廓,其后缘中点处为颈丛皮支集中浅出的部位,可在此处进行颈丛皮支阻滞麻醉。

3. 胸骨上窝　　位于颈静脉切迹的上方,可在此处鉴别气管是否移位或行气管切开术。

4. 锁骨上大窝　　位于锁骨中 1/3 的上方,是胸锁乳突肌后缘与斜方肌前缘之间的凹陷,窝内可摸到锁骨下动脉的搏动,指压止血时,可用拇指将该动脉压向第 1 肋骨。胸锁乳突肌后缘与锁骨形成的夹角处向外 0.5~1.0cm 处为锁骨下静脉锁骨上入路穿刺的进针点。

5. 胸锁乳突肌三角或锁骨上小窝　　为胸锁乳突肌胸骨头和锁骨头与锁骨上缘之间形成的三角形小窝,其深面分别有左锁骨下动脉和头臂干分叉,为颈内静脉穿刺插管的部位之一。

6. 颈静脉三角　　是指位于锁骨上缘、胸锁乳突肌后缘与斜方肌前缘之间的三角形区域,其内有颈外静脉等结构通过,是临床上颈外静脉插管或穿刺的常用部位。

7. 竖脊肌　　伸脊柱时,棘突两侧触及的纵行隆起。该肌外侧缘与第 12 肋形成的夹角称为肾区或脊肋角,是临床上肾囊封闭常用的进针部位。

8. 三角肌　　在肩部外侧可见由三角肌和肱骨上端形成圆隆的外形,当肩关节脱位或三角肌萎缩时,隆起消失,呈"方肩"。

9. 肱二头肌　　位于臂部前面,当屈肘并使前臂稍旋后时,在臂中部可见该肌明显隆起的肌腹。在肘窝中央,可摸到该肌的肌腱。肱二头肌的两侧有内、外侧沟,在其内侧沟内可摸到肱动脉的搏动,此处是肱动脉的压迫止血部位。

10. 掌长肌腱　　当握拳并屈腕时,腕掌侧可见数条明显隆起的肌腱,中央最明显者为掌长肌腱,正中神经位于其桡侧,掌长肌腱是正中神经浸润麻醉的进针标志。

11. 臀大肌和臀中肌　　位于臀区中部,为四方形的扁厚肌,与皮下脂肪组织共同形成臀部隆凸的外形,髋关节后伸时臀大肌轮廓更加明显。臀大肌上缘与髂嵴之间的隆起为臀中肌,下缘的弧形沟为臀沟,与股后部分界。

12. 髌韧带　　髌韧带上接续髌骨,半屈膝时最为明显,是临床上检查髌腱反射的叩击部位。

13. 小腿三头肌　　当踝关节跖屈时,小腿三头肌轮廓最为明显。小腿三头肌肌腹中部较厚,必要时该肌可作为肌内注射的选择部位之一。

14. 跟腱　　在踝部后面可触及,跟腱是临床上检查跟腱反射的叩击部位。

四、胸、腹部的标志线和腹部的分区

内脏各器官在胸、腹腔内的位置是相对固定的,为了便于从体表确定和描述内脏器官的正常位置和体表投影,通常在胸、腹部体表设定若干标志线,并将腹部分成若干区,这对解剖学研究和临床检查诊断均具有重要的实用意义。

（一）胸部的标志线

胸部的标志线有(图 4-82,图 4-83):①前正中线,沿身体前面正中所作的垂直线;②胸骨线,沿胸骨最宽处外侧缘所作的垂直线;

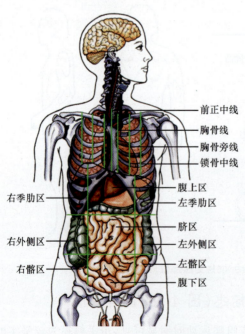

前正中线
胸骨线
胸骨旁线
锁骨中线
腹上区
右季肋区
左季肋区
脐区
右外侧区
左外侧区
左髂区
右髂区
腹下区

图 4-82　胸、腹部的标志线和腹部的分区

③锁骨中线,通过锁骨中点所作的垂直线;④胸骨旁线,经胸骨线与锁骨中线之间连线的中点所作的垂直线;⑤腋前线,沿腋前襞所作的垂直线;⑥腋后线,沿腋后襞所作的垂直线;⑦腋中线,通过腋窝最高点所作的垂直线;⑧肩胛线,通过肩胛下角所作的垂直线;⑨后正中线,沿身体后面正中(即沿各椎骨棘突)所作的垂直线(图4-82)。

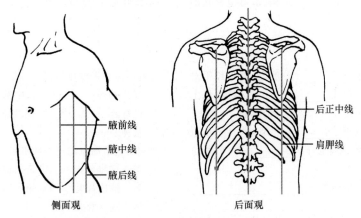

图 4-83 胸部的标志线

(二)腹部的标志线和分区

1. 九分法 为了确定和描述腹腔器官的位置,通常利用两条水平线和两条纵线将腹部分为9个区。上水平线为通过两侧肋弓最低点的连线,下水平线为通过两侧髂结节的连线,两条水平线将腹部分为上腹、中腹和下腹3部。两条纵线为经过两侧腹股沟韧带中点所作的垂直线,将每部分为3个区,即上腹部分成左、右季肋区和中间的腹上区,中腹部分成左、右腹外侧(腰)区和中间的脐区,下腹部分成左、右腹股沟区(髂区)和中间的腹下区(耻区)。

2. 四分法 临床上常用较为简单的四分法分区,即通过脐的水平线和垂直线将腹部分为左、右上腹部和左、右下腹部4个区。

小结

运动系统包括骨、骨连结和骨骼肌3部分,骨骼肌跨过关节并附着于骨,在神经系统的支配下收缩,牵动骨而产生运动。关节是人体运动不可缺少的枢纽。在某种意义上讲,没有关节,就没有运动。关节运动的灵活性和连结的稳固性取决于关节的形态结构。以灵活为主的关节,关节囊薄而松弛,韧带少而弱,关节腔宽广,周围强有力的肌较少;以稳固为主的关节则与之相反。肌的配布反映了人类直立姿势和从事劳动的特点,人的项背部、臀部和小腿后面的肌特别发达,以克服重力影响,保持直立平衡。由于上、下肢的分工和劳动的影响,上肢肌适应灵活运动,屈肌比伸肌较发达,肌形细巧,数目较多,手肌比足肌分化程度高。下肢肌适应支持和移动身体,下肢肌则比上肢肌强大有力,但数目较少。

自 测 题

一、名词解释

1. 骶管裂孔 2. 胸骨角 3. 肋弓 4. 翼点
5. 界线 6. 斜角肌间隙

二、填空题

1. 运动系统由 _____ 、_____ 和 _____ 3 部分组成。

2. 骨由_____、_____和_____构成。

3. 骨髓位于_____和_____的间隙内,分为_____和_____两种,其中_____具有造血功能。

4. 椎孔由_____和_____构成,有横突孔的椎骨是_____。

5. 胸骨由_____、_____和_____3部分组成。

6. 胸骨角平对第_____肋,肩胛下角平对_____肋或_____肋间隙,以上结构可作为计数_____的标志。

7. 三角肌粗隆位于_____骨,大转子位于_____骨,内踝位于_____骨,外踝位于_____骨。

8. 关节的基本结构包括_____、_____和_____。

9. 脊柱侧面观有4个生理性弯曲,凸向后的是_____和_____。

10. 膝关节由_____、_____和_____构成,关节囊内具有的辅助结构是_____和_____。

11. 依据外形,肌可分为_____、_____、_____和_____4种。

12. 股四头肌的4个头分别是_____、_____、_____和_____,其主要功能是_____。

13. 小腿三头肌由_____和_____合成,向下延续为_____,止于_____,可使踝关节_____。

三、选择题

1. 关于骨的描述,正确的是( )
   A. 由骨质和骨髓构成
   B. 分为躯干骨和四肢骨两部分
   C. 骨又称为骨骼
   D. 成人共有骨206块
   E. 骨是运动的主动部分

2. 不属于躯干骨的是( )
   A. 胸骨   B. 髋骨
   C. 骶骨   D. 椎骨
   E. 肋骨

3. 屈颈时,项部最明显的隆起是( )
   A. 第1胸椎棘突   B. 第2胸椎棘突
   C. 第5颈椎棘突   D. 第6颈椎棘突

E. 第7颈椎棘突

4. 骶管神经阻滞麻醉的部位和必须摸认的标志是( )
   A. 骶前孔、骶骨的岬
   B. 骶管裂孔、骶角
   C. 骶管、骶骨的岬
   D. 骶后孔、骶角
   E. 骶角

5. 肱骨中段骨折易损伤( )
   A. 肌皮神经   B. 正中神经
   C. 尺神经   D. 桡神经
   E. 腋神经

6. 两侧髂嵴最高点的连线约平对( )
   A. 第1腰椎棘突   B. 第2腰椎棘突
   C. 第3腰椎棘突   D. 第4腰椎棘突
   E. 第5腰椎棘突

7. 属于面颅骨是( )
   A. 顶骨   B. 下颌骨
   C. 枕骨   D. 颞骨
   E. 蝶骨

8. 不含鼻旁窦的骨是( )
   A. 颞骨   B. 上颌骨
   C. 筛骨   D. 蝶骨
   E. 额骨

9. 体表可摸到的骨性标志,应除( )外
   A. 胫骨粗隆   B. 乳突
   C. 外踝   D. 耻骨结节
   E. 三角肌粗隆

10. 肋骨骨折多发生于( )
    A. 第1~3肋   B. 第1~7肋
    C. 第4~7肋   D. 第8~10肋
    E. 第11~12肋

11. 腰椎穿刺时,穿刺针最后通过的韧带是( )
    A. 前纵韧带   B. 后纵韧带
    C. 棘上韧带   D. 棘间韧带
    E. 黄韧带

12. 不属于肌的辅助装置是( )
    A. 浅筋膜   B. 腱膜
    C. 深筋膜   D. 滑膜囊
    E. 腱鞘

13. 不属于躯干肌的是( )
    A. 斜方肌   B. 膈
    C. 背阔肌   D. 臀大肌

E. 胸大肌

14. 通过膈中心腱的结构是(　　)

    A. 上腔静脉   B. 下腔静脉

    C. 主动脉   D. 胸导管

    E. 食管

15. 胸大肌可使肩关节(　　)

    A. 外展   B. 环转

    C. 旋外   D. 后伸

    E. 内收

16. 最重要的呼吸肌是(　　)

    A. 胸大肌   B. 肋间肌

    C. 膈   D. 胸小肌

    E. 腹肌

17. 屈肘时,在肘窝中央可以摸到的肌腱是(　　)

    A. 旋前方肌   B. 肱二头肌腱

    C. 肱三头肌腱   D. 喙肱肌腱

    E. 掌长肌腱

18. 使肩关节外展的肌是(　　)

    A. 冈下肌   B. 胸大肌

    C. 肩胛下肌   D. 三角肌

    E. 背阔肌

19. 髋关节最主要的伸肌是(　　)

    A. 臀大肌   B. 缝匠肌

    C. 股四头肌   D. 梨状肌

    E. 腰大肌

20. 压疮的好发部位不包括(　　)

    A. 坐位-坐骨结节 B. 仰卧位-髂前上棘

    C. 俯卧位-膝部   D. 侧卧位-踝部

    E. 头高足低位-足跟

四、简答题

1. 膈有哪些裂孔？各有何结构通过？

2. 第 7 颈椎棘突、胸骨角、骶角、骶管裂孔和髂嵴
   各有何临床意义？

(王之一)

第5章

呼 吸 系 统

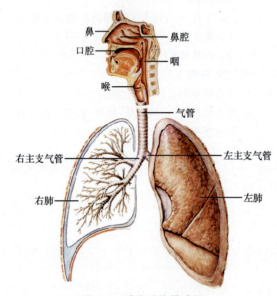

图 5-1 呼吸系统模式图

鼻腔
口腔
咽
喉
气管
右主支气管
左主支气管
右肺
左肺
鼻

"生命不息,呼吸不停"。呼吸是重要的生命体征,是内环境稳定的一个重要组成部分,机体在新陈代谢过程中必须不断地与外界环境进行 O_2 和 CO_2 的交换。那么,呼吸系统是如何组成的? O_2 是经过哪些结构到达组织细胞的,而组织细胞内的 CO_2 又是如何排出体外的?让我们带着这些神奇而有趣的问题一起来探究人体呼吸系统的奥秘。

呼吸系统由呼吸道和肺两部分组成(图 5-1)。呼吸道包括鼻、咽、喉、气管和各级支气管。临床上通常把鼻、咽和喉称为上呼吸道,把气管和各级支气管称为下呼吸道。肺由肺实质和肺间质两部分组成,是进行气体交换的器官。呼吸系统的主要功能是进行气体交换,即吸入 O_2 和排出 CO_2。其中呼吸道是传送气体的通道,而肺内的肺泡是进行气体交换的场所。

第1节 呼 吸 道

一、鼻

考点:呼吸系统的组成和上、下呼吸道的概念

鼻是呼吸道的起始部,由外鼻、鼻腔和鼻旁窦 3 部分组成。鼻具有滤过空气、辨别气味和辅助发音的功能。

(一)外鼻

外鼻位于面部的中央,以鼻骨和软骨为支架,外覆皮肤和少量皮下组织而构成,是五官中最惹人注目的部分(图 5-2)。外鼻呈三棱锥体形,上端位于两眼之间的部分为鼻根,向下延成为鼻背,下端突起为鼻尖。鼻尖两侧的弧形隆起为鼻翼,当呼吸困难时,可见鼻翼扇动。外鼻下方有一对鼻孔,是气体出入的

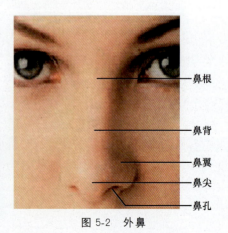

图 5-2 外鼻

鼻根
鼻背
鼻翼
鼻尖
鼻孔

门户。鼻尖和鼻翼是痤疮、酒糟鼻和疖肿的好发部位。

（二）鼻腔

鼻腔是由骨和软骨为支架，内衬黏膜和皮肤而围成的腔，被纵行的鼻中隔分为左、右两腔。鼻腔向前经鼻孔与外界相交通，向后经鼻后孔通向鼻咽。每侧鼻腔又以鼻阈为界，分为鼻前庭和固有鼻腔两部分（图5-3）。

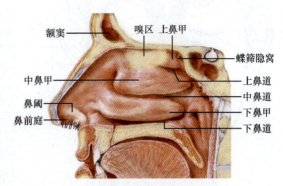

图5-3 鼻腔外侧壁的结构（右侧）

1. 鼻前庭　位于鼻腔的前下部，相当于鼻翼所遮盖的部分，内面衬以皮肤，并生有鼻毛，具有过滤和净化吸入空气的作用。鼻前庭皮肤富有皮脂腺和汗腺，是疖肿的好发部位。

2. 固有鼻腔　位于鼻腔的后上部，是鼻腔的主要部分，由骨性鼻腔内衬黏膜而构成，其形态与骨性鼻腔大致相同。临床上所称的鼻腔通常是指固有鼻腔而言。鼻中隔为左、右两侧鼻腔共同的内侧壁，其前下部的黏膜内含有丰富的毛细血管，90％左右的鼻出血均发生于此处，故称为易出血区或Little区。鼻腔外侧壁的形态最为复杂，由上而下有3个突出的鼻甲，分别称为上、中、下鼻甲，各鼻甲下方的裂隙分别称为上、中、下鼻道。在上鼻甲后上方与蝶骨体之间的凹陷称为蝶筛隐窝。中鼻道是众多鼻旁窦的开口之处，下鼻道前部有鼻泪管的开口。

固有鼻腔的黏膜按生理功能分为嗅区和呼吸区两部分。嗅区是位于上鼻甲内侧面及其相对鼻中隔部分的黏膜，内含嗅细胞，具有嗅觉功能。呼吸区即为嗅区以外的鼻腔黏膜，活体呈粉红色，含有丰富的血管和黏液腺，对吸入的空气有加温、湿润和净化的作用。

鼻子的功能

常言道："眼怕瞎，耳怕聋，鼻子就怕气不通"。鼻子是呼吸系统的一个重要器官，是呼吸道通向外界的大门，是气体出入的门户，是保卫"人体家园"的"前沿阵地"，是抵御呼吸系统疾病的一道重要防线，对人体的健康起着非常重要的作用。

健康的鼻子，能为人们带来美好的感受，让我们领略花草的芬芳，享受饭菜的香味；能保护人的健康，为我们阻拦空气中的尘埃，助我们发现有害气体的异味，保证吸入的空气接近体温，使干燥的空气变得湿润，使污染的空气通过鼻毛的过滤作用得以净化，有利于气体在肺部的交换；讲话发音时，鼻腔还能起到共鸣作用，使发音准确而清晰，使其成为人体重要的发音器官之一；当感冒时，则会出现鼻塞、流涕、打喷嚏、嗅觉失灵等不适症状，使其成为人体内的"气象台"。让我们像关爱身体的其他器官一样，保护好自己的鼻子。

（三）鼻旁窦

鼻旁窦又称副鼻窦，简称鼻窦，由骨性鼻旁窦内衬黏膜而构成，对吸入的空气有加温、加湿作用，对发音起共鸣作用。鼻旁窦包括上颌窦、额窦、筛窦和蝶窦（图5-4），分别位于同名骨内，均开口于鼻腔。上颌窦、额窦和前筛窦、中筛窦开口于中鼻道，后筛窦开口于上鼻道，蝶窦开口于蝶筛隐窝（图5-5）。由于鼻旁窦的黏膜与鼻腔的黏膜相延续，故鼻腔黏膜的炎症可蔓延至鼻旁窦而引起鼻旁窦炎。上颌窦是鼻旁窦中容积最大的一对，由于窦口高于

考点：鼻腔的分部及各部的结构特点，鼻出血常见的部位，嗅区的概念

考点：鼻旁窦的名称及其各自的开口部位

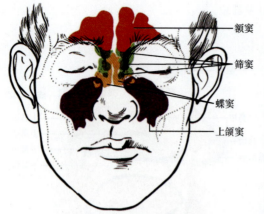

图 5-4　鼻旁窦的体表投影

窦底,导致上颌窦腔内的分泌物常引流不畅,故上颌窦的慢性炎症在临床上较为常见。

案例5-1

患者,女性,13岁。患感冒后经常出现鼻塞、流涕等不适症状。经耳鼻咽喉科医生检查,考虑该患者可能患有鼻炎或副鼻窦炎。在讨论中提出了以下问题:

1.鼻旁窦有哪些?各开口于何处?中鼻道的分泌物可能来自于何处?

2.患者站立时,分泌物最不容易引流的鼻旁窦是哪一个?

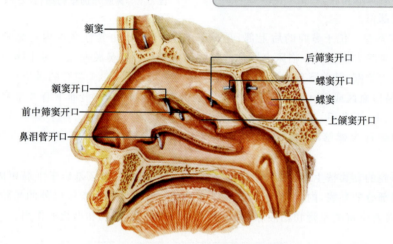

图 5-5　鼻旁窦的开口(鼻甲已切除)

二、咽

(一)咽的位置和形态

咽是一前后略扁的漏斗状肌性管道,位于第 1～6 颈椎体的前方,上起颅底,下至第 6 颈椎体下缘续于食管,全长约 12cm。咽的前壁不完整,自上而下分别与鼻腔、口腔和喉腔相通(图 5-6)。因此,咽是消化道和呼吸道的共同通道。

(二)咽的分部

咽以软腭与会厌上缘平面为界,分为鼻咽、口咽和喉咽 3 部分(图 5-6)。

1. 鼻咽　位于鼻腔后方软腭平面以上,向前经鼻后孔与鼻腔相通。在鼻咽的侧壁上,相当于下鼻甲后方约 1cm 处有咽鼓管咽口,经咽鼓管通向中耳的鼓室。咽鼓管咽口前、上、后方的明显隆起称为咽鼓管圆枕,它是寻找咽鼓管咽口的标志。咽鼓管圆枕后方的纵行凹陷为咽隐窝,是鼻咽癌的好发部位。鼻咽后上壁的黏膜内含有丰富的淋巴组织,称为咽扁桃体,婴幼儿较发达。

2. 口咽　位于软腭与会厌上缘平面之间,上续鼻咽,下通喉咽,向前经咽峡通口腔。口咽侧壁的腭舌弓与腭咽弓之间的凹窝内容纳腭扁桃体,它属于淋巴器官。

咽扁桃体、咽鼓管扁桃体、腭扁桃体和舌扁桃体等共同围成咽淋巴环,对呼吸道和消化道具有防御功能。

3. 喉咽　位于会厌上缘平面与第 6 颈椎体下缘平面之间,向下与食管相续,向前经喉口通喉腔(图 5-7)。在喉口的两侧各有一深窝,称为梨状隐窝,为异物常停留的部位。

考点:咽的分部和交通情况,咽淋巴环的组成

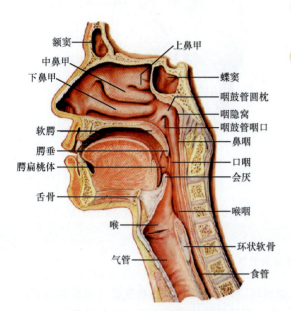

图 5-6　头颈部正中矢状切面

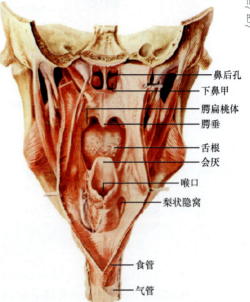

图 5-7　咽的前壁(切开后壁)

三、喉

(一)喉的位置

喉既是呼吸道,又是发音器官。喉位于颈前部中份的皮下,相当于第 4～6 颈椎体的前方。上借甲状舌骨膜与舌骨相连,向下与气管相续(图 5-8)。喉的后方为喉咽,两侧邻近颈部的大血管、神经和甲状腺侧叶等。由于喉与舌骨和咽紧密连结,故当吞咽时喉可上、下移动。

(二)喉的结构

喉是复杂的中空性器官,以软骨为支架,借关节、韧带和肌肉连结而成,内腔面衬以黏膜。

1. 喉软骨及其连结　喉软骨包括不成对的甲状软骨、环状软骨、会厌软骨和成对的杓状软骨(图 5-9)。

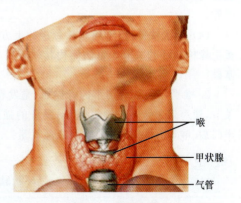

图 5-8　喉的位置

(1)甲状软骨:是最大的一块喉软骨,位于舌骨下方,环状软骨上方,构成喉的前外侧壁。甲状软骨的前上部向前突出,称为喉结,在成年男性特别明显,是颈部的重要体表标志。甲状软骨上缘借甲状舌骨膜与舌骨相连,下缘两侧与环状软骨构成环甲关节,下缘中部借环甲正中韧带与环状软骨相连。当急性喉阻塞来不及进行气管切开术时,可切开环甲正中韧带或在

此作穿刺以建立暂时的通气道,以缓解呼吸困难或窒息。

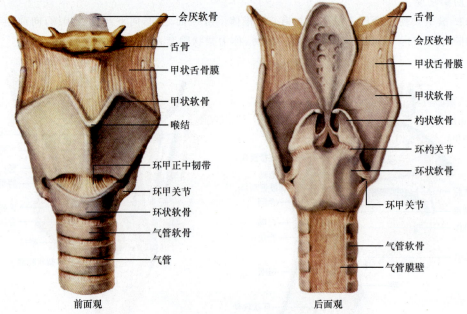

前面观　　　　　　　　后面观

图 5-9　喉软骨及其连结

（2）环状软骨:位于甲状软骨的下方,形似指环,由前部低窄的环状软骨弓和后部高宽的环状软骨板构成。环状软骨弓平对第 6 颈椎,是颈部重要的体表标志之一。环状软骨是喉软骨中唯一完整的软骨环,对保持呼吸道畅通有极为重要的作用。

（3）会厌软骨:形似上宽下窄的树叶状,下端借韧带连于甲状软骨后面。会厌软骨被覆黏膜构成会厌。会厌位于喉入口的前方,当吞咽时,喉上提,会厌关闭喉口,以防止食物误入喉腔。

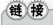考点:喉软骨的组成及喉结的位置

（4）杓状软骨:位于环状软骨板的上方,是一对呈三棱锥体形的软骨,底朝下与环状软骨板上缘构成环杓关节。每侧的杓状软骨底与甲状软骨间都有一条声韧带相连,是声带的结构基础。

2.喉肌　为数块细小的骨骼肌,是发音的动力器官。按功能分为两群:一群作用于环甲关节,使声带紧张或松弛,可控制发音的强弱和调节音调的高低;另一群作用于环杓关节,使声门裂、喉口开大或缩小,以调节通气量。

链接

环状软骨的临床意义

环状软骨弓平对第 6 颈椎,是颈部重要的标志之一,它标志着:①喉与气管、咽与食管的分界线;②平对第 6 颈椎横突,临床上常在此平面胸锁乳突肌前缘处将颈总动脉压向第 6 颈椎横突上,作为头颈部出血的临时压迫止血点;③喉梗阻时,是寻找环甲膜穿刺部位的标志之一;④计数气管软骨环和甲状腺触诊的标志。

（三）喉腔

喉的内腔称为喉腔,向上借喉口通喉咽,向下通气管。喉腔黏膜与咽和气管的黏膜相延

续。喉腔的入口称为喉口,朝向后上方。

　　喉腔中部的侧壁上有上、下两对呈前后方向走行的黏膜皱襞(图 5-10),上方的一对为前庭襞,左、右前庭襞之间的裂隙称为前庭裂;下方的一对为声襞,左、右声襞之间的裂隙称为声门裂,简称声门,是喉腔最狭窄的部位。

　　喉腔借前庭襞和声襞分为喉前庭、喉中间腔和声门下腔 3 部分(图 5-10)。喉口至前庭裂平面之间的部分为喉前庭;前庭裂平面至声门裂平面之间的部分为喉中间腔,该腔向两侧延伸至前庭襞与声襞之间的梭形隐窝称为喉室;声门裂平面至环状软骨下缘平面之间的部分为声门下腔,该处黏膜下组织较疏松,炎症时易引起水肿。婴幼儿喉腔较窄小,喉水肿时容易引起喉阻塞而导致呼吸困难。

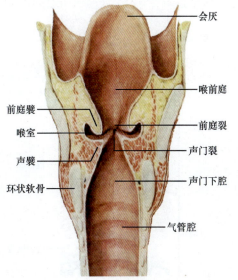

图 5-10　喉腔冠状切面

考点:喉腔的分部和声门裂的概念

四、气管与主支气管

　　气管与主支气管是连接在喉与肺之间的通气管道。它们由"C"形气管软骨环以及连结各环之间的平滑肌和结缔组织构成,内面衬以黏膜。

　　1. 气管　位于食管的前方,上平第 6 颈椎体下缘起自环状软骨下缘,经颈部正中下行入胸腔,至胸骨角平面(平对第 4 胸椎体下缘)分为左、右主支气管。分叉处称为气管杈(图 5-11),气管杈内面形成向上凸并略偏向左侧的半月状嵴,称为气管隆嵴,是气管镜检查的定位标志。

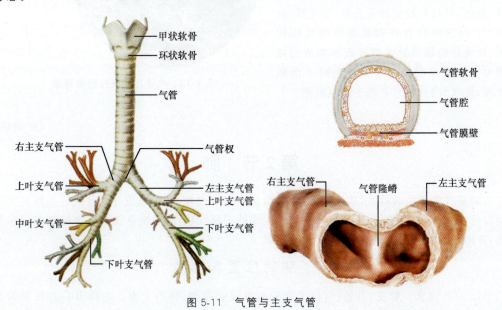

图 5-11　气管与主支气管

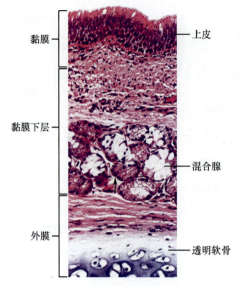

黏膜

黏膜下层

外膜

上皮

混合腺

透明软骨

图 5-12　气管光镜结构像

考点：气管切开的部位，左、右主支气管的区别和气管隆嵴的概念

依据气管的行程与位置，分为颈部和胸部两部。颈部较短且位置表浅，沿颈前正中线下行，在颈静脉切迹上方可触及，当肺或胸膜疾患时，气管颈部可发生偏移，具有诊断价值。颈部前面除有舌骨下肌群外，在第 2～4 气管软骨环的前方有甲状腺峡，两侧邻近颈部的大血管、神经和甲状腺侧叶，后方贴近食管。临床上抢救急性喉阻塞患者时，常选择在第 3～5 气管软骨环处沿前正中线作气管切开术，环状软骨可作为向下计数气管软骨环的标志。胸部较长，位于胸腔内，后方紧邻食管。

2. 主支气管　为气管杈至肺门之间的管道，是气管分出的第 1 级分支，左、右各一，斜行入肺门（图 5-11）。左主支气管细长而走行倾斜（近于水平），右主支气管粗短而走行陡直。根据右主支气管的走行和形态特点，以及气管隆嵴常偏向左侧，误入气管腔内的异物多坠入右主支气管。

3. 气管与主支气管的微细结构　管壁由内向外依次分为黏膜、黏膜下层和外膜 3 层（图 5-12）。①黏膜，由上皮和固有层构成，上皮为假复层纤毛柱状上皮（图 5-13），固有层的结缔组织中含有较多的弹性纤维；②黏膜下层，为疏松结缔组织，与固有层及外膜之间没有明显界限，含有血管、淋巴、神经和较多的混合腺；③外膜，由"C"形的透明软骨环和疏松结缔组织构成，软骨环的缺口处由弹性纤维构成的韧带和平滑肌束封闭。咳嗽反射时平滑肌收缩，使气管腔缩小，有助于清除痰液。

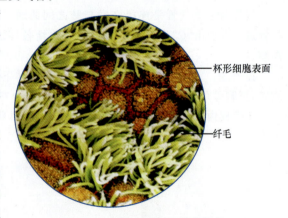

杯形细胞表面

纤毛

图 5-13　气管内表面扫描电镜像

（鲍建瑛）

第 2 节　肺

肺是气体交换的器官，质软而轻，呈海绵状并富有弹性，相对密度小于 1。幼儿新鲜肺呈淡红色，随着年龄的增长，由于吸入空气中尘埃的不断沉积，肺的颜色逐渐变为暗红色或深灰色，并出现许多蓝黑色斑点，吸烟者尤为明显。

一、肺的位置和形态

1. 肺的位置　肺左、右各一，位于胸腔内纵隔的两侧，膈的上方。左肺因心的位置偏左而狭长，右肺因受肝的影响而宽短（图 5-14）。

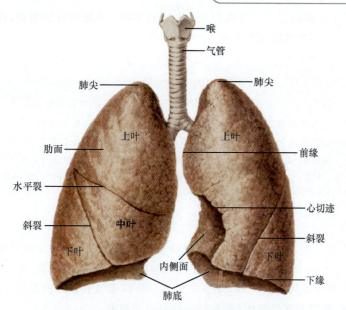

图 5-14　肺的形态(前面观)

2. 肺的形态　肺的外形近似圆锥形,具有一尖、一底、两面(肋面、内侧面)和三缘(前缘、后缘和下缘)(图 5-14,图 5-15)。肺尖钝圆,经胸廓上口突至颈根部,超出锁骨内侧 1/3 上方 2～3cm,故听诊肺尖部可在此处进行。肺底与膈相邻,略向上凹陷,又称膈面。肋面圆凸而面积较大,贴近肋和肋间肌。内侧面与纵隔相邻,故又称纵隔面。内侧面中部有一长圆形的凹陷称为肺门,是主支气管、肺动脉、肺静脉、支气管动脉、支气管静脉、淋巴管和神经出入肺的部位。这些出入肺门的结构被结缔组织包绕在一起,构成肺根。肺的前缘和下缘都较薄锐,后缘钝圆,贴于脊柱两侧。左肺前缘的下部有一明显凹陷,称为心切迹。

考点:肺的位置、形态、分叶以及肺根和支气管肺段的概念

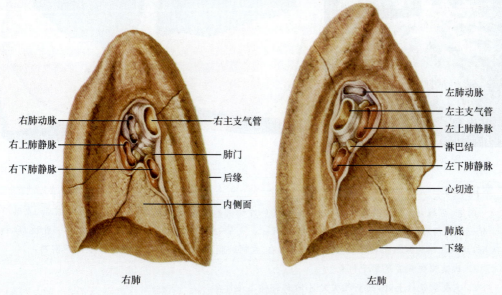

图 5-15　肺的内侧面

左肺被自后上方斜向前下方的斜裂分为上叶和下叶。右肺除有斜裂外,还有一条近似水平方向的水平裂,它们把右肺分为上叶、中叶和下叶。

内 脏 器 官

内脏器官是指消化、呼吸、泌尿和生殖各系统的器官。内脏各器官虽然形态各异,但按其基本结构可分为中空性器官和实质性器官两大类。①中空性器官,是指内有空腔的器官,其外观多呈管状或囊状,如胃、气管、膀胱、输卵管等,它们的壁均为分层结构,如消化管壁由4层结构组成,而呼吸、泌尿和生殖道的管壁则由3层结构组成;②实质性器官,多属于腺体,如肝、肾、生殖腺等,内部没有明显的空腔。实质性器官的血管、神经、淋巴管和导管出入之处常有一凹陷,称为该器官的"门",如肝门、肾门等。

二、肺内支气管和支气管肺段

1. 肺内支气管　左、右主支气管(第1级分支)进入肺门后,左主支气管分为上、下两支,右主支气管分为上、中、下3支,分别进入相应的肺叶,称为肺叶支气管(第2级分支)。肺叶支气管在肺叶内再分为肺段支气管(第3级分支),肺段支气管在肺内反复分支呈树枝状,形似一棵倒置的树,故称为支气管树(图5-16),最后连于肺泡。

2. 支气管肺段　每一肺段支气管及其分支和它所属的肺组织构成一个支气管肺段,简称肺段,左、右两肺各分为10个肺段(图5-17)。由于肺段结构和功能的相对独立性,临床上常以肺段为单位进行病变的定位诊断或肺段切除术。

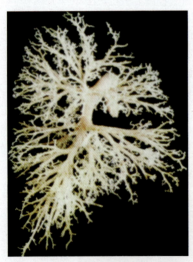

图 5-16　支气管树

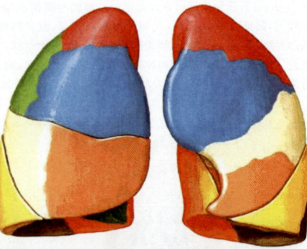

图 5-17　肺段

案例5-2

患者,男性,66岁。因持续性咳嗽、咳血痰伴左侧胸痛而来医院就诊。胸部X线片显示:左肺下叶有一块状阴影,左侧肋膈隐窝处也有阴影状。支气管镜检查见左肺下叶支气管内有一肿块,取材活检,病理诊断为鳞状上皮癌。临床诊断:肺癌,左侧胸膜腔积液。在讨论中提出了以下问题:

1. 胸膜腔积液常聚集于何处?

2. 支气管镜检查时,判断气管分叉的重要标志是什么?

3. 支气管镜检查时依次经过哪些结构才能到达左主支气管腔内?

三、肺的微细结构

肺的表面被覆有一层光滑的浆膜,即胸膜脏层。肺组织分为实质和间质两部分。肺实质是指肺内支气管的各级分支及其终末的大量肺泡,肺间质是肺内各级支气管道之间的结缔组织,包括血管、淋巴管和神经等。肺实质按功能不同又分为肺导气部和肺呼吸部。

(一)肺导气部

肺导气部包括肺叶支气管、肺段支气管、小支气管、细支气管和终末细支气管,只有传送气体的功能,不能进行气体交换。每一细支气管连同它的各级分支和肺泡组成一个肺小叶(图 5-18),肺小叶是肺病理变化的结构单位。临床上小叶性肺炎系指肺小叶范围内的炎症病变。

肺导气部各级支气管是肺外支气管的延续和分支,因此管壁结构也分为黏膜、黏膜下层和外膜 3 层。但随着支气管的反复分支,其管径逐渐变细,管壁变薄,管壁结构也发生了规律性变化(详见表 5-1)。

表 5-1　肺导气部组织结构的变化规律

项目	肺叶支气管至小支气管	细支气管	终末细支气管
管径	粗 ——————————————→		细
管壁	厚 ——————————————→		薄
上皮	假复层纤毛柱状上皮	单层纤毛柱状上皮	单层柱状上皮
杯形细胞	多——→少	少——→消失	消失
腺体	多——→少	少——→消失	消失
透明软骨	多——→少	少——→消失	消失
平滑肌	少——→多	渐成环行肌层	完整的环行肌层

考点:终末细支气管的结构特点

由于细支气管和终末细支气管失去软骨支撑,故管壁环行平滑肌的收缩和舒展可改变管径的大小,调节进出肺泡的气体量。

(二)肺呼吸部

肺呼吸部包括呼吸性细支气管、肺泡管、肺泡囊和肺泡(图 5-18),是呼吸系统完成气体交换功能的部位,其各部的共同特点是都有肺泡。

1. 呼吸性细支气管　是终末细支气管的分支,由于管壁上出现少量肺泡,故具有了气体交换的功能。

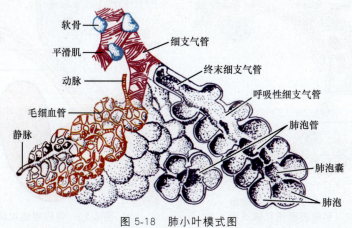

图 5-18　肺小叶模式图

2. **肺泡管** 是呼吸性细支气管的分支,管壁上有许多肺泡,故管壁自身的结构很少。

3. **肺泡囊** 连于肺泡管的末端,是由许多肺泡共同开口而围成的囊腔。

4. **肺泡** 是肺支气管树的终末部分。肺泡为多面形有开口的囊泡,开口于肺泡囊、肺泡管和呼吸性细支气管,是肺进行气体交换的场所。肺泡壁很薄,由单层肺泡上皮和基膜组成。

(1)肺泡上皮:由Ⅰ型肺泡细胞和Ⅱ型肺泡细胞组成(图5-19)。①Ⅰ型肺泡细胞,细胞扁平,覆盖了肺泡约95%的表面积,是进行气体交换的部位,参与气-血屏障的构成;②Ⅱ型肺泡细胞,细胞呈立方形或圆形,位于Ⅰ型肺泡细胞之间,覆盖了肺泡约5%的表面积。它能分泌表面活性物质,具有降低肺泡表面张力、稳定肺泡大小的重要作用。

哭并非坏事

婴儿时期,适当地让孩子哭一哭并非坏事。它不但可以使更多的"原始"肺泡得到充分的膨胀,锻炼肺泡的舒缩能力,而且还可以增加婴儿的肺活量,收到增强机体抵抗力的效果。那些哭声洪亮有力的婴儿,多半身体健康,很少有疾病发生。

婴儿的啼哭有许多奥妙,如饥饿时的哭、找人时的哭、冷热刺激时的哭、身体不舒服时的哭、大便时的哭以及受到恐吓时的哭等,都不尽相同,这就需要做家长的和医护人员细心去观察,从中发现其规律,使婴儿健康成长。

考点:肺导气部和呼吸部的组成以及肺泡上皮的功能,气-血屏障的概念

(2)肺泡隔:是位于相邻肺泡之间的薄层结缔组织,内有丰富的毛细血管、大量的弹性纤维以及散在分布的肺巨噬细胞等。其中弹性纤维有助于肺泡扩张后的回缩。肺巨噬细胞来源于血液中的单核细胞,具有活跃的吞噬功能,能清除进入肺泡和肺间质内的尘粒、细菌等异物。吞噬了较多尘粒的肺巨噬细胞称为尘细胞。

(3)肺泡孔:是相邻肺泡之间气体流通的小孔(图5-19),是沟通与均衡相邻肺泡内气体的通道。当某个终末细支气管或呼吸性细支气管阻塞时,肺泡孔将起侧支通气作用。若肺部感染时,肺泡孔也是炎症扩散的渠道。

(4)呼吸膜:又称气-血屏障,是肺泡腔内的O_2与肺泡隔毛细血管内血液携带的CO_2之间进行气体交换所通过的结构,它由肺泡表面活性物质层、Ⅰ型肺泡细胞与基膜、薄层结缔组织、毛细血管基膜与内皮构成(图5-20)。

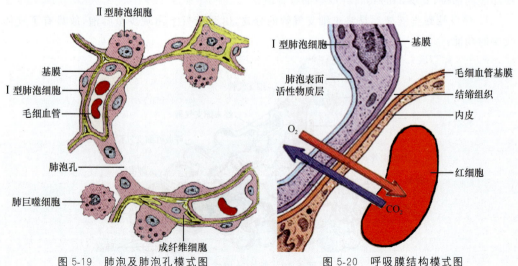

图5-19 肺泡及肺泡孔模式图   图5-20 呼吸膜结构模式图

链接

肺的微细结构

肺实质,分两部,导气呼吸称为树;

导气部,仔细瞧,肺叶肺段小细终,

管壁渐薄径变细,三消一多是特点;

呼吸部,镜下瞧,呼吸细支管泡囊;

毛细血管肺泡腔,气体交换日夜忙。

四、肺 的 血 管

肺有两套血管系统:一套是完成气体交换功能的肺动脉和肺静脉,为肺的功能性血管;另一套是营养肺组织的支气管动脉和支气管静脉,是肺的营养性血管。两系之间广泛吻合,毛细血管分布于肺泡壁。

(鲍建瑛)

第 3 节　胸膜与纵隔

一、胸　　膜

(一)胸膜与胸膜腔的概念

1. 胸膜　是由间皮和薄层结缔组织构成的薄而光滑的浆膜,分为脏胸膜和壁胸膜两部分。脏胸膜又称肺胸膜,紧贴在肺表面,并深入斜裂及水平裂内。壁胸膜贴附于胸壁内面、纵隔侧面和膈的上面。

2. 胸膜腔　是由脏胸膜与壁胸膜在肺根处相互移行而形成密闭的潜在性腔隙(图 5-21)。左右各一,互不相通,腔内呈负压,仅含有少量浆液,呼吸运动时,可减少脏、壁胸膜间的摩擦。

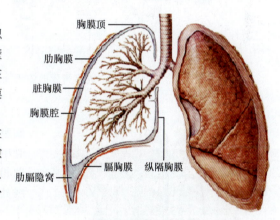

图 5-21　胸膜和胸膜腔

(二)壁胸膜的分部与肋膈隐窝

1. 壁胸膜的分部　壁胸膜依其贴附部位不同分为相互转折移行的 4 部分(图 5-21):①肋胸膜,贴附于肋骨与肋间肌内面;②膈胸膜,覆盖于膈的上面;③纵隔胸膜,贴附于纵隔的两侧面;④胸膜顶,覆盖于肺尖的上方,高出锁骨内侧 1/3 上方 2～3cm。在锁骨上方针灸或臂丛阻滞麻醉时,应特别注意胸膜顶的位置,以免损伤肺尖而导致气胸的发生。

考点:壁胸膜的分部以及胸膜腔和肋膈隐窝的概念

2. 肋膈隐窝　是肋胸膜与膈胸膜转折处形成较深的半环形间隙,在深吸气时肺的下缘也不能深入其内。人体站立或坐位时,肋膈隐窝是胸膜腔的最低部位,胸膜腔积液首先集聚于此处,故临床上常在此处进行胸膜腔穿刺或进行胸膜腔闭式引流。

链接

胸膜腔穿刺术

胸膜腔穿刺术是将穿刺针经胸壁的肋间结构刺入胸膜腔,抽出胸膜腔积液进行定性诊断或对不同原因引起的气胸、血胸、脓胸等进行治疗的一项技术。穿刺部位因目的不同而有较大差异。

1. 气胸引流的穿刺部位,一般选择在前胸壁患侧锁骨中线第 2 肋间隙。

2. 血胸穿刺或胸腔闭式引流的部位选择,应根据患侧呼吸音消失或叩诊实音最明显的部位以及 X 线检查或 B 型超声波检查结果来确定,一般选择在患侧腋中线或腋后线第 7～8 肋间隙。

（三）胸膜与肺下界的体表投影

胸膜的体表投影是指壁胸膜各部相互移行形成的反折线在体表的投影位置（图 5-22，图 5-23），投影位置标志着胸膜腔的范围。胸膜顶与肺尖的体表投影一致，高出锁骨内侧 1/3 上方 2～3cm。

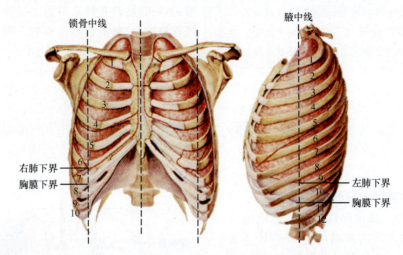

图 5-22　肺与胸膜的体表投影（前面和左侧面）

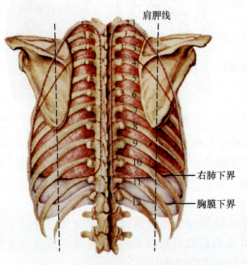

图 5-23　肺与胸膜的体表投影（后面）

考点：胸膜下界与肺下界的体表投影

1. 胸膜下界的体表投影　胸膜下界是肋胸膜与膈胸膜的反折线，两侧大致相同。在锁骨中线处与第 8 肋相交，在腋中线处与第 10 肋相交，在肩胛线处与第 11 肋相交，在后正中线处平第 12 胸椎棘突高度。

2. 肺下界（缘）的体表投影　在各标志线处比胸膜下界高出约两个肋的距离，在接近后正中线处高出两个胸椎（表 5-2）。

表 5-2　肺与胸膜下界的体表投影

部位	锁骨中线	腋中线	肩胛线	后正中线
肺下界	第 6 肋	第 8 肋	第 10 肋	第 10 胸椎棘突
胸膜下界	第 8 肋	第 10 肋	第 11 肋	第 12 胸椎棘突

二、纵　隔

1. 纵隔的概念及境界　纵隔是左、右纵隔胸膜之间全部器官、结构和结缔组织的总称。其前界为胸骨，后界为脊柱胸段，两侧界为纵隔胸膜，上界为胸廓上口，下界为膈（图 5-24）。成人纵隔位置略偏左侧。正常情况下，纵隔的位置较固定，当一侧发生气胸时，纵隔则向对侧移位。

考点：纵隔的概念、境界以及分部

2. 纵隔的分部　通常以胸骨角和第 4 胸椎体下缘平面为界将纵隔分为上纵隔和下纵隔。下纵隔再以心包为界分为前纵隔、中纵隔和后纵隔。前纵隔位于胸骨与心包前壁之间，后纵隔位于心包后壁与脊柱胸段之间，中纵隔则位于前、后纵隔之间，内有心包、心和出入心的大血管根部。

（鲍建瑛）

第4节 呼吸过程

呼吸是机体新陈代谢的重要环节,人每天都要不断从外环境中摄取 O_2,排出体内过多的 CO_2,这种机体与外环境之间进行气体交换的过程称为呼吸。呼吸过程由相互衔接的 4 个环节构成(图 5-25):①肺通气,肺与外界的气体交换;②肺换气,肺泡与肺毛细血管之间的气体交换;③气体运输,气体在血液中的运输;④组织换气,血液与组织细胞之间的气体交换。肺通气和肺换气又合称为外呼吸,组织换气又称为内呼吸。呼吸的意义在于维持机体内环境中 O_2 和 CO_2 含量的相对恒定,维持机体新陈代谢的正常进行。

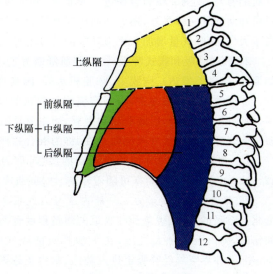

图 5-24 纵隔的分部

（上纵隔、前纵隔、下纵隔、中纵隔、后纵隔）

考点:呼吸的概念及其意义,呼吸过程的 4 个环节

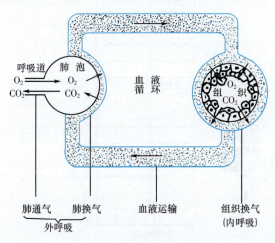

图 5-25 呼吸过程示意图

（呼吸道、肺泡、血液循环、组织；肺通气、肺换气、血液运输、组织换气(内呼吸)；外呼吸）

一、肺 通 气

肺通气是指肺与外环境之间的气体交换过程,它是由于肺通气的动力克服了肺通气的阻力而实现的。

（一）肺通气的动力

呼吸运动可造成肺内压与大气压间的压力差,是肺通气的直接动力,而呼吸肌舒缩引起的呼吸运动是肺通气的原动力。

1. 肺通气的原动力——呼吸运动 由呼吸肌的收缩和舒张引起的胸廓节律性的扩大和缩小,称为呼吸运动,包括吸气运动和呼气运动。基本的呼吸肌是膈肌和肋间肌,此外还有胸锁乳突肌、胸大肌和腹肌等辅助呼吸肌。

（1）呼吸的类型:呼吸运动按其深、浅分为平静呼吸和用力呼吸两种;按呼吸运动的主要肌群不同,分为腹式呼吸、胸式呼吸和混合式呼吸。

1）平静呼吸和用力呼吸:①人在安静时均匀而平稳的自然呼吸,称为平静呼吸。平静吸气是由于膈肌和肋间外肌的收缩,胸腔容积增大,通过胸膜腔负压的耦联作用,使肺被动扩张,肺内压降低,低于大气压,气体进肺,产生吸气;平静呼气是由于膈肌和肋间外肌的舒张,胸腔容积缩小,通过胸膜腔负压的耦联作用,使肺容积缩小,肺内压升高,高于大气压,气体出肺,产生呼气。平静呼吸的特点是吸气是主动的,而呼气是被动的。②在劳动和运动时,呼吸运动将加深加快,称为用力呼吸或深呼吸。用力吸气除膈肌和肋间外肌收缩外,还有辅助吸气肌的参与,使胸廓和肺容积进一步扩大,肺内压更低于大气压,吸气量增加;而用力呼气除膈肌和肋间外肌舒张外,还有肋间内肌和腹肌等收缩,使胸廓和肺容积进一步缩小,肺内压更高于大气压,呼气量增加。用力呼吸的特点是吸气和呼气都是主动过程。

2) 胸式呼吸和腹式呼吸:①以膈肌舒缩为主,引起腹壁明显起伏的运动,称为腹式呼吸,如婴儿(胸廓不发达)、胸膜炎、胸腔积水等,因胸廓活动受限,而主要靠膈肌舒缩引起呼吸运动。②以肋间肌舒缩为主,引起胸壁明显起伏的运动,称为胸式呼吸,如在妊娠晚期、严重腹水、腹腔巨大肿瘤等,因膈肌活动受限,而主要靠肋间肌舒缩引起呼吸运动。正常成人呼吸大多是胸式呼吸和腹式呼吸同时存在,称为混合式呼吸。

(2) 呼吸频率:每分钟呼吸运动的次数,称为呼吸频率。正常成人平静时,呼吸频率为12~18次/min。呼吸频率可随着年龄、性别、肌肉活动和情绪变化等发生变化。

2. 肺通气的直接动力——肺内压与大气压之差 肺泡内的压力称为肺内压,肺内压的变化与呼吸的深浅、缓急和呼吸道的通畅程度有关。在呼吸暂停(如屏气),声带开放,呼吸道通畅时,肺内压等于大气压;在平静呼吸的吸气时,肺扩张,肺内压下降,低于大气压1~2mmHg,外界空气经呼吸道进入肺泡,肺内压逐渐升高,到吸气末,肺内压等于大气压,吸气暂停;平静呼吸的呼气时,肺缩小,肺内压高于大气压1~2mmHg,肺泡内气体经呼吸道流出,肺内压逐渐下降,到呼气末,肺内压与大气压相等,呼气暂停(图 5-26)。

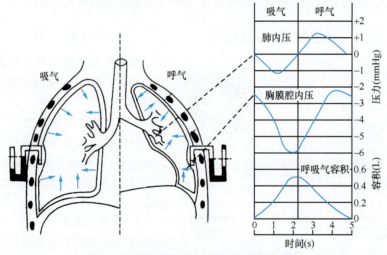

图 5-26 呼吸时肺内压、胸膜腔内压的变化
向外的箭头表示肺内压;向内的箭头表示肺回缩力

链接

人工呼吸

人工呼吸是用于自主呼吸停止时的一种急救方法。通过徒手或机械装置使空气有节律地进入肺内,然后利用胸廓和肺组织的弹性回缩力使进入肺内的气体呼出。如此周而复始以代替自主呼吸。

3. 原动力转变成直接动力的耦联基础——胸膜腔内压 胸膜腔内的压力称为胸膜腔内压。通过测定在整个呼吸过程中胸膜腔内压通常低于大气压,因此习惯上称为胸膜腔负压,简称胸内负压(图 5-26)。

胸内负压形成的条件是胸膜腔密闭,另外,正常肺的容积总是小于胸廓容积,胸膜腔内的浆液使胸膜的脏层与壁层紧紧相贴,因而肺总是被胸廓牵拉处于被动扩张状态,而肺是有弹性的,总会产生一个阻止胸廓牵拉的力,即肺回缩力。实际上胸膜腔脏层受到两种方向相反力的影响:①促使肺泡扩张的肺内压;②促使肺泡缩小的肺回缩力。因此,胸膜腔内压承受的实际压力应为:胸膜腔内压=肺内压一肺回缩力。当吸气末或呼气末时,肺内压等于大气压,因而:胸膜腔内压=大气压一肺回缩力,若将大气压视为零,则:胸膜腔内压= - 肺回缩力。

可见胸膜腔内压主要是由肺回缩力造成的。吸气时,肺扩大,回缩力增大,胸膜腔负压绝对值增大;呼气时,肺缩小,回缩力减小,胸膜腔负压绝对值也减小。在平静呼吸时,吸气末胸膜腔内压为$-10 \sim -5 mmHg$,呼气末胸膜腔内压为$-5 \sim -3 mmHg$。

胸膜腔负压的生理意义:①维持肺的扩张状态,并使肺容积随着胸廓的容积变化而变化;②促进静脉血和淋巴的回流。在临床上,气胸(胸壁贯通伤或肺损伤累及胸膜脏层)时,胸膜腔负压减小或消失,肺因本身的回缩力而塌陷,造成呼吸困难,严重时不仅影响呼吸功能,而且还影响循环功能,甚至危及生命。

(二) 肺通气的阻力

气体在进出肺的过程中所遇到的阻力,称为肺通气阻力。肺通气阻力有弹性阻力和非弹性阻力两种,正常情况下,前者占总通气阻力的70%,后者占30%。

1. 弹性阻力　是指弹性组织本身对抗外力作用所产生的回位力,包括肺弹性阻力和胸廓弹性阻力。

(1) 肺弹性阻力:即肺的回缩力,来自两个方面:①2/3由肺泡表面液体层所形成的表面张力构成;②1/3由肺的弹性纤维所形成的弹性回缩力构成。

1) 肺泡表面张力和肺泡表面活性物质:肺泡内表面覆盖着薄层液体,与肺泡内液体形成液-气交界面。在液-气交界面上,液体表面分子之间的相互吸引产生了肺泡表面张力,在球形肺泡内产生的表面张力是肺泡缩小的力量。测定肺泡表面张力仅为水的1/7,后来发现肺泡内存在有肺泡表面活性物质。

肺泡表面活性物质由Ⅱ型肺泡细胞合成并分泌,是一种复杂的脂蛋白混合物,其主要成分是二棕榈酰卵磷脂,覆盖在肺泡液体层表面,其作用是降低肺泡表面张力。其生理意义是:①减小吸气阻力,有利于肺的扩张;②维持肺泡的稳定;③阻止毛细血管中液体向肺泡内积聚,防止肺水肿的发生。在临床上由于肺组织缺血缺氧,使Ⅱ型肺泡细胞功能受损,则表面活性物质分泌减少,肺泡表面张力增大,吸气阻力增大,导致呼吸困难,甚至发生肺不张和肺水肿。

2) 肺的弹性纤维:肺间质内的弹性纤维,也具有弹性回缩力。在一定范围内,肺愈扩张,弹性回缩力愈大,这也是构成肺弹性阻力的重要因素之一。在临床上肺气肿时,弹性纤维破坏,肺弹性阻力减小,严重时可出现呼吸困难。

(2) 胸廓弹性阻力:胸廓是一个双向弹性体,其弹性阻力的方向视胸廓所处的位置而改变。当胸廓处于自然位置时,胸廓弹性阻力等于零;当胸廓小于自然位置时,胸廓弹性阻力向外,是吸气的动力,呼气的阻力;当胸廓大于自然位置时,胸廓弹性阻力向内,是吸气的阻力,呼气的动力。

(3) 顺应性:弹性阻力的大小,通常用顺应性来表示。而顺应性是指在外力作用下,弹性体扩张的难易程度,容易扩张者,则顺应性大;不易扩张者,则顺应性小。由此可见,顺应性与弹性阻力成反比关系。肺和胸廓的顺应性通常用单位压力差(ΔP)所引起的容积(ΔV)变化来表示(L/kPa)。

2. 非弹性阻力　包括惯性阻力、黏滞阻力和呼吸道阻力,其中主要是呼吸道阻力,占非弹性阻力的 80%～90%。呼吸道阻力是气体通过呼吸道时,气体分子间及气体分子与气道管壁之间的摩擦力,也称为气道阻力。影响气道阻力的最主要因素是小气道的口径,气道阻力与小气道半径的 4 次方成反比,口径愈小,阻力愈大。在临床上,支气管哮喘患者就是因为呼吸道平滑肌强烈收缩,气道口径减小,使气道阻力明显增加,从而出现严重的呼吸困难。

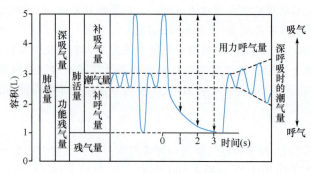

图 5-27　肺容量变化记录曲线

(三) 肺通气功能的评价

肺容量和肺通气量的变化可作为评价肺通气功能的指标。

1. 肺容量　是指肺容纳气体的量。在呼吸过程中,肺容量随着气体的吸入或呼出以及呼吸幅度的变化而变化(图 5-27)。

(1) 潮气量:呼吸时每次吸入或呼出的气量,称为潮气量。平静呼吸时,正常成人为 400～600ml。平均为 500ml。用力呼吸时,潮气量增大。

(2) 补吸气量:平静吸气末再尽力吸气,所增加的吸入气量,称为补吸气量。正常成人为 1500～2000ml。潮气量与补吸气量之和,称为深吸气量,可反映吸气的储备能力。

(3) 补呼气量:平静呼气末再尽力呼气,所增加的呼出气量,称为补呼气量。正常成人为 900～1200ml,可反映呼气的储备能力。

(4) 余气量和功能余气量:最大呼气末肺内所残留的气体量,称为余气量。正常成人为 1000～1500ml。肺组织弹性功能减退时,余气量增加,表示肺通气功能不良。平静吸气末肺内所残留的气体量,称为功能余气量,它等于补呼气量与余气量之和。正常成人约为 2500ml。在肺气肿时,功能余气量增加;肺实变时,功能余气量减少。

考点:肺泡表面活性物质的作用及其意义,肺活量和肺泡无效腔的概念

(5) 肺活量和时间肺活量:在作一次最深吸气后再尽力呼气所能呼出的最大气体量,称为肺活量。它等于潮气量、补吸气量和补呼气量三者之和。正常成年男性平均为 3500ml,女性为 2500ml。它能反映一次呼吸时最大通气能力。肺活量测定方法简便、可重复性好,但个体差异大,一般适合作自身比较。时间肺活量是受试者在一次最深吸气后再用力尽快呼吸,计算第 1、2、3 秒末呼出的气体量占肺活量的百分数。正常成人第 1、2、3 秒末呼出的气体量分别占肺活量的 83%、96%、99%。第 1 秒用力呼气量低于 65%,表示有一定程度的呼吸道阻塞。因此,用力呼气量是衡量肺通气功能的一项较好的指标。

(6) 肺总量:是肺组织所能容纳的最大气量,它等于肺活量与余气量之和,男性平均为 5000ml,女性为 3500ml。

2. 肺通气量　是指单位时间内进出肺的气体量。也是评价肺通气功能的重要指标。

(1) 每分通气量:每分钟进肺或出肺的气体量,称为每分通气量,它等于潮气量和呼吸频率的乘积。安静时,呼吸频率每分钟为 12～18 次,潮气量约为 500ml,每分通气量为 6000～9000ml。在剧烈运动和从事重体力劳动时,每分通气量可大大增加。当以最深的幅度和最快的速度进行呼吸时,每分钟吸入或呼出的气量,称为最大随意通气量。最大随意通气量可反映通气功能的储备能力,是评价一个人能进行多大运动量的一项重要指标,健

康成人一般可达 70~120L。

（2）肺泡通气量：每分钟进入肺泡能够与血液进行气体交换的新鲜空气量，称为肺泡通气量。从鼻到终末细支气管只是气体进出肺的通道，气体在此处不能与血液进行气体交换，称为解剖无效腔，正常成人约为 150ml。进入肺泡的气体也可因血流分布不均而未能进行气体交换，这一部分肺泡容量称为肺泡无效腔。解剖无效腔和肺泡无效腔合称为生理无效腔。正常人平卧时，肺泡无效腔为零，故：肺泡通气量＝（潮气量－解剖无效腔）×呼吸频率＝（500－150）ml×12/min＝4200ml/min。生理无效腔（Vd）与潮气量（V_T）的比值（Vd/V_T）称为无效腔效应，它能反映通气的效率。浅而快的呼吸，Vd/V_T 值增大，通气效率下降；深而慢的呼吸，Vd/V_T 值减小，通气效率上升（表 5-3）。

表 5-3 每分肺泡通气量与呼吸深度和频率的关系

呼吸形式	每分通气量（ml/min）	肺泡通气量（ml/min）	Vd/V_T
平静呼吸	500×12＝6000	（500－150）×12＝4200	0.3
浅快呼吸	250×24＝6000	（250－150）×24＝2400	0.6
深慢呼吸	1000×6＝6000	（1000－150）×6＝5100	0.15

二、气体交换与运输

（一）气体交换

气体交换包括肺换气和组织换气两个过程。气体交换的动力是气体分压差。分压（P）是指在混合气体的总压力中某种气体所占有的压力，称为该气体的分压。气体总是从分压高的一侧向分压低的一侧扩散。气体扩散速度与分压差呈正比关系。分压差越大，气体扩散速度则越快。

1. 气体交换的过程

（1）肺换气：肺泡气的 PO_2 为 102mmHg，PCO_2 为 40mmHg，而流经肺毛细血管的静脉血 PO_2 为 40mmHg，PCO_2 为 46mmHg。因此，O_2 便由肺泡进入血液，而 CO_2 则由血液进入肺泡。这样静脉血流经肺泡变成了富含 O_2 的动脉血。

（2）组织换气：由于细胞代谢会产生 CO_2 和消耗 O_2，血液流经组织时，O_2 会从分压比较高的毛细血管血液扩散进入组织，而 CO_2 会从分压比较高的组织扩散进入毛细血管血液，这样动脉血流经组织后变成了静脉血（PO_2 下降，PCO_2 升高）（图 5-28）。

2. 影响肺换气的因素

（1）气体分压差：是气体扩散的动力，肺泡内气体与血液气体之间的分压差越大，越有利于气体的扩散。如在临床发生通气功能障碍时，往往因为通气不足，使肺泡气的 PO_2 降低，而 PCO_2 升高，不利于气体交换而导致缺氧。

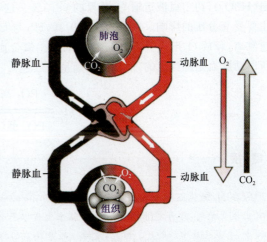

图 5-28 肺换气和组织换气示意图

（2）呼吸膜的厚度和面积：呼吸膜（图 5-20）是肺泡腔和肺毛细血管腔之间的生物膜。正常呼吸膜非常薄，厚度为 0.2～0.5μm，通透性好，极有利于气体交换。成人每侧肺内有 3 亿～4 亿个肺泡，吸气时总表面积可达 70～80m²。安静时仅需 40m² 的呼吸膜扩散面积，因此，人肺有相当大的储备面积。临床上，在必要时可以切除患者的部分肺叶，而不会影响安静状态的呼吸功能。呼吸膜广大的面积和良好的通透性，是肺泡与血液进行气体交换的保证。在病理情况下，如肺气肿时，呼吸膜面积减少或肺炎、肺纤维化、肺水肿等使呼吸膜厚度增加，都将导致气体扩散量减少。

（3）通气/血流比值（V/Q 比值）：是每分钟肺泡通气量与每分钟肺血流量之间的比值。正常成人安静时，每分肺泡通气量是 4200ml，而每分肺血流量等于心输出量，约为 5000ml，故：V/Q 比值＝4200/5000＝0.84，此时肺换气效率最高。

当 V/Q 比值减小，意味着通气不足（如支气管痉挛）或血流过剩，相当于功能性动-静脉短路；当 V/Q 比值增大，意味着通气过剩或血流不足（如肺动脉栓塞），相当于增加了生理无效腔。总之，无论比值增大或减小，都会使肺换气效率降低。

（二）气体在血液中的运输

O_2 和 CO_2 在血液中的运输形式有物理溶解和化学结合两种。其中物理溶解少，以化学结合为主要的运输形式（表 5-4），但物理溶解也是不可缺少的重要的中间步骤。

表 5-4　每 100ml 血液中 O_2 和 CO_2 的含量

	动脉血液			静脉血液			差值
	物理溶解	化学结合	总量	物理溶解	化学结合	总量	
O_2	0.31	20.0	20.31	0.11	15.2	15.31	5.00
CO_2	2.53	46.4	48.93	2.91	50.0	52.91	3.98

1. 氧的运输

（1）物理溶解：血浆中溶解的 O_2 量极少，100ml 动脉血中溶解 O_2 的量仅为 0.31ml，约占血液运输 O_2 总量的 1.5%。

（2）化学结合：进入血浆中的 O_2 绝大部分扩散入红细胞与血红蛋白结合形成氧合血红蛋白（HbO_2），约占血液运输 O_2 总量的 98.5%。这种结合的特点是迅速、可逆，无需酶的参与，主要受氧分压的影响。在肺泡处 PO_2 高，Hb 与 O_2 结合形成 HbO_2，在组织处 PO_2 低，HbO_2 迅速解离，释放 O_2 形成去氧血红蛋白（Hb）。氧合血红蛋白呈鲜红色，去氧血红蛋白呈蓝紫色，所以动脉血是鲜红色的，而静脉血则呈暗红色。

$$Hb+O_2 \underset{PO_2 \text{ 低（组织）}}{\overset{PO_2 \text{ 高（肺）}}{\rightleftharpoons}} HbO_2$$

发　绀

在 1L 动脉血中去氧血红蛋白含量达到 50g 以上时，在毛细血管丰富的浅表部位，如口唇、甲床可出现青紫色，称为发绀，又称紫绀。临床上常以患者的发绀程度推断缺氧程度。发绀一般是 HbO_2 减少，去氧 Hb 增加所致。因此，发绀一般是缺氧的标志。

2. 二氧化碳的运输

（1）物理溶解：CO_2 在血浆中溶解度比 O_2 大，100ml 静脉血中溶解 CO_2 的量约为 3ml，约占血液运输 CO_2 总量的 5%。

（2）化学结合：CO_2 在血液中主要以化学结合形式运输，主要有以下两种结合形式。

1）碳酸氢盐：约占血液运输 CO_2 总量的 88%。从组织细胞内生成的 CO_2 扩散入血浆后，大部分 CO_2 迅速扩散进入红细胞内。红细胞内有丰富的碳酸酐酶（CA），在碳酸酐酶的作用下，CO_2 与 H_2O 生成 H_2CO_3，H_2CO_3 又迅速解离成 H^+ 和 HCO_3^-（图 5-29）。少部分 HCO_3^- 在红细胞内与 K^+ 生成 $KHCO_3$，大部分 HCO_3^- 扩散入血浆与 Na^+ 结合生成 $NaHCO_3$，溶解在血浆中运输。与此同时，血浆中 Cl^- 向红细胞内转移，以保持红细胞内外电荷平衡，这种现象称为氯转移。氯转移可促进 HCO_3^- 向血浆中扩散，有利于 CO_2 运输。

2）氨基甲酸血红蛋白：约占血液运输 CO_2 总量的 7%。进入红细胞中的 CO_2 还能直接与血红蛋白的氨基结合，形成氨基甲酸血红蛋白（HbNHCOOH）。这一反应无需酶的参与，反应迅速，而且是一种可逆反应。在组织中 PCO_2 高，反应向右进行；肺泡中 PCO_2 低，反应向左进行。

考点：气体交换的过程及影响肺换气的因素，O_2 和 CO_2 在血液中的运输主要形式

$$HbNH_2O_2 + H^+ + CO_2 \underset{在肺}{\overset{在组织}{\rightleftharpoons}} HHbNHCOOH + O_2$$

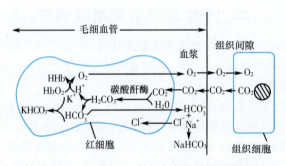

图 5-29　O_2 和 CO_2 在血液中的运输示意图

（谢世珍）

第5节　呼吸运动的调节

呼吸系统的主要功能是维持内环境中 PO_2、PCO_2 和 H^+ 的稳态，也称为呼吸系统的稳态功能，是通过调节肺通气来实现的。另外，人在清醒时，可以随意进行的讲话、唱歌、吹奏、咳嗽、屏气、过度呼吸等，这些是呼吸器官提供的非稳态功能，也称为随意和行为功能，是在中枢神经系统的精细调节下完成的。

一、呼吸中枢

在中枢神经系统内，从脊髓到大脑皮质广泛分布着调节呼吸运动的神经元群，称为呼吸中枢，它们各有分工，共同完成对呼吸运动的调节。

1. 脊髓　呼吸肌的活动受运动神经支配，管理呼吸肌的运动神经元位于脊髓灰质前角，

它们发出的膈神经和肋间神经支配着呼吸肌的运动。横断脑干实验研究证明,在脊髓与延髓之间进行横切后,呼吸运动立即停止,说明呼吸节律不是由脊髓产生的。脊髓在呼吸运动调节中作为联系脑和呼吸肌的中继站,为整合某些呼吸反射的初级中枢。

2. 延髓和脑桥　在横断脑干实验研究中,当对动物进行延髓和脑桥之间的横切后,呼吸运动存在,但呼吸的节律性不规则,呈喘息样呼吸,说明延髓是产生节律性呼吸运动的基本中枢,但正常呼吸节律的形成还需要高一级中枢的进一步调节。在动物中脑和脑桥之间横断脑干,呼吸节律无明显变化,这表明脑桥存在对延髓呼吸节律进行调整的中枢,称为呼吸调整中枢。

呼吸具有不随意的自动节律,产生正常自主性呼吸节律的中枢位于延髓和脑桥,目前还不能精确定位,它产生的冲动经脊髓前外侧束到达脊髓灰质前角呼吸运动神经元。在延髓存在有由呼吸运动神经元构成的吸气发生器和吸气切断机制,脑桥调整中枢和肺扩张的传入信息可加强吸气切断机制,经过复杂的相互作用形成正常的呼吸节律。血液中的 PO_2、PCO_2 和 $[H^+]$ 的变化改变呼吸节律的深度和频率。自主性呼吸节律的意义是实现呼吸系统的稳态功能。

3. 大脑皮质　在中脑、间脑、大脑皮质等处,都分布有与呼吸活动相关的神经元,构成对呼吸运动更完善的调节。大脑皮质是呼吸器官随意和行为功能调节的高级中枢,随意调节系统的冲动是通过皮质脊髓束,把信息直接传给脊髓灰质前角呼吸运动神经元。

二、呼吸运动的反射性调节

1. 化学感受性反射　主要是指血液或脑脊液中 O_2、CO_2、$[H^+]$ 水平变化时,通过刺激化学感受器,反射性地引起呼吸运动的变化,使肺通气量与机体代谢变化相适应,保持内环境中 O_2、CO_2、pH 值的相对稳定。

调节呼吸活动的化学感受器,按所在部位的不同,分为外周化学感受器和中枢化学感受器。外周化学感受器是指颈动脉小球和主动脉小球,感受血液中 PO_2、PCO_2 或 $[H^+]$ 的变化,冲动分别经窦神经和迷走神经传入延髓呼吸中枢。中枢化学感受器位于延髓腹外侧浅表部位,左右对称,感受脑脊液和局部细胞外液中 $[H^+]$ 的变化,通过与延髓呼吸中枢的联系,引起呼吸运动的变化。血液中的 CO_2 可以通过血-脑屏障在脑脊液中 CO_2 与水结合形成碳酸,引起脑脊液 $[H^+]$ 升高,但脑脊液中碳酸酐酶含量低,反应慢,使得调节有一定时间的延迟。

(1) CO_2 对呼吸的调节:在麻醉动物或人,动脉血液中 PCO_2 很低时,可以发生呼吸暂停。因此,动脉血液中一定水平的 PCO_2 是维持呼吸中枢兴奋性所不可缺少的条件,CO_2 是调节呼吸最重要的生理性因子。在一定范围内,动脉血液中 PCO_2 升高,可加强对呼吸的刺激作用,但超过一定限度则有抑制或麻醉效应。

CO_2 对呼吸的调节作用是通过两条途径来实现的:一条途径是通过刺激中枢化学感受器再兴奋呼吸中枢;另一条途径是刺激外周化学感受器,反射性地引起呼吸加深加快。这两条途径中,前者是主要的,后者可能在引起快速呼吸反应中起重要作用。

(2) H^+ 对呼吸的调节:血液中 $[H^+]$ 升高,可引起呼吸加深加快,$[H^+]$ 降低,呼吸则受到抑制。H^+ 对呼吸的调节作用也是通过刺激外周化学感受器和中枢化学感受器而实现的。由于血液中 H^+ 通过血-脑屏障的速度慢,限制了 H^+ 对中枢化学感受器的刺激作用,H^+ 对中枢化学感受器的作用不及 CO_2。

(3) O_2 对呼吸的调节:当动脉血液中 PO_2 下降到 80mmHg 以下时,可出现呼吸加深加快,肺通气量增加。可见动脉血液中 PO_2 对正常呼吸的调节作用不大。严重肺部疾患引起持续的低 O_2 和 CO_2 潴留,中枢化学感受器对 CO_2 的刺激发生适应,这种情况下,低 O_2 成为驱动呼吸的重要因素。切断动物的外周化学感受器传入神经,低 O_2 不再引起呼吸加强,说明低 O_2 对呼吸的调节作用完全是通过刺激外周化学感受器而实现的。严重的低 O_2 使中枢抑制,从而导致呼吸抑制。

2. 肺牵张反射　是指由肺的扩张或肺萎陷引起的吸气抑制或吸气兴奋的反射。肺牵张反射包括肺扩张反射和肺萎陷反射。

（1）肺扩张反射:是肺扩张时引起吸气抑制的反射。肺扩张反射的感受器分布在气管到细支气管的平滑肌中,吸气时当肺扩张达到一定程度时,随着呼吸道的扩张,分布于管壁中的牵张感受器受到刺激而兴奋,冲动沿迷走神经传入纤维到达延髓呼吸中枢,通过中枢内一定的神经联系,抑制吸气活动,使吸气及时向呼气转化,加快呼吸的频率。

肺扩张反射存在种属差异,人类的肺牵张反射最弱,在平静呼吸时,肺牵张反射不参与人的呼吸调节。在肺淤血、肺水肿等病理情况下,由于肺的顺应性降低,肺扩张时对呼吸道的牵张刺激较强,可以引起该反射,使呼吸变浅变快。

（2）肺萎陷反射:是肺萎陷时引起吸气抑制的反射。感受器同样分布在气道平滑肌内,也是迷走神经参与的反射活动。肺萎陷反射一般在较大程度的肺萎陷时才出现,所以它在平静呼吸时不参与人的呼吸调节,但对于防止过深的呼气以及肺不张等情况下起一定的作用。

3. 呼吸肌本体感受性反射　呼吸肌的本体感受器是肌梭,当肌肉受到牵拉时,感受器受到刺激,可以反射性地引起呼吸肌收缩,即呼吸肌本体感受性反射。动物实验和临床治疗观察均证明,呼吸肌本体感受性反射参与正常呼吸运动的调节,当气道阻力增大（如支气管痉挛）时,感受器受到的刺激较强,反射性地引起呼吸肌收缩加强,有助于克服气道阻力,维持相应的肺通气量。

4. 防御性呼吸反射　是呼吸道黏膜受到刺激时,所引起复杂的保护性呼吸反射,常见有咳嗽反射和喷嚏反射。咳嗽反射是在喉、气管或支气管黏膜受到机械或化学性刺激时引起,其生理意义是清洁、保护和维持呼吸道的通畅。喷嚏反射由鼻黏膜受到刺激而引起,其生理意义是清除鼻腔中的刺激物。

（谢世珍）

考点:呼吸中枢的概念,肺牵张反射的概念及其意义

小结

呼吸系统由呼吸道和肺两部分组成。胸膜腔是左、右独立,互不相通的密闭腔隙,肋膈隐窝为胸膜腔的最低部位,是胸膜腔诊断性和治疗性穿刺的常选部位。

呼吸是维持机体生命活动所必需的基本生理过程之一,一旦呼吸停止,生命便将结束。呼吸过程包括肺通气、肺换气、气体在血液中的运输和组织换气 4 个环节。肺通气的原动力是呼吸肌舒缩,直接动力是肺内压和大气的压力差。肺活量在一定程度上可作为评价肺通气功能的静态指标,而用力呼气量是反映呼气时所遇到阻力的变化,是评价肺通气功能的较好指标。肺泡通气量是反映肺通气效率的较好指标。气体运输是沟通肺换气和组织换气的重要环节,而气体运输的方式主要以化学结合形式运输。肺换气的结果是使原来的静脉血变成了动脉血,而组织换气的结果是使原来的动脉血变成了静脉血。

自测题

一、名词解释

1. 嗅区　2. 声门裂　3. 气-血屏障　4. 胸膜腔

5. 纵隔　6. 呼吸　7. 肺通气　8. 胸膜腔负压

9. 肺活量　10. 肺泡无效腔　11. 呼吸中枢

12. 肺牵张反射

二、填空题

1. 上呼吸道包括_____、_____和_____。

2. 喉软骨包括成对的_____和不成对的_____、_____和_____。

3. 喉腔被_____和_____分为_____、_____和_____3部分。

4. 气管在_____平面分为左、右主支气管。

5. 右肺借_____和_____将其分为_____和_____3叶。

6. 壁胸膜依其贴附部位分为_____、_____、_____和_____4部分。

7. 呼吸的全过程包括_____、_____、_____和_____。

8. 肺通气的直接动力是_____与_____之间的压力差,肺通气的原动力是_____。

9. 吸气初,肺内压_____大气压;胸膜腔内压_____大气压。

10. 肺通气的阻力可分为_____和_____。

11. 肺泡通气量=(_____−_____)×_____。

12. 肺换气时,O_2由_____向_____扩散,CO_2由_____向_____扩散,结果使流经肺泡的_____血变成_____。

13. CO_2的运输方式主要以_____的形式在_____中运输。

14. 肺牵张反射的传入神经是_____。

15. 外周化学感受器位于_____与_____,能感受血液中_____、_____、_____的变化。

16. 中枢化学感受器位于_____浅表部位,对脑脊液和局部细胞外液中_____浓度变化极为敏感。

17. 常见的呼吸防御性反射有_____和_____。

三、选择题

1. 上、下呼吸道的分界器官是(　　)
   A. 鼻　　　　B. 咽　　　　C. 喉
   D. 气管　　　E. 气管杈

2. 鼻黏膜的易出血区位于(　　)
   A. 上鼻甲　　　　　B. 中鼻甲
   C. 下鼻甲　　　　　D. 鼻中隔前下部
   E. 嗅区

3. 关于喉的描述,错误的是(　　)
   A. 环状软骨是完整的软骨环
   B. 会厌软骨是成对的
   C. 声门裂是喉腔最狭窄的部位
   D. 喉结属于甲状软骨的结构
   E. 喉室属于喉中间腔的结构

4. 气管切开的常选部位在(　　)
   A. 第1~3气管软骨环处
   B. 第2~4气管软骨环处
   C. 第3~5气管软骨环处
   D. 第4~6气管软骨环处
   E. 第5~7气管软骨环处

5. 肺(　　)
   A. 位于胸膜腔内
   B. 左肺较右肺粗短
   C. 左肺前缘有心切迹
   D. 肺尖高出锁骨外侧1/3上方2~3cm
   E. 左肺分三叶,右肺分两叶

6. 胸膜腔(　　)
   A. 由壁胸膜围成
   B. 借呼吸道与外界相交通
   C. 肺位于胸膜腔内
   D. 借肺根互相连通
   E. 左、右各一,互不相通

7. 肺下界的体表投影在腋中线处与(　　)
   A. 第6肋相交　　　B. 第7肋相交
   C. 第8肋相交　　　D. 第9肋相交
   E. 第10肋相交

8. 胸膜下界的体表投影在锁骨中线处与(　　)
   A. 第6肋相交　　　B. 第7肋相交
   C. 第8肋相交　　　D. 第9肋相交
   E. 第10肋相交

9. 患儿，男性，3 岁，因呼吸困难而来医院就诊。诊断为喉部水肿导致的喉阻塞，病变部位最有可能发生在(　　)
   A. 喉室　　　　　　B. 喉中间腔
   C. 声门下腔　　　　D. 喉口
   E. 喉前庭

10. 患者，男性，52 岁，近来常间歇性头痛，擤鼻涕时常带血。经医院检查被确诊为鼻咽癌。鼻咽癌的好发部位是(　　)
    A. 咽鼓管圆枕　　　B. 鼻咽部
    C. 梨状隐窝　　　　D. 咽隐窝
    E. 下鼻甲后方约 1cm 处

11. 患者，女性，18 岁，因车祸而导致血胸，行胸膜腔闭式引流的部位在(　　)
    A. 腋前线第 3～4 肋间隙
    B. 腋中线第 4～5 肋间隙
    C. 肩胛线第 6～8 肋间隙
    D. 锁骨中线第 2 肋间隙
    E. 腋后线第 7～8 肋间隙

12. 肺通气的原动力是(　　)
    A. 肺本身的舒缩运动
    B. 肺内压与大气压之间的压力差
    C. 肺内压的变化
    D. 呼吸肌的舒缩运动
    E. 胸膜腔内压的变化

13. 平静呼吸和用力呼吸的相同点是(　　)
    A. 吸气是主动的　　B. 呼气是主动的
    C. 吸气是被动的　　D. 呼气是被动的
    E. 有辅助呼气肌帮助

14. 肺的有效通气量是指(　　)
    A. 肺活量　　　　　B. 每分通气量
    C. 肺泡通气量　　　D. 最大通气量
    E. 潮气量

15. 某人的潮气量为 500ml，呼吸频率为 14 次/min，肺泡通气量约为(　　)
    A. 3000ml　　B. 4000ml　　C. 5000ml
    D. 4500ml　　E. 5500ml

16. 肺换气的动力是(　　)
    A. 呼吸肌的舒缩活动
    B. 肺内压与大气压之差
    C. 胸膜腔内压与肺内压之差
    D. 肺泡气与血液间的气体分压差
    E. 肺的舒缩活动

17. 关于胸膜腔内压，叙述错误的是(　　)
    A. 呼气时为正压
    B. 吸气时为负压
    C. 胸膜腔内压＝肺内压－肺的回缩力
    D. 呼气时负压值减小
    E. 吸气时负压值增大

18. 正常成人时间肺活量的数值是(　　)
    A. 第 1 秒末约为肺通气量的 83％
    B. 第 1 秒末约为肺活量的 83％
    C. 第 1 秒末约为最大通气量的 83％
    D. 第 2 秒末约为肺通气量的 96％
    E. 第 3 秒末约为肺通气量的 99％

19. 使肺换气效率最佳的通气/血流比值是(　　)
    A. 0.64　　B. 0.74　　C. 0.84
    D. 0.94　　E. 1.04

20. 平静呼气末，残留在肺内的气量称为(　　)
    A. 肺活量　　　　　B. 肺总容量
    C. 余气量　　　　　D. 潮气量
    E. 功能余气量

21. 体内氧分压最高的部位在(　　)
    A. 肺泡气　　　　　B. 细胞内液
    C. 组织液　　　　　D. 动脉血
    E. 静脉血

22. 在动物延髓与脊髓之间横断会出现(　　)
    A. 呼吸停止　　　　B. 呼吸节律不变
    C. 喘息样呼吸　　　D. 长吸式呼吸
    E. 呼吸变深变慢

23. 维持正常呼吸节律的中枢部位是(　　)
    A. 脊髓和延髓　　　B. 脊髓和脑桥
    C. 延髓和脑桥　　　D. 中脑和脑桥
    E. 大脑皮皮

24. 肺扩张反射的作用是(　　)
    A. 使吸气向呼气转化
    B. 使呼气向吸气转化
    C. 兴奋吸气和呼气
    D. 属于正反馈调节
    E. 正常情况下对呼吸起到重要调节作用

25. 呼吸调整中枢位于(　　)
    A. 延髓　　　　　　B. 中脑
    C. 脊髓　　　　　　D. 脑桥
    E. 大脑

26. 调节节律性呼吸的基本中枢位于(　　)
    A. 脊髓　　　　　　B. 延髓

C. 脑桥　　　　　D. 小脑

E. 大脑皮质

27. 缺 O_2 和血液 H^+ 升高引起呼吸运动增强的主要途径是(　　)

A. 直接兴奋呼吸中枢

B. 刺激外周化学感受器

C. 刺激中枢化学感受器

D. 刺激呼吸肌

E. 兴奋肺牵张反射

28. 血液中 PCO_2 升高时,呼吸运动增强的主要途径是(　　)

A. 刺激中枢化学感受器

B. 刺激外周化学感受器

C. 直接作用于呼吸中枢

D. 引起肺牵张反射

E. 引起呼吸肌本体感受器反射

四、简答题

1. 鼻旁窦有哪几对? 各开口于何处?

2. 咽的分部和交通如何?

3. 气管内异物易坠入哪一侧主支气管? 为什么?

4. 外界空气经何途径可以到达肺泡内进行气体交换?

5. 何为肋膈隐窝? 有何临床意义?

6. 平静呼吸时气体是怎样进出肺的?

7. 呼吸时肺内压和胸膜腔内压各有何变化?

8. 胸膜腔负压有何生理意义?

9. 肺活量和用力呼气量有何不同?

10. 简述肺换气过程。影响肺换气的因素有哪些?

11. O_2 和 CO_2 的运输形式有哪些?

(鲍建瑛　谢世珍)

第6章

消 化 系 统

常言道："民以食为天"。人体在生命活动过程中,不仅要通过呼吸从外界获得足够的 O_2,还必须不断地从外界摄取各种营养物质,以满足组织细胞更新和完成各种生命活动的物质和能量需要。那么,消化系统是如何组成的? 人体所需的各种营养物质又是被哪些器官消化与吸收的? 让我们带着这些神奇而有趣的问题一起来探究人体消化系统的奥秘。

消化系统由消化管和消化腺两部分组成(图6-1)。消化管又称消化道,包括口腔、咽、食管、胃、小肠(十二指肠、空肠和回肠)和大肠(盲肠、阑尾、结肠、直肠和肛管)6部分。临床上,通常把从口腔至十二指肠的一段消化管称为上消化道,空肠以下的消化管称为下消化道。消化腺包括大消化腺和小消化腺,大消化腺位于消化管壁外,是独立的器官,如大唾液腺、肝和胰;小消化腺分布于消化管壁内,位于黏膜或黏膜下层,如食管腺、胃腺和肠腺等。消化腺分泌消化液,对食物进行化学性消化。

消化系统的主要功能是从外界摄取食物、进行物理性和化学性消化、吸收营养物质并排出食物残渣。

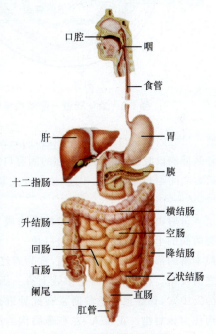

图 6-1　消化系统模式图

口腔　咽　食管　肝　胃　胰　十二指肠　升结肠　横结肠　回肠　空肠　盲肠　降结肠　阑尾　乙状结肠　肛管　直肠

考点:消化系统的组成和上、下消化道的概念

第1节 消 化 管

一、消化管壁的一般结构

消化管壁(除口腔与咽外)由内向外依次分为黏膜、黏膜下层、肌层和外膜4层(图6-2)。

1. 黏膜　由上皮、固有层和黏膜肌层组成,是消化管各段中结构差异最大、功能最重要的部分。①上皮,衬在消化管的内表面,在消化管的两端(口腔、咽、食管和肛门)为复层扁平上皮,以保护功能为主;其余部分均为单层柱状上皮,以消化吸收功能为主;②固有层,为疏松结缔组织,含有丰富的血管、淋巴管、腺体和淋巴组织;③黏膜肌层,为薄层平滑肌,其收缩可以促进固有层内腺体分泌物的排出和血液的运行,有利于营养物质的消化与吸收。

2. 黏膜下层　为疏松结缔组织,含有血管、淋巴管和黏膜下神经丛。在食管和十二指肠的黏膜下层内分别含有食管腺和十二指肠腺。在食管、胃和小肠等部位,黏膜与黏膜下层共同向管腔内突起形成皱襞,具有扩大黏膜表面积的作用。

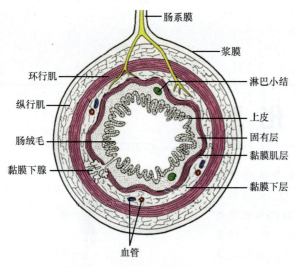

图 6-2　消化管壁一般结构模式图

（图中标注：肠系膜、浆膜、环行肌、纵行肌、肠绒毛、黏膜下腺、淋巴小结、上皮、固有层、黏膜肌层、黏膜下层、血管）

3. 肌层　除了口腔、咽、食管上段和肛门外括约肌为骨骼肌外,其余均为平滑肌。肌层一般分为内环行、外纵行两层。

4. 外膜　分为纤维膜和浆膜两种。纤维膜由薄层结缔组织构成,主要分布于食管和大肠末段,与周围组织无明显界限。浆膜分布于胃、大部分小肠和大肠,其表面光滑,有利于胃肠的活动。

二、口　腔

口腔是消化管的起始部,其内腔称为口腔。前壁为上、下唇,侧壁为颊,上壁(顶)为腭,下壁(底)为口腔底。口腔向前借口裂与外界相通,向后经咽峡与咽相续。口腔以上、下牙弓和牙龈为界,分为前外侧部的口腔前庭和后内侧部的固有口腔两部分。当上、下牙咬合时,口腔前庭可借第 3 磨牙后方的间隙与固有口腔相通,故对牙关紧闭的患者可经此间隙插管注入营养物质。

（一）口唇

口唇由皮肤、口轮匝肌和黏膜构成。分为上唇和下唇,上、下唇之间的裂隙称为口裂,口裂两侧的上、下唇结合处称为口角。口唇的游离缘是皮肤与黏膜的移行部,是体表毛细血管最丰富的部位之一,色泽红润,称为唇红。机体缺氧时则可变为暗红色乃至绛紫色,临床上称之为发绀。在上唇外面正中线上有一纵行浅沟称为人中,为人类所特有,其中,上 1/3 交界处为人中穴,昏迷患者急救时常在此处进行指压或针刺。在上唇两侧与颊交界处各有一弧形浅沟称为鼻唇沟。正常人,左右鼻唇沟的深度对称,面肌瘫痪时,患侧鼻唇沟变浅或消失。

（二）颊

颊构成口腔的两侧壁,由黏膜、颊肌和皮肤构成。在平对上颌第 2 磨牙牙冠相对的颊黏膜上有腮腺管的开口。

（三）腭

腭构成固有口腔的顶,分隔鼻腔与口腔。其前 2/3 为硬腭,主要由骨腭覆以黏膜构成;后 1/3 为软腭,由骨骼肌被覆黏膜而构成。软腭后份斜向后下的部分称为腭帆,其后缘游离,中部有一向下的乳头状突起称为腭垂或悬雍垂(图 6-3)。自腭帆的两侧各分出两条弓形黏膜皱襞,前方的向下延伸至舌根的外侧,称为腭舌弓;后方的向下延伸至咽侧壁,称为腭咽弓。由腭垂、腭帆游离缘、两侧的腭舌弓和舌根共同围成咽峡,是口腔与咽的分界。

（四）舌

舌位于口腔底,是一肌性器官,由骨骼肌被覆黏膜而构成。其特点是运动灵活,有"三寸不烂之舌"之称,具有感受味觉、搅拌食物、协助咀嚼和吞咽、辅助发音的功能。口腔底部的上皮菲薄,通透性高,有利于某些药物的吸收,如硝酸甘油即可在舌下含化。

1. 舌的形态　舌分为前 2/3 的舌体和后 1/3 的舌根两部分(图 6-3),两者之间在舌背以"∧"形界沟作为分界线。舌体的前端为舌尖,舌的上面为舌背。

2. 舌黏膜　舌背的黏膜形成许多细小的突起,称为舌乳头。依其形态不同分为以下 4 种(图 6-4):①丝状乳头,数量多而密集,呈白色丝绒状,遍布于舌背的前 2/3,能感受触觉;②菌状乳头(图 6-5),数量较少,形体稍大,呈红色小点状,散在于丝状乳头之间;③轮廓乳头,形体最大,有 7～11 个,排列于界沟前方;④叶状乳头,位于舌侧缘的后部,在人类不发

链接　考点:咽峡的组成和舌乳头的分类

舌乳头

舌背黏膜乳头多,各有功能要记清;
丝状体小遍舌背,感受触觉较敏锐;
菌状稍大红点状,舌尖舌缘丝间找;
轮廓乳头体最大,界沟前方好寻找;
菌叶轮廓含味蕾,酸甜苦咸辨滋味。

达。轮廓乳头、菌状乳头和叶状乳头等处的黏膜上皮中含有味觉感受器味蕾(图 6-6),能感受酸、甜、苦、咸等味觉。在舌根背面的黏膜内,有许多由淋巴组织构成的大小不等的突起,称为舌扁桃体。

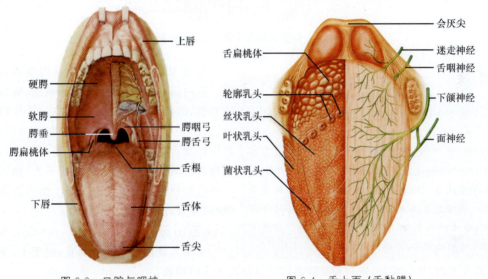

图 6-3　口腔与咽峡　　　　　　图 6-4　舌上面(舌黏膜)

舌下面的正中线上有一条连于口腔底的纵行黏膜皱襞,称为舌系带。舌系带根部两侧的小圆形黏膜隆起,称为舌下阜,是下颌下腺管和舌下腺管的开口处。舌下阜向后外侧延续为带状的舌下襞,其深面藏有舌下腺(图 6-7)。

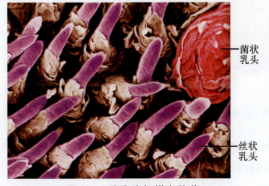

图 6-5　舌乳头扫描电镜像

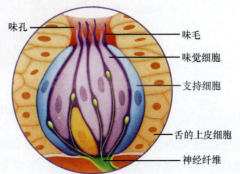

图 6-6　味蕾结构模式图

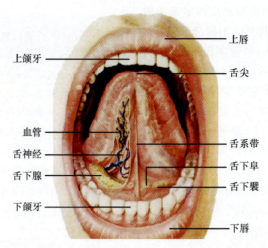

图 6-7 口腔底和舌下面(右侧剥去黏膜)

您知道吗?

人类说话与舌关系非常密切,这方面的道理,我们的祖先早就懂得。您看,在汉语中说话的"话"字,不就是"言"加上个"舌"字吗?在英语中,"舌"(tongue)这个词干脆可以作"语言"去讲。医学家认为,舌在语言的形成中,主要起构语作用。舌部发生疾病、受到损伤或出现运动障碍时,舌运动不灵活,构语就会受到影响。难怪有识之士将舌称之为"构语的功臣"。

3. 舌肌　为骨骼肌,分为舌内肌和舌外肌。舌内肌构成舌的主体,分为纵肌、横肌和垂直肌,收缩时可改变舌的形态。舌外肌起自舌外,止于舌内,收缩时可改变舌的位置。其中以颏舌肌在临床上最为重要(图6-8),两侧颏舌肌同时收缩,拉舌伸向前下方(伸舌),一侧收缩使舌尖伸向对侧。当一侧颏舌肌瘫痪时,伸舌时舌尖偏向瘫痪侧。

(五)牙

牙是人体内最坚硬的器官,嵌于上、下颌骨的牙槽内,具有咬切、撕裂和磨碎食物以及协助发音的功能。

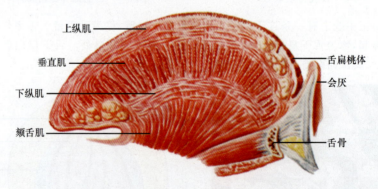

图 6-8 舌肌(正中矢状切面)

1. 牙的形态　牙的形状和大小各不相同,但均可分为牙冠、牙根和牙颈3部分(图6-9)。暴露在口腔内的部分为牙冠,嵌入上、下颌牙槽内的部分为牙根,介于牙冠与牙根之间的部分是牙颈,通常被牙龈所包绕。

2. 牙的构造　牙由牙质、釉质、牙骨质和牙髓构成(图6-9,图6-10)。牙质构成牙的主体,釉质包在牙冠部牙质的外面,是人体内最坚硬的组织。在牙颈和牙根处,牙质的外面包有牙骨质。牙的中央有一空腔称为牙腔或牙髓腔,腔内容纳牙髓。牙髓为疏松结缔组织,内含自根尖孔进入牙腔的血管、淋巴管和神经,故牙髓炎时常可引起剧烈疼痛。

　　3. 牙周组织　包括牙槽骨、牙周膜和牙龈(图 6-10)。牙周膜是介于牙根与牙槽骨之间的致密结缔组织。牙龈是口腔黏膜包被牙颈和牙槽骨的部分,呈淡红色。老年人常见牙龈萎缩,使牙颈外露。牙周组织对牙起固定、保护和支持作用。

　　4. 牙的萌出　人的一生中先后萌出两套牙。第一套牙为乳牙,一般在出生后 6 个月左右开始萌出,至 2～2.5 岁出齐,共 20 个,上、下颌的左半和右半各 5 个。第二套牙为恒牙,6 岁左右乳牙开始逐渐脱落,第 1 磨牙首先长出,

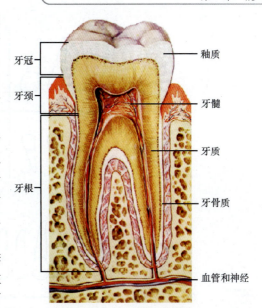

图 6-9　牙的构造模式图

大部分恒牙约在 14 岁左右出齐。唯有第 3 磨牙萌出最晚,有的要迟至 28 岁或更晚,故又称迟牙或智牙,迟牙终生不萌出者约占 30％。恒牙全部出齐共 32 个,上、下颌的左半和右半各 8 个。

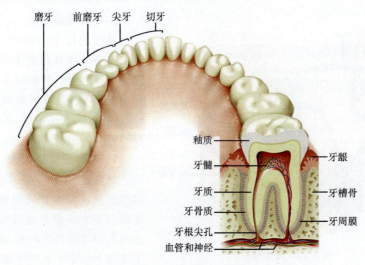

图 6-10　牙的形态和构造

　　5. 牙的分类和牙式　①牙的分类,依据牙的形状和功能,乳牙分为乳切牙、乳尖牙和乳磨牙,恒牙分为切牙、尖牙、前磨牙和磨牙(图 6-10)。切牙主要用以咬切食物,尖牙可撕裂食物,磨牙和前磨牙则有研磨和粉碎食物的功能。②牙式,即牙的排列方式。临床上,为了便于记录牙的位置,常以被检查者的方位为准,以“十”记号划分成上、下颌及左、右 4 个区,并以罗马数字Ⅰ～Ⅴ标示乳牙,用阿拉伯数字 1～8 标示恒牙,如“Ⅲ”则表示右上颌乳尖牙,“5”表示左上颌第 2 前磨牙。具体表示如图 6-11,图 6-12 所示。

考点：牙的形态、构造、萌出、分类和牙式

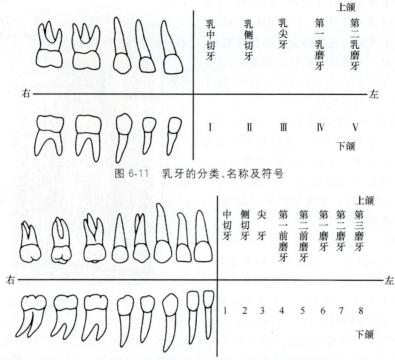

图 6-11　乳牙的分类、名称及符号

				上颌
乳中切牙	乳侧切牙	乳尖牙	第一乳磨牙	第二乳磨牙
				右 ———— 左
I	II	III	IV	V
				下颌

图 6-12　恒牙的分类、名称及符号

							上颌
中切牙	侧切牙	尖牙	第一前磨牙	第二前磨牙	第一磨牙	第二磨牙	第三磨牙
右 ———— 左
1	2	3	4	5	6	7	8
							下颌

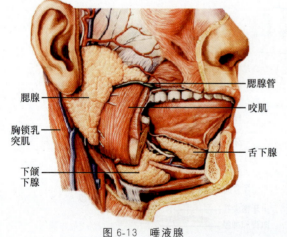

图 6-13　唾液腺

腮腺管
腮腺
胸锁乳突肌
舌下腺
下颌下腺
咬肌

考点：大唾液腺各自的开口部位

（六）唾液腺

唾液腺位于口腔周围，有大、小之分。小唾液腺数量甚多，分布在口腔黏膜深面，如唇腺、颊腺和舌腺等。大唾液腺包括腮腺、下颌下腺和舌下腺（图 6-13）。唾液腺分泌唾液，具有湿润口腔黏膜、帮助消化食物等作用。

1. 腮腺　是最大的一对唾液腺，形状不规则，位于外耳道的前下方，咬肌后部的表面。腮腺管从腮腺的前缘发出，在颧弓下方一横指处沿咬肌表面前行，至咬肌前缘处弯向内侧，穿过颊肌，开口于平对上颌第 2 磨牙牙冠的颊黏膜上。

2. 下颌下腺　呈卵圆形，位于下颌体的内面，其导管开口于舌下阜。

3. 舌下腺　位于口腔底舌下襞的深面，其导管开口于舌下阜和舌下襞。

三、咽（见第 5 章呼吸系统）

四、食　管

（一）食管的位置、形态和分部

1. 食管的形态和位置　食管为一前后略扁的肌性管道，是消化管中最狭窄的部分。上端在第6颈椎体下缘平面与咽相接,向下沿脊柱前面下行,经胸廓上口入胸腔,穿膈的食管裂孔进入腹腔,下端约在第11胸椎体的左侧与胃的贲门相连接(图6-14),全长约25cm。

2. 食管的分部　依据行程食管可分为3部:①颈部,长约5cm,介于第6颈椎体下缘与胸骨颈静脉切迹平面之间,前方与气管后壁相贴;②胸部,长18～20cm,介于颈静脉切迹平面与膈的食管裂孔之间,前方自上而下依次与气管、左主支气管和心包相毗邻;③腹部,最短,长仅1～2cm,自食管裂孔至胃的贲门。临床上测量是以上颌中切牙为定点,在成人,由中切牙至贲门的距离约为40cm。

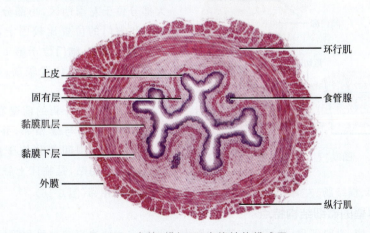

图6-14　食管及其主要毗邻(前面观)

(二)食管的狭窄部

食管全长有3处生理性狭窄(图6-14);第一狭窄,位于食管的起始处,距中切牙约15cm;第二狭窄,位于食管与左主支气管交叉处,距中切牙约25cm;第三狭窄,位于食管穿膈的食管裂孔处,距中切牙约40cm。

链接

食管狭窄部的临床意义

第一狭窄部是食管内异物易于滞留处,第二、三狭窄部是食管癌的好发部位,临床上位于第二狭窄部的食管癌较为多见。进行食管插管或胃管、胃镜操作时,要牢记三处狭窄距中切牙的距离,以免损伤狭窄部的黏膜。

(三)食管壁的微细结构特点

食管腔面有纵行皱襞,食物通过时皱襞消失。食管壁具有以下结构特点(图6-15):①上皮,为复层扁平上皮,下端与贲门部的单层柱状上皮骤然相接,是食管癌的易发部位;②黏膜下层,含有较多黏液性的食管腺,其导管穿过黏膜开口于食管腔;③肌层,上1/3段为骨骼肌,下1/3段为平滑肌,中1/3段则由骨骼肌和平滑肌共同组成。

考点:食管3处生理性狭窄的位置及距中切牙的距离

图6-15　食管(横切面)光镜结构模式图

五、胃

胃是消化管中最膨大的部分,上连食管,下接十二指肠。胃具有储存食物,分泌胃液,初步消化蛋白质,吸收部分水、无机盐和醇类等功能。成人胃的容量约 1500ml。

(一)胃的形态和分部

1. 胃的形态　胃是一肌性囊状器官,分为前后两壁、上下两缘和入出两口(图 6-16)。上缘较短,凹向右上方,称为胃小弯,其最低处的转角称为角切迹;下缘较长,凸向左下方,称为胃大弯。胃的入口称贲门,与食管相续;出口叫幽门,与十二指肠相连。临床上行胃管插管时,插入胃管的长度为 45～55cm,即相当于从患者前发际点至剑突的长度或从鼻尖至耳垂再到剑突的长度。

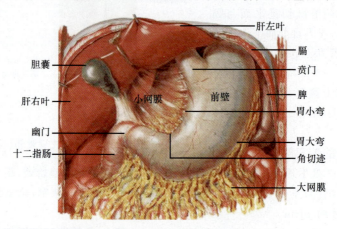

图 6-16　胃的形态、位置和毗邻

2. 胃的分部　胃分为 4 部(图 6-17):①贲门部,是指位于贲门周围的部分;②胃底,是指贲门平面以上向左上方膨出的部分,临床上称胃穹隆;③胃体,为胃底与角切迹之间部分;④幽门部,为角切迹与幽门之间的部分。幽门部的大弯侧有一不甚明显的中间沟,将幽门部分为左侧的幽门窦和右侧的幽门管。幽门部和胃小弯附近是胃溃疡和胃癌的好发部位。

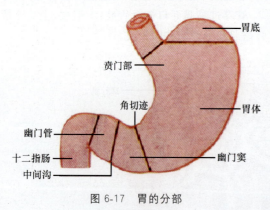

图 6-17　胃的分部

(二)胃的位置和毗邻

1. 胃的位置　胃在中等程度充盈时,大部分位于左季肋区,小部分位于腹上区。贲门和幽门的位置比较固定,贲门位于第 11 胸椎体左侧,幽门位于第 1 腰椎体右侧。矮胖体型者,胃的位置较高;瘦长体型者,胃的位置则较低。

2. 胃的毗邻　胃的前壁右侧与肝左叶下面相邻,左侧与膈相邻,并被左肋弓掩盖。胃前壁的中间部分位于剑突下方,直接与腹前壁相贴,是临床上触诊胃的部位。胃的后壁与胰、横结肠、左肾和左肾上腺相邻,胃底与膈和脾相邻(图 6-16)。

(三)胃壁的微细结构特点

胃壁由黏膜、黏膜下层、肌层和浆膜构成,其结构特点主要表现在黏膜和肌层。

1. 黏膜　胃空虚时腔面可见许多纵行皱襞,充盈时皱襞几乎消失。黏膜表面遍布约 350 万个不规则的小孔,称为胃小凹。每个胃小凹底部有 3～5 条胃腺的开口(图 6-18)。

(1)上皮:主要由单层柱状的表面黏液细胞构成,细胞分泌的不溶性黏液覆盖于上皮表面,有重要的保护作用(图 6-19),可防止高浓度盐酸与胃蛋白酶对黏膜的自身消化以及食物对上皮的磨损。

考点:胃的位置、形态和分部以及胃底腺主细胞和壁细胞的功能

(2)固有层:含有大量紧密排列的管状胃腺,依分部部位不同分为胃底腺、贲门腺和幽门腺。

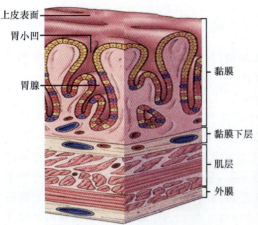

图 6-18　胃壁结构模式图

上皮表面
胃小凹
胃腺
黏膜
黏膜下层
肌层
外膜

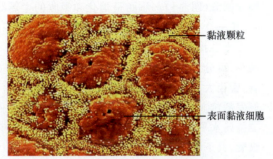

图 6-19　胃黏膜扫描电镜像

黏液颗粒
表面黏液细胞

1)胃底腺:因其分泌盐酸又称为泌酸腺,分布于胃底和胃体,是分泌胃液的主要腺体,由主细胞、壁细胞、颈黏液细胞、内分泌细胞和干细胞组成。①主细胞,又称胃酶细胞,数量最多,主要分布于腺体的下半部。细胞呈柱状,核圆形位于基底部,胞质基部呈强嗜碱性。主细胞分泌胃蛋白酶原。②壁细胞,又称泌酸细胞,主要分布于腺体的上半部。细胞体积大,多呈锥体形或圆形,核小而圆居中央,胞质呈强嗜酸性(图 6-20)。壁细胞能分泌盐酸和内因子。③颈黏液细胞,位于腺体的顶部,分泌可溶性的酸性黏液,对胃黏膜具有保护作用。

2)贲门腺和幽门腺:分布于贲门部和幽门部的固有层内,分泌黏液和溶菌酶,有保护胃黏膜和杀菌的作用。

2. 肌层　较厚,由内斜行、中环行和外纵行 3 层平滑肌构成。环行肌在贲门处和幽门处增厚,分别形成贲门括约肌和幽门括约肌,有延缓胃内容物的排空和防止肠内容物逆流至胃的作用。

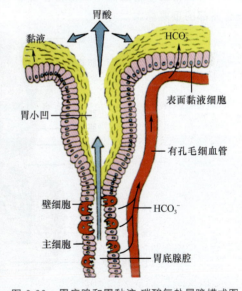

胃酸
黏液
HCO_3^-
表面黏液细胞
胃小凹
有孔毛细血管
壁细胞
HCO_3^-
主细胞
胃底腺腔

图 6-20　胃底腺和胃黏液-碳酸氢盐屏障模式图

案例6-1

患者,男性,46 岁。患胃溃疡 10 余年,饮酒 30 分钟后突然出现剧烈上腹部疼痛,X 线检查显示腹腔内有游离气体。临床诊断为急性胃穿孔。拟进行胃大部切除术,施行空肠与胃残端吻合术。在讨论中提出了以下问题:

1. 胃癌最有可能发生在何处?
2. 胃小弯处的角切迹是哪两部分之间的分界标志?
3. 手术中确认空肠起始部的重要标志是什么?

六、小　肠

小肠是消化管中最长的一段,长 5～7m。上起幽门,下接盲肠,分为十二指肠、空肠和回肠 3 部分(图 6-1)。小肠是消化和吸收的主要器官。

(一)十二指肠

十二指肠介于胃与空肠之间,约相当于 12 个手指并列的长度,长约 25cm,呈"C"形包绕胰头,可分为上部、降部、水平部和升部 4 部分(图 6-21)。十二指肠上部近幽门处的一段肠管,管径大,壁薄而内面光滑,无环行皱襞,临床上常称此段为十二指肠球,是十二指肠溃疡的好发部位。十二指肠降部沿第 1～3 腰椎体右侧下行,至第 3 腰椎体高度转折向左移行为十二指肠水平部。降部的黏膜除有环行皱襞外,在其后内侧壁上有一纵行皱襞,称为十二指肠纵襞,其下端的圆形隆起称为十二指肠大乳头,距中切牙约 75cm,是胆总管和胰管的共同开口处。十二指肠升部斜向左上至第 2 腰椎体左侧急转向前下方形成十二指肠空肠曲,移行于空肠。十二指肠空肠曲借十二指肠悬韧带(又称 Treitz 韧带)固定于腹后壁,是手术中确认空肠起始部的重要标志。

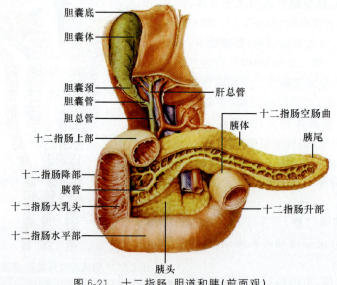

图 6-21　十二指肠、胆道和胰(前面观)

考点:小肠和十二指肠的分部以及十二指肠大乳头的位置

(二)空肠和回肠

空肠始于十二指肠空肠曲,回肠在右髂窝接续盲肠,两者借小肠系膜连于腹后壁,故合称系膜小肠,有较大的活动度。

空肠和回肠之间无明显的解剖标志。空肠占空、回肠全长的近侧 2/5,位于腹腔的左上部,环行皱襞高而密。回肠占空、回肠全长的远侧 3/5,位于腹腔的右下部,部分位于盆腔内,环行皱襞低而稀疏(图 6-22)。

(三)小肠黏膜的结构特点

小肠黏膜的结构特点主要体现在两个方面:①小肠腔面有许多环行皱襞和绒毛;②固有层内含有大量的肠腺和丰富的淋巴组织。

1. 环行皱襞　小肠腔面的环行皱襞从距幽门约 5cm 处开始出现,在十二指肠末段和空肠头段最发达,继而逐渐减少变矮,至回肠中段以下基本消失。

2. 绒毛　黏膜表面有许多细小的指状突起,称为绒毛(图 6-23),由上皮和固有层向肠腔内突起而形成,是小肠的特征性结构。上皮为吸收细胞(即单层柱状上皮),其游离面有明显的纹状缘,电镜下为密集而排列规则的微绒毛。绒毛的中轴为固有层,内有 1～2 条纵行的、以盲端起始的毛细淋巴管,称为中央乳糜管(图 6-24),可收集和运送脂肪。中央乳糜管周围有丰富的毛细血管和散在的纵行平滑肌细胞,其收缩有利于物质的吸收以及血液与淋巴的运行。

（右侧旁注） 考点:小肠绒毛的结构特点和扩大小肠吸收面积的结构

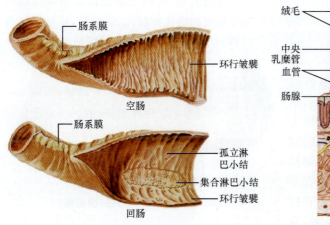

图 6-22　空肠和回肠黏膜

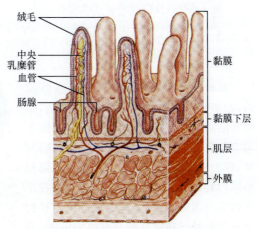

图 6-23　小肠绒毛与肠腺模式图

环行皱襞、绒毛和柱状细胞游离面的微绒毛使小肠腔面的表面积扩大了约 600 倍,使总面积达到 200m² 左右,有利于对营养物质的吸收。

3. 肠腺　是绒毛根部的上皮凹陷至固有层而形成的管状腺,直接开口于肠腔(图 6-23)。肠腺由吸收细胞、杯形细胞、潘氏细胞(Paneth cell,又称帕内特细胞)、内分泌细胞和干细胞构成。潘氏细胞常三五成群或单个分布于肠腺底部,是小肠的标志性细胞。潘氏细胞呈锥体形,胞质顶部充满粗大的嗜酸性分泌颗粒,能分泌防御素和溶菌酶等物质,对肠道微生物有杀灭作用。

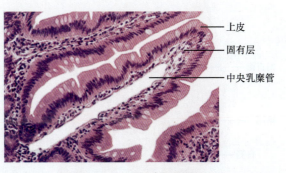

图 6-24　小肠绒毛光镜像

十二指肠的黏膜下层内有大量的十二指肠腺,能分泌碱性黏液,保护十二指肠黏膜免受胃酸的侵蚀。

4. 淋巴组织　固有层内的淋巴组织丰富,在十二指肠和空肠多为孤立淋巴小结,在回肠则为众多淋巴小结聚集而成的集合淋巴小结。

七、大　肠

大肠是消化管的末段,长约 1.5m,围绕在空、回肠的周围,分为盲肠、阑尾、结肠、直肠和肛管 5 部分。大肠的主要功能是吸收水和无机盐,并将食物残渣形成粪便排出体外。

考点:大肠的分部和盲肠与结肠的特征性结构

链接

消 化 管

消化管,长又长,粗细弯曲9米长;
起始口腔咽食管,胃呈囊状贮食粮;
小肠十二空回肠,大肠盲阑结直肠;
结肠带袋肠脂垂,三大特点别小肠;
肛门内外括约肌,手术当中要分清。

盲肠和结肠相互延续,在外形上具有 3 种特征性结构,即结肠带、结肠袋和肠脂垂(图 6-25),是腹部手术时鉴别大、小肠的主要依据。①结肠带,有 3 条,由肠壁的纵行肌局部增厚而形成,沿大肠的纵轴平行排列,3 条结肠带均汇集于阑尾根部;②结肠袋,由于结肠带较肠管短,使肠管形成许多由横沟隔开向外膨出的囊状突起;③肠脂垂,是沿结肠带两侧分布的许多大小不等的脂肪小突起。

(一)盲肠

盲肠是大肠的起始部,位于右髂窝内,长 6~8cm,下端为盲端,左接回肠,上续升结肠。在盲肠与回肠相接处,回肠末端突入盲肠,形成上、下两个半月形的皱襞,称为回盲瓣(图 6-26)。回盲瓣可调控小肠内容物流入大肠的速度,使食物在小肠内充分消化吸收,又可阻止盲肠内容物逆流到回肠。在回盲瓣下方约 2cm 处,有阑尾的开口。临床上常将回肠末端、盲肠和阑尾合称为回盲部。

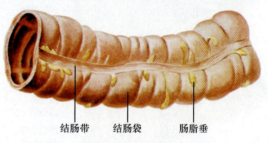

图 6-25　结肠的外观特征(横结肠)

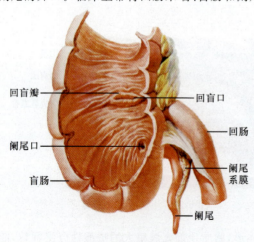

图 6-26　盲肠和阑尾

(二)阑尾

1. 阑尾的位置和形态　阑尾是连于盲肠后内侧壁的一条蚯蚓状盲管,多位于右髂窝内。阑尾的长度因人而异,一般长 6~8cm。阑尾根部的位置相对固定,而阑尾盲端游离,位置变化很大,据国内体质调查资料显示,阑尾以回肠后位和盲肠后位较多见。鉴于阑尾位置变化颇多,手术中有时寻找困难,但由于 3 条结肠带均在阑尾根部汇集,故沿结肠带向下追踪,是寻找阑尾的可靠方法,临床上有"顺着结肠带找阑尾"之说。

2. 阑尾根部的体表投影　阑尾根部的位置比较恒定,通常以脐与右髂前上棘连线的中、外 1/3 交点，即麦氏（MecBurney）点为标志（图 6-27）。有时也以左、右髂前上棘连线的右、中 1/3 交点，即 Lanz 点表示。急性阑尾炎时，投影点附近有明显的压痛或反跳痛，有一定的诊断价值。麦氏点还是选择阑尾手术切口的标志点。

案例6-2

　　患者，女性，18 岁。图 24 小时前无明显诱因出现脐周钝痛，5 小时后疼痛转移至右下腹而急诊入院。检查：右下腹麦氏点压痛阳性，反跳痛存在。血常规检查：血红蛋白 120g/L，白细胞 12×10^9/L，中性粒细胞 0.85。临床诊断：急性阑尾炎。在讨论中提出了以下问题：

　　1. 何谓 McBurney 点？

　　2. 打开腹膜腔后，如何区分大肠和小肠？

（三）结肠

　　1. 结肠的位置和分部　结肠是介于盲肠与直肠之间的一段大肠，呈方框状围绕在空、回肠周围。依据行程特点分为升结肠、横结肠、降结肠和乙状结肠 4 部分（图 6-1）。①升结肠，为盲肠的直接延续，上升至肝下方，弯曲成结肠右曲（肝曲）而移行为横结肠；②横结肠，自结肠右曲向左横行至左季肋区，在脾的下方弯曲向下，形成结肠左曲（脾曲）而下续于降结肠；③降结肠，起自结肠左曲而下行，至左髂嵴处续于乙状结肠；④乙状结肠，在左髂嵴处起自降结肠，呈"乙"字形弯曲下行入盆腔，至第 3 骶椎平面续于直肠。横结肠和乙状结肠均具有系膜，故活动度较大。乙状结肠是溃疡和肿瘤的好发部位。临床上，为了缓解便秘，常按升结肠、横结肠、降结肠、乙状结肠的顺序帮助患者做腹部环形按摩，以刺激肠蠕动，增加腹内压力，促进排便。

考点：结肠的分部和阑尾根部的体表投影

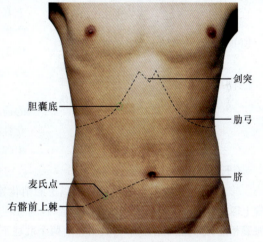

图 6-27　阑尾根部和胆囊底的体表投影

（图中标注：剑突、肋弓、脐、胆囊底、麦氏点、右髂前上棘）

　　2. 结肠的微细结构特点　结肠黏膜表面光滑，无绒毛，有半月形皱襞。固有层内有密集排列的单管状结肠腺，含有大量的杯形细胞，但无潘氏细胞，并可见散在的孤立淋巴小结。肌层的外纵行肌局部增厚形成 3 条结肠带。

链接

"千金难买一屁"

　　常言道："屁乃人生之气，在肚里翻来覆去，一不小心放了出去，放屁者洋洋得意，闻屁者垂头丧气。"正因为如此，屁总是跟贬义甚至恶意联系在一起。其实，屁常被作为评估胃肠蠕动功能的重要参考依据之一。术后之屁，贵如黄金。人们常常可以听到外科大夫向腹部手术后的患者问道：您放屁了吗？如无合并症，腹部手术后的麻痹性肠梗阻是短暂的、可逆的，大约术后 3 天左右屁就来了。那位"主刀"的外科大夫知道以后，就会高兴地对患者说："您无屁，我揪心；您来屁，我放心"。这是因为他（她）明白，患者的胃肠功能已恢复正常，胃肠道畅通，它提示患者可以开始进食了。这便是"千金难买一屁"的由来。

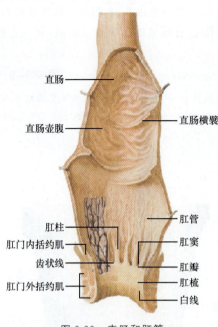

图 6-28 直肠和肛管

图中标注：直肠、直肠壶腹、肛柱、肛门内括约肌、齿状线、肛门外括约肌、直肠横襞、肛管、肛窦、肛瓣、肛梳、白线

（四）直肠

1. 直肠的位置　直肠位于盆腔内，长 10～14cm。上端在第 3 骶椎前方续于乙状结肠，沿骶骨和尾骨的前面下行，穿过盆膈移行于肛管（图 6-28）。

2. 直肠的弯曲　人类的直肠并不直，在矢状面上形成两个弯曲，骶曲凸向后，与骶骨盆面的弯曲一致；会阴曲绕过尾骨尖凸向前。临床上行直肠镜或乙状结肠镜检查时，应注意上述弯曲，以免损伤直肠壁。

3. 直肠的黏膜　直肠下段肠腔显著扩大，称为直肠壶腹，腔内面有 3 个由黏膜和环行肌形成的半月形皱襞，称为直肠横襞（图 6-28）。其中以位于直肠前右侧壁者最大，且位置最恒定，距肛门约 7cm，可作为直肠镜检时的定位标志。

4. 直肠的毗邻　男、女性有所不同，男性直肠的前方与膀胱、前列腺、精囊和输精管末端相邻，女性直肠的前方则与子宫、阴道和直肠子宫陷凹相邻，直肠指诊时可触及上述器官。

（五）肛管

考点：直肠的弯曲和齿状线与白线的概念

1. 肛管的黏膜　肛管是指盆膈以下的消化管，上端接续直肠，下端终于肛门，长约 4cm。肛管上段内面有 6～10 条纵行的黏膜皱襞，称为肛柱（图 6-28）。各肛柱下端之间彼此借半月形黏膜皱襞相连，称为肛瓣。肛瓣与其相邻的两个肛柱下端之间围成开口向上的陷窝称为肛窦，窦内常积存粪屑，易于感染而引起肛窦炎。各肛柱的下端与各肛瓣的边缘共同连接成锯齿状的环行线，称为齿状线或肛皮线。在齿状线下方有宽约 1cm 的环行带状区，称为肛梳或痔环。肛梳下缘有一不甚明显的环行线称为白线，其位置相当于肛门内、外括约肌的分界处，活体肛门指诊时可触及此沟。肛管向下以肛门通外界。临床上行肛管排气时，插入肛门的合适深度为 15～18cm。

2. 肛门括约肌　肛管周围有肛门内、外括约肌环绕。肛门内括约肌由肛管的环行平滑肌增厚形成，有协助排便的作用。肛门外括约肌是围绕在肛门内括约肌外下方的骨骼肌，受意识支配，可控制排便。手术时应防止损伤，以免造成大便失禁。

 链接

齿状线的临床意义

齿状线具有重要的解剖学和临床意义：①齿状线是内胚层与外胚层的分界线，齿状线以上的部分来源于内胚层，以下的部分来源于外胚层；②齿状线是黏膜与皮肤的分界线，齿状线以上的上皮为单层柱状上皮，以下的上皮为复层扁平上皮，故齿状线以上的恶性肿瘤多数为腺癌，以下则为鳞状上皮癌；③齿状线是动脉来源、静脉回流及淋巴引流的分界线，齿状线以上的动脉来源于直肠上、下动脉，以下的动脉来源于肛动脉；④齿状线是内脏神经与躯体神经分布的分界线，齿状线以上由内脏神经分布，以下由躯体神经分布；⑤齿状线是内痔与外痔的分界线，齿状线以上的静脉曲张称为内痔，以下的静脉曲张称为外痔，而在齿状线上、下同时出现的则称为混合痔。由于神经分布不同，所以内痔不疼，而外痔则常感疼痛。

（马光斌）

第2节 消 化 腺

一、肝

肝是人体内最大的腺体,也是人体最大的消化腺,是新陈代谢最活跃的器官,担负着重要而复杂的生理功能。成人肝的重量,男性为1230～1450g,女性为1100～1300g,约占体重的2％。肝的血液供应十分丰富,故活体肝呈棕红色,质地柔软而脆弱,受暴力打击易破裂出血。

(一)肝的形态

肝呈不规则的楔形(图6-29),可分为前、后两缘和上、下两面。肝的前缘薄而锐利,后缘钝圆,朝向脊柱。上面隆凸,与膈相贴,故又称膈面,借矢状位的镰状韧带分为大而厚的肝右叶和小而薄的肝左叶。肝的下面凹凸不平,与许多腹腔脏器相邻,故又称脏面。中部有一近似"H"形的沟,即左、右两条纵沟和一条横沟(图6-30)。左侧纵沟的前部有肝圆韧带通过,后部容纳静脉韧

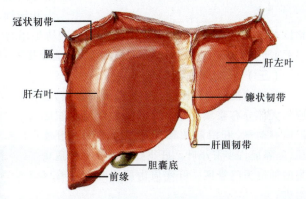

图6-29 肝的膈面

带。右侧纵沟的前部为胆囊窝,容纳胆囊;后部有下腔静脉通过。横沟称为肝门,是肝固有动脉、肝门静脉、肝左右管、神经和淋巴管等出入肝的部位。肝的脏面借"H"形的沟分为4叶:即右侧纵沟右侧为肝右叶,左侧纵沟左侧为肝左叶,左、右纵沟之间、横沟前方的方叶和横沟后方的尾状叶。从形态上看肝左叶在脏面与膈面相一致,而脏面的肝右叶、方叶和尾状叶则相当于膈面的肝右叶。

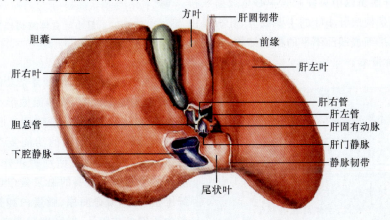

图6-30 肝的脏面

链接

Glisson 系统

肝内有肝门静脉、肝固有动脉、肝管和肝静脉 4 套管道，形成两个系统，即 Glisson 系统和肝静脉系统。肝门静脉、肝固有动脉及肝管的各级分支均结伴同行，并由结缔组织鞘包裹，共同组成 Glisson 系统，为肝脏结构分叶、分段的基础，对临床肝病的定位诊断及手术治疗有极其重要的意义。肝静脉系统包括肝左、中、右静脉和它们的属支。

（二）肝的位置和体表投影

1. 肝的位置　肝大部分位于右季肋区和腹上区，小部分位于左季肋区。

2. 肝的体表投影　肝的上界与膈穹隆基本一致，常用以下 3 点的连线来表示：即右锁中线与第 5 肋的交点，前正中线与胸骨体和剑突结合处的交点，左锁骨中线与第 5 肋间隙的交点。肝的下界与肝的前缘一致，右侧与右肋弓一致，中部超出剑突下约 3cm，而与腹前壁相接触，故在此可触及肝，左侧被肋弓掩盖。体格检查时，右侧肋弓下不能触及肝。3 岁以下的幼儿，由于肝的体积相对较大，肝前缘常低于右肋弓下 1.5～2.0cm。到 7 岁以后，右侧肋弓下不能触及肝。若能触及时，应考虑肝大的可能性。

考点：肝的位置、形态和体表投影以及肝门的概念

（三）肝的微细结构

肝表面被覆以致密结缔组织构成的被膜，被膜的大部分有浆膜覆盖。肝门处的结缔组织随肝固有动脉、肝门静脉和肝管的分支深入肝实质，分隔成许多肝小叶。肝小叶之间 3 种管道密集的部位为门管区。肝实质由肝小叶和门管区组成。

1. 肝小叶　是肝的基本结构单位，呈多角棱柱体（图 6-31），成人有 50 万～100 万个肝小叶。肝小叶之间有少量结缔组织分隔，有的动物如猪的肝小叶间因结缔组织多而分界清楚，人的肝小叶之间结缔组织很少，故分界不清（图 6-32）。肝小叶中央有一条沿其长轴走行的中央静脉，肝索和肝血窦以中央静脉为中心呈放射状排列。肝细胞是构成肝小叶的主要成分，肝板是由一层肝细胞排列成凹凸不平的板状结构，其切面呈索状，故称肝索。

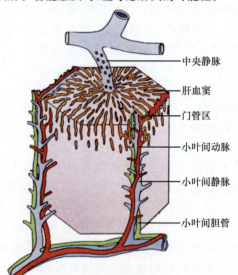

右侧标注：
中央静脉
肝血窦
门管区
小叶间动脉
小叶间静脉
小叶间胆管

图 6-31　肝小叶立体结构模式图

链接

肝

肝是人体腺之最，功能复杂质软脆；
两缘两面似楔形，上二下四要记清；
右季肋区腹上区，是其大部所在位，
尚有小部向左延，左季肋区临近胃；
横沟肝门中央见，肝管门脉神淋动；
右纵胆囊下腔过，左纵肝圆静脉带。

（1）肝细胞：是实现肝复杂功能的结构基础，肝细胞体积较大，呈多面体形，核大而圆，双核细胞较多，胞质呈嗜酸性。肝细胞内各种细胞器均丰富，细胞的功能复杂多样。线粒体为肝细胞的功能活动提供能量，粗面内质网能合成多种重要的血浆蛋白（如白蛋白、纤维蛋白原、凝血酶原、脂蛋白和补体等），滑面内质网参与胆汁、低密度脂蛋白的合成、脂类与激素的代谢和类固醇激素的灭活，高尔基复合体主要参与合成蛋白质的浓缩加工、溶酶体的形成和胆汁的分泌，溶酶体积极参与肝细胞的细胞内消化。肝细胞中的糖原是血糖的储备形式，受胰岛素和胰高血糖素的调节，进食后增多，饥饿时减少。

（2）肝血窦：是位于相邻肝板之间腔大而不规则的间隙，窦壁由有孔内皮细胞围成，故肝血窦的通透性大，有利于肝细胞与血液之间进行物质交换。肝血窦内定居有一种体积较大而形状不规则的细胞，称为肝巨噬细胞或库普弗细胞（图 6-33，图 6-34，图 6-35）。肝巨噬细胞来源于血液中的单核细胞，在吞噬清除从肝门静脉进入肝的异物（如细菌和病毒）、清除衰老的红细胞和血小板以及监视肿瘤等方面发挥重要作用。

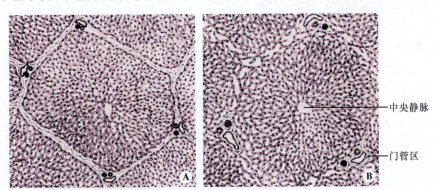

图 6-32　肝小叶横切面模式图
A. 猪肝；B. 人肝

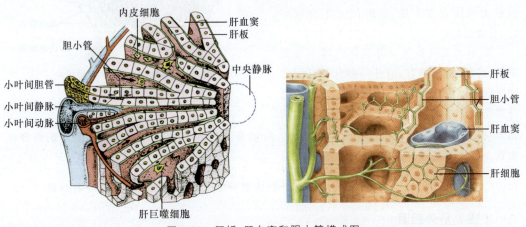

图 6-33　肝板、肝血窦和胆小管模式图

（3）窦周隙（图 6-34，图 6-36）：为肝血窦内皮细胞与肝细胞之间的狭窄间隙，光镜不能辨认。窦周隙内充满来自肝血窦的血浆，是肝细胞与血液之间进行物质交换的场所。窦周隙内有散在的网状纤维和形状不规则的贮脂细胞，贮脂细胞有储存维生素 A 和产生网状纤维的功能。在慢性肝炎或慢性酒精中毒的肝病，贮脂细胞增生活跃，肝内纤维增多，可导致肝硬化。

（4）胆小管：是由相邻肝细胞之间

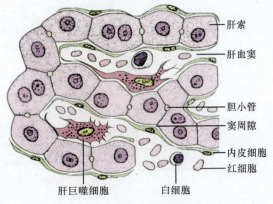

图 6-34　肝索和肝血窦关系模式图

141

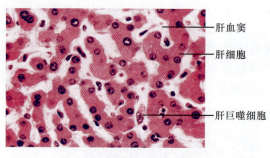

图 6-35　肝小叶(局部)光镜像

考点：肝小叶的组成，肝血窦和门管区的概念

局部细胞膜凹陷形成的微细管道,在肝板内连接成网,其管壁由相邻肝细胞的细胞膜构成(图 6-34)。胆小管内的胆汁从肝小叶的中央流向周边,在门管区汇入小叶间胆管。当肝细胞发生变性、坏死或胆道阻塞引起内压增大时,胆小管的正常结构遭破坏,胆汁可溢入窦周隙,继而进入肝血窦,从而出现黄疸。

2. **门管区**　相邻肝小叶之间的结缔组织小区内,可见伴行的小叶间静脉、小叶间动脉和小叶间胆管通过,这个区域称为门管区。每个肝小叶周围有 3～4 个门管区。小叶间静脉,是肝门静脉的分支,管腔大而不规则,管壁薄;小叶间动脉,是肝固有动脉的分支,管腔小,管壁相对较厚;小叶间胆管,管壁为单层立方上皮,在肝门处汇合成肝左、右管出肝。

3. **肝内血液循环**　肝是体内唯一享受双重血液供应的器官,由肝门静脉和肝固有动脉两套血管双重供血,故血供丰富。肝门静脉是肝的功能性血管,它将胃肠道吸收的营养物质运送入肝内供肝细胞代谢和转化。肝固有动脉内的血液含 O_2 丰富,是肝的营养性血管。肝内血液循环途径如下所示:

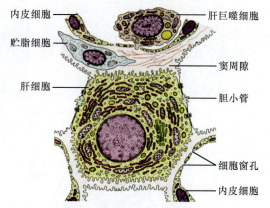

图 6-36　肝细胞、肝血窦、窦周隙和胆小管关系模式图

$$
\left.\begin{array}{l}
肝门静脉(入肝)\rightarrow 小叶间静脉\\
肝固有动脉(入肝)\rightarrow 小叶间动脉
\end{array}\right\}\rightarrow 肝血窦\rightarrow 中央静脉\rightarrow 小叶下静脉\rightarrow 肝静脉
$$

(四) 肝外胆道

肝外胆道包括胆囊、肝左管、肝右管、肝总管和胆总管(图 6-37)。

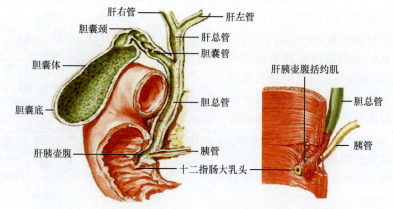

图 6-37　肝外胆道

1. **胆囊** 为储存和浓缩胆汁的囊状器官,位于肝下面的胆囊窝内,呈长梨形(图 6-37),容量 40～60ml。胆囊可分为胆囊底、胆囊体、胆囊颈和胆囊管 4 部分。胆囊底圆钝而略膨大,当胆囊充满胆汁时,常露出于肝前缘与腹前壁相贴近,其体表投影在右锁骨中线与右肋弓交点的稍下方或右肋弓与右腹直肌外侧缘相交处(图 6-27)。当胆囊炎时,此处常有明显压痛,临床上称墨菲(Murphy)征阳性。胆囊管、肝总管与肝的脏面围成的三角形区域,称为胆囊三角(Calot 三角),该三角内有胆囊动脉通过(约 61.67％),因而是胆囊手术中寻找胆囊动脉的标志。

2. **输胆管道** 是将肝细胞分泌的胆汁输送到十二指肠所经过的各级管道,分为肝内胆道和肝外胆道两部分。肝内胆道包括胆小管和小叶间胆管。肝左管和肝右管分别由左、右半肝内的肝内胆道逐级汇合成,出肝门后即汇合成肝总管,肝总管下行与胆囊管汇合成胆总管,长 4～8cm,直径 0.6～0.8cm,胆总管在肝十二指肠韧带内下行,经十二指肠上部的后方至十二指肠降部与胰头之间,斜穿十二指肠降部后内侧壁与胰管汇合,形成略为膨大的肝胰壶腹(又称 Vater 壶腹)(图 6-37),开口于十二指肠大乳头。在肝胰壶腹周围有增厚的环行平滑肌包绕,称为肝胰壶腹括约肌(Oddi 括约肌),具有控制和调节胆汁与胰液的排放作用。Oddi 括约肌平时保持收缩状态,肝细胞分泌的胆汁→肝左、右管→肝总管→胆囊管→胆囊内储存和浓缩;进食后,尤其是进食高脂肪食物,胆囊收缩,Oddi 括约肌舒张,胆囊内的胆汁→胆囊管→胆总管→肝胰壶腹→十二指肠大乳头→排入十二指肠。

考点:胆囊的位置、分部和功能以及胆囊底的体表投影,胆囊三角的概念

(五)肝的功能

肝是人体内的一个极其复杂和重要的器官,承担着 5000 种以上的生理与生化功能,被喻为人体内的"化工厂"。肝的功能复杂而重要:①肝细胞分泌的胆汁,作为消化液参与脂类食物的消化;②肝细胞合成多种蛋白质和脂类物质,直接分泌进入血液,因而认为肝兼有内、外分泌功能;③肝细胞参与蛋白质、糖、脂类、激素和药物等代谢;④肝内有大量的巨噬细胞,能清除从胃肠道进入肝内的微生物等有害物质,构成机体的一道重要防线;⑤胚胎时期的肝还具有造血功能。

案例6-3

患者,女性,53 岁。突发右上腹剧烈绞痛,伴恶心、呕吐而急诊入院。体格检查:右上腹压痛明显,墨菲征阳性。B超检查:胆囊体积明显增大,并见结石阴影。血常规提示:白细胞 $13×10^9$/L,中性粒细胞 0.82。临床诊断:急性胆囊炎,胆结石。经抗感染治疗待病情好转后拟行胆囊切除术。在讨论中提出了以下问题:

1. 何谓胆囊三角?胆囊有何功能?

2. 在何部位可隔腹前壁触及胆囊底?墨菲征阳性有何临床意义?

3. 手术中如何寻找胆囊动脉?

二、胰

(一)胰的位置和形态

1. **胰的位置** 胰是人体内仅次于肝的第二大消化腺,位于胃的后方,在第 1、2 腰椎体水平横卧于腹后壁,前面被覆腹膜。

考点：胰的
位置、形态
和分部

2. 胰的形态　胰是一狭长棱柱状的腺体，质地柔软，呈灰红色，分为胰头、胰颈、胰体和胰尾4部分，各部之间无明显的界限。胰头位于第2腰椎体右前方，为胰右侧的膨大部分，被十二指肠所环抱（图6-21）。胰尾较细，伸向左上方抵达脾门。在胰的实质内，有一条沿胰的长轴从胰尾向右横贯全长的胰管，向右与胆总管汇合共同开口于十二指肠大乳头。胰腺癌多发生于胰头，占胰腺癌的70%～80%，其次是胰体和胰尾。

（二）胰的微细结构

胰表面覆有薄层结缔组织被膜，结缔组织深入腺实质内将其分隔成许多分界不明显的小叶。胰实质由外分泌部和内分泌部组成。外分泌部分泌的胰液经胰管排入十二指肠，在食物的消化中起重要作用。内分泌部分泌的激素进入血液或淋巴，主要调节糖类的代谢。

1. 外分泌部　构成胰的大部分，由腺泡和导管组成。腺泡由典型的浆液性细胞组成（图6-38），腺细胞分泌的胰液中含有多种消化酶，能分别消化食物中的相应成分。

链接

胰的微细结构

胰腺虽小责任大，内外分泌两者兼；
外泌胰液小肠见，消化蛋白脂肪淀；
内分泌部三细胞，血糖高低ＡＢ调，
生长抑素Ｄ细胞，ＡＢ功能它协调。

考点：胰岛
Ａ细胞和Ｂ
细胞的功能

2. 内分泌部　是散在分布于外分泌腺泡之间的大小不等的小岛状内分泌细胞团，故称为胰岛（图6-38），成人约有100万个，胰尾的胰岛较多。人的胰岛有Ａ、Ｂ、Ｄ、Ｄ$_1$、PP五种细胞。①Ａ细胞，约占胰岛细胞总数的20%，多分布于胰岛的周边部。Ａ细胞能分泌胰高血糖素，使血糖浓度升高。②Ｂ细胞，约占胰岛细胞总数的70%，主要分布于胰岛的中央部。Ｂ细胞能分泌胰岛素，使血糖浓度降低。③Ｄ细胞，约占胰岛细胞总数的5%，散在于Ａ、Ｂ细胞之间。Ｄ细胞能分泌生长抑素，通过旁分泌作用抑制Ａ、Ｂ细胞或PP细胞的分泌活动。④PP细胞，数量很少，分泌胰多肽，具有抑制胃肠运动、胰液分泌及胆囊收缩的作用。

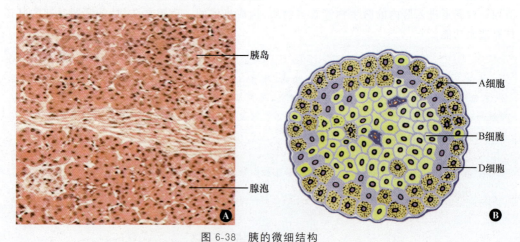

图6-38　胰的微细结构
A. 胰岛光镜结构像；B. 胰岛细胞分布模式图

（马光斌）

第3节　消化和吸收的生理

人体新陈代谢需要不断地补充营养物质,营养物质来源于食物。食物的成分包括糖、蛋白质、脂肪、水、无机盐和维生素。糖、蛋白质和脂肪都是比较复杂的有机物,必须分解为简单的小分子物质才能被吸收,供组织细胞利用。

一、消 化 生 理

消化是食物在消化管内被加工为可吸收的小分子物质的过程。消化的方式有机械性消化和化学性消化两种。机械性消化是通过消化管的运动,将食物变碎与消化液充分混合,并向消化管的远端推送的过程。化学性消化是通过消化液中各种消化酶的作用,将食物分解成小分子物质的过程。正常情况下,这两种消化方式同时进行,互相配合。

考点:消化的概念

（一）口腔内消化

消化过程是从口腔开始的。食物在口腔内停留的时间较短,食物在口腔内被咀嚼,并和唾液混合形成食团。唾液中的消化酶对食物有较弱的消化作用,然后经吞咽动作将食团送入胃。

1. 唾液的成分和作用　唾液是由腮腺、下颌下腺、舌下腺及小唾液腺分泌的一种无色无味的黏稠液体,呈弱酸性(pH接近7.0)。成人每日分泌量为1～1.5L。其成分水约占99%,无机物有 Na^+、K^+、Ca^{2+}、Cl^- 和 HCO_3^- 等,有机物主要为黏蛋白、唾液淀粉酶、溶菌酶和免疫球蛋白等。

唾液的作用:①湿润口腔和溶解食物,便于吞咽和引起味觉;②清洁保护口腔;③杀菌作用;④止血作用;⑤唾液淀粉酶可将淀粉分解为麦芽糖。

2. 咀嚼与吞咽　咀嚼是一种随意的运动,是由咀嚼肌群有序的舒缩牵动下颌,使上下颌牙咬合、磨碎食物的过程。食物经咀嚼被磨碎并与唾液充分混合为食团。舌在咀嚼中起搅拌作用。

吞咽是由一系列动作组成的、复杂的反射活动,它是食团从口腔进入胃的过程。根据食团在吞咽时所经过的部位,可将吞咽过程分为3期(图6-39):第1期是由口腔到咽,它是在大脑皮质控制下的随意动作,主要靠舌的搅拌把食团由舌背推至咽部;第2期是由咽到食管上端,是通过一系列急速的、复杂有序的反射动作而实现的;第3期是沿食管下移入胃,由食管蠕动完成。蠕动是消化管肌肉顺序收缩形成的一种向前推进的波形运动,在食团前方出现舒张波,后方为收缩波(图6-40)。

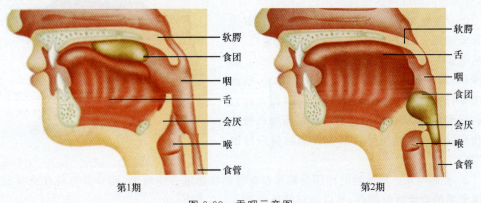

第1期　　　　　　　第2期

图 6-39　吞咽示意图

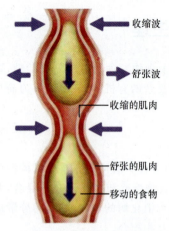

收缩波

舒张波

收缩的肌肉

舒张的肌肉

移动的食物

图 6-40　食管蠕动示意图

（二）胃内消化

胃有暂时储存食物和对食物进行初步消化的功能。食物入胃后，经过胃内的消化，形成食糜并借胃的运动排入十二指肠。

1. **胃液的成分和作用**　纯净的胃液是一种无色酸性液体，pH 为 0.9～1.5。成人每日分泌量为 1.5～2.5L。胃液除水和无机盐外，主要成分包括盐酸、胃蛋白酶原、黏液和内因子。

（1）盐酸：又称胃酸，由泌酸腺的壁细胞分泌。胃液中的盐酸包括游离酸和结合酸两种形式，两者的总浓度称为胃液的总酸度。空腹时的盐酸排出量称为基础排出量。正常成人为 0～5mmol/h。在组胺的刺激下，最大排出量可达 20mmol/h。

胃酸的作用：①激活胃蛋白酶原，使其转变为有活性的胃蛋白酶，并为其提供适宜的酸性环境；②使食物中的蛋白变性，易于消化；③具有杀菌作用；④进入小肠后可促进胰液、胆汁和小肠液的分泌；⑤促进小肠对钙和铁的吸收。

 链接

胃黏膜屏障

胃黏膜屏障是由胃黏膜上皮细胞膜和细胞之间的紧密连接所构成的胃腔与胃黏膜上皮细胞之间的一道生理屏障。它能防止 H^+ 由胃腔侵入胃黏膜，也能防止 Na^+ 由黏膜向胃腔扩散。这样既能使盐酸在胃腔内适应消化的需要，又能使胃壁各层免遭 H^+ 逆向扩散的损害。破坏胃黏膜屏障的许多因素如乙醇、阿司匹林类药物、幽门螺杆菌感染等，都会造成胃黏膜损伤，引起胃炎或溃疡。

（2）胃蛋白酶原：由泌酸腺的主细胞分泌，由盐酸激活为胃蛋白酶。胃蛋白酶也具有自身激活作用。在强酸环境中（最适 pH 为 2.0～3.0）胃蛋白酶（图 6-41）可将蛋白质水解为䏡、胨及少量多肽和氨基酸。

（3）内因子：是由泌酸腺壁细胞分泌的一种糖蛋白，可与食物中的维生素 B_{12} 结合，保护其不被小肠消化酶所破坏并促进其在回肠被吸收，供红细胞生成所需。在萎缩性胃炎时，由于壁细胞减少，内因子缺乏，维生素 B_{12} 吸收障碍，可导致巨幼红细胞性贫血。

（4）黏液：由胃黏膜表面上皮细胞及胃腺的颈黏液细胞分泌。黏液的主要成分是糖蛋白，分泌后覆盖在胃黏膜表面形成厚约 0.5～1mm 的凝胶层，同时表面黏液细胞分泌的 HCO_3^- 也渗入进来，形成一个黏液-碳酸氢盐屏障（图 6-20）。具有润滑食物，减少粗糙食物对胃黏膜的机械性损伤和保护胃黏膜免受胃酸及胃蛋白酶侵蚀的作用。

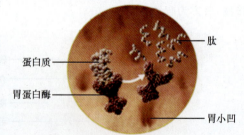

肽

蛋白质

胃蛋白酶

胃小凹

图 6-41　胃蛋白酶作用示意图

2. **胃的运动**　胃运动的作用是将来自食管的食物进一步研磨、粉碎并与胃液充分混合，形成流质的食糜暂时储存，并以适宜的速度送入十二指肠。

幽门螺杆菌的发现

1979年4月,澳大利亚珀斯皇家医院研究人员Warren在一份胃黏膜活体标本中,意外地发现了一种细菌。当时的医学界认为健康的胃是无菌的,因为胃酸会将人吞入的细菌迅速杀灭。1981年,珀斯皇家医院年轻的消化科医生Marshall对此进行实验并证实了Warren的观点。自此,Marshall对这种不知名的细菌表现出极大的兴趣,并全身心地投入到研究中。

Warren和Marshall又用内镜对100例胃肠患者进行了研究。他们观察到所有十二指肠溃疡患者的胃内都有这种后来被命名为幽门螺杆菌的细菌,超过90%的十二指肠溃疡和80%左右的胃溃疡,都是由幽门螺杆菌感染所导致的。他们的发现对传统的"胃酸可杀死所有细菌,健康胃是无菌的"和"胃炎和胃溃疡的主要病因是由于精神压力和生活方式不当所致"的医学理念提出挑战,并为用抗生素治疗胃炎和胃溃疡等提出了依据。他们创立的治疗方法使许多患者恢复了健康。由于他们对人类所作出的杰出贡献,两人共获2005年度诺贝尔奖。

(1) 胃的运动形式:胃在非消化期的运动不明显,当食物进入胃后,胃的运动明显增强。

1) 容受性舒张:当咀嚼和吞咽时,食物对咽、食管等处感受器的刺激可反射性地引起胃底和胃体的平滑肌舒张,胃的容积增大称为容受性舒张。容受性舒张具有储存和容纳食物的功能,同时胃内压变化不大,防止了食糜过早的排入十二指肠,有利于食物在胃内充分消化。

2) 紧张性收缩:胃平滑肌经常处于微弱的收缩状态,称为紧张性收缩。这种收缩可保持一定的胃内压,维持胃的正常形态和位置,并促使胃液渗入食物,有利于消化。

3) 蠕动:是胃肠道共有的运动形式。胃的蠕动自食物入胃5分钟后开始,由胃中部向幽门方向推进,其频率为每分钟3次,通常是一波未平,一波又起。胃蠕动的作用:一方面使食物和胃液充分混合形成食糜利于消化,另一方面则可粉碎食物并推送食糜经过幽门进入十二指肠。

(2) 胃的排空:食物由胃排入十二指肠的过程,称为胃的排空。胃运动产生的胃内压高于十二指肠内压,是胃排空的基本动力。食物入胃5分钟左右即开始排空。排空速度与食物的物理性状和化学成分有关。一般情况下,流体食物比固体食物排空快。等渗溶液比高渗或低渗溶液排空快。3种营养物质中,糖类排空最快,蛋白质次之,脂肪最慢。混合食物完全排空约需4～6小时。

考点:胃液的成分和作用,胃的排空

案例6-4

患者,男性,36岁。因周期性左上腹疼痛3年而来医院就诊。胃镜检查显示胃小弯黏膜溃疡,病理检查证实为良性溃疡。幽门螺杆菌检测阳性,粪便隐血阳性。临床诊断:胃溃疡。在讨论中提出了以下问题:

1. 胃溃疡最有可能发生在何处?胃主要吸收哪些物质?
2. 胃液的主要成分是什么?对食物的消化各有何作用?
3. 胃液中的黏液有何特点?其生理作用是什么?
4. 泌酸腺的主细胞和壁细胞各分泌何物质?

3. **呕吐** 是将胃及肠内容物经过口腔强力驱出的反射动作,中枢在延髓。机械和化学性的刺激作用于舌根、咽部、胃、小肠、大肠、胆管、泌尿生殖器官等处的感受器,以及令人厌恶的气味与厌恶情绪等都可以引起呕吐,视觉和内耳前庭对身体位置改变的反应也可引起呕吐。呕吐能把胃内的有害物质排出,是一种防御性反射,因而具有保护性意义。临床上遇到食物中毒或服毒的患者,常用催吐的方法协助其排出毒物。但剧烈或频繁的呕吐会影响进食和正常的消化活动,并使大量消化液丢失,引起体内水、电解质和酸碱平衡紊乱。

(三)小肠内消化

在小肠内食糜受到胰液、胆汁和小肠液的化学性消化以及小肠运动的机械性消化,消化过程基本完成。许多营养物质也在小肠内被吸收。小肠是消化和吸收的最重要部位。剩余的食物残渣,从小肠进入大肠。

1. 胰液的成分和作用　胰液是由胰腺的腺泡细胞和小导管细胞所分泌的无色等渗碱性液体,pH 约为 8.0,正常成人每日分泌量约为 1.5L,具有很强的消化能力。胰液的主要成分是水、碳酸氢盐和多种消化酶(胰淀粉酶、胰蛋白酶、糜蛋白酶、胰脂肪酶等)。

(1)碳酸氢盐:由胰腺小导管细胞所分泌,主要作用是中和进入十二指肠的胃酸,保护肠黏膜免受强酸的腐蚀;另外,HCO_3^- 造成的弱碱性环境为小肠内消化酶发挥作用提供适宜的 pH 环境。

(2)胰淀粉酶:是水解淀粉效率很高的一种酶,可将淀粉分解成麦芽糖(图 6-42)。胰淀粉酶的最适 pH 为 6.8～7.0。正常人有少量的胰淀粉酶可被吸收入血。急性胰腺炎患者的血液中此酶含量可超过正常,并随尿液排出。所以,临床上常测定血清或尿中胰淀粉酶的含量,用以诊断某些胰腺疾病。

(3)胰脂肪酶:是消化分解脂肪的主要消化酶,可将脂肪分解为脂肪酸、甘油一酯和甘油(图 6-42),最适 pH 为 7.5～8.5。在有胆盐存在的情况下,胰脂肪酶的活性将大大增强。

(4)胰蛋白酶和糜蛋白酶:这两种酶均以无活性的酶原形式分泌并存在于胰液中。当胰液进入小肠后,胰蛋白酶原被小肠液中的肠致活酶、盐酸、组织液以及胰蛋白酶本身激活成胰蛋白酶。糜蛋白酶原由胰蛋白酶激活。胰蛋白酶和糜蛋白酶都能将蛋白质分解为胨和朊。最适 pH 为 8.0～9.0,两种酶共同作用时,分解蛋白质的作用加强,可将蛋白质进一步分解为多肽和氨基酸(图 6-42)。

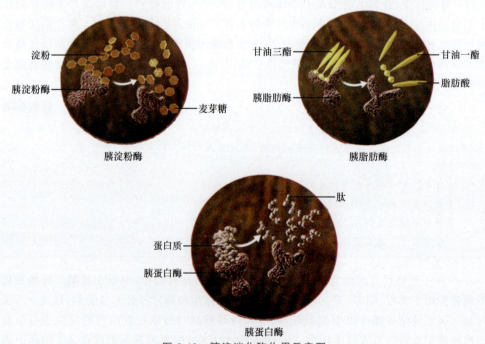

淀粉
胰淀粉酶
麦芽糖
胰淀粉酶

甘油三酯
甘油一酯
脂肪酸
胰脂肪酶
胰脂肪酶

肽
蛋白质
胰蛋白酶
胰蛋白酶

图 6-42　胰液消化酶作用示意图

胰液富含消化酶,在消化液中消化食物最全面、消化能力最强。当胰液分泌障碍时,将出现消化不良,食物中的脂肪和蛋白质仍不能被完全消化和吸收。

案例6-5

患者,男性,28岁。因腹痛、腹泻、恶心、呕吐伴消瘦6个月,曾按胃炎、肠炎治疗无效而再次来医院就诊。血常规检查:红细胞$4.2×10^{12}$/L,血红蛋白96g/L,周围血象红细胞大小不等。小肠造影显示不完全肠梗阻。骨髓涂片为巨幼细胞性贫血。临床诊断:小肠吸收不良综合征。在讨论中提出了以下问题:

1. 为什么说小肠是各种营养物质吸收的主要场所?
2. 小肠主要吸收哪些物质?
3. 红细胞和血红蛋白的正常值分别是多少?
4. 内因子缺乏将影响哪种物质的吸收?

2. **胆汁及其作用** 胆汁由肝细胞分泌。在非消化期间,胆汁由肝管转入胆囊管而储存于胆囊内,在消化时再排入十二指肠。胆囊的功能是储存、浓缩和排放胆汁。

(1)胆汁的性质和成分:胆汁是一种黏稠苦味的有色液体,成人每日分泌量为600~1200ml,pH为7.8~8.6。胆汁的颜色取决于胆色素的种类和浓度。由肝细胞直接分泌的胆汁称为肝胆汁,为金黄色或橘棕色,呈弱碱性;在胆囊内储存的胆汁,称为胆囊胆汁,因被浓缩而颜色加深为深绿色,并因碳酸氢盐被吸收而呈弱酸性。

胆汁的成分很复杂,除水和无机盐外,主要有胆盐、胆色素、胆固醇及卵磷脂等。胆汁中没有消化酶,胆盐是胆汁参与消化吸收的有效成分。

(2)胆汁的作用:①胆盐可激活胰脂肪酶,加速脂肪的分解(图6-43);②胆盐、胆固醇和卵磷脂都可作为乳化剂,降低脂肪的表面张力,使其乳化成脂微滴,分散在肠腔内,以增加胰脂肪酶的作用面积,加速脂肪的消化;③胆盐与脂肪酸、甘油一酯结合,形成水溶性复合物,促进脂肪的吸收。同时,对脂溶性维生素(A、D、E、K)的吸收也有促进作用。此外,胆盐在小肠内吸收后还是刺激肝细胞分泌胆汁的一个体液因素。

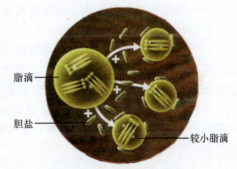

脂滴

胆盐

较小脂滴

图6-43 胆盐作用示意图

胆汁中的胆盐进入小肠后,绝大部分被回肠末端黏膜吸收入血,通过肝门静脉回流到肝脏,重新合成胆汁分泌入小肠,这一过程称为胆盐的肠肝循环。每次进餐后进行2~3次肠肝循环,胆盐每循环一次仅损失5%左右。返回肝脏的胆盐还能直接刺激肝细胞分泌胆汁,这种作用称为胆盐的利胆作用。

3. **小肠液的成分和作用** 小肠液是由十二指肠腺和小肠腺分泌的弱碱性混合液,pH为7.5~8.0,成人每日分泌量为1~3L。大量的小肠液可以稀释消化产物,降低肠内容物的渗透压,有利于水和营养物质的吸收。小肠液中含有多种酶,如肠致活酶,可激活胰蛋白酶原,从而促进蛋白质的消化;肠淀粉酶、肠脂肪酶、肠肽酶和双糖酶可进一步使食物被消化为最终可吸收的产物。

4. **小肠的运动形式** 小肠的运动形式有紧张性收缩、分节运动和蠕动3种。

(1)紧张性收缩:小肠平滑肌的紧张性收缩是小肠各种运动进行的基础,空腹时即存在,进食后明显增加,有利于肠内容物的混合和吸收。

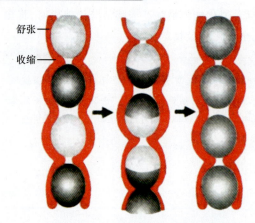

舒张——

收缩——

图6-44 小肠分节运动示意图

（2）分节运动：是一种以环行肌收缩与舒张为主的节律性运动（图6-44），在食糜所在的一段肠管上，环行肌许多点同时收缩，把食糜分隔成许多节段，随后收缩与舒张交替进行，如此反复，使食糜不断分开，又不断地混合。分节运动的作用是：①使食糜与消化液充分混合，利于消化；②挤压肠壁，促进血液和淋巴的回流，并增加食糜与肠黏膜的紧密接触，有利于吸收。

（3）蠕动：小肠的蠕动较慢，推进距离短，但蠕动可反复发生。其意义在于使经过分节运动作用的食糜向前推进一步，到达一个新肠段，再开始分节运动，以利于食糜更好地混合和消化。

当吞咽或食糜进入十二指肠时，还可以引起小肠出现一种速度快、传播距离较远的强烈的快速蠕动，称为蠕动冲。蠕动冲可把食糜从小肠始端推到小肠末端。此外，在十二指肠和回肠末端还常出现一种方向相反的逆蠕动，它能延长食糜在小肠内停留的时间，有利于食物的充分消化和吸收。

（四）大肠的功能

大肠的主要功能是：①储存食物残渣，吸收其中的水和无机盐；②形成粪便，参与排便。

1. 大肠液的成分和作用　大肠液是由大肠黏膜的单层柱状细胞和杯形细胞分泌的，主要成分是黏液和碳酸氢盐，pH为8.3～8.4。大肠液的主要作用是保护肠黏膜和润滑粪便。

2. 大肠内细菌的作用　大肠内有大量的细菌，是随食物和空气进入消化管的。大肠内的环境非常适合细菌的生长、繁殖。粪便中的细菌占粪便固体总量的20%～30%。细菌的作用是：①对食物残渣中的糖、脂肪进行分解，称为发酵作用；对蛋白质进行分解，称为腐败作用。分解产物多为有害物质，大部分随粪便排出，少部分吸收入血由肝脏解毒。②细菌还能利用肠内较简单的物质合成维生素B族和维生素K可被吸收利用。长期使用肠道抗生素时，应注意补充上述维生素。

3. 大肠的运动和排便

（1）大肠的运动：少而缓慢，对刺激反应迟钝，平时仅有较弱的蠕动或规律不明显的环行肌收缩，也存在着逆蠕动。这些特征有利于水的吸收和储存粪便。此外，大肠还有一种进行很快，移行很远的蠕动，称为集团蠕动（图6-45），通常开始于横结肠，可推动一部分大肠内容物至降结肠或乙状结肠。集团蠕动一般在进食之后，因食物进入十二指肠而引起，故称为十二指肠-结肠反射。

大肠的内容物经过水的吸收和细菌的发酵与腐败作用后，即形成粪便。粪便主要储存于结肠下部，平时在直肠内并无粪便。

（2）排便：排便动作是一种反射活动。当大肠的集团蠕动使粪便进入直肠后，刺激直肠壁的压力感受器，冲动通过盆神经和腹下神经传入位于脊髓腰骶段的初级排便中枢，同时也上传至大脑皮质而产生便意。排便是受意识控制的，如果环境许可，大脑皮质发出冲动使脊髓排便中枢的兴奋加强，从而引起排便反射。此时，通过盆神经的传出冲动，使降结肠、乙状结肠和直肠收缩，肛门内括约肌舒张；与此同时，阴部神经的传出冲动减少，使肛门外括约肌

考点： 排便反射的过程

舒张,粪便即被排出。排便时,膈肌和腹肌也发生收缩,使腹内压增加,协助排便过程。大脑皮质也可抑制脊髓排便中枢,制止排便动作。

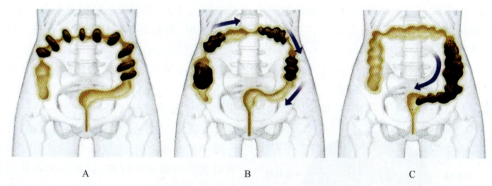

图 6-45 大肠的运动模式图
A. 分段运动;B. 蠕动;C. 集团蠕动

二、吸 收 生 理

食物经过消化后产生的小分子物质,以及水、无机盐、维生素等通过消化管黏膜,进入血液和淋巴的过程称为吸收。

(一) 吸收的概况

1. 吸收的部位 食物在口腔与食管内基本不被吸收,某些药物如硝酸甘油可被口腔黏膜吸收。胃仅吸收少量乙醇和水。蛋白质、脂肪和糖的消化产物大部分在十二指肠和空肠吸收。回肠具有独特的吸收功能,可吸收胆盐和维生素 B_{12}(图 6-46)。食物经过小肠后,消化吸收活动基本完成,大肠仅吸收一些水、无机盐和维生素。

小肠作为吸收的主要部位,是因为:①小肠黏膜形成环行的黏膜皱襞和大量的绒毛以及微绒毛,使其吸收面积达 200m²;②食糜在小肠内停留的时间较长,为 3～8 小时;③营养物质在小肠已被消化成可吸收的小分子物质能被充分吸收;④小肠的绒毛内有丰富的毛细血管和中央乳糜管,有利于吸收。

2. 吸收的物质 在消化道中被吸收的物质不仅有从口腔摄入的物质,还有从各消化腺分泌进入到消化道的水、无机盐和某些有机成分,大部分在小肠中被吸收。每日消化道吸收的液体总量可达 8L 左右。急性呕吐和腹泻时,可在短时间内丢失大量体液,从而引起脱水、电解质紊乱和酸碱平衡失调。

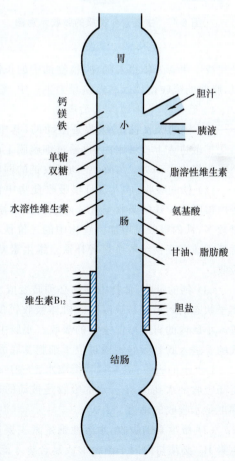

图 6-46 各种主要营养物质
在小肠吸收的部位

（二）几种主要营养物质的吸收

1. **糖的吸收**　食物中的糖类只有分解成单糖才可以被小肠黏膜吸收细胞吸收入血液。葡萄糖的吸收是主动转运过程，一般认为葡萄糖的吸收与 Na^+ 的吸收是同时进行的，它们共用相同的载体蛋白，只有在形成 Na^+ 载体-葡萄糖复合物时，葡萄糖才能随 Na^+ 一起进入肠黏膜上皮细胞(图 6-47)。

2. **蛋白质的吸收**　无论是食入的蛋白质，还是内源性蛋白质，均经消化分解为氨基酸后，才能被小肠全部吸收，吸收方式与葡萄糖的吸收相似。但目前认为，二肽和三肽也能以完整的形式转运进入上皮细胞，在细胞内酶的作用下，水解成氨基酸再进入血液(图 6-47)。

考点：吸收的概念，营养物质在消化道吸收的主要部位及方式

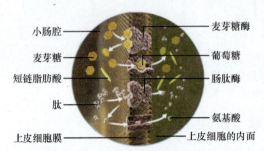

小肠腔
麦芽糖
短链脂肪酸
肽
上皮细胞膜
麦芽糖酶
葡萄糖
肠肽酶
氨基酸
上皮细胞的内面

图 6-47　主要营养物质的吸收示意图

3. **脂肪的吸收**　脂肪主要以甘油、甘油一酯和脂肪酸的形式被吸收。它们与胆盐形成水溶性混合微胶粒，以增加与黏膜的接触面积，从而大大加快了吸收。微胶粒的各种成分分别进入小肠吸收细胞后，在细胞内又重新合成脂肪，再与细胞中的载体蛋白形成乳糜微粒。乳糜微粒是转运脂肪进入体内的主要形式，它从上皮细胞的基底面进入中央乳糜管(图 6-47)。

脂肪的吸收可通过淋巴和血液两种途径完成。由于人体摄入的动、植物油中的长链脂肪酸较多，脂肪酸和乳糜微粒的结构较大，所以，脂肪的吸收途径以淋巴途径为主。中、短链脂肪酸因能溶于水而可直接进入血液。

4. 无机盐、水和维生素的吸收

（1）钠的吸收：钠的吸收是主动的，其中空肠对钠的吸收能力最强。钠的吸收是先通过易化扩散进入上皮细胞内，再通过细胞膜上的钠泵进入血液。钠的主动吸收为单糖和氨基酸的吸收提供了动力。另外，主动吸收钠的同时，Cl^- 和 HCO_3^- 被动吸收。

（2）铁的吸收：成人每日仅吸收食物中含铁量的 1%，约为 $1mg$，铁主要在十二指肠和空肠内被吸收。铁的吸收与人体对铁的需要量有关。当机体缺铁时，如孕妇和儿童对铁的需要量较多，铁的吸收就增加。食物中的三价铁不易被吸收，而二价铁容易被吸收。因此，临床上常选用硫酸亚铁给贫血患者补铁。维生素 C 和盐酸可使三价铁还原，转变成二价铁，促进其吸收。

（3）钙的吸收：食物中的钙必须转变成水溶性的(如氯化钙、葡萄糖酸钙)才能够被吸收，离子状态的钙最容易被吸收。机体吸收钙的多少受机体需要量的影响，维生素 D、脂肪酸和进入小肠内的胃酸可促进钙的吸收。小肠中十二指肠吸收钙的能力最强，是通过主动转运完成的。进入肠黏膜的钙通过位于细胞基底面和侧面的钙泵活动，将钙主动转运进入血液。

（4）水的吸收：成人每日摄取水 $1\sim2L$，消化腺每日分泌的消化液为 $6\sim7L$，所以，每日由胃肠吸收的水高达 8L。水的吸收是被动的，各种溶质特别是 NaCl 被吸收后所形成的渗透压梯度是水吸收的动力。

（5）维生素的吸收：水溶性维生素主要以易化扩散的方式在小肠上段被吸收入血液，维生素 B_{12} 必须与内因子结合形成复合物才能在回肠被吸收。而脂溶性维生素 A、D、E、K 的吸收与脂肪的吸收相似，需要胆盐的帮助。

总之，食物在小肠内的消化与吸收是同时进行的。消化是吸收的前提，吸收又为下一批

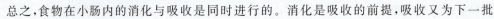

食糜的消化创造了条件。消化不良或吸收障碍,都会影响新陈代谢的正常进行,从而产生严重后果。

(陈登攀)

第 4 节　消化器官活动的调节

一、神 经 调 节

1. 消化器官的神经支配　消化器官主要接受交感神经和副交感神经双重支配(图 6-48),而口腔、咽、食管上段的肌肉和肛门外括约肌均为骨骼肌,受躯体运动神经支配。

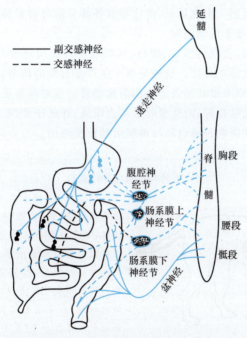

图 6-48　胃肠的神经支配示意图

（1）支配消化器官的副交感神经:主要来自迷走神经,但唾液腺受面神经和舌咽神经的副交感纤维支配,而结肠左曲以下、直肠和肛门内括约肌受副交感神经中的盆神经支配。副交感神经兴奋,末梢释放乙酰胆碱,能促进胃肠运动,使其紧张性增强,蠕动加强、加快,因而胃的排空和肠内容物的推进加速;但对括约肌的作用相反,起抑制作用。此外,它还能使胆囊收缩,肝胰壶腹括约肌舒张,胆汁排出。副交感神经兴奋能引起唾液、胃液、胰液和胆汁的分泌。

（2）支配消化器官的交感神经:起源于脊髓的第 5 胸节至第 3 腰节,在腹腔神经节和肠系膜下神经节换神经元后,节后纤维组成神经丛,随血管分布至消化管壁上。交感神经兴奋能抑制胃肠运动和胆囊收缩,括约肌的紧张性加强,消化液的分泌和排放减少。

在食管中段至肛门的消化管壁内,存在着壁内神经丛,包括肌间神经丛和黏膜下神经丛。它们有许多相互形成突触联系的神经节细胞和神经纤维组成,同时也接收副交感

考点:交感神经和副交感神经对消化器官的作用

节前纤维和交感节后纤维的联系。食物对消化管壁的机械或化学性刺激，可不通过脑和脊髓，而仅通过壁内神经丛，引起消化管的运动和腺体的分泌，称为局部反射或壁内神经反射。

2. 消化器官活动的反射性调节　调节消化器官活动的中枢位于延髓、下丘脑和大脑皮质等处。

食物对口腔的机械、化学或温度的刺激，作用于口腔的各种感受器，能反射性地引起唾液的分泌；食物对胃肠的刺激，可以反射性地引起胃肠的运动和分泌。此外，消化道上部器官的活动，可影响其下部器官的活动。例如，食物在口腔内咀嚼和吞咽时，可反射性地引起胃的容受性舒张，以及胃液、胰液和胆汁的反射性分泌；食物进入胃后也能反射性地引起小肠和结肠的运动增强。消化道下部器官的活动也可影响上部器官。例如，回肠和结肠内容物的堆积可以反射性地减弱胃的运动，使胃排空延缓；而十二指肠内的食糜向下移动，又可促进胃的排空。这些都属于非条件反射。由此可见，消化器官各部分通过神经体液的调节，相互影响、相互配合，形成一个完整的功能活动过程。

人在进食时或进食前，食物的形状、颜色、气味以及进食的环境和有关的语言，都能反射性地引起胃肠运动和消化腺的分泌。这些只属于条件反射性的调节，它使消化器官的活动更加协调，并为食物的即将到来做好准备。支配消化器官自主神经系统的活动受情绪变化的影响，人处于愉快状态下，食欲良好，消化吸收活动会增强；若处于恐惧、忧郁状态，则食欲低下，消化吸收也会降低。这些影响是通过高级神经活动而实现的。

链接

著名的动物"假饲"实验

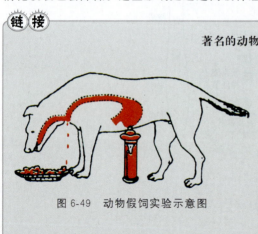

图 6-49　动物假饲实验示意图

1889 年，俄国生理学家巴甫洛夫成功地实施了著名的"假饲"实验（即把狗的食管在颈部切断造瘘，喂食后食物从瘘管流出而不能进入胃内）。发现假饲后消化腺分泌大量增加（图 6-49），而将迷走神经切断后，假饲便不再引起消化腺分泌增加。从而证实了迷走神经是重要的支配消化腺分泌的神经，而且还发现从食物进入口腔到消化液分泌之间存在一个"反射过程"。巴甫洛夫还发现并研究了消化腺的"心理性兴奋"，即动物仅仅看到食物就可引起各种消化腺的分泌，并以此为基础创立了著名的"条件反射学说"。巴甫洛夫因此而获得了 1904 年的诺贝尔奖。

二、体液调节

胃肠的消化活动除受神经调节之外，还受胃肠激素等体液的调节。胃肠激素是由胃肠黏膜的内分泌细胞合成并分泌的激素。已经发现胃肠黏膜中内分泌细胞分泌的激素和肽类有 20 多种，其中已被确定的胃肠激素有促胃液素、缩胆囊素、促胰液素和抑胃肽等，另一些肽类不能肯定是真正独立的激素，称为胃肠后备激素。胃肠激素均属肽类，其中一些在中枢神经系统内也有分布，这些双重分布的肽类称为"脑-肠肽"。已知的脑-肠肽有促胃液素、缩胆囊素、P 物质、生长抑素、神经降压素等 20 余种。可见胃肠道不仅是消化道器官，而且还是体内最大的内分泌器官。

154

胃肠激素对消化器官的主要作用包括以下3个方面:①调节消化腺的分泌和消化道的运动;②影响其他激素的释放;③促进消化道组织或腺体的代谢和生长(即营养作用)。

4种主要胃肠激素的主要生理作用及引起释放的因素见表6-1。

表6-1 4种胃肠激素的分泌和生理作用

激素名称	主要生理作用	引起释放的主要因素
促胃液素	促进胃液分泌、加强胃肠蠕动、促进消化道黏膜生长和胰岛素分泌	迷走神经、蛋白消化产物
缩胆囊素	促进胆囊收缩、胰液分泌,加强小肠运动	蛋白和脂肪消化产物、盐酸
促胰液素	促进胰液、胆汁中水和碳酸氢盐的分泌,抑制胃和小肠的运动及分泌	蛋白消化产物、盐酸
抑胃肽	抑制胃液分泌和胃的运动,刺激胰岛素释放	脂肪、葡萄糖、氨基酸

考点:胃肠激素的概念,4种主要胃肠激素对消化器官的作用

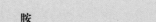

链接

组 胺

调节消化器官活动的体液因素中,除胃肠激素外,还有一种重要物质就是组胺。胃的泌酸腺区黏膜中含有大量的组胺,它是一种很强的胃酸分泌刺激物。关于组胺作用的机制,目前认为,它可提高壁细胞对其他刺激的敏感性,因而在其他刺激的作用下,壁细胞能更多地分泌盐酸。临床上可用注射组胺的方法来检测胃的分泌功能。

(陈登攀)

小结

消化系统由消化管和消化腺两部分组成。消化管各段,虽然形态不同,功能各异,但其基本结构相同。上皮的分布与各器官的功能相适应,体现了形态与功能相互联系的辩证关系。胃、空肠、回肠和结肠的腺体位于固有层内,而食管腺和十二指肠腺则位于黏膜下层。消化腺大小有别,位置不同。肝是人体内的"化工厂",它的功能极其复杂而重要。胰液是最重要的消化液,胰岛内的各种细胞,均具有独特的本领。此外,在人体内还有一套设备齐全,配合密切的"引黄系统"——胆道系统,它们源源不断地将人体内奔腾不息的"黄河"(胆汁)安全地运输到"黄河"的"入海口"——十二指肠大乳头,流入十二指肠内,参与食物的消化。

消化系统的主要功能是对食物进行消化和吸收。食物中的营养成分(糖、蛋白质、脂肪等)必须先经过消化管的机械性和消化酶的化学性加工(消化)过程,分解成结构比较简单的可溶性化合物,和水、电解质、维生素一起透过消化管壁的上皮细胞(吸收)进入血液,由血液循环运送到身体各部分,供给组织细胞利用。小肠是消化管中最长的一段,是营养物质消化和吸收的主要部位。在结构和功能上,小肠具有吸收的各种有利条件。小肠吸收绝大部分的营养物质、水和电解质,只有少量的水和离子在大肠被进一步吸收。

自测题

一、名词解释

1. 上消化道 2. 咽峡 3. 十二指肠大乳头
4. 回盲瓣 5. 齿状线 6. 肝门 7. 肝胰壶腹
8. 消化 9. 吸收 10. 胃排空 11. 容受性舒张
12. 分节运动 13. 胃肠激素

二、填空题

1. 消化系统由_____和_____两部分组成。

2. 消化管壁由内向外依次分为_____、_____、_____和_____4层。

3. 牙由_____、_____和_____构成。

4. 胃在中等程度充盈时,大部分位于_____,小部分位于_____。

5. 胃可分为_____、_____、_____和_____ 4 部。

6. 胃底腺的主细胞分泌_____,胰岛的 A 细胞分泌_____,B 细胞分泌_____。

7. 小肠分为_____、_____和_____ 3 部分。

8. 扩大小肠吸收面积的结构有_____、_____和_____。

9. 盲肠和结肠的特征性结构是_____、_____和_____。

10. 大肠可分为_____、_____、_____、_____和_____ 5 部分。

11. 肝大部分位于_____和_____,小部分位于_____。

12. 胆总管由_____和_____合成,在_____内下降,开口于_____。

13. 食物消化的两种形式是_____和_____。

14. 胃液的主要成分是_____、_____、_____和_____。

15. 小肠内的消化液有_____、_____和_____。

16. 主要的胃肠激素有_____、_____和_____。

17. 副交感神经兴奋时,胃肠运动_____,消化腺分泌_____,括约肌_____。

三、选择题

1. 下列有关黏膜上皮的搭配错误的是( )
A. 口腔-复层扁平上皮
B. 食管-复层扁平上皮
C. 直肠-复层扁平上皮
D. 小肠-单层柱状上皮
E. 胃-单层柱状上皮

2. 小儿乳牙出齐的时间是( )
A.1～1.5 岁　B. 2～2.5 岁　C.3～3.5 岁
D. 1.5～2 岁　E. 2.5～3 岁

3. 食管的第 2 个狭窄距中切牙( )
A.15cm　　B.25cm　　C.30cm
D.40cm　　E.50cm

4. 分泌盐酸的细胞是( )
A. 主细胞　　　B. 表面黏液细胞
C. 颈黏液细胞　D. 内分泌细胞

E. 壁细胞

5. 为患者鼻饲时,其胃管插入的深度为( )
A. 40cm　　B. 45～50cm　C. 45～55cm
D. 42～50cm　E. 50～60cm

6. 小肠绒毛的固有层内不含有( )
A. 中央乳糜管 B. 毛细血管　C. 结缔组织
D. 骨骼肌　　 E. 纵行的平滑肌细胞

7. 十二指肠溃疡的好发部位是( )
A. 十二指肠空肠曲　　　 B. 十二指肠降部
C. 十二指肠水平部　　　 D. 十二指肠升部
E. 十二指肠球

8. 阑尾根部的体表投影位于( )
A. 脐与耻骨联合连线中、下 1/3 交界处
B. 脐与左髂前上棘连线中、外 1/3 交界处
C. 脐与右髂前上棘连线中、外 1/3 交界处
D. 脐与右髂前上棘连线内、中 1/3 交界处
E. 脐与左髂前上棘连线内、中 1/3 交界处

9. 为缓解便秘,可帮助患者做腹部环形按摩,其正确顺序是( )
A. 升结肠、横结肠、乙状结肠、降结肠
B. 升结肠、横结肠、降结肠、乙状结肠
C. 乙状结肠、降结肠、升结肠、横结肠
D. 降结肠、横结肠、乙状结肠、升结肠
E. 横结肠、升结肠、降结肠、乙状结肠

10. 结肠癌的好发部位是( )
A. 升结肠　　B. 横结肠　　C. 降结肠
D. 乙状结肠　E. 结肠左曲

11. 肛管腔面黏膜与皮肤的分界标志是( )
A. 白线　　　B. 肛梳　　　C. 齿状线
D. 直肠横襞　E. 肛瓣

12. 直肠肛管手术后的大便失禁,主要是因为切断了( )
A. 肛门内括约肌 B. 肛门外括约肌 C. 齿状线
D. 肛直肠环　　E. 阴部神经

13. 可作为直肠镜检的定位标志是( )
A. 齿状线　　B. 白线　　　C. 肛瓣
D. 直肠横襞　E. 肛梳

14. Murphy 征阳性多见于( )
A. 胆总管结石　　B. 急性胰腺炎
C. 胃溃疡穿孔　　D. 急性胆囊炎
E. 十二指肠溃疡穿孔

15. 肝下面右侧纵沟的前部有( )
A. 肝门静脉　B. 胆囊　　C. 静脉韧带

D. 下腔静脉　　E. 肝圆韧带

16. 肝胰壶腹开口于（　　）
A. 十二指肠上部　　B. 十二指肠降部
C. 十二指肠水平部　　D. 十二指肠升部
E. 十二指肠空肠曲

17. 在胰岛内,其分泌物能使血糖降低的是(　　)
A. A 细胞　　B. B 细胞　　C. D 细胞
D. PP 细胞　　E. C 细胞

18. 胰腺癌的好发部位是(　　)
A. 胰尾　　B. 胰体　　C. 胰颈
D. 胰头　　E. 胰体和胰尾

19. 患者,女性,52 岁,患慢性胆囊炎多年,需要经十二指肠引流术采取胆汁。用十二指肠引流管插入十二指肠,需要进入多深才能到达十二指肠大乳头处(　　)
A. 45cm　　B. 55cm　　C. 65cm
D. 75cm　　E. 85cm

20. 患者,女性,22 岁,患急性阑尾炎行阑尾切除术。打开腹腔后寻找阑尾最可靠的方法是(　　)
A. 沿盲肠后壁寻找　　B. 沿回肠末端寻找
C. 以麦氏点为标志寻找　　D. 沿盲肠前壁寻找
E. 沿结肠带寻找

21. 患者,男性,36 岁。因近日大便带血而来医院就诊。经检查诊断为痔疮。鉴别内、外痔的分界线是(　　)
A. 白线　　B. 肛柱　　C. 痔环
D. 齿状线　　E. 肛瓣

22. 胆汁中与消化有关的成分是(　　)
A. 胆盐　　B. 胆固醇　　C. 胆色素
D. 脂肪酸　　E. 无机盐和水

23. 消化酶种类齐全,消化能力最强的消化液是(　　)
A. 唾液　　B. 胰液　　C. 胃液
D. 小肠液　　E. 胆汁

24. 吸收铁离子能力最强的部位是(　　)
A. 胃　　B. 十二指肠和空肠上段

C. 空肠下段　　D. 回肠
E. 大肠

25. 关于胃酸的生理作用,错误的是(　　)
A. 能激活胃蛋白酶原
B. 使蛋白质变性,易于消化
C. 能促进 Fe^{2+}、Ca^{2+} 的吸收
D. 可促进对维生素 B_{12} 的吸收
E. 促进胰液、胆汁和小肠液的分泌

26. 巨幼红细胞性贫血与胃液中缺乏(　　)
A. 盐酸有关　　B. 胃蛋白酶有关
C. 黏液有关　　D. 内因子有关
E. 胃蛋白酶原有关

27. 主要吸收胆盐和维生素 B_{12} 的部位是(　　)
A. 胃　　B. 十二指肠　　C. 空肠
D. 回肠末端　　E. 结肠

28. 不含消化酶的消化液是(　　)
A. 唾液　　B. 胰液　　C. 胃液
D. 小肠液　　E. 胆汁

29. 混合食物由胃完全排空通常需要(　　)
A. 1～2 小时　　B. 2～3 小时　　C. 3～4 小时
D. 4～5 小时　　E. 4～6 小时

30. 关于促胰液素的作用,错误的是(　　)
A. 促进胆汁分泌　　B. 促进胰液分泌
C. 抑制小肠液分泌　　D. 促进胃的运动
E. 促进胆囊收缩

四、简答题

1. 大唾液腺有哪几对?其导管各开口于何处?
2. 食管的 3 处狭窄各位于何处?距中切牙的距离分别是多少厘米?
3. 肝细胞分泌的胆汁是如何输送到十二指肠的?
4. 胃液的主要成分有哪些?各有何生理作用?
5. 为什么说胰液是最重要的消化液?
6. 简述糖、脂肪和蛋白质的吸收形式和转运途径。
7. 促胃液素、促胰液素和缩胆囊素主要的生理作用分别是什么?

（马光斌　陈登攀）

第7章

新 陈 代 谢

生命的存在有赖于所在环境的物质交换,即新陈代谢。新陈代谢是生命活动的基本特征之一。机体不断地从外环境中摄取营养物质,为生命活动提供能量和合成机体的构件,同时又不断地将代谢产物排出体外。那么,我们每天从食物中摄取的糖、脂肪和蛋白质等在体内是如何进行代谢的?它们对生命活动又起什么作用?让我们带着这些神奇而有趣的问题一起来探究人体新陈代谢的奥秘。

第1节 蛋白质和核酸化学

蛋白质是生命的物质基础,它是生物体的主要构成成分,几乎参与机体的一切生命活动,是生命活动的主要承担者。因此,没有蛋白质就没有生命。核酸则是遗传的物质基础,与遗传信息的储存、传递及表达有关。

一、蛋白质化学

(一)蛋白质的分子组成

考点:蛋白质的元素组成

1. 蛋白质的元素组成 组成蛋白质的元素很多,主要有碳(C)、氢(H)、氧(O)、氮(N)、硫(S),此外有些蛋白质还含有少量的磷、铁、铜、锌、锰等元素。

各种蛋白质含氮量恒定,平均为16%,即1g氮相当于6.25g蛋白质。生物组织中的氮元素绝大部分存在于蛋白质分子中,所以测定生物样品中蛋白质含量时,只要测出样品中的含氮量就可以计算出蛋白质含量。

每克样品中的含氮克数×6.25×100=100g样品中所含蛋白质克数(g%)。

> **链接**
>
> **"三鹿奶粉"事件**
>
> 2008年6月28日,某市医院收治了首例患"肾结石"病症的婴幼儿。家长反映,孩子出生后一直服用三鹿牌婴幼儿奶粉。后经检测奶粉中含有三聚氰胺。三聚氰胺为化工原料,其分子中含有大量的氮元素,添加在食品中,可以提高检测食品中蛋白质的检测数值。用普通的全氮测定法测食品中的蛋白质数值时,根本不会区分这种伪蛋白氮。

2. 蛋白质的基本组成单位——氨基酸 不同种类的蛋白质经酸、碱或蛋白水解酶作用后,最终的水解产物都是氨基酸。因此,氨基酸(AA)是蛋白质的基本组成单位。

组成蛋白质的氨基酸有20种,其结构特点是同一分子中含有氨基和羧基,氨基连接在与羧基相邻的碳原子(即α-碳原子)上,所以称为α-氨基酸。不同的侧链部分用"R"表示,其通式为:

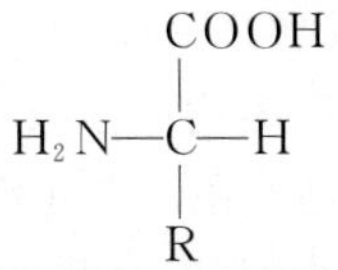

$$H_2N-\underset{\underset{R}{|}}{\overset{\overset{COOH}{|}}{C}}-H$$

根据氨基酸的侧链的性质可将氨基酸分为 3 类(表 7-1)。

表 7-1 组成蛋白质的 20 种氨基酸

分类	氨基酸名称				
中性氨基酸	丙氨酸	谷氨酰胺	亮氨酸※	蛋氨酸※	异亮氨酸※
	脯氨酸	天冬酰胺	缬氨酸※	色氨酸※	苯丙氨酸※
	酪氨酸	丝氨酸	甘氨酸	苏氨酸※	半胱氨酸
酸性氨基酸	谷氨酸	天冬氨酸			
碱性氨基酸	组氨酸	精氨酸	赖氨酸※		

注:带※者为必需氨基酸

(二)蛋白质分子的结构和功能

1. 蛋白质分子的结构 氨基酸之间通过肽键连接而构成的化合物称为肽。肽键是由一个氨基酸的 α-羧基(—COOH)与另一氨基酸的 α-氨基(—NH$_2$)脱水缩合而成的化学键(图 7-1)。由两个氨基酸形成的肽称为二肽,由 3 个氨基酸形成的肽称为三肽,依此类推。通常将 10 个以下氨基酸形成的肽称为寡肽,10 个以上氨基酸形成的肽称为多肽,多肽呈链状,故又称多肽链。人体内存在某些具有重要生理功能的低分子多肽,称为生物活性肽,如谷胱甘肽、缩宫素、脑啡肽等。

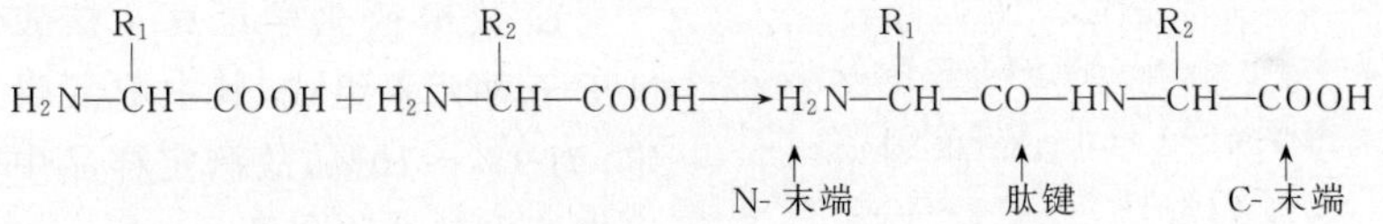

$$H_2N-\overset{\overset{R_1}{|}}{CH}-COOH + H_2N-\overset{\overset{R_2}{|}}{CH}-COOH \longrightarrow H_2N-\overset{\overset{R_1}{|}}{CH}-CO-HN-\overset{\overset{R_2}{|}}{CH}-COOH$$

N-末端　　　　　肽键　　　　　C-末端

图 7-1 肽键的结构

蛋白质的基本结构形式是多肽链,多肽链盘曲、折叠形成特定的空间结构,就成为具有一定功能活性的蛋白质。蛋白质的一级结构是指多肽链中氨基酸的排列顺序。一级结构是蛋白质的基本结构,二、三、四级结构是蛋白质的空间结构。在已测知的蛋白质一级结构中,胰岛素是世界上第一个被确定为一级结构的蛋白质。

2. 蛋白质结构与功能的关系 蛋白质分子的一级结构是蛋白质空间结构和功能的基础,一级结构中某种氨基酸的位置改变或被置换,这种蛋白质的空间构象和功能也将随之发生改变。例如,镰刀状红细胞贫血症,就是患者的血红蛋白的 β 链第 6 位上的氨基酸由谷氨酸变为缬氨酸,患者的血红蛋白形成线状大分子,携氧能力降低,红细胞从正常双凹圆盘状变为镰刀状,容易发生溶血。这种由遗传物质(DNA)异常导致蛋白质一级结构改变而引起其生物学功能改变的遗传性疾病称为分子病。

蛋白质的功能与其空间结构密切相关。有些情况下,尽管一级结构不变,蛋白质折叠发生错误,空间构象改变,仍可影响其功能,严重时导致疾病发生。某些蛋白质错误的折叠后,互相聚积,形成淀粉样的沉淀,产生毒性而致病,这类疾病称为蛋白质构象病,如老年性痴呆、疯牛病等。

（三）蛋白质的变性作用

蛋白质在某些理化因素作用下，空间结构发生改变或破坏，导致某些理化性质发生改变或生物活性丧失的现象，称为蛋白质变性作用。引起蛋白质变性的物理因素有高温、高压、紫外线照射等；化学因素有强酸、强碱、重金属盐、有机溶剂等。这些理化因素只破坏蛋白质的空间结构，一级结构没有改变。蛋白质变性后表现为溶解度降低、易被蛋白酶水解及原有的生物活性丧失。

考点：蛋白质变性的临床应用

蛋白质变性在临床上应用广泛，如高温、高压、乙醇、紫外线可消毒灭菌；误服重金属盐中毒者，可口服牛奶或生蛋清以减缓重金属离子的吸收；活性蛋白质制剂如酶、疫苗等放在适宜的低温下保存，以防止其变性失活。

（四）蛋白质的分类

按蛋白质分子组成成分不同，分为单纯蛋白质和结合蛋白质两大类。单纯蛋白质是完全由氨基酸组成的蛋白质，如白蛋白、球蛋白等。结合蛋白质由蛋白质和非蛋白质（又称辅基）两部分组成，如糖蛋白、脂蛋白、核蛋白等。

二、核 酸 化 学

核酸是体内十分重要的一类生物大分子，是生物体遗传的物质基础。核酸分为核糖核酸（RNA）和脱氧核糖核酸（DNA）两大类。DNA 主要存在于细胞核中，是遗传信息的载体。RNA 分为信使核糖核酸（mRNA）、转运核糖核酸（tRNA）和核糖体核糖核酸（rRNA）3 种，主要存在于细胞质中，参与遗传信息的传递和表达。

表 7-2　核酸的基本组成成分

组成成分	RNA	DNA
磷酸	磷酸	磷酸
戊糖	核糖	脱氧核糖
含氮碱基	腺嘌呤（A）	腺嘌呤（A）
	鸟嘌呤（G）	鸟嘌呤（G）
	胞嘧啶（C）	胞嘧啶（C）
	尿嘧啶（U）	胸腺嘧啶（T）

（一）核酸的分子组成

1. 核酸的化学组成　核酸由 C、H、O、N、P 五种元素组成，其中 P 元素含量比较恒定，为 $9\% \sim 10\%$，故测定样品中磷的含量可以推算出其核酸含量。

2. 核酸的基本组成成分　是磷酸、戊糖和含氮碱基。RNA 和 DNA 的组成成分见表 7-2。

（二）核酸的基本组成单位——核苷酸

戊糖和碱基以糖苷键连接而成的化合物称为核苷。核苷中的戊糖再与磷酸以磷酸酯键相连构成核苷酸。核苷酸是核酸的基本组成单位。RNA 和 DNA 的基本组成单位见表 7-3。

表 7-3　核酸的基本组成单位

RNA	DNA
AMP（一磷酸腺苷）	dAMP（一磷酸脱氧腺苷）
GMP（一磷酸鸟苷）	dGMP（一磷酸脱氧鸟苷）
CMP（一磷酸胞苷）	dCMP（一磷酸脱氧胞苷）
UMP（一磷酸尿苷）	dTMP（一磷酸脱氧胸苷）

考点：核酸的分类；核酸的基本组成成分

（三）核酸的分子结构

1. 核酸的一级结构　核苷酸之间以磷酸二酯键相互连接形成多核苷酸链。多核苷酸链有两个游离的末端，一端为戊糖 C-5′上的磷酸，称为 5′-末端，另一端为戊糖 C-3′上的羟基，称为 3′-末端。核酸具有方向性，通常以 5′→3′方向为正方向。

多核苷酸链中核苷酸的排列顺序称为核酸的一级结构，通常用简式表示（图 7-2），直线代

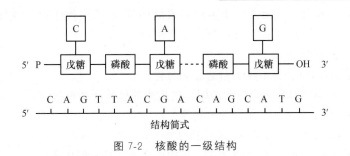

图 7-2 核酸的一级结构

表磷酸戊糖骨架,A、G、C、T 表示连接在戊糖上的碱基。

2. 核酸的空间结构　包括二级结构和三级结构。DNA 的二级结构为双螺旋结构,即 DNA 分子是由两条平行且方向相反的多核苷酸链围绕一共同的中心轴盘旋而成的双螺旋结构。磷酸戊糖骨架位于双螺旋的外侧,碱基位于内侧。位于内侧两条链上相对的碱基通过氢键相连,构成碱基对,且遵循碱基互补配对原则,即 A 与 T 配对,C 与 G 配对,使得 DNA 分子中的两条链彼此成为互补链(图 7-3)。DNA 的三级结构为超螺旋结构。RNA 主要以单链形式存在,链回折在局部可形成短的双螺旋区,其碱基配对为 A 与 U 配对,C 与 G 配对。RNA 中,tRNA 的二级结构为三叶草形结构。

（陈　旭）

考点:DNA 的二级结构

第 2 节　酶与维生素

一、酶

图 7-3　DNA 的双螺旋结构

酶是由活细胞产生的在体内、外都具有催化功能的蛋白质,也称为生物催化剂。酶所具有的催化能力称为酶活性或酶活力;酶失去催化的能力称为酶失活;酶所催化的反应称为酶促反应;酶所催化的物质称为底物或作用物;酶促反应的生成物称为产物。

考点:酶的概念,酶促反应的特点

（一）酶促反应的特点

酶的化学本质是蛋白质,具有蛋白质的一切属性,与一般催化剂比较有如下特点。

1. 高度的专一性(特异性)　酶对其所作用的底物具有严格的选择性,即一种酶只能作用于一种或一类底物,并产生一定的产物,酶的这种特性称为酶的专一性或酶的特异性。如淀粉酶只能催化淀粉水解,而不能催化脂肪或蛋白质水解。

2. 高度的催化效率(高效性)　同一反应,酶促反应速度比一般催化剂所催化的反应速度快 $10^7 \sim 10^{13}$ 倍。如蔗糖酶催化蔗糖水解的速率是 H^+ 催化作用的 2.5×10^{12} 倍。

3. 高度的不稳定性　酶的化学本质是蛋白质,酶促反应要求一定的 pH 值、温度和压力等条件。凡能使蛋白质变性的各种理化因素如强酸、强碱、有机溶剂、高温、紫外线、剧烈振荡等都可使酶蛋白变性,甚至导致酶失活。

4. 酶活性的可调节性　酶活性受多种因素的调节,除受到代谢物、产物浓度的调节外,还接受激素和神经的调节,从而精确调节物质代谢的速度。

（二）酶的分子组成

酶按其化学组成,可分为单纯酶和结合酶两类。

1. 单纯酶　即单纯由蛋白质构成的酶。这类酶的催化活性取决于蛋白质的结构。此类酶多属水解酶类,如淀粉酶、蛋白酶、脂肪酶等。

2. 结合酶　由蛋白质（酶蛋白）和非蛋白质（辅助因子）两部分组成。酶蛋白或辅助因子单独存在均无活性,只有当两者结合在一起构成全酶才具有催化活性。

$$酶蛋白＋辅助因子＝全酶$$

根据辅助因子与酶蛋白结合的牢固程度不同,可将其分为辅酶与辅基两类。与酶蛋白结合疏松的称为辅酶,如 NAD^+（辅酶Ⅰ）、$NADP^+$（辅酶Ⅱ）;与酶蛋白结合紧密的称为辅基,如 FAD（黄素腺嘌呤二核苷酸）等。一种酶蛋白只能与一种辅助因子结合成一种特异的酶,但一种辅助因子可以与不同的酶蛋白结合,从而构成具有不同特异性的酶。酶的辅助因子可以是金属离子（如 K^+、Mg^{2+}、Zn^{2+}）,也可以是小分子有机物（多为 B 族维生素）。

（三）酶的活性中心

酶分子中与酶活性密切相关的化学基团称为酶的必需基团。酶的必需基团在空间结构上彼此靠近,形成一个能与底物特异性结合,并将底物转变为产物的特定空间结构区域,该区域称为酶的活性中心或酶的活性部位。活性中心是酶起催化功能的结构基础,当酶活性中心受到某些理化因素作用遭到破坏时,酶的活性也就丧失。酶活性中心决定酶的专一性和催化性质,具有相同或相似的活性中心的酶,催化作用常相同或极为相似。

（四）酶原与酶原激活

有些酶在细胞内合成或初分泌时,或在其发挥作用前没有催化活性,这种无活性的酶的前身物质称为酶原。酶原是体内某些酶暂不表现催化活性的一种特殊存在形式。酶原在一定条件下转变为有活性的酶的过程称为酶原激活。酶原激活的实质就是酶活性中心的形成或暴露的过程。胃蛋白酶、胰蛋白酶等它们初分泌时均以无活性的酶原形式存在,在一定条件下酶原才能转化成具有催化活性的酶。如胰蛋白酶原刚合成或初分泌时无活性,进入小肠后,受肠激酶作用,活性中心形成,从而成为具有催化活性的胰蛋白酶。

酶原激活的生理意义在于既可保护自身组织不被细胞产生的蛋白水解酶进行自身消化,又可使酶原到达特定部位或环境后发挥其催化作用。

（五）影响酶促反应速度的因素

酶促反应速度受许多因素的影响,主要包括酶浓度、底物浓度、温度、pH 值、激活剂与抑制剂等。

（六）酶在临床上的应用

酶在医学领域中应用十分广泛,人体的许多疾病与酶活性的改变有关,血浆中酶活性的改变对许多疾病的发生发展及预后的判断具有重要意义。

1. 酶与疾病的发生　某些疾病的发病机制直接或间接地与酶的质或量的改变有关。①酶缺陷所致的疾病,多见于先天性或遗传性疾病（表 7-4）。②酶活性异常所致的疾病,许多中毒性疾病实际上是体内某些酶活性被抑制所引起的。如有机磷农药（百敌虫、敌敌畏等）抑制胆碱酯酶活性;一氧化碳、氰化物抑制细胞色素氧化酶活性;重金属离子抑制巯基酶活性等均可引起中毒。

2. 酶与疾病的诊断　当某些组织或器官发生病变时,由于细胞的坏死和通透性的增加或细胞增殖使酶的合成增加等,均可使某些细胞内酶溢入体液中。临床上进行体液检查时,针对某些酶活性的变化,可作为疾病诊断、病情监测、疗效观察、预后及预防的重要参考指标。

3. 酶与疾病的治疗　目前酶的应用领域越来越广,如胰蛋白酶、糜蛋白酶、木瓜蛋白酶等用于外科清创、伤口的净化、浆膜粘连的防治;纤溶酶、链激酶、尿激酶用于防治血栓形成;天冬酰胺酶、谷氨酰胺酶用于抗肿瘤等。

表 7-4　遗传性酶缺陷所致疾病

缺陷酶	相应疾病
酪氨酸酶	白化病
黑尿酸氧化酶	黑尿酸症
苯丙氨酸羟化酶系	苯丙氨酸尿症
1-磷酸半乳糖尿苷移换酶	半乳糖血症
葡萄糖-6-磷酸酶	糖原贮积症
6-磷酸葡萄糖脱氢酶	蚕豆病
高铁血红蛋白还原酶	高铁血红蛋白血症
谷胱甘肽过氧化物酶	新生儿黄疸
肌腺苷酸脱氢酶	肌病

二、维　生　素

维生素是维持机体正常生理功能所必需的一类低分子有机化合物。维生素日需量极少,仅以毫克或微克计;在体内不能合成或合成量不足,不能满足机体的需要,必须依赖食物供给;维生素在体内不氧化供能,不构成组织成分,主要参与物质代谢与能量代谢的调节过程。各种维生素都有其独特的生理功能,维生素缺乏,可引起维生素缺乏病。

根据溶解性不同,可将维生素分为脂溶性维生素和水溶性维生素两大类。脂溶性维生素包括维生素 A、D、E、K,水溶性维生素包括 B 族维生素和维生素 C。B 族维生素有维生素 B_1、B_2、PP、B_6、B_{12}、泛酸、生物素、叶酸,多作为辅酶参与结合酶的构成(表 7-5)。

表 7-5　重要维生素的名称、生理功能及缺乏症

名称	活性形式	生理功能	缺乏症
脂溶性维生素			
维生素 A(抗干眼病维生素)	A_1:视黄醇 A_2:3-脱氢视黄醇	1. 与眼的暗视觉有关,构成视觉细胞内感光物质 2. 维持上皮组织的结构完整 3. 促进生长发育	夜盲症 干眼病
维生素 D(抗佝偻病维生素)	1,25-二羟维生素 D_3	调节钙磷代谢,促进钙磷吸收	儿童:佝偻病 成人:骨软化症
维生素 E(生育酚)		1. 与动物生殖功能有关 2. 抗氧化作用	人类未发现缺乏症,临床用于治疗习惯性流产和先兆流产
维生素 K(凝血维生素)	天然的有 K_1 和 K_2,临床常用人工合成的 K_3 和 K_4	与肝脏合成凝血因子Ⅱ、Ⅶ、Ⅸ、Ⅹ有关	偶见于新生儿及胆管阻塞症,表现为凝血时间延长或血块回缩不良

名称	活性形式	生理功能	缺乏症
水溶性维生素			
维生素B₁(硫胺素、抗脚气病维生素)	焦磷酸硫胺素(TPP)	α-酮酸脱氢酶系的辅酶,参与α-酮酸氧化脱羧作用	脚气病 胃肠道功能障碍
维生素B₂(核黄素)	黄素单核苷酸(FMN)和黄素腺嘌呤二核苷酸(FAD)	构成黄素酶的辅酶,参与递氢作用	睑缘炎、唇炎、口角炎、舌炎、阴囊皮炎
维生素B₆(吡哆素)	磷酸吡多醛 磷酸吡多胺	氨基转移酶的辅酶,参与氨基转移作用	人类未发现缺乏症,临床用于治疗婴儿惊厥
维生素PP(抗癞皮病维生素)	辅酶Ⅰ 辅酶Ⅱ	多种脱氢酶的辅酶,参与递氢作用	癞皮病
泛酸(遍多酸)	辅酶A	多种酰基转移酶的辅酶,参与酰基转移作用	人类未发现缺乏症
生物素		多种羧化酶的辅酶,为CO_2的载体	不易缺乏
叶酸	四氢叶酸(FH₄)	一碳单位转移酶的辅酶,为一碳单位的载体,促进红细胞成熟	巨幼红细胞性贫血
维生素B₁₂(钴胺素)	甲基钴胺素(CH₃-B₁₂)	甲基转移酶的辅酶,参与甲基转移	巨幼红细胞性贫血
维生素C(抗坏血酸、抗坏血病维生素)		1. 参与胶原蛋白的合成 2. 参与组织细胞的氧化还原反应 3. 参与体内其他的代谢反应	坏血病

考点:维生素的生理功能

(莫小卫)

第3节 糖 代 谢

糖类是人类食物的主要成分,约占食入量的一半以上,它是人体的主要供能物质。一般来说,人体所需能量的70%以上是由糖氧化分解提供的。1g葡萄糖在体内完全氧化分解,可以释放出约17.2kJ热能。此外,糖类也是组织细胞的基本组成成分,并参与执行特殊功能。

食物中的糖类主要是淀粉,它们在消化道中受消化酶的作用,大部分水解为葡萄糖,葡萄糖由小肠黏膜吸收后,经肝门静脉进入肝脏。其中一部分在肝脏进行代谢,一部分也可通过肝静脉直接进入血液循环。葡萄糖在肝脏中可以合成糖原暂时储存,也可氧化分解供给肝脏所需的能量,或转变成其他物质(如脂肪、某些氨基酸等)。在肝脏中合成的糖原,可以再分解为葡萄糖进入血液。血液中的葡萄糖(简称血糖)随血液循环输送到各组织细胞,在那里可以合成糖原储存,也可直接氧化供能,或转变成其他物质(脂肪、某些氨基酸等)(图7-4)。

考点:糖类在人体的主要存在形式

从图7-4可以看出,糖在体内的代谢包括合成、分解、转变及运输等过程。其中,合成糖原是糖在体内的储存方式,糖的氧化分解是糖供给机体能量的主要代谢途径,而血糖则是糖

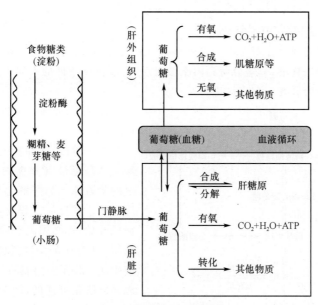

图 7-4 糖代谢的一般概况

在体内的运输形式。它们之间是彼此相互联系和相互制约的。

一、糖的储存与动员

1. 糖原生成作用 糖原是由许多葡萄糖分子缩合而成的多糖,是动物细胞储存糖的主要形式。体内由葡萄糖合成糖原的过程称为糖原生成作用。糖原的生成是耗能过程,生成过程如图 7-5 所示。机体各组织细胞都能利用葡萄糖合成糖原,但各组织中的糖原含量并不相同。肝脏和肌肉是储存糖原的主要器官(正常成人体内肝糖原量约 100g,肌糖原量约 250g)。脑组织糖原储备非常少,必须不断地从血液中摄取葡萄糖来维持代谢的需要。

2. 糖原分解作用 是指糖原分解为葡萄糖的过程。其总反应相当于糖原生成作用的逆过程。当血糖水平趋于降低时(如空腹),肝糖原分解作用增强,从而有较多的葡萄糖释放入血液,供机体其他组织细胞利用。因此,肝糖原和肌肉储存糖原的生理意义完全不同,肝糖原用以维持血糖浓度,供应全身利用,而肌糖原是供给肌肉本身产生 ATP,维持收缩功能。

3. 糖异生作用 由非糖物质转变为糖原或葡萄糖的过程,称为糖异生作用。可以进行糖异生的非糖物质有丙酮酸、乳酸、甘油、氨基酸等,肝脏是糖异生的重要器官。糖异生作用在禁食时,肝糖原储备减少的情况下比较明显,借以维持血糖浓度,保证重要组织器官(如脑组织等)的代谢需要。另外,可回收再利用乳酸,防止酸中毒。 考点:糖异生作用的概念及其生理意义

二、糖在体内的氧化分解

糖供给机体能量是通过它在体内的氧化分解代谢来实现的。糖在体内的氧化分解主要有 3 条途径:①在氧充足的条件下,葡萄糖或糖原彻底氧化分解为 CO_2 和水,同时释放大量能量,称为糖的有氧氧化;②在氧不足的条件下,葡萄糖或糖原分解为乳酸,同时释放少量能量,称为糖的无氧分解或糖酵解;③在某些组织器官中,糖还可以循着磷酸戊糖通路进

行代谢。

（一）糖酵解和糖的有氧氧化

糖酵解和糖的有氧氧化都是由一系列酶催化的、连续的化学反应过程，它们在开始阶段的许多步骤是完全一样的，只是分解到丙酮酸以后，由于供氧条件的不同才有所区别。因此，可以将这两条途径合并在一起来讨论。

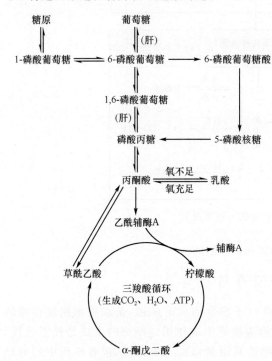

图 7-5　糖氧化分解及糖原合成过程

1. 基本过程　可以分为以下 3 个阶段（图 7-5）。

第一阶段：葡萄糖或糖原分解为丙酮酸。这是糖酵解和糖的有氧氧化共同经过的阶段称之为酵解途径，是在细胞质中进行的。其反应过程是：无论从葡萄糖或糖原开始，都必须先经磷酸化成 6-磷酸葡萄糖。1 分子的 6-磷酸葡萄糖经过多步反应生成 2 分子的丙酮酸。本阶段的反应过程在肝脏是可逆的，因为肝脏具有逆行过程的全部特异酶类。丙酮酸生成后进一步如何氧化分解决定于氧的供应情况，供氧不足丙酮酸转化成乳酸，供氧充足丙酮酸进入第二阶段继续分解代谢。

第二阶段：丙酮酸进入线粒体氧化脱羧生成乙酰辅酶 A，需要多种 B 族维生素作为辅酶成分参与这个阶段的反应。当维生素 B_1 缺乏时，此反应不能顺利进行，导致组织中丙酮酸堆积。能量供应不足，严重者出现下肢沉重，手足皮肤麻木、心

力衰竭等称为脚气病。

第三阶段：乙酰辅酶 A 的氧化——三羧酸循环。由于这一循环是从带有 3 个羧基的柠檬酸开始的，故称为三羧酸循环，在线粒体内进行。其过程是：乙酰辅酶 A 与草酰乙酸结合生成柠檬酸，经过这一连串的化学反应，途经 α-酮戊二酸，最后重新生成草酰乙酸，开始新的循环。三羧酸循环是在许多酶的催化下，经过脱羧、脱氢反应完成的。脱羧产生 CO_2，脱下的氢在线粒体中呼吸链的作用下与氧反应生成水，产生 ATP，每次循环将 1 分子的乙酰辅酶 A 中的乙酰基彻底氧化成 CO_2 和水并释放大量的能量。

2. 生理意义

（1）糖酵解和糖的有氧氧化是机体在不同的供氧条件下的两种供能方式。糖的有氧氧化产生的 ATP 多，是正常情况下糖供能的主要方式；糖酵解产生的 ATP 少，它是机体缺氧状态下补充能量的一种有效方式。糖酵解的终产物是乳酸，某些疾病，因供氧不足，乳酸产生过多，可引起酸中毒。

（2）糖酵解途径在肝脏是可逆的，是非糖物质转变成糖的必经之路。所以凡是能转变成第一阶段中间产物的物质如乳酸、甘油、丙氨酸等，都能在肝脏转变成糖原和葡萄糖。

（3）三羧酸循环是糖、蛋白质、脂肪的最终代谢通路。同时又是糖、脂肪、氨基酸代谢联

系的枢纽。

（二）磷酸戊糖通路

上述糖的有氧氧化和糖酵解是机体各组织器官糖代谢的基本途径。此外,在某些组织器官中,还有一些糖代谢的旁路。磷酸戊糖通路是葡萄糖转变成 5-磷酸核糖的途径(图 7-5)。主要在肝脏、红细胞等组织细胞中进行,全部过程在细胞液中发生。该途径的生理意义主要是:①生成 5-磷酸核糖是合成核酸的必要原料,核糖的分解代谢也要通过这一代谢途径;②这一途径生成 NADPH(尼克酰胺腺嘌呤二核苷酸磷酸的还原型)是体内合成脂肪酸、胆固醇、类固醇激素所必需;③NADPH 保持红细胞膜中谷胱甘肽的还原性(GSH),维持红细胞的稳定。

预防蚕豆病

蚕豆病是遗传性 G6PD(葡萄糖-6-磷酸脱氢酶)缺乏症的常见类型。G6PD 是红细胞糖代谢磷酸戊糖旁路中的一个重要的酶。G6PD 缺乏者食用蚕豆、蚕豆制品或接触蚕豆花粉后发生急性溶血性贫血。因为蚕豆中含有蚕豆嘧啶葡糖苷和异戊氨基巴比妥葡糖苷等,具有强氧化作用,可导致 G6PD 缺乏红细胞溶血。多发生于我国南方地区,每年 3～5 月蚕豆成熟季节。进食后患者出现寒战、贫血、血红蛋白尿、黄疸,甚至全身衰竭、昏迷等症状。

三、血　　糖

血液中所含的葡萄糖,称为血糖。血糖浓度相对恒定,维持在 3.89～6.11mmol/L,是血糖的来源与去路平衡的结果。

（一）血糖的来源与去路

1. 血糖的来源 ①主要来源于食物中的糖类物质;②肝糖原的分解,这是空腹时血糖的重要来源;③糖异生作用(图 7-6)。

2. 血糖的去路 ①在组织细胞内氧化分解供能,这是血糖最主要的去路;②在肝脏及肌细胞中合成糖原而储存;③转变成非糖物质,如脂肪、某些氨基酸或其他衍生物等;④随尿液排出(图 7-6)。当血糖浓度高于 8.88～9.99mmol/L 时,超过了肾小管对原尿中糖的最大吸收能力,就会出现糖尿现象。因此,血糖浓度 8.88～9.99mmol/L 这一数值称为肾糖阈。

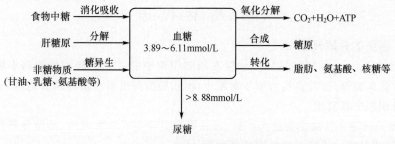

图 7-6　血糖的来源与去路

（二）血糖浓度的调节

1. 器官调节 调节血糖浓度的主要器官是肝脏。肝脏通过肝糖原的分解及糖异生作用或肝糖原的合成,升高或降低血糖浓度。当血糖浓度低时,肝糖原的分解及糖异生作用增强;

而血糖浓度高时,则糖原合成增加。

2. 激素的调节　调节血糖浓度的激素分为两类:降低血糖浓度的激素为胰岛素,这也是体内唯一能使血糖浓度降低的激素;升高血糖浓度的激素主要有胰高血糖素、肾上腺素、糖皮质激素、生长激素、甲状腺激素等。

（三）血糖浓度异常

1. 高血糖　空腹时血糖浓度高于 7.22～7.78mmol/L,称为高血糖。血糖浓度超过肾糖阈,则出现糖尿。生理性高血糖和糖尿(如饮食性糖尿、情感性糖尿等)有一过性特点,不需治疗即可恢复正常;而病理性高血糖和糖尿(如糖尿病),是疾病所导致的代谢异常,需要进行特殊的治疗。

2. 低血糖　空腹时血糖浓度低于 3.33～3.89mmol/L,称为低血糖。引起低血糖的原因有过度饥饿或持续剧烈运动、胰岛素使用过量、胰岛 B 细胞增生或肿瘤、垂体前叶或肾上腺皮质机能减退、严重肝脏疾病等。表现为头晕、心悸、出冷汗,甚至昏迷,应立即采取有效的措施进行纠正。

考点:调节血糖的激素,高血糖和低血糖的概念

护考链接

注射胰岛素过量常可引起(　　)

A. 高血糖　　B. 低血糖反应

C. 胰岛素瘤　D. 酮症酸中毒

E. 高渗性昏迷

考点精讲:胰岛素是降低血糖的激素,当过量注射后就可使血糖降低,引起低血糖反应。

（赵红霞）

第4节　脂类代谢

脂类是脂肪和类脂的总称。脂肪是甘油和脂肪酸结合所形成的三酰甘油或称甘油三酯。人体内的脂肪主要分布在皮下组织、大网膜和肾脏周围等部位,因受营养状况和机体活动量等因素的影响而变动,故又称"可变脂"。脂肪的主要生理功能是:①储能和供能;②保持体温和保护内脏;③提供必需脂肪酸;④促进脂溶性维生素的吸收。类脂主要是指磷脂、糖脂和胆固醇及其酯等,总量相对恒定,故又称"固定脂"或"基本脂"。类脂的主要生理功能是:①维持细胞膜的结构和功能,是细胞膜的重要组成成分;②转变为多种重要的活性物质,参与物质代谢。

一、脂肪代谢

（一）脂肪的分解代谢

1. 脂肪的水解　当机体需要时,储存在脂肪组织中的甘油三酯被脂肪酶水解成甘油和脂肪酸释放进入血液,甘油直接溶解于血浆中,而脂肪酸与血浆清蛋白结合运输,通过血液循环运输到各组织中被利用。

2. 甘油的代谢　甘油主要进入肝脏、肾脏等组织转变成磷酸丙糖,经糖分解代谢途径氧化供能,也可通过糖异生转变成糖原或葡萄糖。

3. 脂肪酸的氧化分解　除脑组织和成熟的红细胞外,大多数组织都能氧化脂肪酸。线粒体是脂肪酸氧化的主要场所。氧化过程是经过逐步分解产生乙酰辅酶 A,然后进入三羧酸循环彻底氧化产生 CO_2、H_2O 及大量 ATP。

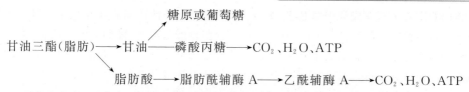

$$糖原或葡萄糖$$
$$甘油三酯(脂肪) \longrightarrow 甘油 \longrightarrow 磷酸丙糖 \longrightarrow CO_2、H_2O、ATP$$
$$脂肪酸 \longrightarrow 脂肪酰辅酶 A \longrightarrow 乙酰辅酶 A \longrightarrow CO_2、H_2O、ATP$$

4. 酮体的生成与利用　肝脏在氧化脂肪酸的同时能利用脂肪酸氧化的中间产物乙酰辅酶 A 合成酮体,所以,肝脏是合成酮体的主要部位。酮体是乙酰乙酸、β-羟丁酸、丙酮三者的统称。其中 β-羟丁酸约占 70%,乙酰乙酸约占 30%,丙酮含量极微。肝脏产生的酮体释放进入血液运输到肝外组织(如大脑、心肌、骨骼肌等)氧化利用。在肝外组织 β-羟丁酸、乙酰乙酸重新转变成乙酰辅酶 A,然后进行氧化分解,丙酮不被氧化可随尿液排出。

酮体生成的生理意义:酮体在肝脏生成运输到肝外组织进行氧化,是肝脏向肝外组织输出脂肪类能源的一种形式。脑组织不能氧化脂肪酸,却能利用酮体。长期饥饿,糖供应不足时,酮体可代替葡萄糖成为脑组织和肌肉的主要能源。

正常情况下,肝外组织氧化酮体的速度很快,血液中酮体含量很少,为 $0.03\sim0.5$mmol/L。但在饥饿、低糖高脂膳食及糖尿病时,脂肪的动员加强,酮体生成过多,超过肝外组织利用的能力,可使血中酮体含量升高,称为酮血症,此时患者尿中也排出大量酮体称为酮尿症。丙酮是易挥发的物质,酮血症时,体内的丙酮也增多,并从肺部排出,所以在患者的呼气中常可嗅到内酮的气味(烂苹果样气味)。由于酮体(乙酰乙酸、β-羟丁酸)都是酸性物质,体内蓄积过多会导致酮症酸中毒。

考点:酮体的概念及酮体生成的生理意义,酮尿症、酮症酸中毒的产生原因

(二) 脂肪的合成代谢

人体许多组织都可以合成甘油三酯,但以肝脏和脂肪组织最为活跃。甘油三酯的合成主要在细胞液中,以脂酰辅酶 A 和 α-磷酸甘油为原料合成。

α-磷酸甘油主要由糖代谢过程生成的磷酸丙糖转变而来。脂酰辅酶 A 来源于:①体内的一部分现存脂肪酸可被激活转变成脂酰辅酶 A;②以乙酰辅酶 A 为原料逐步缩合生成。乙酰辅酶 A 来源广泛,糖代谢和脂肪代谢都能产生,但主要来自糖。在细胞的内质网中 α-磷酸甘油被脂酰辅酶 A 逐步酯化合成甘油三酯。

护考链接

糖尿病酮症酸中毒的特征性表现是(　　)
A. 皮肤黏膜干燥
B. 极度口渴、食欲减退
C. CO_2CP 增高
D. 昏迷
E. 呼气有烂苹果味

考点精讲:糖尿病酮症酸中毒的患者酮体增多,而丙酮可从呼吸道排出,故可嗅到丙酮的气味(烂苹果样气味)。

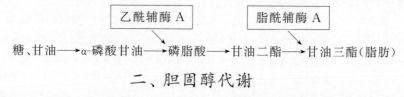

$$\boxed{乙酰辅酶 A} \qquad \boxed{脂酰辅酶 A}$$
$$糖、甘油 \longrightarrow α-磷酸甘油 \longrightarrow 磷脂酸 \longrightarrow 甘油二酯 \longrightarrow 甘油三酯(脂肪)$$

二、胆固醇代谢

胆固醇在体内以游离型和酯型两种形式存在,人体胆固醇总量为每千克体重约 2g,体内胆固醇除来自动物性食物外,主要由自身合成。肝脏是合成胆固醇能力最强的器官,合成量约占全身合成总量的 75%,合成胆固醇的原料是乙酰辅酶 A。体内合成的胆固醇称为内源性胆固醇。当肝细胞病变时,合成胆固醇的酶活性降低,血浆胆固醇的酯化作用减弱,血浆胆固醇的酯化程度降低,临床上可根据血清胆固醇酯的含量来推测肝脏的损害程度。

体内胆固醇可转变成类固醇激素(如肾上腺皮质激素、性激素)、维生素 D_3、胆汁酸等物质。体内胆固醇的排泄途径:大部分在肝脏转变为胆汁酸盐形式,随胆汁排入肠道,排入肠道的胆汁酸盐大部分可经肠黏膜重吸收,经肝门静脉返回肝脏,少部分可随粪便排出体外;一部分胆固醇随胆汁直接排入肠道,在肠道细菌还原变成粪固醇随粪便排出体外。

三、血脂与血浆脂蛋白

1. 血脂 血浆中所含的脂类总称为血脂。主要包括甘油三酯、磷脂、胆固醇、胆固醇酯、游离脂肪酸等。血脂的来源主要有:①外源性,食物中的脂类;②内源性,体内合成或从脂肪组织中动员出来的脂类。主要去路为:①经血液循环到各组织氧化供能;②进入脂库储存;③构成细胞膜;④转变成其他物质。

考点:血脂的成分

血脂含量易受年龄、性别、职业、膳食、运动、代谢等诸多因素的影响,波动范围大。空腹时,血脂的含量相对恒定,可反应组织代谢及组织功能状况。临床上常采取空腹 12～14 小时的血浆标本测定血脂含量,这样才能较为可靠地反映血脂的真实水平。正常人空腹血脂的主要组成及含量见表 7-6。

表 7-6 正常人空腹血脂的主要组成及含量

脂类	正常参考值:mmol/L(平均值)	空腹时主要来源
甘油三酯	0.11～1.69(1.13)	肝
总胆固醇	2.59～6.47(5.17)	肝
磷脂	48.44～80.73(64.58)	肝
游离脂肪酸	0.2～0.80 (0.5)	脂肪组织

2. 血浆脂蛋白 由于脂类食物难溶于水,所以血浆中的脂类不是以游离的形式存在的,而是与蛋白质(称载脂蛋白)结合形成脂蛋白的形式存在,这样才有利于转运和代谢。血浆脂蛋白是由蛋白质、甘油三酯、胆固醇和磷脂等成分组成的复合体,是脂类在血浆中存在及转运的主要形式。

用电泳分类法或密度分类法可将血浆脂蛋白分为 4 类,它们的名称、化学组成、合成部位及主要功能见表 7-7。

表 7-7 血浆脂蛋白分类、组成、合成部位及功能

分类		乳糜微粒(CM)	极低密度脂蛋白(VLDL)	低密度脂蛋白(LDL)	高密度脂蛋白(HDL)
	密度法	CM	前 β-脂蛋白	前 β-脂蛋白	α-脂蛋白
	电泳法				
组成(%)	脂肪	80～95	50～70	10	5
	胆固醇	1～4	15	40～50	20
	磷脂	5～7	15	20	25
	蛋白质	0.5～2	5～10	20～25	50
合成部位		小肠黏膜细胞	肝细胞	血浆	肝细胞、小肠黏膜细胞
主要功能		从小肠转运外源性脂肪和胆固醇到全身各组织	从肝转运内源性脂肪到肝外组织	从肝转运内源性胆固醇到肝外组织	从肝外组织转运胆固醇到肝内进行代谢

3. 脂类代谢紊乱

(1)高脂血症:空腹血脂浓度高于正常值,称为高脂血症。临床上常见的有高胆固醇血症和高甘油三酯血症。由于血脂在血浆中主要是以脂蛋白的形式存在,所以高脂血症又称为高脂蛋白血症。高脂蛋白血症可分为原发性和继发性两大类。原发性高脂蛋白血症与脂蛋

白的组成和代谢过程中的载脂蛋白、酶和受体等先天性缺陷有关。继发性高脂蛋白血症常继发于其他疾病如糖尿病、肾病、肝病及甲状腺功能减退等。

（2）动脉粥样硬化：是心血管系统最常见的疾病之一。经化学分析证实，动脉粥样硬化主要是血浆胆固醇增多而沉积在大、中动脉内膜上所致。如同时伴有动脉壁损伤或胆固醇转运障碍，则易在动脉内膜形成脂斑层，继续发展即可使动脉管腔狭窄甚至阻塞。这些情况如发生在冠状动脉，则称为冠状动脉硬化性心脏病，简称冠心病。高脂蛋白血症是动脉粥样硬化的危险因素，研究证实，血浆低密度脂蛋白和极低密度脂蛋白增高及高密度脂蛋白降低是导致动脉粥样硬化的关键因素。

低密度脂蛋白含量增高具有促进动脉粥样硬化形成的作用。原因是：低密度脂蛋白可侵入动脉内膜，并在动脉内膜裂解释放出胆固醇，胆固醇可沉积在动脉管壁形成动脉粥样硬化；另外，低密度脂蛋白还能引起血小板聚集从而促进血栓的形成。因此，血浆低密度脂蛋白增高的人，动脉粥样硬化及心血管疾病的发病率显著增高。

高密度脂蛋白具有抗动脉粥样硬化的作用。原因是：高密度脂蛋白主要通过参与胆固醇的逆转运，高密度脂蛋白既能清除外周组织（包括动脉壁）的胆固醇、降低动脉壁胆固醇含量；又能抑制低密度脂蛋白的氧化作用，保护内膜不受低密度脂蛋白损害。血浆高密度脂蛋白较高的人，不仅长寿，而且很少发生心肌梗死。糖尿病患者及肥胖者血浆中的高密度脂蛋白比较低，因此容易患冠心病。高血压、家族性糖尿病和高血糖症及长期吸烟者，均可导致动脉内皮细胞损伤，有利于胆固醇沉积，可导致动脉粥样硬化。

（3）脂肪肝：正常成人肝中脂类含量约占肝湿重的 5%，其中以磷脂含量最多，约占 3%，而甘油三酯约占 2%。如果肝中脂类含量超过肝湿重 10%，且主要是甘油三酯堆积，肝实质细胞脂肪化超过 30% 以上即为脂肪肝。形成脂肪肝的常见原因是：①磷脂合成不足，引起极低密度脂蛋白合成障碍，致使肝细胞内的甘油三酯不能正常运出而导致含量升高；②肝细胞内甘油三酯的来源过多，如高脂、高糖饮食或大量酗酒；③肝功能障碍，影响极低密度脂蛋白的合成与释放。

考点：高脂血症和脂肪肝的概念

（4）肥胖症：若体内脂肪含量超过标准体重的 20% 或体重指数大于 25 者为肥胖。世界卫生组织公布了亚洲人用体重指数（BMI）作为肥胖度的衡量标准，体重指数（BMI）＝体重（kg）÷身高^2（m^2）。我国规定 BMI 在 24～26 之间为轻度肥胖；BMI 在 26～28 之间为中度肥胖；BMI＞28 为重度肥胖。

引起机体肥胖的原因很多，除遗传因素和内分泌失调外，主要原因是长期超过机体需要的膳食，特别是甜食（即高糖饮食）。其中比较常见的原因为营养过剩，同时体力活动减少，导致过多的糖、脂肪酸、甘油、氨基酸等转变成甘油三酯储存于脂肪组织中，则可造成肥胖。

（莫小卫）

第 5 节　蛋白质与核酸代谢

体内蛋白质的生物合成受核酸控制，而蛋白质的基本组成单位是氨基酸。体内蛋白质合成、分解和转变成其他物质都是以氨基酸为中心来进行的。所以，氨基酸代谢是蛋白质分解代谢的中心内容。在体内蛋白质的更新和氨基酸的分解均需食物蛋白质来补充，故首先叙述蛋白质的营养作用。

一、蛋白质的营养作用

（一）蛋白质的生理功能

1. 维持组织和细胞的生长、更新和修复　蛋白质是一切组织细胞的主要结构成分。儿童的生长发育、组织蛋白的不断更新、受损组织的不断修复，都需要足够的蛋白质，而且必须要从食物中摄取。蛋白质的这项功能是不能由糖或脂肪所代替的。

2. 参与多种重要的生理活动　物质代谢中的酶、代谢调节中的激素、免疫反应中的抗体、物质运输中的载体、凝血过程中的凝血因子等都是蛋白质，同样，这些功能也只能由蛋白质来完成。由此可见，蛋白质是生命活动的重要物质基础。

3. 氧化供能　蛋白质在分解代谢中也可氧化产能，成人每日约有 18% 的能量来自蛋白质，但蛋白质的供能作用可被糖和脂肪所替代，故这是一种次要功能。

（二）蛋白质的需要量

人体必须经常补充足够质量的蛋白质才能维持正常的生理活动。人体对蛋白质的需要量是根据氮平衡试验来确定的。

1. 氮平衡　食物中的含氮物质主要是蛋白质，且蛋白质的含氮量平均约为 16%，测定食物中的含氮量，即可反应蛋白质的摄入量。人体通过粪、尿排出的含氮物质主要是蛋白质分解代谢的产物，故排出氮量可以反映体内蛋白质的分解量。研究人每日摄入氮量与排出氮量之间的关系，称为氮平衡试验，氮平衡有以下 3 种情况。

(1) 氮的总平衡：是指摄入氮等于排出氮。它表示组织蛋白质的分解与合成处于动态平衡，如营养正常的成年人。

(2) 氮的正平衡：是指摄入氮大于排出氮。它表示体内蛋白质的合成量大于分解量，如儿童、孕妇及恢复期的患者等。

(3) 氮的负平衡：是指摄入氮小于排出氮。它表示体内蛋白质的合成量小于分解量，如饥饿或消耗性疾病的患者等。

2. 生理需要量　根据氮平衡实验获得，成人每日最低分解蛋白质约 20g，考虑到食物蛋白质不能全部被吸收利用，故成人每日最低需要量为 30～50g。为了能长期保持总氮平衡及营养的需要，2000 年我国营养学会推荐成人每日蛋白质的需要量为 80g。蛋白质代谢为正氮平衡的人群，对蛋白质的需要量还要大些。

考点：我国成人每日蛋白质的需要量，必需氨基酸的概念

（三）必需氨基酸与蛋白质的营养价值

1. 必需氨基酸　构成人体蛋白质的 20 种氨基酸，其中有 8 种在体内不能合成，必须从食物中摄取。这些人体需要但又不能自身合成，必须由食物来供给的氨基酸，称为营养必需氨基酸，包括赖氨酸、色氨酸、苏氨酸、苯丙氨酸、蛋氨酸、亮氨酸、异亮氨酸、缬氨酸。其余 12 种氨基酸在体内可以合成，不一定需要由食物供应的，称为非必需氨基酸。

2. 食物蛋白质营养价值的评价　蛋白质营养价值的高低取决于所含必需氨基酸的种类、数量和比例是否与人体所需要的蛋白质接近。越接近，其营养价值就越高。动、植物蛋白质相比较，动物蛋白质中必需氨基酸的种类、比例更接近于人体，故营养价值比植物蛋白质高。

3. 蛋白质的互补作用　几种营养价值较低的蛋白质混合食用，若它们所含的必需氨基酸可以互相补充，从而提高蛋白质的营养价值，称为蛋白质的互补作用。例如，谷类蛋白质含色氨酸较多，而含赖氨酸较少；豆类蛋白质含赖氨酸较多，而含色氨酸较少。两者混合食用即可提高营养价值。

> **氨基酸静脉营养与临床应用**
>
> 　　氨基酸静脉营养是指通过静脉输入形式提供机体生理上所需蛋白质的氨基酸制剂。临床上对进食困难、营养不良、严重腹泻、烧伤、严重创伤或感染及术后的患者常需要补充氨基酸混合液。氨基酸混合液是人为地按物质含量和比例以各种结晶氨基酸为原料配制而成的氨基酸制剂。主要成分是必需氨基酸。其种类大致可分为纯氨基酸营养液、营养代血浆和复合营养液。

二、氨基酸的代谢

（一）氨基酸的来源与去路

　　体内游离氨基酸分布在血液和组织中,构成氨基酸的代谢库。正常情况下,代谢库内氨基酸的来源与去路处于动态平衡。氨基酸在体内的代谢概况见图7-7。

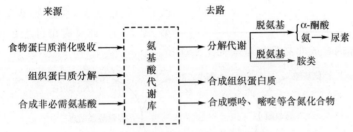

图 7-7　氨基酸在体内的代谢概况

（二）氨基酸的脱氨基作用

　　氨基酸脱去氨基,形成 α-酮酸的过程称为脱氨基作用。它是氨基酸分解代谢的主要途径,全身各组织均可进行,肝脏和肾脏的作用最强。体内脱氨基的方式有氧化脱氨基、转氨基、联合脱氨基等,以联合脱氨基作用最重要。

　　1.氧化脱氨基作用　是氨基酸在氨基酸氧化酶催化下脱氢氧化生成亚氨基酸,再水解成 α-酮酸和游离氨的过程。

$$L\text{-谷氨酸} \xrightleftharpoons[NADH+H^+]{NAD^+} \text{亚谷氨酸} \xrightleftharpoons[-H_2O]{+H_2O} \alpha\text{-酮戊二酸}+\text{氨}$$

（L-谷氨酸脱氢酶）

　　上述反应是可逆的,是体内 α-酮酸生成非必需氨基酸的方式之一。组织中存在有多种氨基酸氧化酶,其中以 L-谷氨酸脱氢酶最为重要。此酶在体内普遍存在,活性强,特异性高。

　　2.转氨基作用　是指 α-氨基酸的氨基通过氨基转移酶（又称转氨酶）的催化,转移到 α-酮酸的酮基上,生成相应的氨基酸,而原来的 α-氨基酸则转变成相应的 α-酮酸。此反应可逆,是体内合成非必需氨基酸的又一种方式。

$$\alpha\text{-氨基酸}+\alpha\text{-酮酸} \xrightleftharpoons{\text{转氨酶}} \alpha\text{-酮酸}+\alpha\text{-氨基酸}$$

　　氨基转移酶主要存在于细胞内,而正常血清中活性很低（表7-8）。当某种原因使细胞膜的通透性增高或组织损坏、细胞破裂时,则转氨酶可大量释放入血液,造成血清中氨基转移酶活性明显升高。例如,急性肝炎患者血清丙氨酸氨基转移酶（ALT）（又称谷丙转氨酶,GPT）

活性显著升高;心肌梗死患者血清天冬氨酸氨基转移酶(AST)(又称谷草转氨酶,GOT)明显上升。

表 7-8　正常成人各组织中 AST 与 ALT 的活性

组织	AST(单位/克湿组织)	ALT(单位/克湿组织)
心	156 000	7100
肝	142 000	44 000
骨骼肌	99 000	4800
肾	91 000	19 000
胰腺	28 000	2000
脾	14 000	1200
肺	10 000	700
红细胞	300	100
血清	20	16

考点:ALT 和 AST 的临床诊断意义,氨基酸脱氨基作用的方式

转氨基作用虽在体内普遍存在,但只是将氨基从一个氨基酸转移到另一个 α-酮酸上产生另一个氨基酸,氨基并未真正脱掉。

3. 联合脱氨基作用　转氨酶催化的反应,只发生了氨基的转移,并未真正脱下氨基。将转氨基作用与谷氨酸氧化脱氨基作用联合进行,使氨基酸的 α-氨基脱下并产生游离氨的过程,称为联合脱氨基作用。这是体内各种氨基酸脱氨基的主要途径。其方式是:氨基酸先与 α-酮戊二酸发生转氨基作用,生成相应的 α-酮酸和谷氨酸,后者再在谷氨酸脱氢酶催化下,脱去氨基又生成 α-酮戊二酸(图 7-8)。此反应全过程是可逆的,故联合脱氨基作用是体内合成非必需氨基酸的主要途径。

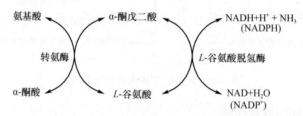

图 7-8　氨基酸的联合脱氨基作用

(三) 血液中氨的来源与去路

体内各组织中氨基酸分解产生的氨以及由肠管吸收来的氨进入血液,形成血氨。氨是有毒物质,对中枢神经系统,尤其是脑组织有毒性作用。虽然体内的氨有多种来源,但机体在正常情况下又不会发生堆积中毒,即氨的来源与去路保持着动态平衡。正常人血氨浓度很低,不超过 0.06mmol/L(0.1mg/dl)。

1. 氨的来源

(1) 氨基酸脱氨基产生的氨:这是体内氨的主要来源。此外,氨基酸脱羧基生成的胺类物质在体内分解时也可产生氨。

(2) 肠道吸收的氨:肠道中未被消化的蛋白质和未被吸收的氨基酸及由血液扩散到肠道中的尿素,在肠道细菌的作用下分解产生氨,这是外源性氨的来源。氨的吸收与肠道 pH 值有关,碱性条件下,氨多以 NH_3 分子形式存在,有利于氨的吸收。酸性条件下多以 NH_4^+ 的形式存在,氨的吸收减少。故临床上对高血氨患者不宜用肥皂水灌肠。

(3) 肾脏产生的氨:肾小管上皮细胞中的谷氨酰胺,在谷氨酰胺酶的催化下水解释放出氨。这些氨可分泌到小管液中与 H^+ 结合为 NH_4^+,再以铵盐的形式随尿液排出。因此,高血氨患者慎用碱性利尿剂。

2. 氨的去路

（1）合成尿素：这是体内氨的主要去路。肝脏是体内合成尿素的最主要器官。氨和 CO_2 等化合物在肝细胞线粒体以及细胞液中由酶催化，经历鸟氨酸循环而生成尿素。每次循环可利用 2 分子的氨和 1 分子的 CO_2 合成 1 分子的尿素（图 7-9）。尿素可通过血液循环运输到肾脏随尿液排出体外。

（2）合成谷氨酰胺：在脑、骨骼肌等组织中，氨与谷氨酸在谷氨酸合成酶的催化下结合成无毒的谷氨酰胺，谷氨酰胺随血液循环运输到肝脏或肾脏，再分解为谷氨酸和氨，氨可用于合成尿素或以铵盐的形式排出。这是体内又一种解除氨毒的方式。此外，谷氨酰胺还是氨的运输和储存形式。

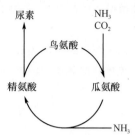

图 7-9 鸟氨酸循环的反应过程

考点：体内氨的最主要去路

链接

鸟氨酸循环的发现

早在 1932 年，德国学者 Hans Krebs 和 Kurt Henseleit 根据一系列实验，首次提出了鸟氨酸循环学说，即尿素合成过程。鸟氨酸循环的实验依据是：将大鼠的肝切片放在有氧条件下加铵盐保温数小时后，铵盐的含量减少，同时尿素增多。在此切片中，分别加入各种化合物，并观察它们对尿素生成速度的影响。发现鸟氨酸、瓜氨酸及精氨酸能够大大加速尿素合成。根据这 3 个氨基酸的结构推断，它们彼此相关，即鸟氨酸可能是瓜氨酸的前体，而瓜氨酸又是精氨酸的前体。实验还观察到，当大量鸟氨酸与肝切片及铵盐保温时，确有瓜氨酸的积存。此外，早已证实肝含有精氨酸酶，此酶催化精氨酸水解生成鸟氨酸和尿素。基于上述事实，Hans Krebs 和 Kurt Henseleit 提出了鸟氨酸循环学说。

（3）再利用：参与非必需氨基酸、含氮碱（嘌呤碱、嘧啶碱）的合成。

3. 高血氨和肝性脑病　正常生理情况下，血氨的来源与去路保持动态平衡，血氨的浓度保持较低水平，一般不超过 $60\mu mol/L$。氨在肝内合成尿素是维持这种平衡的关键。当肝功能严重受损时，尿素合成发生障碍，血氨浓度升高，称为高血氨症。大量氨进入脑组织后，可与脑中的 α-酮戊二酸结合生成谷氨酸，氨也可与脑组织中的谷氨酸结合生成谷氨酰胺，致使脑细胞中的 α-酮戊二酸减少，导致三羧酸循环减弱，从而使脑组织中 ATP 生成减少，引起大脑功能障碍，严重时可发生昏迷，临床称之为肝性昏迷或肝性脑病，这就是肝性脑病的"氨中毒学说"。严重肝病患者控制食物蛋白质的摄入是防治肝性昏迷的重要措施之一。

（四）氨基酸的特殊代谢

1. 氨基酸脱羧基作用　是氨基酸的另一分解途径。氨基酸脱羧后生成的胺具有一定的生理活性，但在体内不能蓄积过多，否则会引起心血管系统和神经系统的功能紊乱。反应由氨基酸脱羧酶催化，辅酶是磷酸吡哆醛。

$$氨基酸 \xrightarrow[\text{磷酸吡哆醛}]{\text{氨基酸脱羧酶}} 胺 + CO_2$$

如谷氨酸脱羧生成 γ-氨基丁酸，γ-氨基丁酸是一种神经递质，对中枢神经系统有抑制作用；组氨酸脱羧生成组胺，组胺是一种强烈的血管扩张剂，可引起血管扩张、血压下降，与休克过程有关；色氨酸羟化、脱羧生成 5-羟色胺，5-羟色胺在脑组织是一种抑制性神经递质，在外周组织有收缩的作用。

2. 一碳单位代谢

（1）一碳单位的概念：某些氨基酸在分解代谢中，可产生含有一个碳原子的有机基团，称为一碳单位。包括甲基(—CH₃)、甲烯基(—CH₂—)、甲炔基(—CH＝)、甲酰基(—CHO)及亚氨甲基(—CH＝NH)等。CO_2 不属于一碳单位。一碳单位的生成、转运过程称为一碳单位代谢。

一碳单位不能游离存在,须与四氢叶酸(FH₄)结合才能被携带、转运和进行代谢。FH₄是一碳单位的载体,其 N⁵ 位和 N¹⁰ 位是结合一碳单位的部位。因此,FH₄ 是一碳单位代谢的主要辅酶。

(2)一碳单位的来源:一碳单位主要来源于丝氨酸、甘氨酸、组氨酸和色氨酸的代谢。

考点:一碳单位的概念和种类

(3)一碳单位的生理意义:一碳单位是合成嘌呤和嘧啶的原料,而后者又是核酸的重要组成部分,所以一碳单位的代谢与细胞的增殖、组织生长和机体发育等过程密切相关。一碳单位还参与体内许多甲基化反应过程,如 S-腺苷蛋氨酸的合成。由于一碳单位代谢与体内氨基酸、核酸代谢关系密切,因而对机体活动具有重要意义。

三、核苷酸的代谢

(一)核苷酸的合成代谢

核苷酸的合成途径包括从头合成和补救合成两种途径。

1. 从头合成途径　是指以氨基酸、一碳单位、二氧化碳和磷酸核糖等为原料,经过一系列酶促反应合成核苷酸的过程。该途径是体内核苷酸的主要来源,需要消耗氨基酸等原料及大量 ATP,在肝脏、小肠黏膜和胸腺的细胞液中进行,以肝脏为主。

2. 补救合成途径　是利用体内现成的嘌呤或嘧啶、嘌呤核苷酸或嘧啶核苷酸合成核苷酸的过程。脑、骨髓的细胞液中因缺乏从头合成的酶系,只能进行补救合成。相对于从头合成过程,补救合成的特点是反应过程简单,能量消耗少,参与的酶也少。

(二)核苷酸的分解代谢

1. 嘌呤核苷酸的分解代谢　主要在肝脏、小肠及肾脏内进行。人体内的嘌呤碱最终被分解生成尿酸,经肾脏随尿液排出体外。

考点:痛风症产生的原因

正常人血浆中尿酸含量为 0.12 ～ 0.36mmol/L,男性略高于女性。尿酸的水溶性较差,当血清尿酸浓度超过 0.48mmol/L 时,就会出现尿酸盐晶体,后者可沉积于关节、软组织、软骨及肾脏等处,导致关节炎、尿路结石及肾脏疾病,而引起痛风。临床上常用别嘌呤醇治疗痛风。

2. 嘧啶核苷酸的分解代谢　主要在肝内进行。胞嘧啶要先水解脱氨基转变成尿嘧啶,再最终生成 NH₃、CO_2 及 β-丙氨酸。胸腺嘧啶降解成 β-氨基异丁酸、NH₃ 及 CO_2。与嘌呤碱的分解产生尿酸不同,嘧啶碱的降解产物均易溶于水,可直接随尿液排出或进一步分解。

(陈　旭)

第6节　肝在物质代谢中的作用

肝脏是具有多种代谢功能的重要器官。肝对糖、脂类、蛋白质、维生素和激素等物质的代谢有重要作用。①肝在糖代谢中的作用是维持血糖浓度的相对恒定。肝功能严重受损时,难以维持血糖的正常浓度,进食后易出现一时性高血糖,饥饿又易发生低血糖。②肝在脂类的消化、吸收、运输、分解与合成等方面均起重要作用。当肝受损时,可出现脂类消化吸收不良,患者易出现脂肪泻、厌油腻食物等临床症状。③肝在蛋白质的合成和分解中也起重要的作用。当肝功能严重受损时,由于合成尿素的能力降低,可使血液中氨浓度升高,这是导致肝性脑病的原因之一。④肝在维生素的吸收、储存、代谢等方面都有重要作用。例如,肝分泌的胆汁酸可协助脂溶性维生素的吸收,肝细胞可以将胡萝卜素转化为维生素 A。⑤体内分泌的激素在发挥作用后,在组织中进行代谢失活或减弱其活性,称为激素的灭活。肝是激素灭活的主要器官。肝疾病时,可使体内多种激素因灭活作用降低而过多积聚,进而会引起某些激素的调节功能紊乱,如血中雌激素水平异常升高,可使局部小动脉扩张,出现"蜘蛛痣"或"肝掌",男性乳房发育等。

(莫小卫)

第7节　能量代谢与体温

一、能　量　代　谢

在物质代谢的过程中,伴随着能量的释放、储存、转移和利用,称为能量代谢。本节内容着重从整体的角度讨论能量的来龙去脉、能量代谢的测定和基础代谢,并以 ATP 为例简述能量的转换过程,不具体研究能量代谢的各个中间环节。

机体能量来源与食物中的糖、脂肪、蛋白质有关。我国人以糖为主食,一般来说,机体所需要的能量约 70% 以上由食物中的糖所提供。营养物质在体内氧化分解时释放的能量并不能被机体直接利用,其中约 50% 以热能的形式散发出来,用以维持体温;约 50% 以化学能的形式转存在高能化合物中(主要是 ATP)。ATP 所载的能量,一部分提供给骨骼肌运动时做机械外功,其余则在体内完成各种化学功、转运功等,这部分能量最后也转变成热能。

$$\boxed{糖、脂肪、蛋白质} \longrightarrow \boxed{机体} \longrightarrow \boxed{热} + \boxed{机械外功}$$

(一) ATP

ATP 又称三磷酸腺苷,在它的分子结构上有两个高能磷酸键。高能磷酸键水解断裂,可以释放能量。细胞活动的能量,主要由 ATP 提供。

1. ATP 的生成　ATP 是伴随细胞的生物氧化过程产生的。所谓生物氧化是指物质在体内的氧化分解,常表现为细胞摄取 O_2,释放 CO_2,因此,有人也把生物氧化称为细胞呼吸。细胞内 80% 以上的 ATP 是在线粒体内合成的,线粒体就像人体的"发电站",在它里面有氧化分解各种能源物质的酶和传导氢的酶系。能源物质在线粒体内氧化分解(燃烧)时,释放的能量 50% 转换成 ATP,具体过程是代谢物中脱下的氢原子,通过传递氢的酶系,逐步传给氧而化合成水,并在递氢过程中逐步释放能量,使 ADP 磷酸化变成 ATP,把能量储存于 ATP 的高能磷酸键中(图 7-10)。这种方式的 ATP 生成称为氧化磷酸化,在其他亚细胞结构中还有另外的 ATP 生成途径。

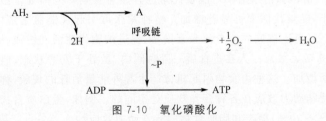

图 7-10　氧化磷酸化

2. ATP 的转化　虽然 ATP 是体内多种生理活动的直接供能物质,但有些代谢过程却还需要其他的三磷酸核苷供能。如糖原合成需 UTP 供能,磷脂合成需 CTP 供能,蛋白质合成需要 GTP 供能,这些高能化合物中的高能磷酸键都是由 ATP 提供的。

3. ATP 的储存　除了 ATP 外,还有另一种含有高能磷酸键的储能化合物-磷酸肌酸(CP)。机体内 CP 的储存量比 ATP 多,特别是肌肉中更多,但 CP 不能直接提供给细胞生命活动所需的能量。当体内物质分解生成的能量多,形成的 ATP 浓度高时,ATP 将高能磷酸键转移给肌酸,生成 CP 而将能量储存起来;当细胞耗能增加,ATP 被消耗而减少时,CP 又将储存的能量转移给二磷酸腺苷(ADP),生成新的 ATP 供机体利用(图 7-11)。

综上所述,体内能量的释放、储存、转移和利用都是以 ATP 为中心,通过 ATP 与 ADP 的相互转变来完成的。

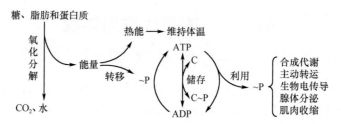

图 7-11　机体能量的来源和转化

（二）能量代谢的测定

机体在整体能量的转化过程中,能量的"收支"是平衡的。因此,测定机体一段时间所产生的热量和所作的外功,可以反映该段时间的能量代谢强度。能量代谢测定的方法有直接测定法和间接测定法,但比较复杂,多用于科学研究,在实际工作中常用的是简易测算法。简易测算法是依据化学反应中反应物的量与产物之间呈一定的比例关系,即定比定律。食物在氧化时耗 O_2 量与产热量之间有确定的比例关系,某种食物在氧化时,每消耗 1L O_2 所产生的热量称为该食物的氧热价。糖的氧热价为 20.9kJ,脂肪为 19.6kJ,蛋白质为 18.8kJ。我国人一般为混合饮食,糖和脂肪基本按 1：1 氧化,其氧热价为 20.195kJ。因此,只要测出一定时间内的耗 O_2 量再乘以 20.195kJ 即可得到这段时间的产热量。

机体在单位时间内的产热量,与体表面积成正比,故医学上都以单位时间内每平方米体表面积的产热量作为衡量能量代谢的标准,其表示方法是 $kJ/(m^2 \cdot h)$。我国人体表面积的计算公式为:

$$体表面积(m^2)=0.0061 \times 身高(cm)+0.0128 \times 体重(kg)-0.1529$$

（三）影响能量代谢的因素

1. 肌肉活动　对能量代谢的影响最为显著,机体的任何轻微活动,都可以提高代谢率。

2. 精神活动　精神和情绪活动对能量代谢也有显著影响。人体处于激动、愤怒、恐惧及焦虑等紧张状态下,能量代谢率可显著增加。精神紧张可引起骨骼肌紧张性增高、产热量增加,也可引起甲状腺、肾上腺髓质等分泌激素增多,促进细胞代谢活动增强,从而增加产热量。

3. 食物的特殊动力效应　人在进食后一段时间内,虽处于安静状态,但机体所产生的热量也比进食前有所增加。这种由食物引起机体产生额外能量消耗的现象,称为食物的特殊动力效应。食物的特殊动力效应在各种营养物质是不同的。例如,蛋白质食物的特殊动力效应是其产热量的 25%～30%;糖类和脂肪食物的特殊动力效应约为其各自产热量的 4% 和 6%;混合性食物约为其产热量的 10%。食物的特殊动力效应的原因目前还不甚清楚。

4. 环境温度　人在安静状态时的能量代谢,在 20～30℃ 的环境中最为稳定。环境温度过低或过高时,能量代谢均增加。环境温度低时,能量代谢增加,是由于寒冷刺激引起肌肉颤抖和肌紧张性增强所致。环境温度过高时,是由于体内化学反应速度加快以及出汗、呼吸、循环功能增强等因素引起能量代谢增加。体温升高对代谢率的影响,一般体温每升高 1℃,代谢率约增加 13%。

考点:影响能量代谢的因素

(四) 基础代谢

1. 基础代谢和基础代谢率的概念 为了尽量消除各种可变因素对能量代谢的影响,找出一个不同个体之间可以比较的标准,通常把基础状态下的能量代谢,称为基础代谢。基础代谢状态是指人体在清晨、清醒、空腹、静卧、环境温度在 18～25℃时的安静状态。这时,人体的各种生命活动和代谢都比较稳定,能量消耗仅限于维持心跳、呼吸的基本的生命活动。单位时间内的基础代谢,称为基础代谢率,简写为 BMR($kJ/m^2 \cdot h$)。

2. 基础代谢率的测定方法 ①测定前先测量受检者的身高、体重,计算出体表面积;②在基础状态下,测定受检者 1 小时的耗 O_2 量(6 分钟耗 O_2 量×10);③计算单位体表面积的产热量。

$$BMR(kJ/m^2 \cdot h) = \frac{耗\ O_2\ 量(L/h) \times 20.195(kJ/L)}{体表面积(m^2)}$$

3. 基础代谢率的正常值及其意义 基础代谢率有两种表示方法,一是绝对数值表示法,即用实测数值表示,基础代谢率随年龄、性别而不同。一般来说,男性的基础代谢率略高于同年女性,儿童、少年比成人高。我国正常人的基础代谢率平均值见表 7-9。这种方法在临床实际工作中应用不方便。二是相对数值表示法,即用实测数值与正常值相差的百分率表示,该表示方法对测定 BMR 正常与否很便捷,故临床上常用此法,其计算公式如下:

考点:基础代谢和基础代谢率的概念

$$BMR = \frac{(实测值-正常值)}{正常值} \times 100\%$$

表 7-9 中国正常人基础代谢率平均值[$kJ/(m^2 \cdot h)$]

年龄	11～15	16～17	18～19	20～30	31～40	41～50	>51
男性	195.5	193.4	166.2	157.8	158.7	154.1	149.1
女性	172.5	181.7	154.0	146.5	141.7	142.4	138.6

BMR 相对值在 ±10%～15%以内均属正常。测定基础代谢率可反映甲状腺功能,甲状腺功能亢进时,BMR 升高;甲状腺功能低下时,BMR 则降低。

基础代谢率测定举例

受试者,男,25 岁,身高 170cm,体重 60kg,基础状态下每小时耗氧量为 15L,则产热量=20.20×15=303kJ/h。经计算,此人的体表面积为 1.68m^2,则其基础代谢率为 180.36 $kJ/(m^2 \cdot h)$。25 岁男子的正常基础代谢率为 157.85 $kJ/(m^2 \cdot h)$,此受试者超过正常值的数字为:180.36−157.85=22.51。超过正常值的百分数为:22.51/157.85×100%=14%,即+14%。

二、体 温

体温是指机体深部的平均温度。人和高等动物机体都具有相对恒定的温度。体温的相对恒定是机体进行新陈代谢和正常生命活动的必要条件。

(一) 体温的正常值及其变动

1. 体温的正常值 人体的深部温度不易测定,临床上通常用口腔温度、直肠温度和腋窝温度来代表体温。直肠温度的正常值为 36.9～37.9℃,口腔温度(舌下部)为 36.7～37.7℃,腋窝温度为 36.0～37.4℃。

2. 体温的正常波动　在生理情况下,体温可随昼夜、年龄、性别、肌肉活动和精神因素等而有所变化。

(1) 昼夜波动:体温在一昼夜之间有周期性的波动:清晨 2～6 时体温最低,午后 1～6 时最高,这种昼夜周期性的波动称为昼夜节律或日节律,它是由一种内在的生物节律所决定的。但这种变化的幅度一般不超过 1℃。

(2) 性别:成年女性的体温平均比男性的体温高 0.3℃,这可能与女性皮下脂肪较多,散热较少有关。而且其体温随月经周期而呈现节律性波动(图 7-12)。月经期的平均温度最低,随后轻度升高,排卵日又降低,排卵后体温升高(0.2～0.5℃)。连续测定女性的基础体温可以了解有无排卵及确定排卵日期。

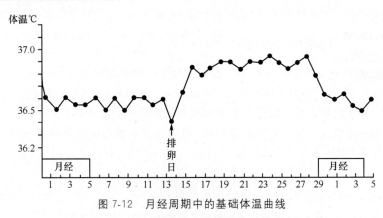

图 7-12　月经周期中的基础体温曲线

考点:体温的正常值及其正常波动

(3) 年龄:儿童、青少年的体温较高,随着年龄的增长,体温逐渐降低,老年人的体温低于青、壮年。新生儿体温不规则,容易发生波动,这是由于新生儿的体温调节机制发育不完善,体温调节能力差,其体温易受环境温度变化的影响。老年人代谢率降低,活动少,其他系统的功能也在降低,对外界温度变化代偿的能力较差,故应注意保暖。

(4) 肌肉活动等:肌肉活动可以使体温略有升高,因而,应在安静状态下测定体温,测定小儿体温时应避免哭闹。此外,精神紧张、环境温度、进食等对体温也有一定的影响。

(二) 机体的产热与散热

机体在体温调节机制的调控下,使产热过程和散热过程处于平衡,即体热平衡,从而维持正常的体温。

1. 产热　机体的热量来自组织器官对能源物质的氧化分解。安静状态下,内脏是主要的产热器官,以肝脏产热最多。劳动或运动时,骨骼肌的产热量很大,是机体的主要产热器官;剧烈运动时,其产热量约占全身总产热量的 90%。由于产热量决定于能量代谢的水平,凡影响能量代谢的因素,都可以影响机体的产热量。

2. 散热　人体的主要散热部位是皮肤。当环境温度低于体温时,大部分的体热通过皮肤的辐射、传导和对流散热。一部分热量通过皮肤汗液蒸发来散发,呼吸、排尿和排粪也可散失一小部分热量。以下是常见的几种主要散热方式。

(1) 辐射散热:是机体以热射线的形式将热量传给外界较冷物质的一种散热形式。以此种方式散发的热量,在机体安静状态下所占的比例较大(占总散热量的 60% 左右)。辐射散热量同皮肤与环境间的温度差以及机体有效辐射面积等因素有关。四肢表面积比较大,因此,在辐射散热中起重要作用。气温与皮肤的温差越大,或是机体有效辐射面积越大,辐射的散热量就越多。

(2) 传导散热:是机体热直接传给同其接触的冷物体的一种散热方式。传导散热决定于物体的传导热性。正常情况下与身体接触的物质,如床或衣服等,均属于热的不良导体,所以体热因传导而散失的量不大。根据这个道理可利用冰袋、冰帽给高热患者降温,其原理是水的导热性较大。另外,人体脂肪的导热度也低,肥胖者皮下脂肪较多,女性一般皮下脂肪也较多,所以,由深部向表层传导的散热量要少些。

(3) 对流散热:是指通过气体或液体的流动来交换热量的一种方式。人体周围总是绕有一薄层同皮肤接触的空气,人体的热量传给这一层空气,由于空气不断流动(对流),便将体热发散到空间。对流是传导散热的一种特殊形式,通过对流所散失的热量的多少,受风速影响极大。风速越大,对流散热量也越多;相反,风速越小,对流散热量也越少。

(4) 蒸发散热:在常温条件下,蒸发 1g 水可使机体散失 2.4kJ 热量。①当环境温度为21℃时,大部分的体热(70%)靠辐射、传导和对流的方式散热,少部分的体热(29%)则由蒸发散热;②当环境温度升高时,皮肤与环境之间的温度差变小,辐射、传导和对流的散热量减小,而蒸发的散热作用则增强;③当环境温度等于或高于皮肤温度时,辐射、传导和对流的散热方式就不起作用,此时,蒸发就成为机体唯一的散热方式。

人体蒸发散热有不感蒸发和发汗两种方式。不感蒸发是指体液中的水直接渗到皮肤和呼吸道黏膜表面而被蒸发的散热方式。它不被人察觉,持续进行,每日蒸发量约 1000ml。其中,通过呼吸道蒸发的为 200~400ml,通过皮肤蒸发的为 600~800ml。给患者补液时,应考虑不感蒸发丧失的液体量。发汗是指汗腺分泌汗液再进行蒸发的散热方式,可察觉。在环境温度高于皮肤温度以及人体劳动或运动时的发汗是有效的散热途径。蒸发散热受空气湿度的影响比较大,空气湿度高,体表水不易被蒸发,散热减少。

汗液中水约占 99%,而固体成分不到 1%,其中大部分是 NaCl。汗液是低渗的,大量出汗会导致血浆晶体渗透压增高,临床上称此现象为高渗脱水。大量出汗后,在充分补充水的同时应适量的补充电解质。汗腺活动受神经系统反射性调节,支配汗腺的交感神经节前、节后纤维末梢释放的递质都是乙酰胆碱。

考点:常见的几种主要散热方式

(三) 体温的调节

人体的体温相对恒定是在神经、体液的调节下产热与散热过程达到平衡的过程,包括自主性体温调节和行为性体温调节两个方面。

1. 自主性体温调节 当外界温度改变时,通过增减皮肤血流量,寒战和发汗来调节产热过程和散热过程,维持体温的相对稳定,这种体温调节机制称为自主性体温调节,基本中枢位于下丘脑。

(1) 温度感受器:①外周温度感受器,分热、冷感受器两种,它们是游离的神经末梢,存在于皮肤、黏膜和内脏中。当局部温度升高时,热感受器兴奋,反之,冷感受器兴奋。②中枢温度感受器,存在于中枢神经系统内的对温度变化敏感的神经元,称为中枢温度感受器。脊髓、脑干网状结构以及下丘脑等处含有这样的温度敏感神经元。其中,对局部组织温度升高时冲动放电频率增加的神经元称为热敏神经元;反之则称为冷敏神经元。

(2) 体温调节中枢:从脊髓至大脑皮质的整个中枢神经系统中都存在有调节体温的中枢结构,但体温调节的基本中枢在下丘脑。目前认为,视前区-下丘脑前部(PO/AH)是最基本部位,其温度敏感神经元在调节体温时起主要作用。体温调节各级中枢的功能活动起着分层次的整合作用,下丘脑 PO/AH 是中枢整合的中心部位。

（3）体温调定点学说：调定点学说认为,体温的调节类似于恒温器的调节。下丘脑 PO/AH 区中的中枢性温度敏感神经元,在体温调节中起着调定点的作用。调定点是指机体设定的温度数值（如 37℃）。当体温偏离规定数值（即调定点 37℃）,则由反馈系统将偏差信息输送到控制系统,然后经过受控系统的调整来维持体温的恒定。调定点学说认为,由细菌所致的发热,是由于在致热原的作用下,调定点因而上移（如上移到 39℃）。通过反射引起恶寒、战栗等产热反应,直到体温升高到 39℃ 以上时,才出现散热反应。只要致热因素不消除,产热和散热过程就继续维持在此新的体温水平上保持平衡。如致热原被消除,调定点恢复到 37℃,出现皮肤血管扩张和出汗等散热反应,使体温逐渐恢复正常。

考点: 行为性体温调节的概念

2. 行为性体温调节　机体通过一定的行为活动对体温的调节,称为行为性体温调节。如人在严寒环境中多穿衣服,有意识的拱肩缩背,踏步等御寒行为以增加产热;在温热的环境中采取降温措施,如减少衣着,开动风扇、空调设备等。就人而言,行为性体温调节是有意识的活动,是对自主性体温调节的补充。

（王建鹏）

小结

机体通过新陈代谢与其生存的环境进行物质交换,适应外界环境,实现自我更新,以维持生命活动的正常状态。物质代谢包括合成代谢和分解代谢。合成代谢是从小分子合成机体构件和能量储存物质的过程;分解代谢是机体构件和能量储存物质分解成小分子物质的过程。物质代谢的同时伴有能量代谢。合成代谢是耗能反应,分解代谢是释能反应。耗能的合成代谢需与释能的分解代谢相耦联。ATP 是体内能量的流通形式。物质代谢的各种反应几乎都是在酶的催化下完成的,对物质代谢的调节主要是通过对酶活性和酶含量的调节实现的,并在神经-体液的调节下有条不紊地进行,代谢的紊乱可导致疾病的发生。机体的新陈代谢和生命活动都与体内温度密切相关。换言之,体温影响着人体的生命。

自测题

一、名词解释

1. 蛋白质变性作用　2. 酶　3. 酶原　4. 维生素
5. 血糖　6. 糖异生作用　7. 脂类　8. 酮体
9. 血脂　10. 必需氨基酸　11. 蛋白质互补作用
12. 一碳单位　13. 体温　14. 基础代谢率

二、填空题

1. 组成蛋白质的元素主要有_____、_____、_____、_____和_____。
2. 蛋白质的元素中含量恒定的是_____元素,其含量平均为_____%。
3. 构成蛋白质的氨基酸有_____种。
4. 组成核酸的基本单位是_____。
5. _____是 RNA 中才有的含氮碱基;_____是 DNA 中才有的含氮碱基。

6. 酶促反应的特点是_____、_____、_____和_____。
7. 酶按其化学组成,可分为_____和_____。
8. 维生素根据溶解性不同,可分为_____和_____。
9. 糖在体内的储存形式是_____,糖在体内的运输形式是_____。
10. 正常人空腹血糖值_____,空腹血糖高于_____会出现糖尿。
11. 空腹血糖高于_____为高血糖,低于_____为低血糖。
12. 脂类是_____和_____的总称。
13. 酮体生成的原料是_____,生成部位是_____,酮体主要在_____被利用。

14. 血浆脂类的运输形式是_____。

15. 高脂蛋白血症可分为_____和_____两大类。

16. 人体必需氨基酸有_____种。我国营养学会推荐成人每日蛋白质的需要量为_____克。

17. 体内氨基酸脱氨基作用的方式有_____、_____和_____,其中以_____为主。

18. 血氨的来源有_____、_____和_____;去路有_____、_____和_____。

19. 食物蛋白质的营养价值的高低由_____来决定。

20. 嘌呤碱在体内分解的终产物是_____,当其增多时可导致_____。

21. 影响能量代谢的主要因素有_____、_____、_____和_____。

22. 常温下,安静机体的主要散热方式是_____。当环境温度等于或高于皮肤温度时,机体的主要散热方式是_____。

23. 蒸发散热可分为_____和_____两种。

24. 体温调节的基本中枢位于_____。

三、选择题

1. 蛋白质分子中,维持一级结构稳定的主要化学键是(　　)
   A. 氢键　　　B. 肽键　　　C. 二硫键
   D. 盐键　　　E. 疏水键

2. 测得 10 克样品中蛋白质含氮量为 0.08 克,该样品的蛋白质含量(%)为(　　)
   A. 1.0　　　B. 3.25　　　C. 5.0
   D. 6.25　　　E. 12.8

3. 蛋白质变性是由于(　　)
   A. 蛋白质一级结构的改变
   B. 蛋白质亚基的解聚
   C. 蛋白质空间构象的破坏
   D. 某些酸类沉淀蛋白质
   E. 不易被胃蛋白酶水解

4. 下列哪种因素不是引起蛋白质变性的化学因素(　　)
   A. 强酸　　　B. 强碱　　　C. 尿素
   D. 乙醇　　　E. 加热煮沸

5. 核酸的基本组成成分是(　　)
   A. 组蛋白、磷酸　　　B. 核糖、磷酸
   C. 碱基、戊糖、磷酸　　D. 磷酸、核仁

E. 碱基、戊糖

6. 符合碱基配对规律的是(　　)
   A. A＝T　　　B. G＝T　　　C. G＝U
   D. T＝U　　　E. A＝G

7. 在 DNA 中,A 与 T 间存在有(　　)
   A. 一个氢键　　B. 一个酯键　　C. 两个氢键
   D. 两个肽键　　E. 两个酯键

8. 下列叙述错误的是(　　)
   A. DNA 二级结构为双螺旋结构
   B. DNA 中有两条互补链
   C. RNA 分子为单链结构
   D. RNA 中存在碱基配对关系
   E. DNA 二级结构为超螺旋结构

9. 大多数酶的化学本质是(　　)
   A. 蛋白质　　　B. 维生素　　　C. 多糖
   D. 磷脂　　　E. 胆固醇

10. 酶的活性中心是指(　　)
    A. 酶分子的中心部位
    B. 酶蛋白与辅助因子结合的部位
    C. 酶分子上有必需基团的部位
    D. 酶分子表面有解离基团的部位
    E. 能与底物结合,催化底物转化为产物的部位

11. 酶原没有活性是因为(　　)
    A. 酶蛋白肽链合成不完全
    B. 活性中心没形成或没暴露
    C. 酶原是一般的蛋白质
    D. 缺乏辅酶或辅基
    E. 是已经变性的蛋白质

12. 缺乏维生素 A 会导致(　　)
    A. 巨幼红细胞性贫血　　B. 夜盲症　　C. 坏血病
    D. 佝偻病　　　E. 凝血时间延长

13. 缺乏维生素 C 会导致(　　)
    A. 巨幼红细胞性贫血　　　B. 夜盲症
    C. 坏血病　　　D. 佝偻病
    E. 凝血时间延长

14. 缺乏维生素 D 会导致(　　)
    A. 巨幼红细胞性贫血　　B. 夜盲症
    C. 坏血病　　　D. 佝偻病
    E. 凝血时间延长

15. 缺乏维生素 K 会导致(　　)
    A. 巨幼红细胞性贫血　　B. 夜盲症　　C. 坏血病
    D. 佝偻病　　　E. 凝血时间延长

16. 缺乏维生素 B₁₂ 会导致（　　）
    A. 巨幼红细胞性贫血　　B. 夜盲症　C. 坏血病
    D. 佝偻病　　　　　　　E. 凝血时间延长

17. 糖的主要生理功能是（　　）
    A. 转变成脂肪　　　　　B. 氧化供能
    C. 转变为其他的单糖　　D. 转变为氨基酸
    E. 构成组织细胞成分

18. 血糖的主要来源是（　　）
    A. 食物中的糖类消化吸收　　B. 肝糖原分解
    C. 糖异生　　　　　　　　　D. 肌糖原分解
    E. 脂类转变而来

19. 血糖的主要去路是（　　）
    A. 转变成脂肪　B. 合成肝糖原　C. 氧化供能
    D. 合成肌糖原　E. 随尿液排出

20. 调节血糖最主要的器官是（　　）
    A. 脑　　　　　B. 肾　　　　　C. 肠
    D. 胰　　　　　E. 肝

21. 不属于类脂的是（　　）
    A. 糖脂　　　　B. 胆固醇酯　　C. 甘油三酯
    D. 胆固醇　　　E. 磷脂

22. 下列哪项不是脂肪的功能（　　）
    A. 保护内脏　　B. 供能　　C. 转变为胆汁酸
    D. 保持体温　　E. 储能

23. 合成胆固醇能力最强的器官是（　　）
    A. 肝脏　　　　B. 肾脏　C. 心
    D. 肺　　　　　E. 小肠

24. 具有抗动脉粥样硬化作用的是（　　）
    A. 低密度脂蛋白　　B. 高密度脂蛋白
    C. 极低密度脂蛋白　D. 乳糜微粒
    E. 甘油三酯

25. 合成胆固醇的原料是（　　）
    A. 酮体　　B. 甘油三酯　　C. 乳糜微粒
    D. 蛋白质　E. 乙酰辅酶 A

26. 丙氨酸转氨酶活性最高的器官是（　　）
    A. 心肌　B. 肾脏　　　C. 肝脏
    D. 大脑　E. 肺

27. 天冬氨酸转氨酶活性最高的器官是（　　）
    A. 心肌　B. 肾脏　　　C. 肝脏
    D. 大脑　E. 肺

28. 体内解除氨毒的主要途径是合成（　　）
    A. 谷氨酰胺　　　B. 胺　C. 尿素

    D. 含氮类激素　　E. 嘌呤、嘧啶碱

29. 鸟氨酸循环的作用是（　　）
    A. 转氨基　　　　B. 合成尿素　C. 合成鸟氨酸
    D. 氨基酸脱氨基　E. 氨基酸吸收

30. 下列物质中不属于一碳单位的是（　　）
    A. —CH₃　　B. —CH＝NH　C. CH＝
    D. CO₂　　　E. —CH₂—

31. 嘌呤碱在体内分解代谢的终产物是（　　）
    A. 尿酸　　　B. 尿素　　　C. 肌酸
    D. β-丙氨酸　E. 胆碱

32. 尿酸排出的主要器官是（　　）
    A. 肾脏　　　B. 皮肤　　　C. 肝脏
    D. 肺　　　　E. 小肠

33. 能量代谢最稳定的环境温度是（　　）
    A. 0～10℃　　B. 10～20℃　　C. 18～25℃
    D. 30～35℃　E. 35～40℃

34. 食物特殊动力效应最大的营养素是（　　）
    A. 糖　　　　　B. 蛋白质　　C. 脂肪
    D. 混合食物　　E. 糖和脂肪

35. 体温调定点位于（　　）
    A. 脊髓　　　　　　　　B. 中脑　　　C. 延髓
    D. 视前区-下丘脑前部　E. 大脑

36. 给高热患者使用冰袋的散热方式是（　　）
    A. 辐射　　　　B. 传导　　　C. 对流
    D. 不感蒸发　　E. 可感蒸发

37. 给高热患者用酒精擦浴散热的方式是（　　）
    A. 辐射　　　　B. 传导　　　C. 对流
    D. 蒸发　　　　E. 不感蒸发

四、简答题

1. 组成蛋白质的基本单位是什么？其结构有何特点？

2. 简述 DNA 的双螺旋结构特点。

3. 酶原激活有何生理意义？

4. 简述酶在临床上的应用。

5. 比较糖酵解与糖的有氧氧化的不同点？

6. 简述血糖的来源与去路。

7. 简述血脂的来源与去路。

8. 简述各种脂蛋白的生理功能。

9. 简述蛋白质的生理功能。

10. 临床上常用的体温测量部位有哪些？其正常值各是多少？

（陈　旭　莫小卫　赵红霞　王建鹏）

第8章

循环系统

血液循环是维持生命的基本条件,生命不息,循环不止。机体内的血液通过周而复始的循环,从而保证了新陈代谢的不断进行,实现了体液调节和血液的免疫防卫功能,进而维持了内环境理化性质的相对稳定。那么,循环系统是如何组成的?心是怎样工作的?血压是如何形成的?让我们带着这些神奇而有趣的问题一起来探究人体循环系统的奥秘。

循环系统(又称脉管系统)是分布于全身各部的封闭而连续的管道系统,包括心血管系统和淋巴系统两部分。心血管系统由心、动脉、毛细血管和静脉组成,其内循环流动的是血液。淋巴系统是一个辅助静脉回流的单向管道系统,其内流动的是淋巴,由淋巴管道、淋巴器官和淋巴组织组成。

循环系统的主要功能是物质运输,即不断地把消化器官吸收的营养物质、肺吸收的 O_2 以及内分泌器官分泌的激素等运送到全身各器官的组织和细胞,同时又将组织和细胞的代谢产物如 CO_2 和尿素等运送到肺、肾和皮肤等器官排出体外,以保证机体新陈代谢的正常进行。

第1节 循环系统概述

一、心血管系统的组成

心血管系统由心、动脉、静脉和连于动、静脉之间的毛细血管组成。

1. 心 是中空的肌性器官,是连接动、静脉的枢纽和心血管系统的"动力泵"。心腔被房间隔和室间隔分为左、右互不相通的两半,每半又分为心房和心室,即心有左心房、左心室、右心房和右心室4个腔(图8-1)。同侧的心房与心室之间借房室口相交通,心房接受静脉,心室发出动脉。

2. 动脉 是将心室射出的血液运输到全身各处的血管,在行程中反复分支,越分越细,最后移行为毛细血管。

3. 毛细血管 是连于微动脉与微静脉之间,相互交织成网状的微细血管,是血液与组织液之间进行物质交换的场所。

4. 静脉 是引导血液回流至心房的

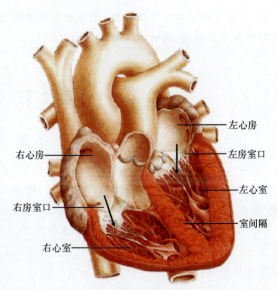

左心房
右心房
左房室口
右房室口
左心室
室间隔
右心室

图8-1 心腔

血管。由微静脉起自毛细血管静脉端,在向心回流的过程中不断接受属支,管径逐渐变粗,最后注入心房。

二、血液循环的途径

血液由心室射出,依次流经动脉、毛细血管和静脉,最后又返回心房,这种周而复始,循环不止的流动,称为血液循环。血液循环的途径可分为相互衔接的体循环和肺循环(图8-2)。

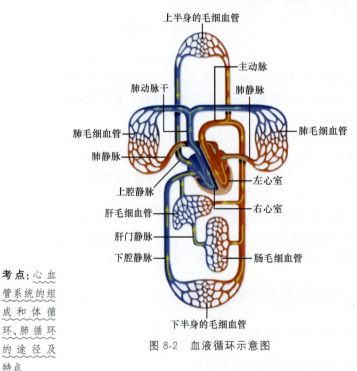

图8-2　血液循环示意图

（图中标注：上半身的毛细血管、主动脉、肺动脉干、肺静脉、肺毛细血管、肺毛细血管、肺静脉、上腔静脉、左心室、肝毛细血管、右心室、肝门静脉、下腔静脉、肠毛细血管、下半身的毛细血管）

考点:心血管系统的组成和体循环、肺循环的途径及特点

1. 体循环　当心室收缩时,血液由左心室射入主动脉,再经主动脉的各级分支到达全身各部的毛细血管,血液在此与周围的组织、细胞进行物质交换和气体交换后,再经各级静脉回流,最后经上、下腔静脉和冠状窦回流至右心房。血液沿上述途径进行的循环,称为体循环或大循环。体循环的特点是:①路程长,流经范围广;②以含 O_2 和营养物质丰富的动脉血滋养全身各部,并将其代谢产物和 CO_2 运回心;③血液由鲜红色的动脉血变成 CO_2 含量较高的暗红色静脉血。

2. 肺循环　当心室收缩时,血液由右心室射出,经肺动脉干及其各级分支到达肺泡毛细血管网进行气体交换,再经肺静脉回流至左心房。血液沿上述途径进行的循环,称为肺循环或小循环。肺循环的特点是:①路程短,只流经肺,主要功能是进行气体交换;②主要是使静脉血转变成含 O_2 丰富的动脉血;③肺循环的动脉内含有静脉血,静脉内含有动脉血。

（王之一）

第2节　心

一、心 的 解 剖

(一) 心的位置和毗邻

1. 心的位置　心位于胸腔的中纵隔内,约2/3在身体正中线的左侧,1/3在正中线的右侧(图8-3)。

2. 心的毗邻　心的前方对着胸骨体和第2～6肋软骨;后方平对第5～8胸椎(图8-4),与食管、迷走神经和胸主动脉等相邻;上方连接出入心的大血管;下方邻膈;两侧与纵隔胸膜、胸膜腔和肺相邻。

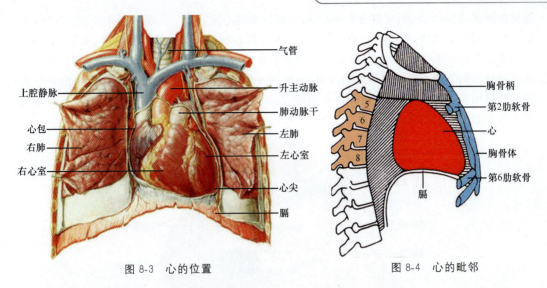

图 8-3 心的位置　　　　　　　　图 8-4 心的毗邻

（二）心的外形

心似前后略扁倒置的圆锥体（图 8-3），大小约与本人的拳头相近。心的外形可分为一尖、一底、两面、三缘和表面的三条沟（图 8-5，图 8-6）。

心尖钝圆，朝向左前下方，由左心室构成，其体表投影在左侧第 5 肋间隙、左锁骨中线内侧 1～2cm 处，活体在此处可触及心尖冲动。心底朝向右后上方，大部分由左心房，小部分由右心房构成。两面为胸肋面和膈面，胸肋面又称前面，朝向前上方，大部分由右心房和右心室构成，小部分由左心耳和左心室构成；膈

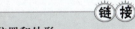

> **链接**
>
> **心的位置和外形**
>
> 心居胸腔中纵隔，三分之二偏左边，
> 急救心内注射药，胸骨左缘四肋间；
> 心似倒置圆锥体，两面三缘沟底尖，
> 右上心底左下尖，前胸下膈是两面。

考点：心的位置、心尖的体表投影和心房与心室及左、右心室的表面分界标志

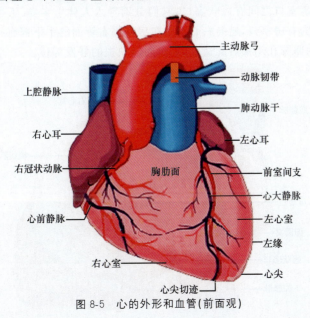

图 8-5 心的外形和血管（前面观）

面又称下面,朝向后下方,大部分由左心室,小部分由右心室构成。三缘分别是左、右、下缘,左缘主要由左心室构成,右缘由右心房构成,下缘由右心室和心尖构成。三条沟,靠近心底处,有一条几乎呈环形的冠状沟,是心房与心室在心表面的分界标志;在胸肋面和膈面上,各有一条从冠状沟向下至心尖右侧延伸的浅沟,分别称为前室间沟和后室间沟,是左、右心室在心表面的分界标志。前、后室间沟在心尖右侧的会合处稍凹陷,称为心尖切迹。上述三条沟内均有血管和脂肪组织填充。

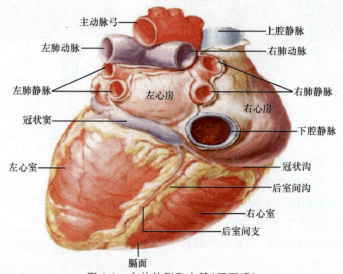

图 8-6 心的外形和血管(后面观)

(三) 心腔的结构

1. **右心房** 位于心的右上部(图 8-7),它向左前上方的突出部分称为右心耳,内面有许多平行的肌性隆起称为梳状肌。右心房有 3 个入口:上壁有上腔静脉口,下壁有下腔静脉口,在下腔静脉口与右房室口之间有冠状窦口,它们分别导入人体上半身、下半身和心壁的静脉血。右心房的出口为右房室口,通向右心室。在房间隔右侧面的中下部有一卵圆形浅窝称为卵圆窝,是胚胎时期卵圆孔闭锁后的遗迹,是房间隔缺损的好发部位。

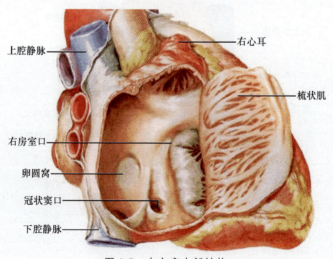

图 8-7 右心房内部结构

2. 右心室　位于右心房的左前下方,构成心胸肋面的大部分,直接位于胸骨体下半和左侧第4~5肋软骨的后方,在胸骨左缘第4肋间隙进行心内注射多直接注入右心室内。右心室的入口即右房室口,口周缘的纤维环上附有3个三角形的瓣膜,称为三尖瓣或右房室瓣,各尖瓣的游离缘借数条腱索连于右心室壁的乳头肌(图8-8)。右心室的出口为肺动脉口,口周缘的纤维环上附有3个袋口向上的半月形瓣膜,称为肺动脉瓣。右房室口和肺动脉出口处的瓣膜犹如泵的阀门,当血液顺流时开放,逆流时关闭(图8-9),从而保证血液的定向流动。心室的纤维环、三尖瓣、腱索和乳头肌在结构和功能上是一个整体,故合称为三尖瓣复合体,其功能是心室收缩时防止血液反流,共同保证血液的单向流动。

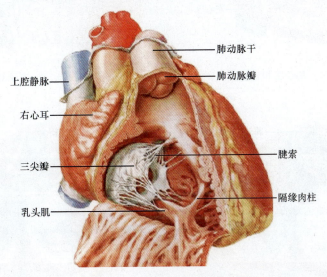

图8-8　右心室内部结构

3. 左心房　位于右心房的左后方,构成心底的大部分。左心房前部向右前方的突出部分为左心耳(图8-5)。左心房后壁两侧各有两个左、右肺静脉口(图8-6,图8-10)。左心房的出口为左房室口,通向左心室。

4. 左心室　位于右心室的左后下方,构成心尖及心的左缘。左心室的入口即左房室口,口周缘的纤维环上附有两个近似三角形的瓣膜,称为二尖瓣或左房室瓣(图8-10)。各尖瓣的游离缘借腱索连于乳头

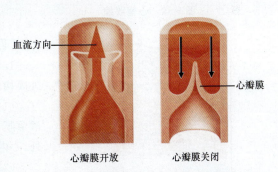

图8-9　心瓣膜开放与关闭情况示意图

肌,其功能与三尖瓣相同。心室的纤维环、二尖瓣、腱索和乳头肌共同构成二尖瓣复合体。左心室的出口为主动脉口,口周围的纤维环上也附着3个袋口向上的半月形瓣膜,称为主动脉瓣(图8-11),其形态和功能与肺动脉瓣相同。

两侧心房和心室的收缩与舒张是同步的。当心室收缩时,二尖瓣和三尖瓣关闭,主动脉瓣和肺动脉瓣开放,血液射入主动脉和肺动脉(图8-12);当心室舒张时,二尖瓣和三尖瓣开放,主动脉瓣和肺动脉瓣关闭,血液由心房射入心室(图8-13)。

考点:心内注射的部位和保证心腔内血液定向流动的结构

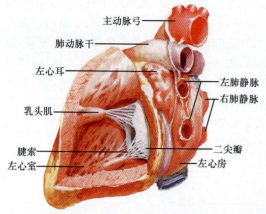

图 8-10　左心房和左心室

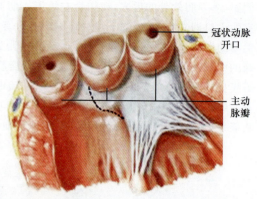

图 8-11　主动脉瓣

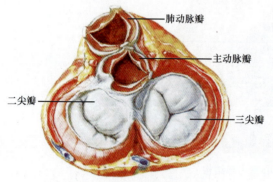

图 8-12　心室收缩

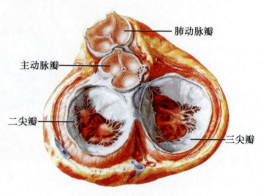

图 8-13　心室舒张

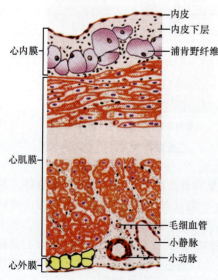

图 8-14　心壁结构模式图

（四）心的构造

1. 心壁的结构　心壁由心内膜、心肌膜和心外膜构成（图8-14）。

（1）心内膜：是衬于心房和心室内面的一层光滑薄膜，与血管内膜相延续。在房室口和动脉口处，心内膜向心腔内折叠形成心瓣膜。

（2）心肌膜：构成心壁的主体，主要由心肌细胞构成。心房肌薄，心室肌厚，左心室肌比右心室肌厚。心房肌和心室肌分别附着于由致密结缔组织构成的纤维环上（图8-15），两者互不相连，故心房肌和心室肌可以分别收缩和舒张。

（3）心外膜：为被覆于心肌外面的一层浆膜，是浆膜心包的脏层。

2. 房间隔和室间隔　①房间隔，位于左、右心房之间，由两层心内膜中间夹结缔组织和少量心肌细胞构成,卵圆窝是房间隔的最薄弱处;②室间隔,位于左、右心室之间,分为肌部和膜部(图 8-16)。肌部是位于室间隔下方的大部分。膜部位于心房与心室交界处,是室间隔缺损的好发部位。

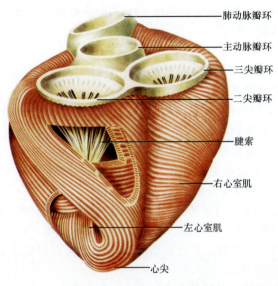

图 8-15 心骨骼——纤维环

(五) 心的特殊传导系统

心的特殊传导系统由特殊分化的心肌细胞构成,其功能是产生并传导冲动,维持心的正常节律性搏动。心的特殊传导系统包括窦房结、房室结、房室束及其分支等(图 8-16)。

1. 窦房结 是心的正常起搏点,位于上腔静脉与右心房交界处的心外膜深面,呈长椭圆形。窦房结发出的冲动传至心房肌,使两心房同时收缩,同时经结间束传至房室结。

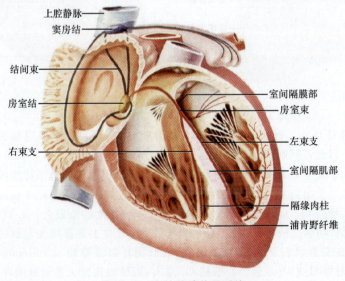

图 8-16 心的特殊传导系统

2. 房室结 位于冠状窦口前上方的心内膜深面,呈扁椭圆形。其主要功能是将窦房结传来的冲动短暂延搁后下传至心室。

考点:心的特殊传导系统的组成和窦房结的功能

3. 房室束及其分支 房室束起自房室结,沿室间隔膜部下行,至肌部上缘分为左束支和右束支,分别在室间隔左、右侧面心内膜深面下行,再分支形成浦肯野(Purkinje)纤维,最后与一般的心室肌细胞相连接。

(六) 心的血管

1. 动脉 心的血液供应来自升主动脉根部发出的左、右冠状动脉(图8-5,图8-17),心本身的循环称为冠脉循环或冠状循环。

(1) 左冠状动脉:经左心耳与肺动脉干之间沿冠状沟左行,随即分为前室间支和旋支。前室间支(又称前降支)沿前室间沟下行,其分支分布于左心室前壁、部分右心室前壁和室间隔前 2/3 部。前室间支阻塞常引起左室前壁和室间隔前部心肌梗死。旋支沿冠状沟向左行至心的膈面,沿途分支主要分布于左心房、左心室侧壁和后壁以及窦房结(约占 40%)等处。旋支阻塞常引起左室侧壁和后壁心肌梗死。

考点:左、右冠状动脉的分支和主要分布

(2) 右冠状动脉:经右心耳与肺动脉干之间入冠状沟右行至膈面,移行为后室间支,沿后室间沟下行。右冠状动脉分布于右心房、右心室、左心室后壁、室间隔后 1/3 部、窦房结(约占 60%)和房室结(约占 93%)等处。右冠状动脉阻塞常引起心室后壁心肌梗死和房室传导阻滞。

2. 静脉 心的静脉多数与动脉伴行(图8-5),心的静脉血绝大部分经冠状窦回流入右心房。冠状窦的主要属支有心大静脉、心中静脉和心小静脉(图8-17)。

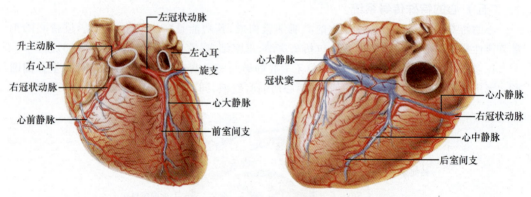

升主动脉 左冠状动脉 左心耳 旋支 心大静脉 前室间支 右心耳 右冠状动脉 心前静脉

心大静脉 冠状窦 心小静脉 右冠状动脉 心中静脉 后室间支

图 8-17 心的血管

3. 冠脉循环的特点 冠状动脉开口于主动脉根部,血液经过全部冠脉循环回流到右心房仅需几秒钟。因此,冠脉循环路途短、血流快、压力高、流量大。

心肌活动几乎完全依靠有氧氧化提供能量,而且心脏又是不断地节律性收缩,耗 O_2 量高是心肌代谢的一个突出特点。心肌代谢所需用的 O_2,全部由冠脉循环来供应。血液流过心肌时被摄取了大量的 O_2,以致冠状动脉和静脉血中 O_2 含量的差最大。心脏活动增强时,耗 O_2 量增加,从冠状动脉血液吸取更多 O_2 的潜力不大,此时主要靠增加冠脉循环血流量来提供足够的 O_2。在安静状态下,中等体重的人,冠脉循环血流量约 225ml/min,占心输出量的 4%~5%,运动时可增加 4~5 倍。心肌耗 O_2 量大,冠脉血流量大是冠脉循环的第二个特征。

冠状动脉的小分支穿插于心肌细胞之间,当心脏收缩时便挤压冠状动脉,血流阻力变大,整个心收缩期冠状动脉血流量较少;在心舒张期对冠状动脉的挤压减弱,冠状动脉血流量显著增加。

因此,心肌血液供应主要在心舒张期内,冠状动脉血流量的多少主要取决于心舒张期的长短与主动脉舒张压的高低。舒张压降低或心率增快而使心舒张期缩短时,均可导致冠脉血流量减少。

调节冠状动脉血流最重要的因素是心肌本身的代谢水平,其他因素的调节作用是次要的。有人认为,心肌代谢增强,局部组织氧分压降低,产生的腺苷增多,腺苷具有强烈的舒张小动脉的作用,因而使冠状动脉血流增加。

案例8-1

患者,女性,40 岁。某公司总经理,自诉近来工作繁忙,夜间熟睡 3 小时后,突感心前区憋闷,胸骨后紧缩性疼痛,持续 15 分钟后仍不缓解而急诊入院。体格检查:面色苍白,脉搏 120 次/min,血压 80/60mmHg。心电图显示:ST 段抬高,T 波倒置。冠状动脉造影报告:左冠状动脉狭窄,前室间支阻塞。临床诊断:冠心病心绞痛急性发作,急性广泛左室前壁心肌梗死。在讨论中提出了以下问题:

1. 营养心的动脉有哪些? 前室间支是哪条动脉的分支?
2. 心电图显示,左室前壁广泛心肌梗死,是何者阻塞所致?

(七) 心包

心包是包裹心及出入心的大血管根部的锥体形囊,可分为纤维心包和浆膜心包。

1. 纤维心包 为坚韧的结缔组织囊,位于浆膜心包的外面,上方与大血管的外膜相移行,下方附着于膈的中心腱(图 8-18)。

2. 浆膜心包 分脏、壁两层。脏层紧贴心肌表面,即心外膜,壁层紧贴于纤维心包的内面。脏层与壁层在出入心的大血管根部相互移行,形成潜在性的密闭腔隙称为心包腔,内含少量浆液,起润滑作用,可减少心搏动时的摩擦。

(八) 心的体表投影

心在胸前壁的体表投影可用下列 4 点的连线来表示(图 8-19):①左上点,在左侧

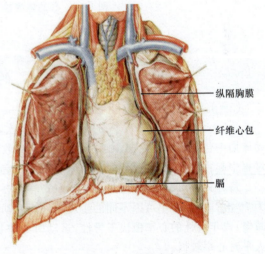

图 8-18 纤维心包

（右侧标注：纵隔胸膜、纤维心包、膈）

第 2 肋软骨下缘,距胸骨左缘约 1.2 cm 处;②右上点,在右侧第 3 肋软骨上缘,距胸骨右缘约 1.0cm 处;③左下点,在左侧第 5 肋间隙,左锁骨中线内侧 1~2cm(或距前正中线 7~9cm)处,即心尖的体表投影;④右下点,在右侧第 6 胸肋关节处。左、右上点的连线为心上界,左、右下点的连线为心下界,右上、下点间向右微凸的连线为心右界,左上、下点间向左微凸的连线为心左界。了解正常心的体表投影,对检查和判断心是否扩大有参考价值。

链接

心瓣膜的听诊区

二尖瓣听诊区位于左锁骨中线内侧第 5 肋间隙处;

主动脉瓣有两个听诊区,第一听诊区在胸骨右缘第 2 肋间隙处,第二听诊区在胸骨左缘第 3、4 肋间隙处;

肺动脉瓣听诊区在胸骨左缘第 2 肋间隙处;

三尖瓣听诊区在胸骨下端近剑突稍偏右(图 8-19)。

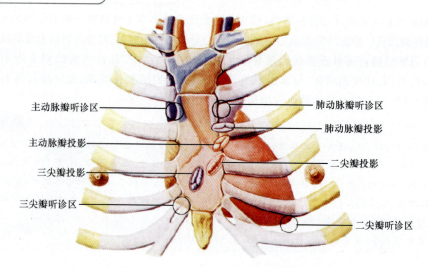

图 8-19　心的体表投影和心瓣膜听诊区

（王之一）

二、心 的 生 理

（一）心脏的泵血功能与心音

1. 心动周期与心率　心脏收缩和舒张一次,称为一个心动周期,即一次心跳。在一个心动周期中包括心房收缩期、心房舒张期和心室收缩期与心室舒张期。由于心室在心脏的泵血过程中起主导作用,故通常的心动周期是指心室的活动周期而言。

每分钟心跳的次数,称为心率。在安静状态下,正常成人的心率为 60～100 次/min,平均为 75 次/min。心率可因不同的生理条件而变动,新生儿的心率较快,随年龄的增长心率逐渐减慢;成年女性的心率稍快于男性;运动时心率加快,安静时心率较慢;经常进行体育锻炼的人平时心率较慢。

考点:心动周期的概念,心率的正常值及其变动

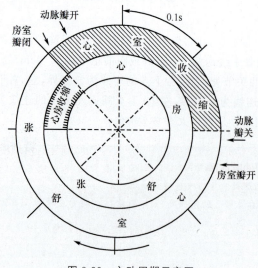

图 8-20　心动周期示意图

在一个心动周期中,首先可见两心房先收缩,继而心房舒张;当心房开始舒张时,两心室也几乎同时进行收缩,然后心室舒张。接着心房又开始收缩(图 8-20)。成年人心率平均为 75 次/min,则一个心动周期平均为 0.8s,其中心房收缩期约 0.1s,舒张期约 0.7s。心室收缩期约 0.3s,心室舒张期约 0.5s。在心室舒张期的前 0.4s,心房也处于舒张状态,这段时间称为全心舒张期。在心动周期中,左右心房或左右心室的活动几乎是同步的,而且心房或心室舒张期都长于收缩期。当心率加快时,心动周期缩短,收缩期和舒张期均缩短,以舒张期缩短最为明显。因此,心率增加时心

194

肌的工作时间相对延长,休息时间相对缩短,这对心脏的持久活动是不利的。

2. 心脏的泵血过程 左、右心室的活动相似,而且几乎同时进行。现以左心室为例,介绍心室的泵血过程(图8-21)。

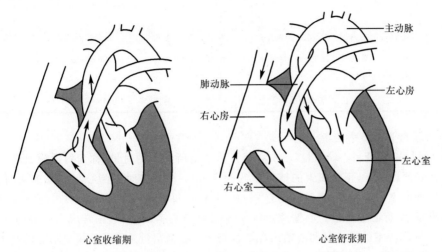

图 8-21 心泵血过程示意图

（1）心室收缩期:可分为等容收缩期和射血期。

1）等容收缩期:当心房收缩完毕后进入心房舒张期,此时心室开始收缩,室内压迅速上升,当升高至超过房内压时,房室瓣关闭,此时室内压仍低于主动脉压,半月瓣仍处于关闭状态。此期心室的容积不变,称为等容收缩期,持续时间约 0.06s。如果动脉血压升高或心肌收缩力减弱,会导致半月瓣推迟开放,等容收缩期延长。

2）射血期:心室肌继续收缩,室内压不断升高至超过主动脉压时,半月瓣开放,心室内的血液射入主动脉,心室的容积缩小,此期称为射血期,持续时间约 0.24s。如果动脉压升高时,由于等容收缩期延长,射血期相对缩短。

（2）心室舒张期:可分为等容舒张期和充盈期。

1）等容舒张期:心室收缩射血完毕后开始舒张,室内压迅速下降,当降至低于主动脉压时,半月瓣关闭,此时室内压仍较房内压高,房室瓣仍处于关闭状态。此期心室的容积不变,称为等容舒张期,持续时间 0.06～0.08s。

2）心室充盈期:心室肌继续舒张,当室内压继续下降低于房内压时,房室瓣开放,血液由心房流入心室,心室容积增大,此期称为充盈期,持续时间 0.42～0.44s。在心室舒张期的最后 0.1s,心房开始收缩,房内压升高进一步促使血液流入心室。值得注意的是,血液流入心室主要不是靠心房收缩所产生的挤压作用,而是靠心室舒张降低室内压所产生的"抽吸"作用,但在心室舒张的后期,心房的收缩可使心室的充盈量再增加 10%～30%。因此,心房收缩对于心室的充盈起着初级泵的作用,即对心室射血和静脉回流是一种协助。一旦心房泵功能丧失,尽管在静息状态下没有异常表现,但处于运动和应急状态下的机体,由于心脏泵功能不足而出现一些症状,如气短等。

现将心动周期中心腔内压力、容积、瓣膜开闭、血流方向的变化总结如表8-1所示。

表 8-1　心动周期中心腔压力、瓣膜活动、血流方向、心室容积等变化

心动周期分期		压力比较		瓣膜开闭		血流方向	心室容积
		心房　心室　动脉		房室瓣	动脉瓣		
房缩期		房内压＞室内压＜动脉压		开放	关闭	心房→心室	增大
室缩期	等容收缩期	房内压＜室内压＜动脉压		关闭	关闭	无出入	不变
	射血期	房内压＜室内压＞动脉压		关闭	开放	心室→动脉	减小
室舒期	等容舒张期	房内压＜室内压＜动脉压		关闭	关闭	无出入	不变
	充盈期	房内压＞室内压＜动脉压		开放	关闭	心房→心室	增大

3. 心输出量及影响因素

（1）每搏输出量和心输出量：一次心搏一侧心室所射出的血量，称为每搏输出量，简称搏出量。在安静状态下，正常成人的搏出量约为 70ml。在安静时一侧心室舒张末期的容积为

考点：心脏的泵血过程，心输出量的概念和正常值

120ml，因而心室射血后，心室腔内仍有"余血"存在。每分钟一侧心室所射出的血量，称为每分心输出量，简称心输出量。心输出量等于搏出量与心率的乘积，正常成人安静时为 4.5～6L/min。两侧心室的搏出量和心输出量基本相等。心输出量是衡量心泵血功能的基本指标。

（2）影响心输出量的因素

1）心肌的前负荷：是指心室舒张末期充盈的血量，包括心室射血后的剩余血量和静脉回心血量。在一定的范围内，静脉回心血量增多，心肌前负荷增大，心肌细胞的初长度增长，心肌收缩力增强，搏出量增多。如果静脉回心血量过多，心肌前负荷过大，心肌的收缩力反而减弱，搏出量减少。在临床输液中速度不宜过快、量不宜过多，避免心肌前负荷过大而导致急性心力衰竭。

2）心肌的后负荷：是指动脉血压，即心室肌收缩开始后遇到的阻力。在其他因素不变的情况下，当动脉血压升高时，等容收缩期延长，射血期相对缩短，搏出量减少。反之，搏出量增多。

护考链接

临床输液加快速度和增多量会影响心肌的（　　　）

A. 心肌收缩力　　B. 前负荷　C. 后负荷
D. 心输出量　　　E. 心率

考点精讲：临床输液加快速度和增多量，可以增多心室舒张末期的充盈量。

3）心肌收缩能力：是指心肌细胞内在的功能状态。它是一种与心肌初长度无关，通过心肌本身收缩强度和速度的改变来影响心肌的收缩力量。当心肌收缩能力增强时，搏出量增多。反之，当心肌收缩能力降低时，搏出量减少。这是由于在心室肌收缩能力增强时，等容收缩期室内压上升的速度快、幅度大，射血时速度快，射血期末心室容积缩得更小，心室内血液排空得更完全，因而搏出量增多。在正常人体内，心肌收缩能力受神经体液因素的调节。当交感神经兴奋、去甲肾上腺素和肾上腺素增多时，心肌收缩能力增强，而当迷走神经兴奋时，心肌收缩能力则减弱。

链接

心力衰竭

心力衰竭是指由于各种原因使心输出量绝对或相对下降，不能满足机体代谢需要，伴有肺循环和（或）体循环淤血的一种综合征。心力衰竭是因心肌舒缩功能障碍或长期心脏负荷过重引起的。心脏长期负荷过重分为两种，一种是容量负荷（心肌前负荷）过重，另一种是压力负荷（心肌后负荷）过重。在防治心力衰竭时应注意改善心肌舒缩功能和减轻心肌肉前、后负荷。

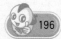

4）心率：在一定范围内，心率加快，心室舒张期缩短不甚明显，搏出量减少不明显，心输出量增多；但若心率过快（超过 160～180 次/min），心室舒张期缩短明显，心室的充盈血量明显减少，搏出量明显减少，导致心输出量明显减少。在心率过慢时（低于 40 次/min），心室舒张期明显延长，但心室充盈量已接近极限而无明显增加，搏出量无明显增加，导致心输出量减少。

（3）心力储备：心输出量随着机体代谢的需要而增多的能力，称为心力储备。心力储备可通过加强体育锻炼而得到提高。在安静状态下，健康成人的心输出量为 4.5～6L/min；在剧烈运动时，可达到 25～30 L/min。

考点：影响心输出量的因素，心力储备的概念

4. 心音　在心动周期中，由心肌收缩、瓣膜开闭和血液流动等机械活动所产生的声音，称为心音。心音可传至胸壁，用听诊器在胸壁的一定部位通常可听到两个心音，即第 1 心音和第 2 心音（表 8-2）。

表 8-2　第 1 心音与第 2 心音的比较

	第 1 心音	第 2 心音
产生时间	发生在心室收缩期	发生在心室舒张期
	标志心室收缩开始	标志心室舒张开始
特点	音调较低，持续时间较长	音调较高，持续时间较短
产生机制	心室肌收缩、房室瓣关闭、心室射血冲击动脉管壁引起振动	半月瓣关闭、血液返冲动脉的根部引起振动
意义	反映房室瓣的功能状态、心室肌收缩的强弱	反映半月瓣的功能状态、动脉血压的高低

此外，在有些健康的青年和儿童可听到第 3 心音，40 岁以上的健康人可出现第 4 心音。在某些心脏疾病时，可出现心杂音。在临床工作中，心音的听诊对某些心血管疾病的诊断具有重要意义。

（二）心肌细胞的生物电现象和生理特性

考点：第 1 心音和第 2 心音的区别

心脏能不停地进行有节律的收缩和舒张活动，是由构成心脏的心肌本身的特性所决定的，而心肌生理特性又是以心肌细胞的生物电现象为基础的。

心肌细胞有两类：一类是具有收缩能力的心房肌和心室肌，称为工作心肌细胞，执行泵血功能。另一类是特殊传导系统的心肌细胞，构成心的特殊传导系统，主要功能是产生和传导兴奋，控制心脏活动的节律。两类细胞的生物电现象各不相同。

1. 心室肌细胞的生物电现象　心室肌细胞的静息电位约为 $-90mV$，其产生机制与神经纤维相同，主要是由于 K^+ 外流造成的。

心室肌细胞动作电位的特征是去极化（0 期）迅速，复极化过程历时较长，分为 1、2、3 期，动作电位的升支和降支明显不对称，动作电位完成复极化后，膜电位处在静息电位水平（4期）（图 8-22）。

（1）去极过程（0 期）：此期与神经纤维的去极化过程相似。表现为陡直的升高，历时 1～2ms，膜内电位由静息时的 $-90mV$ 迅速上升到 $+30mV$ 左右，使膜原有的极化状态消除并呈极化倒转。此期形成的机制与神经纤维相同，是 Na^+ 大量内流的结果。

（2）复极过程：历时较长，为 200～400ms，又可分为 4 期。

1 期（快速复极初期）：膜内电位由 $+30mV$ 快速下降到 0mV 左右，历时约 10ms。其形成机制是由于心肌细胞上的 Na^+ 通道已经关闭，Na^+ 内流停止，而膜对 K^+ 通透性增加，K^+ 快速

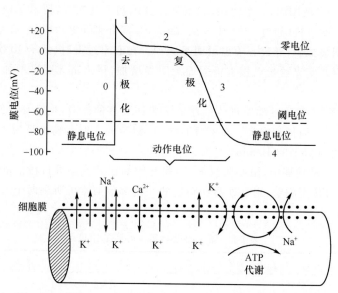

图 8-22　心室肌细胞动作电位及主要离子的跨膜转运示意图

外流,使膜内电位快速下降。

2期(缓慢复极期,平台期):此期膜电位保持在近零电位水平,历时 $100\sim150ms$,形成平台状。平台期是心室肌细胞动作电位的主要特征。此期的形成主要是由于细胞膜上 Ca^{2+} 通道已开放,Ca^{2+} 缓慢而持久地内流,同时少量的 K^+ 外流,两种离子电荷相同,流动方向相反,致使复极过程较长时间停留在 $0mV$ 水平。

3期(快速复极末期):此期膜电位快速下降,直至降到静息电位水平。完成复极过程,历时 $100\sim150ms$。此期的形成是由于 Ca^{2+} 通道已关闭,Ca^{2+} 内流停止,而细胞膜对 K^+ 通透性增高,K^+ 快速外流造成的。

考点:心室肌细胞动作电位的分期,各期形成的离子基础

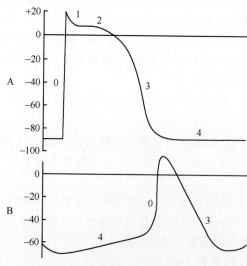

图 8-23　心室肌细胞(A)与窦房结细胞(B)的跨膜电位比较

考点:4 期自动去极化的概念

4期(静息期):此期膜内电位稳定在静息电位水平。由于在动作电位发生过程中,有一定量的 Na^+、Ca^{2+} 内流和 K^+ 外流,使细胞内、外原有的离子浓度有所改变,这种改变激活了细胞膜上的离子泵,将 Na^+、Ca^{2+} 迅速泵出,将 K^+ 泵入,从而恢复膜内、外正常离子浓度。

2. 窦房结细胞的生物电特点　①0 期幅度小($-70mV$),上升速度慢,Ca^{2+} 缓慢内流形成;3 期 K^+ 外流形成;②最大舒张电位 $-70mV$,阈电位 $-40mV$;③窦房结细胞和浦肯野纤维都为自律细胞。自律细胞有一个共同特点,即 4 期膜内电位不稳定,可自动缓慢去极化,称为 4 期自动去极化(图 8-23)。心肌自律细胞 4 期自动去极化,是自律细胞与非自律细胞生物电现象的主要区别,

也是形成自律性的基础。

3. **心肌的生理特性** 包括自律性、兴奋性、传导性和收缩性。

（1）自动节律性：心肌在没有外来刺激或无神经支配的条件下，能自动发生节律性兴奋和收缩的特性，称为自动节律性，简称自律性。心的自律性来源于自律细胞。由于心的特殊传导系统各部分自律细胞的4期自动去极化速度快慢不一，因而各部分的自律性则高低不同。其中，窦房结细胞的自律性最高，约为100次/min；房室结次之，约为50次/min；浦肯野纤维最低，约为25次/min。正常情况下，心肌的节律性活动受自律性最高的窦房结控制，因而窦房结就成为心肌的正常起搏点。以窦房结为起搏点的心搏动，称为窦性心律。以窦房结以外的部位为起搏点引起的心搏活动，则称为异位心律。

（2）传导性：心肌细胞传导兴奋的能力或特性，称为传导性。正常心脏内兴奋的传导主要依靠特殊传导系统来完成。传导顺序是：窦房结发出兴奋后，经心房肌传到左、右心房，同时沿"优势传导通路"迅速传到房室结，然后经房室束及其左右束支和浦肯野纤维到达心室肌。各部心肌细胞传导性的高低不同，故传导的速度也不相同。心房肌为0.4m/s，心室肌为1m/s，浦肯野纤维为4m/s，房室交界区为0.02m/s。

在人体心脏内，由窦房结发出兴奋到房室交界的边缘约需0.06s，房室交界内传导约需0.1s，心室内传导约需0.06s。因此，兴奋由窦房结传遍整个心脏共约0.22s。房室交界是心房兴奋传入心室的唯一通路，因传导速度最慢，所占时间较长，故称为房-室延搁。兴奋在房室交界传导的极慢，其生理意义在于使心室的收缩发生在心房收缩完毕之后，有利于心室在射血前得到足够的血液充盈；兴奋在心房和心室内传导的快，其意义是使心房肌或心室肌收缩趋向于同步。心脏内兴奋的过程如图8-24所示。

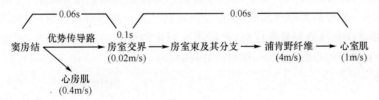

图8-24 兴奋在心脏的传导过程示意图

（3）兴奋性：心肌细胞在受到刺激发生兴奋的过程中，其兴奋性会发生周期性的变化（图8-25）。

1）有效不应期（b）：包括绝对不应期（a）和局部反应期。在绝对不应期不论多么强大的刺激都不能使心肌细胞产生动作电位，心肌兴奋性暂时缺失；在局部反应期，受到足够强度的刺激，可引起局部去极化，但不能产生动作电位。

2）相对不应期（c）：此期心肌兴奋性逐渐恢复，但仍低于正常，如给予阈上刺激，可使心肌细胞产生动作电位。

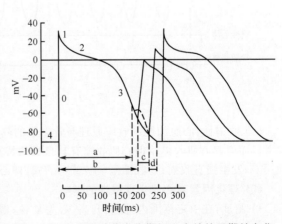

图8-25 心室肌动作电位期间兴奋性的周期性变化

3）超常期(d)：此期兴奋性高于正常,给予一定的阈下刺激就能使心肌细胞产生动作电位。

心肌兴奋性呈周期性变化,其特点是有效不应期特别长,相当于整个收缩期和舒张早期,其生理意义是使心肌不能产生骨骼肌那样的强直收缩,保持着收缩与舒张交替的节律性活动,保证泵血功能的完成(图 8-26)。

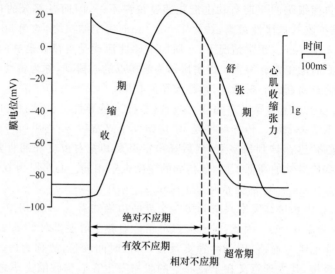

图 8-26　有效不应期与心室收缩的相应关系示意图

考点：自律性、绝对不应期、相对不应期、期前收缩和房-室延搁的概念

正常情况下,心按照窦房结的节律进行活动。如果在有效不应期之后,下次窦房结兴奋到来之前,接受一个较强的额外刺激,可使心肌提前产生一次兴奋和收缩,称为期前收缩或早搏。期前收缩也有自己的有效不应期,此时须等到窦房结再一次传来兴奋,才能引起心肌收缩,故出现一个较长的心脏舒张期,称为代偿间歇(图 8-27)。

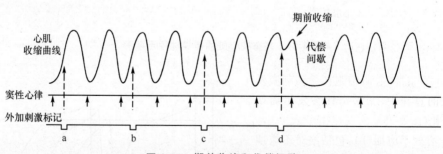

图 8-27　期前收缩和代偿间歇

（4）收缩性：心肌细胞的收缩原理与骨骼肌的收缩原理相似,通过兴奋-收缩耦联,导致肌丝滑行而引起心肌收缩。但心肌收缩有其自身的特点：①对细胞外液 Ca^{2+} 浓度有较大的依赖性；②不发生强直收缩；③收缩呈“全”或“无”式,即心房肌或心室肌的收缩是同步的。

（5）理化因素对心肌生理特性的影响

1）温度：在一定范围内,温度升高,心率加快；温度降低,心率减慢。一般体温升高 1℃,心率加快约 10 次/min。

2）酸碱度：血液 pH 值降低时,心肌收缩力减弱；pH 值增高时,心肌收缩力增强。

3）主要离子对心肌的影响：K^+ 对心脏活动有抑制作用,当血 K^+ 浓度过高时,心肌的自律性、传导性、兴奋性和收缩性均下降,表现为心动过缓、传导阻滞、心肌收缩力减弱,严重时心肌可以停止在舒张状态。故临床上用氯化钾溶液补 K^+ 时,严禁静脉推注,只能口服或静脉缓慢滴注,同时必须遵循"不宜过多,不宜过浓,不宜过快"的原则,以防高血钾。当血 K^+ 浓度降低时,心肌的自律性、兴奋性和收缩性增高,易产生期前收缩和异位节律。血液中 Ca^{2+} 浓度增加,心肌收缩力增强。但血 Ca^{2+} 浓度过高,心肌可停止于收缩状态。血 Ca^{2+} 浓度降低时,心肌收缩力减弱。

考点:K^+ 和 Ca^{2+} 对心肌收缩力的作用有何不同

(三)心电图

心电图是指用心电图机在体表一定部位记录出来的心电位变化曲线。它可以反映心兴奋的产生、传导和恢复过程中的生物电变化,具有重要的临床意义。现以正常典型的心电图为例(图8-28),简述心电图的波形及意义。正常心电图是由 P 波、QRS 波群和 T 波及各波间的线段所组成。

1. P 波 反映两心房去极化过程的电位变化。波形特征小而钝圆,历时 0.08～0.11s,波幅不超过 0.25mV。

2. QRS 波群 反映两心室去极化过程的电位变化。典型 QRS 复合波包括一个向下的 Q 波,接着是向上的高尖的 R 波,最后是向下的 S 波。QRS 波群历时 0.06～0.10s。

3. T 波 反映两心室复极化过程的电位变化。波幅一般为 0.1～0.8mV,历时 0.05～0.25s。

4. PR 间期 指从 P 波起点到 QRS 波群起点之间的时间,为 0.12～0.20s。它反映窦房结产生的兴奋经心房、房室结和房室束等到心室,并引起心室开始去极化所需要的时间。

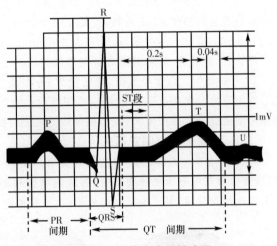

图 8-28 正常心电图模式图

5. QT 间期 从 QRS 波群的起点到 T 波终点的时间,反映心室去极化和复极化到静息电位时所需要的时间。

6. ST 段 从 QRS 波群终点到 T 波起点之间与基线平齐的线段。其代表心室肌全部处于动作电位的平台期,心肌细胞间无电位差存在。

链接

动态心电图

动态心电图,又称 Holter 监测,是一种可以携带、在活动情况下长时间记录心电图的方法。监测仪器分两部分:①记录仪,为佩带在身上的轻便的磁带录像仪,一般记录24小时心电图,能标明时间,在有症状时患者可打上标号,同时记录24小时活动及病情日志;②分析仪,将磁带以30～120倍实时的速度回放出图像,可人力分析。分析仪的电子计算机也能根据要求识别异常的图形,总结24小时(或48小时)各种异常心律的发作频率并自动打出报告。

(王超美)

第3节 血 管

一、血管概述

（一）血管的分类

血管分为动脉、毛细血管和静脉 3 类。

1. 动脉 依据管径的大小，可分为大动脉、中动脉、小动脉和微动脉 4 级，各类动脉之间逐渐移行，其间并无明显的分界。①大动脉，包括主动脉、肺动脉、颈总动脉、锁骨下动脉和髂总动脉等；②中动脉，除大动脉外，凡在解剖学上命名的、管径大于 1mm 的动脉均属中动脉；③小动脉，管径在 0.3～1mm 之间的动脉；④微动脉，管径在 0.3mm 以下的动脉。

2. 静脉 依据管径的大小，可分为微静脉、小静脉、中静脉和大静脉。①微静脉，是指与毛细血管相连的静脉；②小静脉，管径在 0.2～1mm 之间的静脉；③中静脉，除大静脉外，凡有解剖学名称的静脉均属中静脉，管径为 2～10mm；④大静脉，管径在 10mm 以上的静脉，包括上腔静脉、下腔静脉、头臂静脉和颈内静脉等。

3. 毛细血管 为管径最细、管壁很薄、分布最广的血管，其管径一般为 6～8μm，在组织内毛细血管的分支相互吻合成网。毛细血管是血液与周围组织进行物质交换的主要部位。人体毛细血管的总面积很大，在体循环约为 60m²，而在肺循环可达 40m²。

（二）血管吻合与侧支循环

1. 血管吻合 人体的血管之间存在有广泛的血管吻合，除经动脉-毛细血管-静脉吻合外，按吻合形式可分为动脉间吻合、静脉间吻合和动静脉吻合 3 类（图 8-29）。血管吻合对缩短循环途径和时间、保证器官的血液供应、维持血流通畅和调节局部血流量具有重要作用。

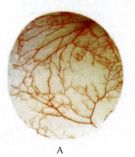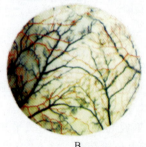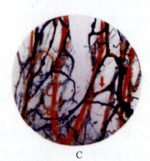

A B C

图 8-29 血管的吻合形式

A.动脉间吻合；B.静脉间吻合；C.动静脉吻合

2. 侧支循环 较大的动脉干在行程中常发出与其平行的侧支，动脉干近侧与远侧的侧支彼此吻合形成侧支吻合（图 8-30）。当动脉主干阻塞时，吻合支代偿性增粗，从而建立侧支循环。侧支循环的建立，对于远侧组织或器官在病理情况下恢复血液供应具有重要意义。

（三）血管壁的结构特点

除毛细血管外，动脉和静脉的管壁结构由内向外依次分为内膜、中膜和外膜 3 层（图 8-31）。内膜菲薄，腔面为一层光滑的单层扁平上皮，可减少血流阻力；中膜的厚度及组成成分因血管种类不同而有明显差异，动脉的中膜明显厚于静脉；外膜由疏松结缔组织构成。

1. 动脉的结构特点　动脉的管壁较厚,管腔呈圆形,并随心的舒缩而明显搏动,故不少表浅动脉常被作为临床上中医诊脉、测量脉搏和压迫止血的部位。动脉管壁结构的差别主要在中膜:①大动脉以弹性纤维为主,有 40～70 层,具有较大的弹性,故又称弹性动脉;②中动脉(10～40 层)和小动脉(3～9 层)以平滑肌为主,故又称肌性动脉;③微动脉仅含 1～2 层平滑肌。外膜由疏松结缔组织构成,含有胶原纤维和弹性纤维,可防止血管过度扩张。

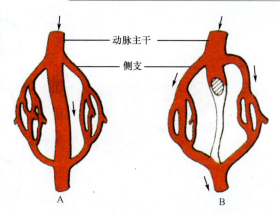

图 8-30　侧支吻合和侧支循环示意图
A. 侧支吻合;B. 侧支循环

2. 静脉的结构特点　①管壁中平滑肌和弹性纤维少,弹性和收缩性差,故血流缓慢,循环血量的 60%～70% 储存在静脉内;②管壁的 3 层结构不如动脉明显,外膜常比中膜厚。

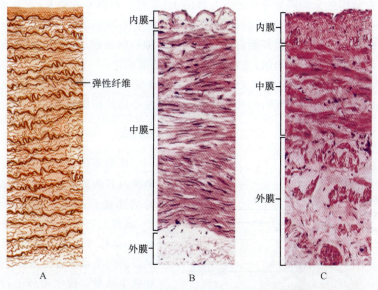

图 8-31　大动脉、中动脉和中静脉的光镜结构像
A. 大动脉;B. 中动脉;C. 中静脉

3. 毛细血管的结构特点　主要由内皮细胞和基膜构成(图 8-32)。依据电镜下内皮细胞等结构的不同,将毛细血管分为 3 类:①连续毛细血管,分布于结缔组织、肌组织、肺和中枢神经系统等处,主要以吞饮小泡方式进行物质交换;②有孔毛细血管,分布于胃肠黏膜、某些内分泌腺和肾血管球等处,主要通过内皮的窗孔来完成中、小分子物质的交换;③血窦或称窦状毛细血管,分布于肝、脾、骨髓和一些内分泌腺中,主要通过内皮细胞之间较大的间隙进行物质交换,有利于大分子物质或血细胞出入血液。

考点:血管的分类和血管壁的结构特点

二、肺循环的血管

1. 肺循环的动脉　是从右心室发出的肺动脉干及其分支,输送的是含 CO_2 较多的静脉血。

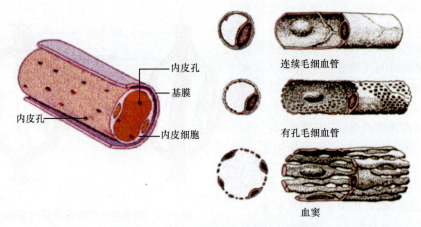

图 8-32　毛细血管结构模式图与分类

连续毛细血管

有孔毛细血管

血窦

内皮孔
基膜
内皮细胞
内皮孔

肺动脉干粗而短,起自右心室,向左后上方斜行,至主动脉弓的下方分为左、右肺动脉。左肺动脉较短,在左肺门处分为两支分别进入左肺的上、下叶。右肺动脉较长,在右肺门处分为 3 支分别进入右肺的上、中、下叶。在肺动脉干分叉处稍左侧与主动脉弓下缘之间有一结缔组织索,称为动脉韧带(图 8-5),是胚胎时期动脉导管闭锁后的遗迹。动脉导管若在出生后 6 个月尚未闭锁,则称为动脉导管未闭,是常见的先天性心脏病之一。

考点:动脉韧带的概念

2. 肺循环的静脉　肺静脉的属支起自肺泡毛细血管网,在肺内逐级汇合,在肺门处形成左肺上、下静脉和右肺上、下静脉,出肺门后分别注入左心房后壁的两侧。

三、体循环的动脉

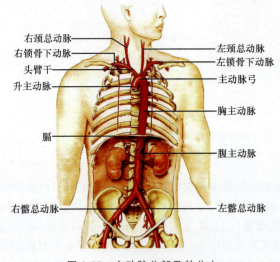

右颈总动脉
右锁骨下动脉
头臂干
升主动脉

左颈总动脉
左锁骨下动脉
主动脉弓
胸主动脉

膈

腹主动脉

右髂总动脉

左髂总动脉

图 8-33　主动脉分部及其分支

考点:主动脉的行程和主动脉小球的概念以及主动脉弓的三大分支

体循环的动脉是从左心室发出的主动脉及其各级分支,输送的是含 O_2 丰富的动脉血。主动脉是体循环的动脉主干,起自左心室。按其行程分为升主动脉、主动脉弓和降主动脉,其中降主动脉又以膈的主动脉裂孔为界,分为胸主动脉和腹主动脉。腹主动脉下行至第 4 腰椎体下缘处分为左、右髂总动脉(图 8-33)。

升主动脉起自左心室,向右前上方斜行,至右侧第 2 胸肋关节的后方移行为主动脉弓,升主动脉根部发出左、右冠状动脉。

主动脉弓接续升主动脉,在胸骨柄后方弓行弯向左后方,至第 4 胸椎体下缘左侧移行为降主动脉。主动脉弓壁内有压力感受器,具有调节血压的作用。

在主动脉弓下方近动脉韧带处有 2~3 个粟粒状小体,称为主动脉小球(体),属化学感受器。主动脉弓的凸侧自右向左依次发出头臂干、左颈总动脉和左锁骨下动脉三大分支。头臂干向右上方斜行至右侧胸锁关节后方分为右颈总动脉和右锁骨下动脉。

器官外动脉的分布规律

　　从动脉干发出至器官的一段动脉称为器官外动脉，进入器官后的动脉称为器官内动脉。器官外动脉的走行和分布具有以下规律：①动脉多呈对称性分布；②动脉分布具有局部性，即每一大局部都有1～2条动脉干；③躯干部在结构上有体壁和内脏之分，故动脉也有壁支和脏支之别，壁支多呈节段性分布；④动脉干的行程多位于身体的屈侧、深部或安全隐蔽不易受到损伤的部位；⑤动脉常有静脉、神经伴行，构成血管神经束；⑥动脉常以最短的距离到达它所分布的器官；⑦动脉的配布形式与器官的形态、功能相适应。

（一）头颈部的动脉

　　颈总动脉是头颈部的动脉主干，左侧的发自主动脉弓，右侧的起自头臂干。两侧的颈总动脉均在胸锁关节的后方进入颈部，沿食管、气管和喉的外侧上行，至甲状软骨上缘水平分为颈内动脉和颈外动脉（图 8-34）。颈总动脉上段位置表浅，活体上可摸到搏动。如头颈部出血时，在胸锁乳突肌前缘，相当于环状软骨平面，可将颈总动脉向后将其压在第 6 颈椎横突上（颈动脉结节）进行急救止血（图 8-35）。

　　在颈总动脉分叉处有两个重要结构（图 8-34）：①颈动脉窦，是颈总动脉末端和颈内动脉起始处的膨大部分，窦壁内有压力感受器。当血压升高时，刺激压力感受器可反射性地引起心跳减慢，末梢血管扩张，血压下降。②颈动脉小球（体），是位于颈总动脉分叉处后方的扁椭圆形小体，属化学感受器。颈动脉小球和主动脉小球能感受血液中 CO_2 浓度升高的刺激，反射性地引起呼吸加深、加快。

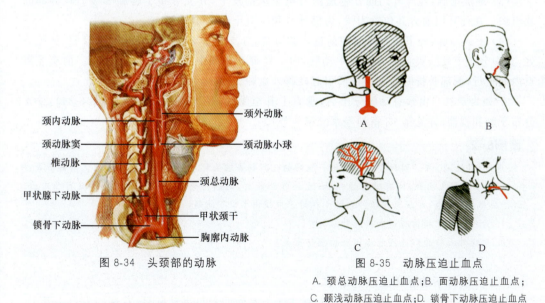

图 8-34　头颈部的动脉

图 8-35　动脉压迫止血点
A. 颈总动脉压迫止血点；B. 面动脉压迫止血点；
C. 颞浅动脉压迫止血点；D. 锁骨下动脉压迫止血点

　　1. **颈外动脉**　起自颈总动脉，上穿腮腺实质达下颌颈高度分为上颌动脉和颞浅动脉两个终支。颈外动脉的主要分支如下（图 8-36）。

　　（1）甲状腺上动脉：自颈外动脉起始部发出，行向前下至甲状腺侧叶上端，分布于甲状腺上部和喉。

　　（2）面动脉：约平下颌角高度起始，向前经下颌下腺深面上行，于咬肌前缘绕过下颌骨下

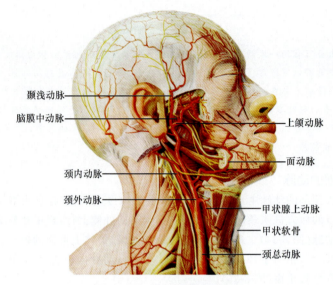

图 8-36　颈外动脉及其分支

缘至面部,再经口角、鼻翼外侧上行至内眦,改称为内眦动脉。面动脉分布于面部软组织、下颌下腺和腭扁桃体等处。面动脉在咬肌前缘与下颌骨下缘交界处位置表浅,为摸脉点和压迫止血点(图 8-35)。

（3）颞浅动脉:经外耳门前方越过颧弓根至颞部皮下,分支分布于腮腺和额、顶、颞部的软组织。在外耳门前方其位置表浅,为摸脉点和压迫止血点(图 8-35)。

考点:颈动脉窦和颈动脉小球的概念以及颈外动脉的主要分支（4）上颌动脉:经下颌颈深面向前进入颞下窝,分支分布于硬脑膜、咀嚼肌、口腔、鼻腔等处,其中分布于硬脑膜者称为脑膜中动脉,向上经棘孔入颅中窝,分为前、后两支。前支经翼点内面上行,颞部骨折时易受损伤而引起硬膜外血肿。

2. 颈内动脉　由颈总动脉分出后,垂直上升至颅底,经颈动脉管入颅腔(图 8-34),分支分布于脑和视器(详见第 13 章神经系统第 3 节)。

案例8-2

患者,男性,20 岁。因玩耍时不惧被一坚硬的飞行物击破头部左侧颞区而急诊入院。体格检查:左侧颞区皮肤破裂出血,伴有喷射性呕吐,左侧瞳孔散大,同侧对光反射迟钝。医生怀疑有颅内出血,行头部 CT 检查,诊断为硬膜外血肿。在讨论中提出了以下问题:

1. 为什么颞区损伤易造成硬膜外血肿?

2. 硬膜外血肿的形成可能与何动脉损伤有关?

（二）锁骨下动脉和上肢的动脉

1. 锁骨下动脉　是颈部和上肢的动脉主干。左侧的起自主动脉弓,右侧的发自头臂干。从胸锁关节后方呈弓状越过胸膜顶前方,向外穿斜角肌间隙至第 1 肋外缘延续为腋动脉。上肢外伤大出血时,可在锁骨中点上方向后下将锁骨下动脉压向第 1 肋骨进行止血(图 8-35)。锁骨下动脉的主要分支有(图 8-34):①椎动脉,向上穿第 6～1 颈椎的横突孔,经枕骨大孔入颅腔,分支分布于脑和脊髓(详见第 13 章神经系统第 3 节);②胸廓内动脉,在胸骨外侧缘约 1.5cm 处沿第 1～6 肋软骨的后面下行,穿过膈后改名为腹壁上动脉;胸廓内动脉分支分布于胸前壁、乳房、心包、腹直肌等处;③甲状颈干,为一短干,分布于甲状腺的甲状腺下动脉是其重要分支。

护考链接

　　患者,女性,36岁。颈部肿大,诊断为结节性甲状腺肿,需进行甲状腺次全切除术。在手术中,需结扎左、右甲状腺上动脉和甲状腺下动脉,它们(　　　)

　　A. 均起始于颈外动脉　　　　B. 分别起始于颈外动脉和甲状颈干　　C. 均起始于锁骨下动脉

　　D. 分别起始于颈外动脉和肋颈干　　E. 均起始于甲状颈干

　　考点精讲:甲状腺的血液供应非常丰富,主要由两侧的甲状腺上动脉(颈外动脉的分支)和甲状腺下动脉(来自锁骨下动脉的分支甲状颈干)供应。

　　2. 上肢的动脉　　上肢的动脉主干有腋动脉、肱动脉、桡动脉和尺动脉(图 8-37)。

　　(1)腋动脉:是锁骨下动脉的直接延续,向外下进入腋窝,至大圆肌下缘处移行为肱动脉。腋动脉的分支主要分布于肩部、胸前外侧壁及乳房等处。

　　(2)肱动脉:是腋动脉的直接延续,沿肱二头肌内侧下行至肘窝,平桡骨颈高度分为桡动脉和尺动脉。肱动脉沿途分支分布于臂部和肘关节。在肘窝的内上方,肱二头肌腱的内侧可触及肱动脉的搏动,是测量血压时的听诊部位(图 8-37,图 8-38)。当前臂或手部出血时,可在臂中部内侧将肱动脉压向肱骨以暂时止血。

　　(3)桡动脉和尺动脉:分别沿前臂前群肌的桡侧和尺侧下行(图 8-38),经腕至手掌形成掌浅弓和掌深弓。沿途分支分布于前臂和手。桡动脉在腕关节桡掌侧上方 3～5cm 处位置表浅,是临床上中医诊脉和测量脉搏的首选部位。

考点:椎动脉的行程,上肢动脉的主干,测量血压的听诊部位,测量脉搏的部位

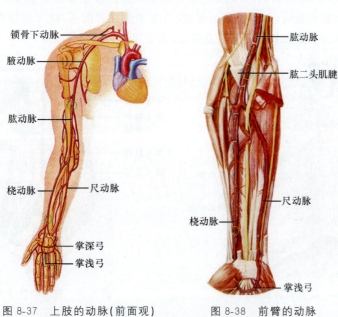

图 8-37　上肢的动脉(前面观)　　　图 8-38　前臂的动脉

　　(4)掌浅弓和掌深弓:由尺、桡两动脉的终支和分支相互吻合而成(图 8-37)。掌浅弓和掌深弓通过分支相互吻合,保证了手在拿握物体时的血液供应。分布到手指的动脉行于手指的两侧,故当手指出血时,可在手指根部两侧同时压迫止血(图 8-39)。

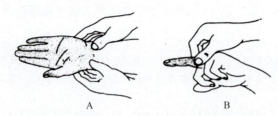

图 8-39　手的动脉压迫止血点

A. 桡、尺动脉压迫止血点；B. 压迫手指两侧止血

（三）胸部的动脉

胸主动脉（图 8-40）是胸部的动脉主干，下行于脊柱胸段的左前方，平第 12 胸椎高度穿膈的主动脉裂孔进入腹腔，移行为腹主动脉，沿途分出壁支和脏支。①壁支，主要为 9 对肋间后动脉和 1 对肋下动脉，主要分布于胸壁、腹壁上部、背部和脊髓等处。②脏支，主要为支气管支、食管支和心包支，分布于气管、支气管、食管和心包等处。

（四）腹部的动脉

腹主动脉是腹部的动脉主干，从主动脉裂孔处沿脊柱的左前方下降，至第 4 腰椎体下缘处分为左、右髂总动脉。腹主动脉的分支有壁支和脏支。

1. 壁支　主要有 1 对膈下动脉和 4 对腰动脉，分布于膈、腹后壁和脊髓等处。

2. 脏支　主要分布于腹腔内脏器，分成对的和不成对的两种。成对的脏支有肾上腺中动脉、肾动脉和睾丸动脉（或卵巢动脉）（图 8-41）；不成对的脏支有腹腔干、肠系膜上动脉和肠系膜下动脉。

（1）肾上腺中动脉：平第 1 腰椎高度起自腹主动脉侧壁，分布于肾上腺。

（2）肾动脉：约平对第 1、2 腰椎体之间起自腹主动脉侧壁，横行向外分数支经肾门入肾，并在入肾门之前发出肾上腺下动脉至肾上腺。

考点：腹主动脉成对和不成对脏支的名称

（3）睾丸动脉：细而长，在肾动脉起始处的稍下方由腹主动脉前壁发出，沿腰大肌前面斜向外下方，穿经腹股沟管，参与精索的组成，分布于睾丸和附睾，故又称精索内动脉。在女性则为卵巢动脉，经卵巢悬韧带下行入盆腔，分布于卵巢和输卵管壶腹。

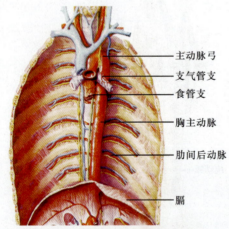

图 8-40　胸主动脉及其分支

主动脉弓
支气管支
食管支
胸主动脉
肋间后动脉
膈

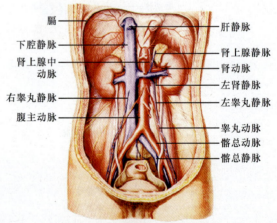

图 8-41　腹主动脉及其分支

膈
下腔静脉
肾上腺中动脉
右睾丸静脉
腹主动脉
肝静脉
肾上腺静脉
肾动脉
左肾静脉
左睾丸静脉
睾丸动脉
髂总动脉
髂总静脉

（4）腹腔干：为一粗而短的动脉干，在主动脉裂孔的稍下方起自腹主动脉前壁，随即分为胃左动脉、肝总动脉和脾动脉（图 8-42）。①胃左动脉，分布于食管腹段、贲门和胃小弯附近的胃壁。②肝总动脉，向右行至十二指肠上部的上方分为肝固有动脉和胃十二指肠动脉。肝固有动脉分支分布于肝、胆囊和胃小弯侧的胃壁，其中的胆囊动脉由肝固有动脉右支在入肝门

前发出,经胆囊三角上行,分布于胆囊;胃十二指肠动脉分布于胃大弯侧胃壁、大网膜、十二指肠和胰头。③脾动脉,沿胰上缘左行至脾门,分数支入脾,沿途发出分支分布于胰体、胰尾、胃大弯侧胃壁、胃底和大网膜。

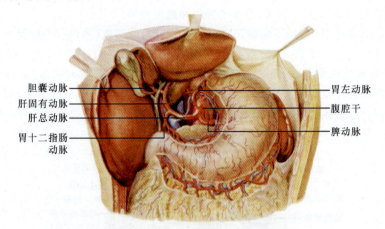

胆囊动脉
肝固有动脉
肝总动脉
胃十二指肠
动脉

胃左动脉
腹腔干
脾动脉

图 8-42 腹腔干及其分支(胃前面观)

（5）肠系膜上动脉:在腹腔干起点的稍下方,约平第1腰椎高度起自腹主动脉前壁,向下经胰头和十二指肠水平部之间进入小肠系膜根内,斜向右下行至右髂窝,沿途发出下列主要分支(图8-43):①空肠动脉和回肠动脉,分布于空肠和回肠;②回结肠动脉,分支分布于回肠末端、盲肠、阑尾和升结肠的起始部,另发阑尾动脉经回肠末端后方进入阑尾系膜,分支营养阑尾;③右结肠动脉,分布于升结肠;④中结肠动脉,分布于横结肠。

考点:肠系膜上、下动脉的主要分支和分布概况

（6）肠系膜下动脉:约平第3腰椎高度起自腹主动脉的前壁,行向左下至左髂窝。沿途发出下列主要分支(图8-44):①左结肠动脉,分布于结肠左曲和降结肠;②乙状结肠动脉,分布于乙状结肠;③直肠上动脉,分布于直肠上部。

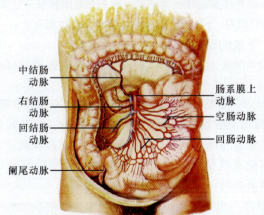

中结肠
动脉
右结肠
动脉
回结肠
动脉
阑尾动脉

肠系膜上
动脉
空肠动脉
回肠动脉

图 8-43 肠系膜上动脉及其分支

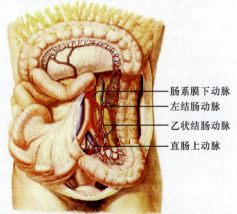

肠系膜下动脉
左结肠动脉
乙状结肠动脉
直肠上动脉

图 8-44 肠系膜下动脉及其分支

（五）盆部的动脉

髂总动脉左、右各一,在平第4腰椎体下缘由腹主动脉分出,沿腰大肌内侧行向外下方,

至骶髂关节的前方分为髂内动脉和髂外动脉。

1.髂内动脉　是盆部的动脉主干,沿盆腔侧壁下行入盆腔,分为壁支和脏支(图 8-45)。

(1)壁支:主要有①闭孔动脉,分布于大腿内侧肌群和髋关节;②臀上动脉和臀下动脉,分别经梨状肌上、下孔穿出至臀部,分布于臀肌和髋关节等。

(2)脏支:主要有:①直肠下动脉,分布于直肠下部、前列腺(男)或阴道(女),并与直肠上动脉和肛动脉吻合。②子宫动脉,沿盆腔侧壁下行进入子宫阔韧带内,在距子宫颈外侧约2cm 处,跨过输尿管的前上方(图 8-45),分布于子宫、输卵管、卵巢和阴道,并与卵巢动脉吻合。由于子宫动脉与输尿管交叉形成"小桥流水"状,故在妇科手术结扎子宫动脉时,应注意勿损伤输尿管。③阴部内动脉,经梨状肌下孔出盆腔,分布于肛门、会阴部和外生殖器。

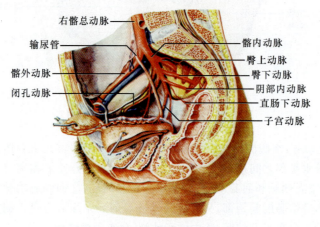

图 8-45　盆部的动脉(女性,右侧)

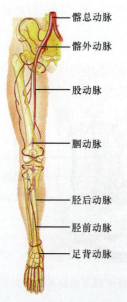

图 8-46　下肢的动脉(前面观)

2.髂外动脉　是下肢的动脉主干,沿腰大肌的内侧缘下行,经腹股沟韧带中点深面至股前部,移行为股动脉(图 8-46)。髂外动脉在腹股沟韧带的稍上方发出腹壁下动脉,向上进入腹直肌鞘,分布于腹直肌并与腹壁上动脉相吻合。

(六)下肢的动脉

下肢的动脉主干有股动脉、腘动脉、胫前动脉和胫后动脉(图 8-46)。

1.股动脉　是髂外动脉的直接延续,在股三角内下行,经收肌管,穿收肌腱裂孔至腘窝,移行为腘动脉。股动脉分支分布于大腿肌和髋关节等处。在活体上,于腹股沟韧带中点稍下方可触及股动脉搏动,是动脉穿刺和插管的理想部位。当下肢出血时,可在该处压迫止血。

2.腘动脉　在腘窝深部下行,至腘窝下部分为胫前动脉和胫后动脉。腘动脉分支分布于膝关节及邻近诸肌。

3.胫后动脉　沿小腿后群肌浅、深两层之间下行,经内踝后方进入足底,分为足底内侧动脉和足底外侧动脉。胫后动脉在内踝和足跟之间位置较表浅,可触及其搏动。胫后动脉沿途分支分布于小腿后群肌、小腿外侧群肌、胫腓骨以及足底等处。

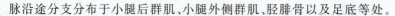

动脉穿刺置管术

　　动脉穿刺置管术是通过穿刺将导管插入动脉进行诊断和治疗疾病的常用手段之一,主要用于脑血管、冠状动脉和肝、肾动脉的造影以及动脉支架的放置等。穿刺时应选择在体表可以摸到搏动的动脉,临床上较为常用的穿刺动脉是颈总动脉、桡动脉和股动脉。

　　通常冠状动脉导管插管是经过股动脉→髂外动脉→髂总动脉→腹主动脉→胸主动脉→升主动脉,然后在升主动脉内找到左、右冠状动脉开口,注入造影剂,使冠状动脉显影,来诊断冠状动脉的病变部位和狭窄程度。

　　4. 胫前动脉　穿小腿骨间膜至小腿前面,在小腿前群肌之间下行,至踝关节前方移行为足背动脉。胫前动脉分支分布于小腿前群肌等处。

　　5. 足背动脉　是胫前动脉的直接延续,位置表浅,在踝关节前方,内、外踝连线的中点,蹈长伸肌腱外侧可触及其搏动,足部出血时,可在该处压迫止血。足背动脉分布于足背、足底和足趾等处。

考点：子宫动脉的行程和下肢动脉的主干

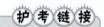

　　临床上测量脉搏的首选部位是(　　　)

　　A. 股动脉　B. 桡动脉　C. 足背动脉　D. 肱动脉　　E. 颈总动脉

　　考点精讲：动脉随心的舒缩而明显搏动,故不少浅动脉可在体表摸到其搏动,作为临床上中医诊脉和测量脉搏的部位。桡动脉在腕关节上方位置表浅,操作方便,是临床上中医诊脉和测量脉搏的首选部位,其次为颞浅动脉、颈总动脉、肱动脉、腘动脉、足背动脉、胫后动脉、面动脉和股动脉等。

四、体循环的静脉

　　体循环的静脉与动脉比较,具有以下特点:①静脉起始于毛细血管静脉端,在向心回流的过程中,不断接受属支,管径由细逐渐变粗。②静脉数量多,管壁薄,管腔大而不规则,压力低,无搏动,血流缓慢。③体循环的静脉有浅、深之分,浅静脉位于浅筋膜内,可透过皮肤看到,故又称皮下静脉,不与动脉伴行,最终注入深静脉。临床上常经浅静脉进行注射、输液、输血、采血或插入导管等。深静脉位于深筋膜深面或体腔内,多与同名动脉伴行,其收集范围与伴行动脉的分布区域基本一致。④静脉的吻合比较丰富,浅静脉间常吻合成静脉网,深静脉常在某些脏器周围或壁内吻合形成静脉丛,浅、深静脉之间也存在丰富的交通支。⑤静脉管腔内有由内膜形成向心开放的半月形静脉瓣(图8-47),是防止血液逆流或改变血流方向的重要装置。受重力影响较大而回流较困难的部位(如四肢特别是下肢)静脉瓣较多。

　　体循环的静脉包括上腔静脉系、下腔静脉系和心静脉系(已在心的血管中叙述)。

（一）上腔静脉系

　　上腔静脉系由上腔静脉及其属支组成,收集头颈部、上肢和胸部（心和肺除外）等上半身的静脉血。

　　上腔静脉是上腔静脉系的主干,由左、右头臂静脉汇合而成(图8-48),沿升主动脉的右侧垂直下降,注入右心房。上腔

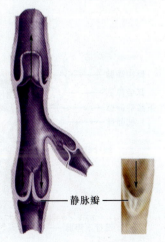

—静脉瓣

图 8-47　静脉瓣

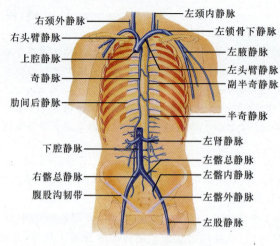

图 8-48　上、下腔静脉及其属支

静脉在注入右心房之前接纳奇静脉。

头臂静脉，左、右各一，由同侧的颈内静脉与锁骨下静脉在胸锁关节后方汇合而成，汇合处形成的夹角称为静脉角，是淋巴导管注入静脉的部位。

1. 头颈部的静脉　浅静脉主要有面静脉、下颌后静脉和颈外静脉，深静脉主要有颈内静脉和锁骨下静脉（图 8-49）。

（1）面静脉：于内眦处起自内眦静脉，在面动脉后方与之伴行，至舌骨高度注入颈内静脉。面静脉借内眦静脉、眼静脉与颅内海绵窦相交通。由于面静脉在口角以上一般无静脉瓣，故面部尤其是鼻根至两侧口角的三角形区域内发生化脓性感染时，有沿上述途径向颅内蔓延的可能，故临床上称此区为危险三角。

护 考 链 接

面部危险三角区域发生化脓性感染时，禁忌挤压的原因是（　　　）

A. 易掩盖病情　　　B. 易加重患者疼痛　　　C. 易导致面部损伤

D. 易导致颅内感染　　E. 易加重局部感染

考点精讲：因面静脉在口角以上一般无静脉瓣，并与颅内海绵窦相交通。当挤压时可致细菌和毒素进入血液循环，从而引起严重的颅内感染和败血症。

考点：上腔静脉系的收集范围，静脉角和危险三角的概念

（2）颈外静脉：是颈部最大的浅静脉，由下颌后静脉的后支、耳后静脉和枕静脉汇合而成，沿胸锁乳突肌表面下降，在锁骨中点上方约2cm处穿深筋膜注入锁骨下静脉（图8-49），主要收集头皮和面部的静脉血。颈外静脉位置表浅而恒定，是临床上静脉插管或儿童采血的常用静脉。当心脏疾病或上腔静脉阻塞时可引起颈外静脉怒张。

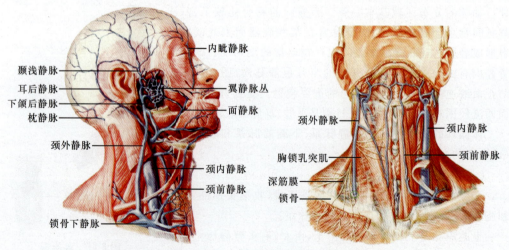

图 8-49　头颈部的静脉

（3）颈内静脉：在颅底颈静脉孔处续接颅内的乙状窦，向下与颈内动脉和颈总动脉伴行，在胸锁关节的后方与锁骨下静脉汇合成头臂静脉。颈内静脉的颅内属支主要收集颅骨、脑膜、脑、视器和前庭蜗器的静脉血，颈内静脉的颅外属支主要是面静脉和下颌后静脉。颈内静脉的体表投影是以乳突尖与下颌角连线的中点至胸锁关节中点的连线。

链 接

中心静脉

中心静脉是指邻近心的大静脉，但在护理学上常将相对于周围静脉而言血流量较大的静脉（通常是深静脉）称为中心静脉，临床上常用于输液或置管的中心静脉有颈外静脉（属于浅静脉）、颈内静脉、锁骨下静脉和股静脉等。

（4）锁骨下静脉：自第 1 肋外侧缘续于腋静脉，与同名动脉伴行，在胸锁关节后方与颈内静脉汇合成头臂静脉（图 8-48）。锁骨下静脉的主要属支是腋静脉和颈外静脉。锁骨下静脉位置恒定，管腔较大，常作为深静脉穿刺置管输液的理想部位。

2. 上肢的静脉　分浅静脉和深静脉两类，最终都汇入腋静脉。

（1）上肢的深静脉：与同名动脉伴行，收集同名动脉分布区域的静脉血，最终汇合成腋静脉。

重要的浅静脉

浅静脉，很重要，注射输液还可剖；
颈部最大是颈外，位置表浅好寻找；
上肢浅静头贵要，肘正中静前臂找；
临床常用手背肘，采血输液很好找；
下肢浅静大小隐，大隐常用踝前找。

（2）上肢的浅静脉：比较恒定的有 3 条（图 8-50）：①头静脉，起于手背静脉网的桡侧，沿前臂桡侧上行至肘窝，再沿肱二头肌外侧沟皮下上行，经三角胸大肌间沟，穿深筋膜注入腋静脉或锁骨下静脉；②贵要静脉，起于手背静脉网的尺侧，沿前臂尺侧上行，至肘窝处接受肘正中静脉，再沿肱二头肌内侧沟皮下上行，在臂中部穿深筋膜注入肱静脉或上

考点：头静脉和贵要静脉的起始、行程和注入部位

行注入腋静脉；③肘正中静脉，位于肘窝前部，连于头静脉与贵要静脉之间，接受前臂正中静脉。肘正中静脉是临床采血、输液的常用血管。

3. 胸部的静脉　胸部的主要静脉有头臂静脉、上腔静脉和奇静脉及其属支。奇静脉起于右侧腰升静脉，穿膈后沿胸椎体右侧上行至第 4 胸椎高度，向前绕右肺根上方注入上腔静脉（图 8-48）。奇静脉主要收集右侧肋间后静脉、食管静脉、支气管静脉和腹后壁的部分静脉血液。奇静脉是沟通上、下腔静脉系的重要途径之一。

（二）下腔静脉系

下腔静脉系由下腔静脉及其属支组成，收集下肢、盆部和腹部即膈以下下半身的静脉血。

下腔静脉是人体最粗大的静脉干，由左、右髂总静脉在第 4～5 腰椎体右前方汇合而成（图 8-41，图 8-48），沿腹主动脉右侧上行，经肝的腔静脉沟，穿经膈的腔静脉裂孔入胸腔，注入右心房。

1. 下肢的静脉　分浅静脉和深静脉两类，均有丰富的静脉瓣，浅、深静脉之间的交通支丰富。

（1）下肢的深静脉：与同名动脉伴行，收集同名

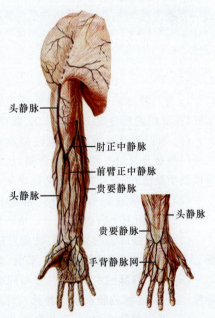

图 8-50　上肢的浅静脉（右侧）

213

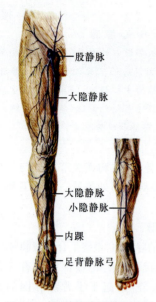

股静脉

大隐静脉

大隐静脉
小隐静脉

内踝

足背静脉弓

图 8-51　下肢的浅静脉(右侧)

动脉分布区域的静脉血,最终汇合成股静脉。股静脉向上至腹股沟韧带深面延续为髂外静脉。

（2）下肢的浅静脉:包括大隐静脉和小隐静脉及其属支。①大隐静脉,是全身最长的浅静脉,起自足背静脉弓的内侧端,经内踝前方,沿小腿、膝关节和大腿的内侧上行,在耻骨结节外下方3～4cm处穿过深筋膜注入股静脉(图8-51)。在内踝前方,大隐静脉位置表浅而恒定,是静脉穿刺或切开插管的常用部位。②小隐静脉,起于足背静脉弓的外侧端,经外踝后方沿小腿的后面上行至腘窝,穿过深筋膜注入腘静脉。

2. 盆部的静脉　盆部的静脉主干是髂内静脉,与同侧髂外静脉在骶髂关节前方汇合成髂总静脉(图8-48)。

（1）髂内静脉:髂内静脉的属支分为脏支和壁支,均与同名动脉伴行,收集盆部、会阴和外生殖器的静脉血。

（2）髂外静脉:是股静脉的直接延续,与同名动脉伴行,收集下肢和腹前壁下部的静脉血。

3. 腹部的静脉　腹部的静脉主干是下腔静脉,直接注入下腔静脉的属支有壁支(膈下静脉和4对腰静脉)和脏支(右睾丸静脉或卵巢静脉、肾静脉、右肾上腺静脉和肝静脉)两种,其中部分脏支(左睾丸静脉或左卵巢静脉、左肾上腺静脉分别注入左肾静脉)间接注入下腔静脉(图8-51),壁支和脏支多数与同名动脉伴行。不成对的脏支先汇合成肝门静脉,入肝后再经肝静脉回流至下腔静脉。

链接

周围静脉

护理学上将常用于输液的四肢浅静脉称为周围静脉。临床上进行浅静脉穿刺或切开插管时,往往会根据不同年龄、不同病情选择不同部位的静脉。浅静脉穿刺时,婴幼儿较常用的头皮静脉有额静脉、颞浅静脉、耳后静脉、枕静脉和颈外静脉等,成人可选用手背静脉网、肘正中静脉、头静脉、贵要静脉、足背静脉弓和大隐静脉起始段等。深静脉穿刺时,可选用颈内静脉、锁骨下静脉、股静脉和腘静脉等。

4. 肝门静脉系　由肝门静脉及其属支组成,主要功能是将消化道吸收的营养物质输送至肝,在肝内进行合成、分解、转化、储存等,故肝门静脉可以看做是肝的功能性血管。

（1）肝门静脉的特点:①肝门静脉为入肝的静脉;②肝门静脉的起、止端均为毛细血管;③肝门静脉及其属支内没有静脉瓣,故当肝门静脉回流受阻(如肝硬化、门静脉高压)时,血液可以发生反流;④肝门静脉既又分支又有属支。

（2）肝门静脉的合成:肝门静脉由肠系膜上静脉和脾静脉在胰颈的后方汇合而成(图8-52),斜向右上行进入肝十二指肠韧带内,至肝门处分左、右两支入肝。

（3）肝门静脉的收集范围:收集肝除外腹腔内不成对脏器的静脉血,如食管腹段、胃、小肠、大肠(齿状线以下肛管除外)、胆囊、胰和脾等。

（4）肝门静脉的主要属支:多与同名动脉伴行,主要有脾静脉、肠系膜上静脉、肠系膜下静脉(注入脾静脉或肠系膜上静脉)、胃左静脉、胃右静脉、胆囊静脉和附脐静脉。

（5）肝门静脉系与上、下腔静脉系之间的吻合:主要有食管静脉丛、直肠静脉丛和脐周静

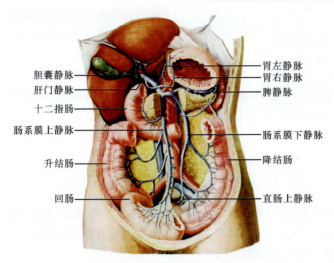

图 8-52　肝门静脉及其属支

脉网 3 处(图 8-53)。其交通途径如下所示:

胃左静脉 ——→ 食管静脉丛 ——→ 奇静脉 ——————→ 上腔静脉

肝门静脉 附脐静脉 ——→ 脐周静脉网 ——————————→ 胸腹壁浅、深静脉 ——→ 右心房

肠系膜下静脉 ——→ 直肠静脉丛 ——→ 髂内、髂总静脉 ——→ 下腔静脉

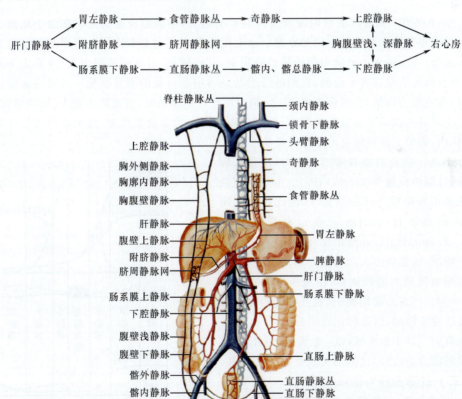

图 8-53　肝门静脉系与上、下腔静脉系之间的吻合途径模式图

正常情况下,肝门静脉系与上、下腔静脉系之间的吻合支细小,血流量少,各属支按正常方向分别回流到所属静脉。但当肝硬化、肝肿瘤或胰头肿瘤等压迫肝门静脉时,导致肝门静

考点: 肝门静脉的组成、收集范围、主要属支以及与上、下腔静脉系之间的吻合

链接

肝门静脉

门脉属支共七条,系膜上下要记牢,
脾脐胆囊胃左右,收集腹腔奇脏器;
与腔吻合有三处,食管直肠脐周网。

脉回流受阻,此时肝门静脉系的血液可经上述交通途径形成侧支循环,通过上、下腔静脉系回流入右心房。由于血流量增多,交通支变得粗大而弯曲,从而引起食管静脉丛、直肠静脉丛和脐周静脉网的静脉曲张。如果在食管、直肠等处曲张的静脉破裂,则会出现呕血或便血。

(王之一)

五、血管生理

血管具有运输血液、参与形成和维持动脉血压、分配器官血流、实现物质交换的功能。血液在心血管系统内运行时,涉及血流量、血流阻力、血压等流体力学问题。

(一)血流量、血流阻力和血压

1. 血流量　单位时间内流过某一血管横断面的血量,称为血流量。单位时间内通过某器官的血量,称为该器官的血流量。如肾的血流量约为 1200ml/min,脑的血流量约为 750ml/min。

2. 血流阻力　血液在血管内流动时所遇到的阻力,称为血流阻力。它来源于血液各成分之间的摩擦和血液与管壁之间的摩擦。血流阻力的大小主要取决于血管口径和血液黏滞度。①血管口径,由于小动脉和微动脉口径很细,又比较长,对血流的阻力大,故称之为阻力血管,并且两者管壁富含平滑肌,它们的舒缩活动可引起口径的明显变化。当阻力血管口径增大时,血流阻力降低,血流量增多;反之,阻力血管口径缩小时,血流阻力增大,血流量减少。通常把小动脉和微动脉对血流的阻力,称为外周阻力。②血液黏滞度,加大也可增加外周阻力,在体内,影响血液黏滞度的主要因素是红细胞的数目。

考点: 外周阻力的概念和决定外周阻力大小的因素

3. 血压　血液对血管壁的侧压力(压强),称为血压,计算单位通常用千帕(kPa)。由于人们长期以来采用水银检压计测量血压,因此习惯上用水银柱的高度即 mmHg 来表示血压的数值(1kPa＝7.5mmHg)。在整个循环系统中,血压具有如下特征:①血液由大动脉流向心房的过程中,不断克服血流阻力消耗能量,使血压逐渐发生降落(图 8-54);②在心动周期中,靠近心脏的大血管中的血压发生波动,以动脉比较明显。

血流动力学中血流量(Q)、血流阻力(R)与血管两端的压力差(△P)之间的关系是:Q＝△P/R。

(二)动脉血压与动脉脉搏

1. 动脉血压　是指血液对动脉管壁的侧压力。在每一心动周期中,动脉血压呈现周期性变

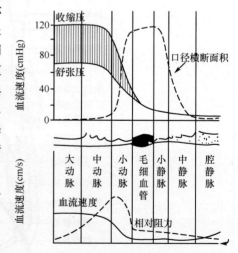

图 8-54　血压、血流速度与血流阻力关系图

化。心室收缩时,动脉血压升高所达到的最高值,称为收缩压。心室舒张时,动脉血压降低所达到的最低值,称为舒张压。收缩压与舒张压之差,称为脉搏压或脉压。脉压可反映动脉血压波动的幅度。在整个心动周期中,动脉血压的平均值,称为平均动脉压,平均动脉压约等于

舒张压加 1/3 脉压。

　　一般所说的血压是指主动脉的血压。通常测肱动脉血压代表主动脉血压。我国健康青年人安静状态时的收缩压为 100～120mmHg,舒张压为 60～80mmHg,脉压为 30～40mmHg。安静时,舒张压持续高于90mmHg 或 40 岁以下的人收缩压持续超过 140mmHg,称为高血压;如收缩压持续低于90mmHg,则称为低血压。临床上动脉血压的记录方法是"收缩压/舒张压 mmHg"。人体动脉血压有年龄、性别的差异,一般需年龄的增大而逐渐升高,收缩压升高比舒张压升高明显,男性比女性略高。安静时血压比较稳定,活动时暂时升高。稳定的动脉血压是推动血液循环和保持各器官有足够的血流量的必要条件。动脉血压过低,血液供应不能满足需要,特别是脑、心、肾等重要器官可因缺血缺氧而造成严重后果。动脉血压过高,心室肌负荷增大,可导致心室扩大,甚至心力衰竭。另外,血压过高还容易引起血管壁的损伤,如脑血管破裂可造成脑出血。由此可见,动脉血压的相对稳定,是内环境稳定的重要指标,是保证正常生命活动的必要条件。

考点:动脉血压的概念及正常值

　　2. 动脉血压的形成　在封闭的心血管系统内有足够的血液充盈是形成动脉血压的前提条件,心脏射血和外周阻力是形成血压的两个基本因素。实际上,动脉血压有收缩压和舒张压两个数据,它的形成与大动脉的弹性有关。在心缩期,由于外周阻力的存在和大动脉管壁的可扩张性,心室射出的血液,约有 1/3 流至外周,其余 2/3 暂时储存在主动脉和大动脉内,动脉血压也就随之升高,但由于大动脉壁的可扩张性,使得收缩压不至于过高。心舒期,心脏射血停止,被扩张的大动脉管壁弹性回缩,将心缩期多容纳的那部分血液继续向前推进,也使动脉血压在心舒期维持一定的水平。可见,大动脉血管壁的弹性作用,一方面使心室的间断射血变成动脉内的连续血流,另一方面起着缓冲收缩压,维持舒张压,减小脉压的作用(图 8-55)。

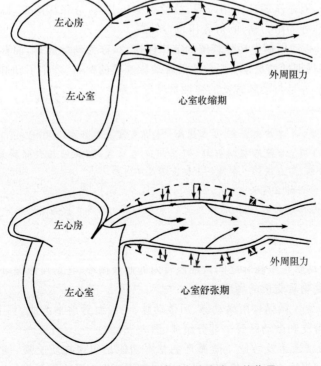

图 8-55　主动脉壁弹性对血流和血压的作用

3. 影响动脉血压的因素

（1）搏出量：当搏出量增加时，首先引起收缩压升高，血流速度加快，流向外周血量增多，到心舒期末，存留在大动脉内的血量也有一定程度的增多，因此舒张压也有升高，但升高幅度不如收缩压升高明显，故脉压增大。反之，当搏出量减少时，则收缩压降低较明显，脉压减小。因此，收缩压主要反映出搏出量的多少。

（2）心率：其他因素不变，心率在一定范围内增加，心动周期缩短，心舒期缩短明显，心舒期流向外周的血量减少，心舒期末，存留于大动脉内的血量增多，使舒张压明显升高。在心缩期，由于动脉血压升高，血流速度加快，流向外周血量增多，心缩期末，存留在大动脉内的血量增加不多，故收缩压升高不如舒张压升高明显，脉压降低。当心率减慢时，舒张压降低明显，脉压增大。因此，心率改变对舒张压影响较大。

（3）外周阻力：在其他因素不变，外周阻力增大，心舒期中血液流向外周的速度减慢，舒张期末，存留在大动脉血管内的血量增多，舒张压升高。在心缩期内，由于动脉血压升高，血流速度加快，流向外周血量增多，心缩期末，存留在大动脉内的血量增加不多，故收缩压升高不如舒张压升高明显，脉压降低。反之，外周阻力减小时，舒张压降低明显，脉压增大。在一般情况下，舒张压的高低主要反映外周阻力的大小。

（4）循环血量与血管容量的比值：正常机体的循环血量与血管容积相适应，使血管内血液保持一定的充盈度，而显示一定的血压。当循环血量减少或血管容量增加时，均可导致血压下降，如人体大量失血时，循环血量减少，血压下降，急救措施主要是输血以补充血容量。药物过敏或中毒性休克的患者，全身小血管扩张，血管容量增大，循环血量相对减少，导致血压下降，此时应使用缩血管药，使血管收缩，容量减小，血压回升。

考点：影响动脉血压的因素

（5）大动脉管壁的弹性作用：大动脉管壁的弹性具有减小脉压的作用，老年人动脉硬化，动脉管壁弹性降低，对血压缓冲作用减弱，故使收缩压升高，舒张压降低，脉压增大。但由于常伴有小动脉硬化，外周阻力增加，舒张压也常升高。

4. 动脉脉搏　心动周期中动脉管壁的节律性搏动，称为动脉脉搏，简称脉搏。心室的泵血引起主动脉根部周期性的振动，振动波沿着动脉管壁的扩布，产生了动脉脉搏。它的传播速度比血流速度快，并且与动脉管壁的弹性呈反变关系。

案例8-3

患者，男性，65岁。1年前因头晕、头痛就诊。查体发现血压升高（190/120mmHg），其余未见异常。现已服降压药1年，治疗后症状好转，舒张压降至正常，但收缩压仍保持在较高水平（150/70mmHg）。临床诊断：高血压病。在讨论中提出了以下问题：

1. 高血压病的诊断标准是什么？

2. 为什么患者服降压药后，舒张压降至正常，而收缩压仍保持在较高水平？

（三）微循环

微循环是指微动脉与微静脉之间微细血管内的血液循环，它是血液循环系统与组织细胞直接接触的部分，是物质交换的场所。

1. 微循环的组成　微循环由微动脉、后微动脉、毛细血管前括约肌、真毛细血管、通血毛细血管、动静脉吻合支和微动脉等7部分组成（图8-56）。

2. 微循环的血流通路及功能　微循环的基本功能是实现物质交换，调节毛细血管血流量，维持动脉血压和影响血管内、外体液的分布。微循环有3条血流通路，它们具有相对不同

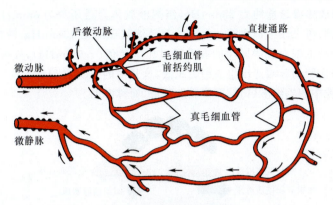

图 8-56　微循环组成模式图

的生理意义。

（1）迂回通路：血液经微动脉、后微动脉、毛细血管前括约肌，进入真毛细血管网，最后汇入微静脉，称为迂回通路。真毛细血管管壁薄，通透性大，迂回曲折，相互交错成网，穿行于组织细胞之间，血流速度缓慢，是血液和组织液进行物质交换的场所，故又称营养通路。

（2）直捷通路：血液从微动脉经后微动脉进入通血毛细血管，最后进入微静脉，称为直捷通路。这条通路的血管经常处于开放状态，血流速度较快，主要功能是使部分血液迅速通过微循环由静脉回流入心脏，以保证循环血量。

（3）动-静脉短路：血液从微动脉经动静脉吻合支直接进入微静脉，称为动-静脉短路。这条通路的血管经常处于关闭状态，血流速度更快，故无物质交换功能，又称非营养通路。此通路多分布于皮肤，当通路开放后使皮肤血流加快，散热增多，有调节体温的作用。

微动脉、后微动脉和毛细血管前括约肌是微循环的前阻力血管，微静脉是微循环的后阻力血管。微动脉和后微动脉通过舒缩活动控制微循环血液的"灌入"，它是微循环的"总闸门"；后微动脉通过舒缩活动控制微循环的"流出"，它是微循环的"后闸门"；毛细血管前括约肌的舒缩控制真毛细血管的血流，决定微循环内真毛细血管网的血流分配，它是微循环的"分闸门"。神经、体液因素通过控制前、后阻力血管的舒缩活动，使得微循环血流量与组织代谢的水平相适应。

考点：微循环的概念、微循环的血流通路及功能

（四）组织液

组织细胞之间的间隙称为组织间隙，存在于组织间隙中的液体称为组织液，血液与组织细胞之间的物质交换是以组织液为中介的。

1. 组织液的生成与回流　组织液是血浆从毛细血管动脉端滤出而形成的。毛细血管壁的通透性是组织液生成的结构基础，血浆成分中除大分子蛋白质外，其余成分都可通过毛细血管壁。液体通过毛细血管壁滤过和重吸收取决于4个因素，即毛细血管血压、组织液静水压、血浆胶体渗透压和组织液胶体渗透压。其中，毛细血管血压和组织液胶体渗透压是促进毛细血管内液体向外滤出而生成组织液的力量；血浆胶体渗透压和组织液静水压是促使组织液重吸收入毛细血管的力量。滤过的力量和重吸收的力量之差，称为有效滤过压，可用下式表示：

有效滤过压＝（毛细血管血压＋组织液胶体渗透压）－（血浆胶体渗透压＋组织液静水压）

不同组织中毛细血管血压是有差异的，毛细血管动脉端血压比静脉端高，在动脉端约为32mmHg，在静脉端约为14mmHg。组织液静水压很低，在不同的组织静水压也不相同，例如，肾组织液约为6mmHg，硬膜外、胸膜腔等组织液的静水压低于大气压为负值，一般平均为

219

－2mmHg。血浆胶体渗透压约为 25mmHg,组织液胶体渗透压约为 8mmHg。以图 8-57 所假设压力数值为例,可见在毛细血管动脉端的有效滤过压约为 13mmHg,液体滤出毛细血管壁生成组织液;而在毛细血管静脉端的有效滤过压为负值(－5mmHg),故组织液被重吸收。总的来说,在毛细血管动脉端滤出生成的组织液,这其中的 90% 在静脉端被重吸收回血,余下10% 进入组织间隙中的毛细淋巴管,而形成淋巴液,简称淋巴。

考点:决定有效滤过压的4个因素

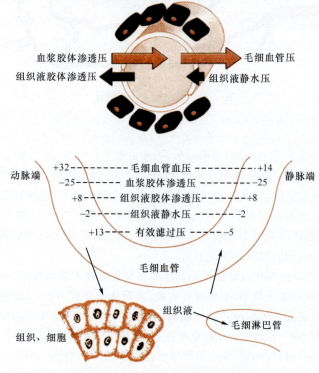

图 8-57　组织液生成与回流示意图

＋代表液体滤出毛细血管的力量;－代表液体重吸收回毛细血管的力量

(图中数值单位为 mmHg)

2. 淋巴的生成与回流　组织液进入毛细淋巴管即成为淋巴。淋巴经各级淋巴管回流入血液。正常人安静时每日生成 2～4L 淋巴,大致相当于全身的血浆量。淋巴回流的生理意义是:①回收蛋白质,每日由淋巴带回到血液的蛋白质多达 75～200g,从而能维持血浆蛋白的正常浓度;②运输脂肪及其他物质,食物中的脂肪 80%～90% 由小肠绒毛中的毛细淋巴管吸收并运输到血液;③调节体液平衡;④防御和免疫功能。

正常情况下,组织液的生成与回流维持着动态平衡,任何原因使毛细血管血压升高、血浆胶体渗透压降低、淋巴回流障碍、毛细血管壁的通透性增高均可导致组织液的生成增多或回流减少,从而形成水肿。

(五) 静脉血压与静脉血流

静脉是血液回流到心脏的通道,同时静脉容量大,起着血液存库(血库)的作用。静脉易扩张又能收缩,可有效地调节回心血量和心输出量,使循环机能适应机体不同情况的需要。

1. 静脉血压　体循环静脉系统的血液最后汇合于右心房,故右心房压力最低。通常将胸腔内的大静脉和右心房内的血压,称为中心静脉压。各器官的静脉血压,称为外周静脉血压。由于静脉管壁薄、压力低,静脉血压易受血液重力和体位的影响,测量人体静脉血压时,一般采取平卧位,使被测静脉与心脏处于同一水平。如在平卧位时,颈外静脉血压约为 $10cmH_2O$,肘前静脉血压约为 $10cmH_2O$,肝门静脉血压约为 $13cmH_2O$,足背静脉血压约为 $19cmH_2O$,中心静脉压的正常值为 $4\sim12cmH_2O$。

中心静脉压的高低取决于两个因素:一是心脏的射血能力。如果心脏功能良好,能及时将回心血量射出,则中心静脉压较低;心脏功能减弱或心力衰竭,不能及时将回心血量射出,则中心静脉压升高。二是静脉血液回流的速度与血量。若回流速度慢或回流量减少,则中心静脉压低;反之则高。所以,测定中心静脉压有助于对心脏泵血功能的判断,并可作为临床控制补液速度和补液量的主要指标。

考点:中心静脉压的概念,决定中心静脉压高低的因素

2. 影响静脉回心血量的因素　单位时间内由静脉回流入心脏的血量,称为静脉回流量。促进静脉回心血量的基本动力是外周静脉压与中心静脉压之间的压力差。凡能改变这个压力差的因素,都是影响静脉回流的因素。

(1) 心脏收缩力:心脏收缩力愈强,心输出量愈多,心舒期心室内压愈低,心房和大静脉中血液的抽吸力量也愈大,故静脉回流量增加;相反,当右心衰竭时,右心收缩力减弱,心输出量减少,使血液淤积于右心房和腔静脉内,因而中心静脉压升高,静脉回流量减少,静脉系统淤血,患者可出现颈静脉怒张、肝大、下肢水肿等症状。如左心衰竭,则可因肺静脉血回流受阻,而造成肺淤血和肺水肿。

(2) 重力和体位:静脉回流量受重力影响较大。在平卧体位,全身各静脉大都与心脏处于同一水平,重力对静脉回流不起重要作用。当体位改变(如由卧位变为直立体位)时,因重力关系,大量血液滞留于心脏水平以下的血管中,因而静脉回流量减少。长期卧床或体弱久病的人,静脉管壁紧张性较低,易扩张,加之肌肉收缩无力,挤压作用减弱,故由平卧或蹲位突然站立时,血液淤滞于下肢,以致静脉回流量不足,从而减少心输出量,动脉血压急剧下降。此时,可出现眼前发黑(视网膜缺血),甚至晕厥(脑缺血)。

(3) 骨骼肌的挤压作用:外周深静脉中有向心开放的瓣膜存在,因而静脉内血液只能向心脏方向回流。骨骼肌舒张时,静脉内血压降低,可促使毛细血管血液流入静脉而重新充盈。因此,骨骼肌的节律性活动,也起到"泵血"作用。这对克服重力影响,降低下肢的静脉压,减少血液在下肢淤滞具有重要作用。

(4) 呼吸运动:正常情况下,胸膜腔为负压,有利于腔静脉和心房的扩张,促进静脉回流。吸气时胸内负压值增大,静脉回流速度加快;呼气时,胸内负压则减小,静脉回流的速度较呼气时慢。

(王超美)

第4节　心血管活动的调节

心血管系统的功能活动随着机体内、外环境的变化而发生相应的变化,以适应各器官和组织在不同情况下对血流量的需要,并保持动脉血压的相对稳定。这种适应性变化主要是在神经和体液的调节下进行的。

一、神　经　调　节

(一) 心脏和血管的神经支配

1. 心脏的神经支配　心脏同时接受心交感神经和心迷走神经的双重支配。

(1)心交感神经及其作用:支配心的交感神经来自脊髓胸1～5节段的灰质侧角发出的节前纤维,在颈交感神经节换元,换元后的节后纤维组成心丛,支配窦房结、房室交界、房室束、心房肌和心室肌。其节前纤维释放的递质是乙酰胆碱,节后纤维释放的递质是去甲肾上腺素。心交感神经兴奋时,心率加快,心脏的兴奋传导加速,心肌收缩力增强。

(2)心迷走神经及其作用:心迷走神经节前纤维来自延髓的迷走神经背核和疑核,其纤维行于迷走神经干,在胸腔内与心交感神经共同构成心丛而进入心脏。在心内神经节换元后,节后纤维主要支配窦房结、心房肌、房室交界、房室束及其分支。其节前与节后纤维释放的递质都是乙酰胆碱。心迷走神经兴奋时,心率减慢,心脏兴奋传导减慢,心肌收缩力下降。

2. 血管的神经支配 支配血管平滑肌的神经有两类,它们是缩血管纤维和舒血管纤维,两者统称为血管运动神经。

(1)缩血管纤维:又称交感缩血管纤维,起于脊髓胸、腰段的灰质侧角,在椎旁神经节或椎前神经节内换元,再分布于血管壁。节前纤维释放乙酰胆碱,节后纤维释放去甲肾上腺素。缩血管神经兴奋时,可引起血管收缩效应。体内所有的血管平滑肌都受缩血管纤维支配,其中皮肤分布最密,其次是骨骼肌和内脏,冠状动脉和脑动脉最少。

考点:心交感神经和心迷走神经对心脏的作用

(2)舒血管纤维:体内还有部分血管受舒血管纤维的支配,其舒血管纤维可分为两类:①交感舒血管纤维,主要分布于骨骼肌微动脉,其神经末梢释放的递质是乙酰胆碱,引起血管舒张;②副交感舒血管纤维,它起自脑干内的神经核和脊髓骶2～4节段,节前纤维行于相应的脑神经和脊神经中,在效应器官内换元后,作用于血管平滑肌,其神经末梢释放乙酰胆碱,导致血管舒张。这类神经只分布于脑、唾液腺及外生殖器等少数器官中,主要作用是调节局部血流量。

(二)心血管中枢

在生理学中将与控制心血管活动有关的神经元集中的部位,称为心血管中枢。它分布于中枢神经从脊髓到大脑皮质的各个层面上,它们联系密切,共同调节着心血管系统的活动。

1. 脊髓神经元 此类神经元是心血管调节的最低级中枢,它维持一些较低级的反射,如升高皮肤温度,可使相应的内脏血管扩张,膀胱充盈时可引起血管扩张。

2. 延髓的心血管中枢 心血管活动的基本中枢位于延髓。一般认为,延髓的心血管中枢至少可以包括4个部位:①缩血管区,位于延髓头端的腹外侧部,它能引起交感缩血管纤维的紧张性活动;②舒血管区,位于延髓尾端的腹外侧部,它兴奋时可抑制缩血管区神经元的活动,导致血管舒张;③传入神经接替站,是指孤束核,它接受来自颈动脉窦、主动脉弓传入的信息,再转送到延髓及中枢神经的其他部位;④心抑制区,即迷走神经背核与疑核。

3. 延髓以上的心血管中枢 延髓以上的脑干、下丘脑、小脑以及大脑皮质,都存在与心血管活动有关的神经元,其调节作用较延髓更高级,主要表现在对心血管活动和机体其他功能活动之间的整合。

(三)心血管活动的反射性调节

1. 颈动脉窦和主动脉弓压力感受性反射(又称窦-弓反射) 当动脉血压升高时,可引起压力感受性反射,导致心率减慢,心输出量减少,外周阻力降低,血压降低。这一反射又称为减压反射。

(1)窦-弓反射的基本过程:颈动脉窦和主动脉弓血管壁有对牵张刺激敏感的压力感受器(图8-58),当动脉血压升高时,压力感受器所受牵张刺激增强,兴奋沿窦神经和主动脉神经传入延髓心血管中枢,使交感缩血管神经和心交感神经的紧张性降低,心迷走神经的紧张性增高,引起心跳减慢,心肌收缩力减弱,心输出量减少,血管舒张,外周阻力降低,从而使动脉血压回降至正常水平。相反,当动脉血压突然降低时,压力感受器所受到的刺激减弱,传入中枢的冲动减少,反射作用减弱,结果又可使血压回升,接近原先正常水平。

（2）窦-弓反射的生理意义：①窦-弓反射是一种负反馈调节机制,对动脉血压的调节是双向的;②窦-弓反射发生于动脉血压迅速变化时,使其不致发生明显波动;③动脉血压的调节水平（调定点）改变,窦-弓反射发生重调定,其机制比较复杂。实验证明,正常情况下,动脉血压的调定点水平就是平均动脉血压正常值水平,在慢性高血压患者或实验性高血压动物中,动脉血压的调定点水平上移,窦-弓反射在较高的血压水平上工作,使动脉血压维持在一个高于正常的水平。由此可见,窦-弓反射对于维持动脉血压的相对稳定具有重要的意义。

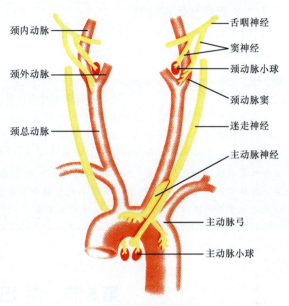

图 8-58　颈动脉窦和主动脉弓区的压力感受器和化学感受器

图中标注：舌咽神经、窦神经、颈动脉小球、颈动脉窦、迷走神经、主动脉神经、主动脉弓、主动脉小球、颈内动脉、颈外动脉、颈总动脉

考点：窦-弓反射的概念、过程及其意义

链接

高尔茨反射

用手指压迫眼球至出现胀感,或挤压、叩击腹部均可反射地引起心率减慢,血压下降,严重时甚至心脏停搏,称为高尔茨反射,前者又称为眼心反射。临床上用压迫眼球的方法来抑制窦性心动过速,有一定的疗效。拳击比赛运动规则之一禁止拳击对方腹部,就与该反射有关。

2. 颈动脉小球和主动脉小球化学感受性反射　当血液中 PO_2、PCO_2、H^+ 改变时,刺激主动脉小球和颈动脉小球反射性地引起肺通气的变化。化学感受性反射在平时主要对呼吸具有经常性调节作用,而对心血管活动的调节作用不明显。只有在机体缺氧、窒息、失血、动脉血压过低和酸中毒等情况下才发挥作用,使血管收缩,血压上升。

二、体液调节

（一）全身性体液调节

1. 肾上腺素和去甲肾上腺素　血液中的肾上腺素和去甲肾上腺素主要由肾上腺髓质细胞分泌,两者对心血管的作用大致相同,又各有特殊性。

（1）肾上腺素:对心肌的作用较强,可使心跳加快,心肌收缩力加强,心输出量增多;同时使皮肤和腹腔血管收缩,而使骨骼肌和冠状血管舒张,因而使总外周阻力变化不大。临床上常用它作为"强心"急救药。

（2）去甲肾上腺素:对心肌的作用较肾上腺素弱,但对体内绝大多数血管（冠状血管除外）均有强烈的缩血管作用,能使外周阻力显著增加,从而引起动脉血压升高。临床上常用它作为"升压"药。

2. 血管紧张素　主要由肝脏生成,无活性时称为血管紧张素原。血管紧张素能使血管平滑肌收缩（包括阻力血管和容量血管）,外周阻力增高,血压上升。血管紧张素还能刺激肾上腺皮质合成和释放醛固酮,通过肾脏保钠、保水,提高血容量,间接使血压升高。

考点：肾上
腺素、去甲
肾上腺素和
血管紧张素
对心脏和血
管的作用

（二）局部性体液调节

组织细胞活动时释放的某些化学物质,如 CO_2、乳酸、H^+ 和腺苷、组胺和激肽等,具有舒张局部血管的作用,使局部血流量增加。

> **链接**
>
> **社会心理因素对心血管活动的影响**
>
> 人体的心血管活动除受自然因素影响外,还受社会心理因素的影响。在日常生活中,可以经常见到社会心理因素对心血管活动影响的实例。如惊恐时心跳加快加强,愤怒时血压升高,羞怯时面部血管扩张以及一些语言刺激所引起的心血管反应,等等。事实证明,临床上许多心血管疾病的发生与社会心理因素密切相关。人们长期处在巨大的生活和工作压力之下,精神高度紧张,如果心理和生理得不到良好的调适,就会使高血压的发病率明显增加。因此,我们要注重社会心理因素的影响和心理平衡的调适,积极预防心血管疾病的发生。

（王超美）

第5节　淋巴系统

淋巴系统由淋巴管道、淋巴组织和淋巴器官组成。淋巴管道内流动着无色透明的液体称为淋巴。淋巴沿着淋巴管道向心流动,途经连于淋巴管的诸多淋巴结的过滤,最后流入静脉。故淋巴系统是心血管系统的辅助系统,协助静脉引流组织液。此外,淋巴组织和淋巴器官具有产生淋巴细胞、过滤淋巴和进行免疫应答的功能,是人体重要的防御装置。

一、淋巴管道

淋巴管道包括毛细淋巴管、淋巴管、淋巴干和淋巴导管。

1. 毛细淋巴管　是淋巴管道的起始部,它以膨大的盲端起始于组织间隙,并相互吻合成网,几乎遍布全身。毛细淋巴管壁仅由一层叠瓦状邻接的内皮细胞构成（图 8-59）,内皮细胞之间有较大的间隙,故通透性较大,一些不易透过毛细血管壁的大分子物质,如蛋白质、细菌和癌细胞等容易进入毛细淋巴管。

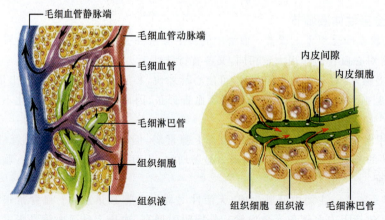

图 8-59　毛细淋巴管结构模式图

224

2. 淋巴管 由毛细淋巴管汇合而成,管壁结构与静脉相似,但其管径细、管壁薄、瓣膜多,具有防止淋巴逆流的功能。淋巴管分为浅、深两类,浅淋巴管位于皮下(图 8-60),多与浅静脉伴行;深淋巴管多与深部的血管伴行。淋巴管在向心的行程中,通常经过一个或多个淋巴结。

3. 淋巴干 全身各部的淋巴管经过一系列的淋巴结群后,由最后一群淋巴结的输出管汇合成较大的淋巴干。全身共有 9 条淋巴干(图 8-61):即头颈部的淋巴管汇合成左、右颈干,上肢及部分胸壁的淋巴管汇合成左、右锁骨下干,胸腔脏器及部分胸、腹壁的淋巴管汇合成左、右支气管纵隔干,下肢、盆部和腹腔成对器官及部分腹壁的淋巴管汇合成左、右腰干,腹腔内不成对器官的淋巴管汇合成 1 条肠干。

4. 淋巴导管 由 9 条淋巴干汇合成两条淋巴导管,即胸导管和右淋巴导管(图 8-61)。

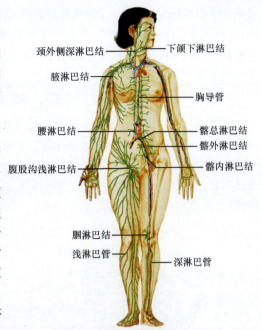

图 8-60 全身的淋巴管和淋巴结

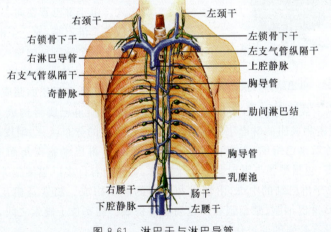

图 8-61 淋巴干与淋巴导管

考点:胸导管的起始、行程、收集范围及注入部位,右淋巴导管的注入部位

(1) 胸导管:是全身最粗大的淋巴导管,长 30～40cm,在第 1 腰椎体的前方起始于乳糜池。乳糜池为胸导管起始处的膨大部分,由左、右腰干和肠干汇合而成。胸导管经膈的主动脉裂孔入胸腔,在食管后方沿脊柱的前面上行,至第 5 胸椎高度转向左侧,出胸廓上口达左颈根部,向前呈弓形弯曲注入左静脉角。在注入左静脉角前还接纳左颈干、左锁骨下干和左支气管纵隔干。胸导管通过上述 6 条淋巴干,收集下半身及左侧上半身的淋巴,即全身 3/4 区域的淋巴。

(2) 右淋巴导管:为一短干,位于右颈根部,由右颈干、右锁骨下干和右支气管纵隔干汇合而成,注入右静脉角。右淋巴导管收集右侧上半身的淋巴,即全身右上 1/4 区域的淋巴。

二、淋巴组织

淋巴组织是以网状组织为支架,网孔中充满大量淋巴细胞、巨噬细胞及其他免疫细胞的组织。淋巴组织分为两类：①弥散淋巴组织，多见于消化道和呼吸道的固有层内，呈弥散状分布，与周围组织无明显的分界，大多以 T 淋巴细胞为主；②淋巴小结，又称淋巴滤泡，是以 B 淋巴细胞为主密集而成的圆形或椭圆形小体，边界清楚。在抗原刺激下，淋巴小结增大、增多，是体液免疫应答的重要标志。

三、淋巴器官

淋巴器官是以淋巴组织为主要成分构成的器官。依据发生的时间和功能分为两类：①中枢淋巴器官，包括胸腺和骨髓，分别是淋巴干细胞增殖、分化成 T 淋巴细胞和 B 淋巴细胞的场所，不直接参与机体的免疫功能；②周围淋巴器官，包括淋巴结、脾和扁桃体等，它们接受中枢淋巴器官输送来的淋巴细胞，是 T 淋巴细胞、B 淋巴细胞定居的部位和发生免疫应答的主要场所，直接参与机体的免疫反应。

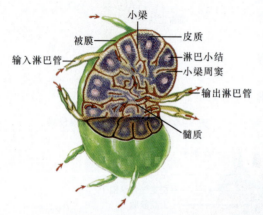

图 8-62　淋巴结结构模式图

（一）淋巴结

1. 淋巴结的形态　淋巴结是淋巴管在向心行进过程中的必经器官，是淋巴流经淋巴管与淋巴导管的"中转站"。淋巴结为灰红色圆形或椭圆形小体，大小不等。淋巴结的一侧隆凸，有数条输入淋巴管进入（图 8-62）；另一侧凹陷，称为淋巴结门，有输出淋巴管和神经、血管出入。由于淋巴管在向心的行程中，要经过一个或多个淋巴结，故一个淋巴结的输出淋巴管即为下一个淋巴结的输入淋巴管。

2. 淋巴结的微细结构　淋巴结的实质分为浅层的皮质和深层的髓质两部分（图 8-62）。

（1）皮质：位于被膜下方，由浅层皮质、副皮质区和皮质淋巴窦等构成。①浅层皮质，主要由 B 淋巴细胞密集成团的淋巴小结构成，为 B 淋巴细胞的分布区；②副皮质区，位于皮质的深层，为成片的弥散淋巴组织，主要由胸腺迁移而来的 T 淋巴细胞聚集而成，故称胸腺依赖区；③皮质淋巴窦，包括被膜下淋巴窦和小梁周窦，窦腔内有许多巨噬细胞等。

（2）髓质：位于淋巴结的中央，由髓索和其间的髓窦构成。髓索是相互连接的索条状淋巴组织，主要由 B 淋巴细胞、浆细胞和巨噬细胞等构成。髓窦位于髓索之间，窦腔内含有较多的巨噬细胞，故具有较强的滤过作用。

考点：淋巴器官的组成，淋巴结的功能

3. 淋巴结的功能

（1）滤过淋巴：淋巴结广泛分布于淋巴回流的通路上，构成一个强大的滤过器。进入淋巴结的淋巴若含有细菌、病毒、毒素等，在缓慢地流经淋巴结时，可被巨噬细胞清除，起到防御、保护的作用。正常淋巴结对细菌的清除率可达 99.5%。

（2）进行免疫应答：淋巴结是 T 淋巴细胞和 B 淋巴细胞定居的部位，它们在抗原的刺激下分别参与细胞免疫和体液免疫。

4. 人体各部的主要淋巴管和淋巴结　淋巴结数目较多，常成群分布，分为浅、深两类，多沿血管周围配布，四肢的淋巴结多位于关节的屈侧或沟、窝内，内脏的淋巴结多位于脏器的门或体腔大血管附近（图 8-60）。人体某一器官或某一局部区域的淋巴管首先注入的第一级淋巴结

链接

前哨淋巴结

从解剖学角度讲,前哨淋巴结是收纳某器官或某区域组织淋巴的第一站淋巴结。从临床角度讲是指某一具体部位原发肿瘤转移的第一站区域淋巴结。如具体到乳腺,即为乳腺癌癌细胞转移的第一站淋巴结。理论上讲,如果前哨淋巴结没有癌细胞转移,其后的淋巴结就很少有转移(1/1000 以下),此种情况下可不进行淋巴结清扫。

称为局部淋巴结,临床上通常称为前哨淋巴结。淋巴结就像边防哨所一样,默默无闻地为人体的健康站岗放哨,随时准备歼灭一切来犯之敌,成为阻止病变扩散的直接屏障。当某器官或局部发生病变时,细菌、病毒或癌细胞等可沿淋巴管到达相应的局部淋巴结,引起局部淋巴结的肿大或疼痛。若局部淋巴结不能阻截或消灭它们,则病变可沿淋巴管的流向扩散和转移。故了解局部淋巴结的位置、收纳范围及引流方向,对诊断和治疗某些疾病具有重要的临床意义。

(1)头颈部的主要淋巴结:主要分布于头、颈交界处和颈内、外静脉的周围(图8-63),主要有:①下颌下淋巴结,位于下颌下腺附近,收纳面部和口腔器官等处的淋巴管,其输出淋巴管注入颈外侧深淋巴结;②颈外侧浅淋巴结,位于胸锁乳突肌的表面,沿颈外静脉排列,收纳枕淋巴结和乳突淋巴结等处的输出淋巴管,其输出淋巴管注入颈外侧深淋巴结;③颈外侧深淋巴结(图8-60),沿

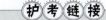

护考链接

胃癌晚期常向下列何处淋巴结转移( )

A. 右锁骨上淋巴结 B. 左腹股沟淋巴结

C. 左锁骨上淋巴结 D. 左腋下淋巴结

E. 颈部淋巴结

考点精讲:胃癌最主要的转移方式是淋巴转移,胃癌晚期可转移至左锁骨上淋巴结。

颈内静脉排列,其中位于锁骨上方的部分,称为锁骨上淋巴结。颈外侧深淋巴结的输出淋巴管汇合成颈干。左颈干注入胸导管,右颈干注入右淋巴导管。左颈干注入胸导管处通常无瓣膜,故胃癌或食管癌晚期,癌细胞可沿胸导管或左颈干逆行转移至左锁骨上淋巴结,可在锁骨上方触到硬而肿大的淋巴结。

(2)上肢的主要淋巴结:主要为腋淋巴结(图8-64),有15~20个,位于腋窝内沿腋血管及其分支周围,收纳上肢、乳房、胸前外侧壁和腹壁上部等处的淋巴管。其输出淋巴管汇合成锁骨下干后,左锁骨下干注入胸导管,右锁骨下干注入右淋巴导管。乳腺癌常转移至腋淋巴结。

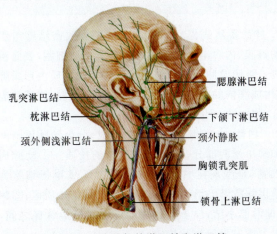

腮腺淋巴结
乳突淋巴结
枕淋巴结
颈外侧浅淋巴结
下颌下淋巴结
颈外静脉
胸锁乳突肌
锁骨上淋巴结

图8-63 头颈部的淋巴结和淋巴管

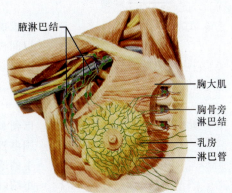

腋淋巴结
胸大肌
胸骨旁淋巴结
乳房
淋巴管

图8-64 腋淋巴结和乳房淋巴管

(3)胸部的主要淋巴结:位于胸壁内和胸腔脏器的周围,前者主要有胸骨旁淋巴结(图8-64),后者主要有支气管肺门淋巴结。胸部淋巴结输出淋巴管分别汇合成左、右支气管纵隔干,然后分别注入胸导管和右淋巴导管。

(4)腹部的主要淋巴结:主要有腰淋巴结、腹腔淋巴结、肠系膜上、下淋巴结等。①腰淋巴结,沿腹主动脉和下腔静脉排列,收纳腹后壁及腹腔内成对器官的淋巴管。左、右腰淋巴结的输出淋巴管分别汇合成左、右腰干,注入乳糜池。②腹腔淋巴结和肠系膜上、下淋巴结,分别位于同名动脉起始部的周围,收纳同名动脉分布区域的淋巴管。它们的输出淋巴管汇合成肠干,注入乳糜池。

(5)盆部的主要淋巴结:主要有髂内淋巴结、髂外淋巴结和髂总淋巴结(图8-60),分别沿同名动脉排列。髂内、外淋巴结分别收纳髂内、外动脉分布区域的淋巴管,它们的输出淋巴管注入髂总淋巴结,收集下肢、盆壁和盆腔脏器的淋巴,其输出淋巴管注入腰淋巴结。

(6)下肢的主要淋巴结:主要有腹股沟浅淋巴结和腹股沟深淋巴结。①腹股沟浅淋巴结(图8-60),位于腹股沟韧带下方,收纳腹前壁下部、臀部、会阴、外生殖器和下肢大部分浅淋巴管,其输出淋巴管注入腹股沟深淋巴结;②腹股沟深淋巴结,位于股静脉根部周围,收纳腹股沟浅淋巴结和腘淋巴结的输出淋巴管,其输出淋巴管注入髂外淋巴结。

(二)脾

1. 脾的位置和形态　脾是人体内最大的淋巴器官,位于左季肋区,胃底与膈之间,恰与第9～11肋相对,其长轴与第10肋一致。正常的脾在左肋弓下不能触及。活体脾为暗红色实质性器官,质软而脆,故左季肋区受暴力打击时易导致脾破裂。脾呈椭圆形,分为膈脏两面、前后两端和上下两缘。膈面光滑隆凸,与膈相贴。脏面凹陷,近中央处有脾门,为血管、神经出入之处。上缘较锐,有2～3个切迹,称为脾切迹(图8-65)。脾大时,可作为触诊脾的标志。

护 考 链 接

　　患者,女性,26岁,因左季肋区被汽车撞伤而急诊入院。检查发现:血压90/60mmHg,脉搏120次/min,左上腹部压痛明显,腹腔穿刺抽到少量不凝固血液。X线片显示:左侧第10肋骨骨折。最大可能的临床诊断是(　　)

　　A. 胰腺损伤　B. 胃破裂　C. 脾破裂　D. 肠穿孔　E. 左肾破裂

考点精讲:脾位于左季肋区,长轴与第10肋一致,属于实质性器官,质软而脆,左季肋区被汽车撞伤,最易导致脾破裂出血。

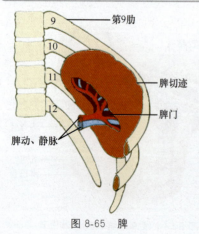

图 8-65　脾

2. 脾的微细结构　脾的表面被覆由致密结缔组织构成的被膜,内含丰富的弹性纤维和平滑肌细胞,表面覆以间皮。被膜及脾门处的结缔组织深入脾实质内形成脾小梁,构成脾内的粗网架。脾的实质分为白髓、红髓和边缘区3部分(图8-66)。

(1)白髓:由密集的淋巴组织构成,分为动脉周围淋巴鞘和脾小结两部分,相当于淋巴结的皮质。①动脉周围淋巴鞘,是围绕在中央动脉周围的、以T淋巴细胞为主的厚层弥散淋巴组织,相当于淋巴结的副皮质区;②脾小结,即淋巴小结,位于动脉周围淋巴鞘与边缘区之间,主要由大量B淋巴细胞构成。

（2）红髓：由脾索和脾血窦构成。①脾索，是由富含血细胞的淋巴组织构成的索条状结构，并相互交织成网，脾索内含有较多的 B 淋巴细胞、浆细胞、巨噬细胞和树突状细胞；②脾血窦，是位于脾索之间的腔大而不规则的血窦，并相互连通成网，窦内充满血液。窦壁由长杆状内皮细胞沿其长轴排列而成，呈栅形多孔状（图 8-67）。脾血窦壁外侧有巨噬细胞附着。

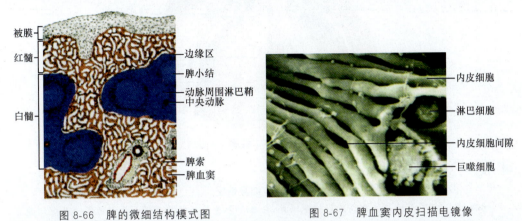

被膜
红髓
白髓
边缘区
脾小结
动脉周围淋巴鞘
中央动脉
脾索
脾血窦

内皮细胞
淋巴细胞
内皮细胞间隙
巨噬细胞

图 8-66　脾的微细结构模式图　　　　图 8-67　脾血窦内皮扫描电镜像

（3）边缘区：是白髓向红髓移行的区域，内含大量巨噬细胞和一些 T、B 淋巴细胞，是血液内抗原及淋巴细胞进入白髓的通道，具有很强的吞噬滤过作用。

3. 脾的功能

（1）滤过血液：脾内含有大量的巨噬细胞。当血液流经边缘区和脾索时，巨噬细胞可及时吞噬和清除血液中的细菌、异物、抗原和衰老的红细胞、血小板等。

（2）造血功能：胚胎早期脾有造血功能，出生后脾逐渐转变为免疫应答器官。成年后，脾内仍有少量造血干细胞，当机体大出血或严重缺血时，脾可以恢复造血功能。

（3）进行免疫应答的场所：脾是 T 淋巴细胞（40％）和 B 淋巴细胞（60％）居住的场所，它们分别参与机体的细胞免疫和体液免疫。

（4）储存血液：脾内可储存约 40ml 的血液。当机体需要血液时，脾被膜的弹性纤维和平滑肌细胞收缩可将所储存的血液排入循环血液中。

（三）胸腺

1. 胸腺的位置和形态　胸腺位于胸骨柄后方上纵隔的前部，呈锥体形，分为不对称的左、右两叶（图 8-68）。胸腺既是人体内成熟最早，又是退化最快的器官，属于人体内"寿命"较短的器官。胸腺有明显的年龄变化，新生儿期的体积相对最大，青春期发育到顶峰，以后逐渐退化，大部被脂肪组织所代替。

2. 胸腺的功能　胸腺既是淋巴器官，又兼有内分泌功能。胸腺是 T 淋巴细胞分化发育的唯一场所，其主要功能是产生、培育 T 淋巴细胞，并向周围淋巴器官输送 T 淋巴细胞。胸腺上皮细胞分泌的多种胸腺激素（如胸腺生成素、胸腺素），是促进 T 淋巴细胞成熟的必要条件。某些胸腺激素在临床上可用于治疗免疫缺陷症。

（四）扁桃体

扁桃体包括腭扁桃体、咽扁桃体和舌扁桃体，其中以腭扁桃体最大。扁桃体是 T 淋巴细胞和 B 淋巴细胞增殖的场所，在此 T 淋巴细胞和 B 淋巴细胞直接参与机体的细胞免疫和体液免疫，构成机体的第一道重要防线，具有防御保护作用。

考点：脾的位置、形态及功能，胸腺的位置及功能

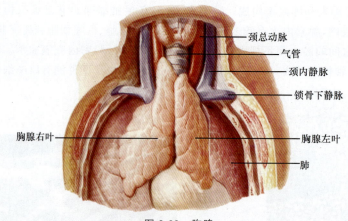

图 8-68　胸腺

颈总动脉
气管
颈内静脉
锁骨下静脉
胸腺右叶
胸腺左叶
肺

单核-吞噬细胞系统

单核-吞噬细胞系统是指体内除粒细胞以外,分散于全身各处的具有强大吞噬功能的吞噬细胞系统,它们均来源于血液中的单核细胞,主要包括:①血液中的单核细胞;②结缔组织中的巨噬细胞;③骨组织中的破骨细胞;④神经组织中的小胶质细胞;⑤肝内的库普弗细胞;⑥肺内的肺巨噬细胞;⑦淋巴结、脾、扁桃体等处的巨噬细胞;⑧皮肤表皮内的朗格汉斯细胞等。它们均具有吞噬细菌、病毒、异物,参与机体的免疫反应以及加工、处理抗原等功能。

(王之一)

心血管系统恰如一套完整的水暖系统,锅炉泵相当于心脏,热水管道相当于动脉,各房间的暖气片相当于毛细血管,回水管道则相当于静脉。心的结构非常巧妙,分为 4 个腔,有 7 个入口(右心房 3 个入口,左心房 4 个入口)和两个出口(右心室的肺动脉口,左心室的主动脉口)。每个心腔的出口都有精细而复杂的"阀门"——心瓣膜(包括二尖瓣、三尖瓣、肺动脉瓣、主动脉瓣)守卫着,它们能顺血流而开放,逆血流而关闭,以保证心腔内血液的定向流动。浅静脉和部分淋巴管内也有犹如"阀门"样的半月形瓣膜,能防止血液或淋巴的逆流。

血液循环是维持生命的基本条件。血液循环的原动力来源于心脏的泵血功能,心脏泵血功能的实现是以其特定的生物电活动为基础的。心脏泵血的过程即是心脏进行节律性有序舒缩的过程。心动周期可以作为分析心脏机械活动、研究其泵血机制的基本单位,对心脏泵血功能进行正确的评价具有重要的临床意义,其常用指标有心输出量、心脏作功量等。影响心输出量的因素有前负荷、后负荷、心肌收缩能力和心率。

淋巴系统是组织液回流入血液的一条重要途径。淋巴回流的生理功能是将组织液中的蛋白质分子带回到血液中,并具有免疫和防御功能。

自测题

一、名词解释

1. 动脉　2. 血液循环　3. 卵圆窝　4. 动脉韧带　5. 主动脉小球　6. 颈动脉窦　7. 乳糜池　8. 心率　9. 心动周期　10. 心输出量　11. 血压

12. 窦性心律 13. 收缩压 14. 中心静脉压

15. 微循环

二、填空题

1. 心血管系统由 _____、_____、_____ 和 _____ 组成。

2. 心位于 _____ 内,约 2/3 在正中线的 _____ 侧,1/3 在正中线的 _____ 侧。

3. 心尖冲动的体表投影位于 _____。

4. 依据血流方向,右心房的入口是 _____、_____ 和 _____,出口为 _____。

5. 心的特殊传导系统由 _____ 构成,包括 _____、_____、_____ 及其分支。

6. 心动周期的长短与心率的快慢呈 _____ 关系;当心率加快时,心动周期 _____。

7. 心肌的生理特性包括 _____、_____、_____ 和 _____。

8. 在一定范围内增加前负荷,心肌收缩力 _____,搏出量 _____。

9. 第1心音标志着心室 _____ 开始,第2心音标志着心室 _____ 开始。

10. 心肌兴奋性周期性变化可分为 _____、_____ 和 _____ 3期。

11. 心电图中P波反映的是 _____ 电位变化,T波反映的是 _____ 电位变化。

12. 主动脉依据行程分为 _____、_____ 和 _____。

13. 主动脉弓的凸侧从右向左依次发出 _____、_____ 和 _____ 三大分支。

14. 下肢动脉的主干由上面下依次为 _____、_____、_____ 和 _____。

15. 腹主动脉不成对的脏支是 _____、_____ 和 _____。

16. 腹腔干由 _____ 发出,其三大分支是 _____、_____ 和 _____。

17. 子宫动脉由 _____ 发出,在距子宫颈外侧约 _____ cm处,越过 _____ 前方。

18. 颈外静脉注入 _____,头静脉注入 _____,贵要静脉注入 _____,大隐静脉注入 _____。

19. 上肢的浅静脉主要有 _____、_____ 和 _____。

20. 肝门静脉系通过 _____、_____ 和 _____ 与上、下腔静脉系相吻合。

21. 外周阻力是指血流在 _____ 和 _____ 所遇到的阻力。

22. 正常成人动脉血压收缩压为 _____,舒张压为 _____,脉压为 _____。

23. 影响组织液生成与回流的因素是 _____、_____、_____ 和 _____。

24. 测定中心静脉压有助于对 _____ 进行判断,并可作为临床上控制 _____ 和 _____ 主要指标。

25. 心迷走神经兴奋时,心率 _____;心交感神经兴奋时,心率 _____。

26. 交感缩血管纤维兴奋时,引起 _____ 效应。

27. 当动脉血压升高时,心迷走神经紧张性 _____,心交感神经和交感缩血管神经紧张性 _____。

28. 临床用药时,肾上腺素常作为 _____ 药,去甲肾上腺素常作为 _____ 药。

29. 淋巴系统由 _____、_____ 和 _____ 组成。

30. 右淋巴导管由 _____、_____ 和 _____ 合成,注入 _____,收集 _____,即身体 _____ 区域的淋巴。

31. 脾位于 _____,其长轴与 _____ 相一致。脾大时,触诊脾的标志是 _____。

三、选择题

1. 肺循环起始于(   )
   A. 左心室   B. 右心室   C. 右心房
   D. 左心房   E. 主动脉

2. 冠状窦开口于(   )
   A. 左心房   B. 左心室   C. 右心房
   D. 右心室   E. 下腔静脉

3. 防止右心室的血液反流至右心房的是(   )
   A. 二尖瓣   B. 三尖瓣   C. 主动脉瓣
   D. 肺动脉瓣   E. 上述全错

4. 心的正常起搏点是(   )
   A. 房室结   B. 窦房结   C. 结间束
   D. 左、右束支 E. 房室束

5. 冠状动脉(   )
   A. 起自肺动脉起始部
   B. 前室间支来自右冠状动脉
   C. 左冠状动脉发出后室间支
   D. 旋支来自右冠状动脉
   E. 只是营养心的动脉

6. 左室侧壁梗死常由于( )
   A. 右冠状动脉闭塞引起
   B. 前室间支闭塞引起
   C. 后室间支闭塞引起
   D. 旋支闭塞引起
   E. 左室后支闭塞引起

7. 关于心率的描述,错误的是( )
   A. 正常人安静时 60~100 次/min
   B. 新生儿心率较成人慢
   C. 女性心率比男性稍快
   D. 平时锻炼者心率较慢
   E. 运动时心率较快

8. 健康成人安静时的心输出量为( )
   A. 2~3L/min   B. 4.5~6L/min   C. 6~7L/min
   D. 9~10L/min   E. 10~15 L/min

9. 心脏射血发生在( )
   A. 心房收缩期   B. 心室收缩期
   C. 等容舒张期   D. 心室充盈期
   E. 全心舒张期

10. 衡量心泵血功能的基本指标是( )
    A. 每搏输出量   B. 心输出量   C. 前负荷
    D. 后负荷   E. 中心静脉压

11. 关于心室肌细胞动作电位的描述,错误的是( )
    A. 0 期主要是 Na^+ 内流
    B. 1 期主要是 Cl^- 外流
    C. 2 期主要是 Ca^{2+} 内流
    D. 3 期主要是 K^+ 外流
    E. 4 期主要是离子泵活动

12. 第 1 心音的产生,主要是由于( )
    A. 房室瓣关闭   B. 房室瓣开放
    C. 半月瓣关闭   D. 半月瓣开放
    E. 血液返冲动脉根部

13. 关于心肌生理特性的描述,错误的是( )
    A. 窦房结自律性最高
    B. 房室交界区兴奋传导最慢
    C. 心肌的有效不应期特别长
    D. 心房与心室呈同步收缩
    E. 浦肯野纤维兴奋传导最快

14. 测量血压时听诊的动脉是( )
    A. 股动脉   B. 尺动脉   C. 桡动脉
    D. 腋动脉   E. 肱动脉

15. 不直接起始于腹主动脉的是( )

A. 肠系膜上动脉   B. 肾上腺中动脉
C. 肝固有动脉   D. 肾动脉
E. 睾丸动脉

16. 阑尾动脉起始于( )
    A. 肠系膜上动脉   B. 回肠动脉
    C. 右结肠动脉   D. 回结肠动脉
    E. 空肠动脉

17. 关于大隐静脉的描述,错误的是( )
    A. 起于足背静脉弓的内侧端
    B. 经外踝前方上行
    C. 注入股静脉
    D. 是全身最长的浅静脉
    E. 经内踝前方上行

18. 临床上常供穿刺的静脉应除外( )
    A. 颈外静脉   B. 肱静脉   C. 大隐静脉
    D. 肘正中静脉   E. 手背静脉网

19. 影响舒张压的最主要因素是( )
    A. 大动脉管壁弹性   B. 心输出量
    C. 外周阻力   D. 血管充盈
    E. 心率

20. 收缩压为 100mmHg,舒张压为 70mmHg,其平均动脉为( )
    A. 90mmHg   B. 85mmHg   C. 70mmHg
    D. 75mmHg   E. 80mmHg

21. 主动脉和大动脉的弹性作用降低时,血压的变化是( )
    A. 收缩压升高,舒张压降低
    B. 收缩压升高比舒张压升高更明显
    C. 舒张压升高比收缩压升高更明显
    D. 收缩压升高,舒张压不变
    E. 收缩压降低,舒张压不变

22. 阻力血管主要是指( )
    A. 大动脉   B. 小动脉和微动脉
    C. 毛细血管   D. 小静脉和微静脉
    E. 小动脉

23. 微循环中,进行物质交换的部位是( )
    A. 微动脉   B. 后微动脉
    C. 通血毛细血管   D. 真毛细血管网
    E. 微静脉

24. 微循环的"分闸门"是指( )
    A. 微动脉   B. 后微动脉
    C. 毛细血管前括约肌   D. 真毛细血管网
    E. 微静脉

25. 迂回通路不经过（   ）
    A. 微动脉   B. 后微动脉
    C. 真毛细血管网   D. 通血毛细血管
    E. 微静脉

26. 不属于淋巴循环功能的是（   ）
    A. 调节体液平衡
    B. 回收蛋白质
    C. 吸收运输脂肪的重要途径
    D. 具有组织灌流作用
    E. 防御和免疫功能

27. 中心静脉压的高低主要取决于（   ）
    A. 平均动脉压   B. 外周阻力
    C. 呼吸运动   D. 血管容量
    E. 静脉回流血量和心脏的射血能力

28. 关于中心静脉压的描述,错误的是（   ）
    A. 指胸腔大静脉和右心房内的血压
    B. 心脏射血能力减弱时,中心静脉压较低
    C. 正常变动范围为 4～12cmH$_2$O
    D. 反映心脏泵血功能的指标
    E. 判断临床输液速度和补液量的指标

29. 下列哪项对静脉血回流影响不大（   ）
    A. 心脏射血能力   B. 骨骼肌的挤压作用
    C. 外周阻力   D. 重力和体位
    E. 呼吸运动

30. 下列哪项可使组织液生成增多（   ）
    A. 毛细血管血压降低
    B. 组织液静水压升高
    C. 组织液胶体渗透压升高
    D. 血浆胶体渗透压升高
    E. 组织液胶体渗透压降低

31. 调节心血管活动的基本中枢位于（   ）
    A. 脊髓   B. 延髓   C. 脑干
    D. 下丘脑   E. 大脑皮质

32. 交感缩血管神经节后纤维释放的递质是（   ）
    A. 肾上腺素   B. 组胺   C. 乙酰胆碱
    D. 去甲肾上腺素 E. 血管紧张素

33. 升血压作用最强的是（   ）
    A. 肾上腺素   B. 肾素   C. 血管紧张素原
    D. 血管紧张素 E. 去甲肾上腺素

34. 不属于淋巴器官的是（   ）
    A. 淋巴结   B. 淋巴小结   C. 脾
    D. 胸腺   E. 扁桃体

35. 既是淋巴器官,又有内分泌功能的是（   ）
    A. 淋巴结   B. 胸腺   C. 扁桃体
    D. 胰   E. 脾

36. 下列搭配错误的是（   ）
    A. 颈动脉窦-压力感受器
    B. 主动脉小球-压力感受器
    C. 颈动脉小球-化学感受器
    D. 测量血压-肱动脉
    E. 中医诊脉-桡动脉

四、简答题
1. 体循环和肺循环的途径如何?
2. 保证心腔内血液定向流动的装置有哪些?
3. 心房与心室及左、右心室表面的分界标志各是什么?
4. 心有哪些瓣膜? 各有何作用?
5. 比较第 1 心音与第 2 心音的产生原因和特点。
6. 简述房室延搁的概念及生理意义。
7. 影响心输出量的因素有哪些?
8. 临床上快速静脉输液对心输出量有何影响? 为什么?
9. 简述肝门静脉的合成、主要属支和收集范围。
10. 简述胸导管的起始、行程、收集范围及注入部位。
11. 经手背静脉网桡侧点滴抗生素进行治疗,经何途径到达阑尾?
12. 肝癌介入治疗,从股动脉插管,须经过哪些动脉才能够到达肝固有动脉?
13. 影响动脉血压的因素有哪些?
14. 影响静脉血回流的因素有哪些?

（王之一　王超美）

第9章

泌 尿 系 统

考点：泌尿
系统的组成　　机体在新陈代谢过程中产生的各种代谢终产物要经过血液循环，通过尿液排出体外。那么，泌尿系统是如何组成的？它们的结构和功能如何？尿液是怎样产生和排出体外的？让我们带着这些神奇而有趣的问题一起来探究人体泌尿系统的奥秘。

　　泌尿系统由肾、输尿管、膀胱和尿道4部分组成（图9-1）。肾是人体内最重要的排泄器官，其主要功能是通过产生尿液，排出机体在新陈代谢过程中产生的溶于水的代谢废物及多余的水分和无机盐等，以维持机体内环境的相对稳定。输尿管为输送尿液至膀胱的管道。膀胱为暂时储存尿液的器官，当尿液积存到一定量时，再经尿道排出体外。

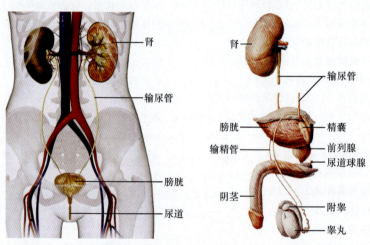

图 9-1　泌尿生殖系统的组成

第1节　肾

一、肾的形态和位置

　　1. 肾的形态　　肾是成对的实质性器官，形似蚕豆，新鲜时呈红褐色。肾的大小因人而异，男性略大于女性。成年男性肾长 9.9cm、宽 5.9cm、厚 4cm。肾表面光滑，可分为上下两端、前后两面和内外侧两缘。上端宽而薄，下端窄而厚。前面较凸，朝向前外侧，后面平坦，紧贴腹后壁。外侧缘隆凸，内侧缘中部凹陷，称为肾门，是肾动脉、肾静脉、肾盂、神经和淋巴管出入肾的门户（图9-2）。出入肾门的诸结构被结缔组织包裹形成肾蒂，右侧肾蒂较左侧短，故临床上右肾手术难度较大。肾门向肾实质内凹陷形成的潜在性腔隙称为肾窦，其内容纳肾动脉的分支、肾静脉的属支、肾小盏、肾大盏、肾盂、神经、淋巴管和脂肪组织等。

考点：肾的
形态，肾窦
的内容物，
肾门的概念

2. 肾的位置　肾位于腹膜后,脊柱腰部的两侧,属于腹膜外位器官。因受肝的影响,右考点:肾的
肾略低于左肾(图 9-3)。左肾上端平第 11 胸椎体下缘,下端平第 2 腰椎体下缘,第 12 肋斜越位置,左、右
左肾后面的中部。右肾上端平第 12 胸椎体上缘,下端平第 3 腰椎体上缘,第 12 肋斜越右肾肾与第 12
后面的上部(图 9-4)。肾门约平第 1 腰椎体平面,相当于第 9 肋软骨前端的高度。临床上常肋的关系,
将躯干背面竖脊肌外侧缘与第 12 肋之间形成的夹角处,称为肾区或脊肋角。在某些肾病患肾区的概念
者,叩击或触压该区常可引起疼痛。

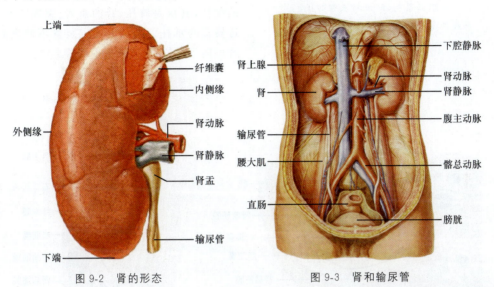

图 9-2　肾的形态　　　　　　　　图 9-3　肾和输尿管

链接

肾 移 植

　　肾移植是将有功能的肾由供体身上取出,植入接受者的右侧或左侧髂窝处,以代替失去功能肾的
一种器官移植手术。人类历史上第 1 个移植成功的器官就是肾,也是到目前为止移植效果最好的。第
1 例肾移植是由美国的莫利在 1954 年施行的,他也因此而获得了 1990 年的诺贝尔奖。我国肾移植始
于 20 世纪 70 年代,目前已有 90 多家医院能够开展肾移植手术,5 年有功能存活率为 50%～70%。

二、肾的被膜

　　肾的表面包有 3 层被膜,由内向外依
次为纤维囊、脂肪囊和肾筋膜(图 9-5)。

　　1. 纤维囊　为紧贴肾实质表面的一
层薄而坚韧的致密结缔组织膜。与肾实
质连结疏松,易于剥离,但在某些病理情
况下,则与肾实质粘连,不易剥离。在肾
破裂或肾部分切除时应缝合此膜。

　　2. 脂肪囊　是包裹在纤维囊和肾上
腺周围的脂肪组织,并经肾门与肾窦内的

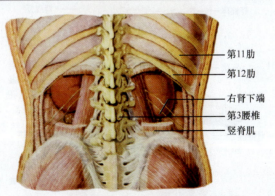

图 9-4　肾与肋骨、椎骨的位置关系(后面观)

脂肪组织相延续。脂肪囊对肾起着弹性垫样的保护作用。临床上作肾囊封闭,就是将药物经
腹后壁注入脂肪囊内。

3. 肾筋膜　是覆盖在脂肪囊外面的致密结缔组织膜,分前、后两层包裹肾和肾上腺。两层在肾的外侧缘和肾上腺的上方互相融合,在肾的下方则相互分离,其间有输尿管通过。肾周积脓时,脓液可沿肾前、后筋膜间向下蔓延至髂窝。肾筋膜向深面发出许多结缔组织小束,穿过脂肪囊连于纤维囊,对肾起固定作用。

肾的正常位置主要依靠肾筋膜和脂肪囊的维持,其次是腹压、肾的血管、腹膜以及邻近器官的承托。当肾的固定装置不健全时,肾可向下移位,形成肾下垂或游走肾。

> **链接**
>
> **肾**
>
> 肾似蚕豆表面光,脊柱两旁腹后藏;
> 两端两面内外缘,内缘中凹称肾门;
> 肾外被膜三层包,纤维衬衣脂肪袄,
> 筋膜外罩前后包,肾囊封闭脂肪囊。

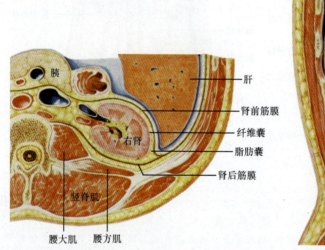

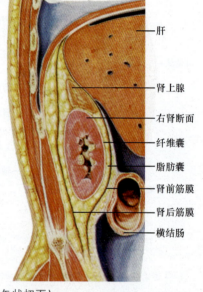

图 9-5　肾的被膜(横切面,矢状切面)

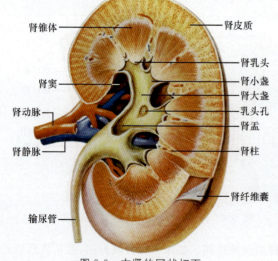

图 9-6　右肾的冠状切面

考点: 肾的被膜和肾冠状切面上的主要结构

三、肾的构造

在肾的冠状切面上,肾实质可分为肾皮质和肾髓质两部分(图 9-6)。肾皮质主要位于肾实质的浅层,富含血管,新鲜标本呈红褐色,肉眼可见许多细小的红色点状颗粒,由肾小体和肾小管组成。肾皮质深入到肾锥体之间的部分称为肾柱。肾髓质位于肾皮质的深面,呈淡红色,由 15～20 个圆锥形的肾锥体构成。肾锥体的底朝向皮质,尖端钝圆朝向肾窦称为肾乳头,并突入肾小盏内。肾乳头尖端有许多乳头孔,肾形成的尿液经乳头孔流入肾小盏内。肾窦内有 7～8 个呈漏斗状的肾小盏,2～3 个肾小盏汇合成一个肾大盏,再由 2～3 个肾大盏汇合成一个前后扁平呈漏斗状的肾盂。肾盂出肾门后,逐渐变细移行为输尿管。肾盂是炎症和结石的好发部位。

案例9-1

患者,男性,56 岁,腰痛伴腹痛而急诊入院。体格检查:左肾区叩击痛明显,左下腹有轻度压痛。尿常规检查可见红细胞,经 B 超探查,左肾盂有 1.0cm 大小之高密度阴影。临床诊断:左肾盂结石。在讨论中提出了以下问题:

1. 肾门位于何处? 出入肾门的结构有哪些?
2. 何为肾区? 肾与第 12 肋的位置关系如何?
3. 尿液从肾乳头排出体外要经过哪些结构?

四、肾的微细结构

肾实质主要由大量肾单位和集合管构成。每个肾单位包括一个肾小体和一条与它相连的肾小管。肾小管和集合管都是由单层上皮构成的管道,均与尿液形成有关,故合称泌尿小管。泌尿小管之间的少量结缔组织、血管和神经等构成肾间质。

(一)肾单位

肾单位是肾形成尿液的结构和功能单位,由肾小体和肾小管组成(图 9-7)。每个肾约有 100 万个以上的肾单位,它们与集合管共同行使泌尿功能。依据肾小体在肾皮质中的位置不同,可将肾单位分为浅表肾单位和髓旁肾单位两种。前者位于皮质浅部,在尿液形成中起重要作用;后者位于皮质深部,对尿液浓缩具有重要的生理意义。

1. 肾小体 位于肾皮质内,形似球形,故又称肾小球,由血管球和肾小囊组成(图 9-7)。肾小体有两个极,微动脉出入的一端为血管极,与近曲小管相连端为尿极。肾小体是滤过血液的重要结构。

(1)血管球:是位于入球微动脉与出球微动脉之间的一团盘曲成球状的毛细血管(图 9-8,图 9-9),包在肾小囊中。毛细血管为有孔毛细血管。由于入球微动脉管径较出球微动脉粗,使血管球毛细血管内形成较高的压力,有利于血浆成分滤入肾小囊腔。

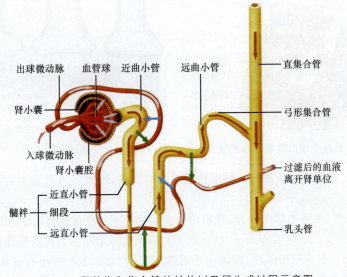

图 9-7 肾单位和集合管的结构以及尿生成过程示意图

　　(2) 肾小囊：是肾小管起始部膨大并向内凹陷而形成的杯状双层囊，两层之间的狭窄腔隙为肾小囊腔（图 9-9）。肾小囊外层（壁层）由单层扁平上皮构成，在肾小体尿极处与近曲小管上皮相延续。肾小囊内层（脏层）由足细胞构成，在扫描电镜下，可见足细胞从胞体伸出几个大的初级突起，从初级突起上又发出许多指状的次级突起，相邻足细胞的次级突起互相穿插成指状相嵌，形成栅栏状，紧贴在毛细血管基膜的外面。次级突起之间有宽约 25nm 的裂隙称为裂孔，裂孔上覆盖有一层极薄的裂孔膜（图 9-10）。

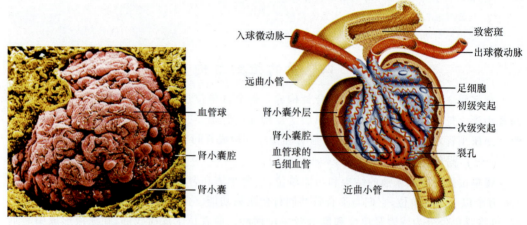

图 9-8　肾小体扫描电镜结构像　　　　　　图 9-9　肾小体结构模式图

　　(3) 滤过膜：肾小体犹如滤过器，当血液流经血管球毛细血管时，由于毛细血管内血压较高，血浆内部分物质经有孔内皮、基膜和足细胞裂孔膜滤入肾小囊腔，这 3 层结构统称为滤过膜或滤过屏障（图 9-11）。滤入肾小囊腔的液体称为原尿。

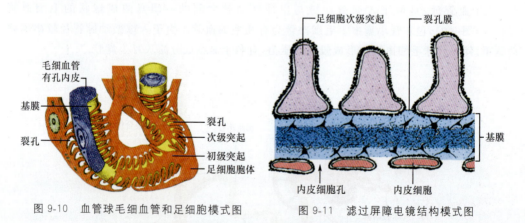

图 9-10　血管球毛细血管和足细胞模式图　　　图 9-11　滤过屏障电镜结构模式图

　　2. 肾小管　是由单层上皮围成的细长而弯曲的管道，依次分为近端小管、细段和远端小管 3 部分。

　　(1) 近端小管：是肾小管中最长、最粗的一段，约占肾小管总长的一半，分为近曲小管和近直小管两段（图 9-7）。管腔小而不规则（图 9-12），上皮细胞呈立方形或锥体形，相邻细胞分界不清，胞体较大，胞质呈嗜酸性，核圆位于近基底部，上皮细胞游离面有刷状缘。近端小管是原尿重吸收的主要场所。

　　(2) 细段:管径细,管壁由单层扁平上皮围成,由于细段上皮薄,故有利于水和离子通透。

　　(3) 远端小管:包括远直小管和远曲小管。管腔较大而规则(图 9-12),上皮细胞呈立方形,细胞分界较清晰,核圆位于细胞中央,游离面无刷状缘。远曲小管是离子交换的重要部位,有吸收水、Na^+ 和排出 K^+、H^+、NH_3 等功能,对维持体液的酸碱平衡起重要作用。远曲小管的功能活动受抗利尿激素和醛固酮的调节。

　　由近直小管、细段和远直小管三者构成的"U"字形结构,称为髓袢或肾单位袢(图 9-7),其主要功能是减缓原尿在肾小管中的流速,有利于肾小管对水和部分离子的吸收。

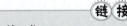

链 接

肾　单　位

肾单位,镜下瞧,小体小管巧组装;

肾小体,两部分,血管球和肾小囊;

肾小管,细弯长,三部结构不相同;

毛细血管肾小囊,滤过血液屏障功。

考点:肾单位的组成、肾小管各段的结构特点和滤过屏障的概念

(二) 集合管

　　集合管分为弓形集合管、直集合管和乳头管 3 段(图 9-7)。弓形集合管连于远曲小管与直集合管之间,直集合管在肾皮质和肾锥体内下行,至肾乳头处改称为乳头管,开口于肾小盏。直集合管的管径由细逐渐变粗,管壁上皮也由单层立方上皮渐变为单层柱状上皮,至乳头管处成为高柱状上皮。集合管能进一步重吸收水和交换离子,使原尿进一步浓缩。其功能活动也受抗利尿激素和醛固酮的调节。

　　综上所述,肾小体形成的原尿,依次流经近曲小管→近直小管→细段→远直小管→远曲小管→弓形集合管→直集合管→乳头管(终尿)→肾小盏→肾大盏→肾盂→输尿管→膀胱→尿道→排出体外。

(三) 球旁复合体

　　球旁复合体又称肾小球旁器,由球旁细胞、致密斑和球外系膜细胞组成。它们在位置、结构和功能上密切相关,故合为一体(图 9-13)。

　　1. **球旁细胞**　入球微动脉接近肾小体血管极处,管壁中的平滑肌细胞转变成上皮样细胞,称为球旁细胞,能分泌肾素。肾素可促使血管收缩,血压升高。此外,球旁细胞还可能产生红细胞生成因子。

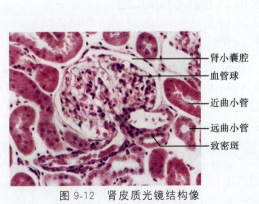

图 9-12　肾皮质光镜结构像

- 肾小囊腔
- 血管球
- 近曲小管
- 远曲小管
- 致密斑

图 9-13　球旁复合体模式图

- 球旁细胞
- 入球微动脉
- 致密斑
- 出球微动脉
- 血管极
- 肾小囊外层
- 足细胞
- 肾小囊腔
- 尿极
- 近曲小管

链接

尿液分析

　　肾脏的病变可影响肾小体滤过膜的通透性以及肾小管的重吸收和排泄功能，从而导致尿液成分发生变化。因此，临床上通过尿液分析，能够获得肾脏病变的有关信息，有助于正确的临床诊断与治疗。

五、肾的血液循环特点

　　肾的血液循环与肾功能密切相关，其特点是：①肾动脉直接发自腹主动脉，短而粗，压力高，流量大，血流快，约占心输出量的1/4；②90％的血液供应皮质，进入肾小体后被滤过；③入球微动脉较出球微动脉粗，使血管球内形成较高的压力，有利于血液的滤过；④两次形成毛细血管，入球微动脉分支形成血管球毛细血管，起滤过作用；出球微动脉分布在肾小管周围形成球后毛细血管，有利于肾小管重吸收的物质迅速转运入血液；⑤髓质内的直小血管与髓袢伴行，有利于肾小管和集合管的重吸收和尿液浓缩（图9-14）。

　　2. 致密斑　远端小管靠近肾小体血管极侧的上皮细胞增高、变窄，形成一个椭圆形斑，称为致密斑。致密斑是 Na^+ 感受器，能敏锐地感受远端小管内滤液 Na^+ 浓度的变化，并将信息传递给球旁细胞，改变肾素的分泌水平，继而调节远端小管和集合管对 Na^+ 的重吸收。

　　3. 球外系膜细胞　位于入球微动脉、出球微动脉和致密斑之间的三角形区域内。目前认为，它在球旁复合体功能活动中，可能起"信息"传递作用。

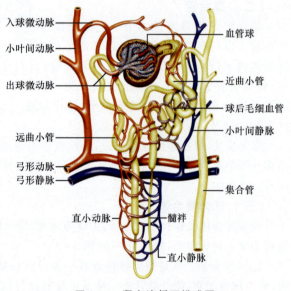

图 9-14　肾血液循环模式图

（冯建疆）

第2节　输尿管、膀胱和尿道

一、输　尿　管

　　输尿管是一对细长的肌性管道，长20～30cm，管径为0.5～1.0cm。输尿管起自肾盂下端，在腹膜后沿腰大肌的前面下行，在小骨盆入口（上口）处，越过髂血管的前方进入盆腔（图9-1，图9-3），然后沿盆腔侧壁弯曲向前，在膀胱底斜穿膀胱壁开口于膀胱内面的输尿管口。当膀胱充盈时，膀胱内压增高，壁内部管腔被压扁而闭合，可阻止尿液反流入输尿管。

考点：输尿管3处生理性狭窄的位置

 链接

输　尿　管

　　输尿管，细而长，上起肾盂下终膀；三处狭窄要牢记，起始越髂穿膀胱。

　　输尿管全长有3处生理性狭窄：第1个在肾盂与输尿管的移行处；第2个在小骨盆入口，跨越髂血管处；第3个在斜穿膀胱壁处。狭窄处输尿管口径只有0.2～0.3cm，常是结石滞留的部位。

二、膀　胱

膀胱为暂时储存尿液的肌性囊状器官,其形态、大小、位置、壁的厚薄和毗邻关系均随年龄、性别及尿液的充盈程度不同而异。成人膀胱容量为 350～500ml,最大容量可达 800ml,新生儿的膀胱容量约为成人的 1/10。

1. **膀胱的形态**　膀胱充盈时呈卵圆形,空虚时呈三棱锥体形,可分为尖、体、底和颈 4 部分(图 9-15),各部之间无明显界限。膀胱尖朝向前上方,膀胱底朝向后下方,膀胱尖与底之间的部分为膀胱体,膀胱的最下部为膀胱颈,以尿道内口与尿道相接。

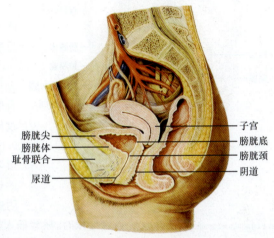

图 9-15　女性盆腔正中矢状切面

2. **膀胱的位置**　成人膀胱位于骨盆腔的前部,耻骨联合的后方,故耻骨骨折易损伤膀胱。空虚时的膀胱尖不超过耻骨联合上缘。充盈时的膀胱尖即上升至耻骨联合以上,此时,由腹前壁折向膀胱上面的腹膜也随之上移,使膀胱前壁直接与腹前壁相贴(图 9-16),临床上常利用这种解剖关系在耻骨联合上方 1～2cm 处进行膀胱穿刺或手术,这样既不经过腹膜腔,也不会伤及腹膜和污染腹膜腔。新生儿膀胱的位置比成人的高,大部分位于腹腔内,老年人的膀胱位置则较低。

3. **膀胱的毗邻**　膀胱的前方邻接耻骨联合,男性膀胱的后方与精囊、输精管末端和直肠相邻(图 9-16),下方邻接前列腺;女性膀胱的后方与子宫和阴道相邻,下方邻接尿生殖膈。

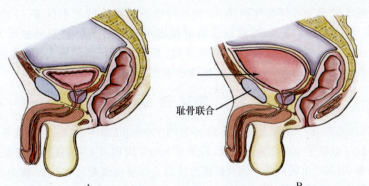

A　　　　　　　　　　　　　　　　B
图 9-16　膀胱与腹膜关系示意图(男性骨盆正中矢状切面)
A. 膀胱空虚时;B. 膀胱充盈时

考点:膀胱的分部、位置和毗邻,膀胱三角的概念

4. **膀胱壁的构造**　膀胱壁由内向外依次由黏膜、肌层和外膜构成。黏膜上皮为变移上皮。膀胱收缩时黏膜形成许多皱襞,膀胱充盈时皱襞扩展而消失。但在膀胱底内面,两输尿管口与尿道内口之间有一三角形区域,黏膜与肌层紧密连接,无论膀胱充盈或空虚时,黏膜始终平滑无皱襞,称为膀胱三角。膀胱三角是肿瘤、结核和炎症的好发部位,也是膀胱镜检的重点区域。两输尿

管口之间的横行黏膜皱襞称为输尿管间襞(图 9-17),膀胱镜下所见为一苍白带,可作为临床上寻找输尿管口的标志。肌层由平滑肌构成,分为内纵行、中环行和外纵行 3 层,3 层肌束互相交织共同构成膀胱逼尿肌。在膀胱颈处,环行肌局部增厚围绕尿道内口形成尿道内括约肌。

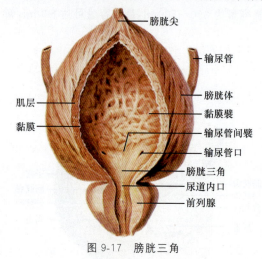

膀胱尖
输尿管
膀胱体
黏膜襞
输尿管间襞
输尿管口
膀胱三角
尿道内口
前列腺
肌层
黏膜

图 9-17　膀胱三角

三、尿　　道

尿道为膀胱通向体外的通道。男性尿道除有排尿功能外,还兼有排精功能,故在男性生殖系统中叙述。

女性尿道是单纯的排尿管道,长 3～5cm,直径约 0.6 cm,较男性尿道短、宽而直。它起自膀胱的尿道内口,经阴道前方行向前下,穿过尿生殖膈,以尿道外口开口于阴道前庭(图 9-15)。在穿过尿生殖膈处有骨骼肌形成的尿道阴道括约肌环绕,有控制排尿和紧缩阴道的作用。由于女性尿道短、宽而直,且开口于阴道前庭,距阴道口和肛门较近,故易患尿路逆行性感染。临床上为女性患者导尿时,尿管插入尿道的深度为 4～6cm。

考点:女性尿道的结构特点和尿管插入的深度

(冯建疆)

第3节　肾脏生理

机体将新陈代谢过程中产生的代谢终产物、多余的水和进入体内的异物等,经血液循环运送至某些器官排出体外的过程,称为排泄。食物残渣(粪便)的排出不属于排泄。

考点:排泄的概念及其意义,机体主要排泄的途径

具有排泄功能的器官有肺、皮肤、肝、肠道和肾脏等。主要排泄的途径有:①肺通过呼气排出 CO_2、少量水及部分可挥发性物质;②皮肤排出不感蒸发的水和汗液,汗液中除水外、还有少量无机盐及代谢终产物(如尿素);③肠道排出水和一些无机盐及肝脏代谢产生的胆色素;④肾脏以尿液的形式排出代谢终产物和异物,其特点是排泄的种类多、数量大,还参与体内水、电解质和酸碱平衡的调节。肾脏是机体的主要排泄器官。

一、肾脏的功能

1. 排出代谢终产物　正常人的尿量 24 小时约 1500ml(1000～2000ml),才能保证完成机体的排泄功能。每日尿量低于 400ml 称为少尿,若少于 100ml 则称为无尿,这种情况会造成代谢终产物在体内的集聚,引起严重的后果。因肾脏疾患使每日尿量持续超过 2500ml 称为多尿,多尿的结果可造成机体脱水。尿液的相对密度为 1.015～1.025,其相对密度的大小决定于尿量。尿液的 pH 为 5.0～7.0,最大变动范围为 4.5～8.0。素食者,尿液呈碱性;荤素杂食者,尿液呈酸性。

尿液中水占 95% 以上,固体物质占 3%～5%。固体物质包括:①蛋白质和核酸代谢的代谢终产物,如尿素、肌酐、尿酸等;②蛋白质和脂肪代谢产生的一些非挥发性酸、硫酸盐、磷酸盐、硝酸盐等;③每日摄入体内的各种多余电解质等。

2. 参与内环境稳态的调节　肾脏通过泌尿在内环境稳态的调节中起重要作用。在抗利尿激素的作用下,通过控制肾脏的排水,调节水和体液渗透压的平衡;在醛固酮、甲状旁腺激

素等激素的作用下控制 Na^+、K^+、Ca^{2+} 等离子的排出,维持体液的电解质平衡;体内每日代谢产生的酸和碱,经肾小管的泌 H^+、泌 NH_3 和泌 K^+ 的改变,维持体内的酸碱平衡。

3. 产生多种生物活性物质 由肾脏产生的生物活性物质有:肾素、红细胞生成素、前列腺素及 $1,\alpha$-羟化酶等,它们的作用将在有关章节中叙述。

考点:肾脏的功能

二、尿液的生成过程

尿的生成在肾单位和集合管中进行,包括 3 个基本过程(图 9-7):①肾小球的滤过作用;②肾小管和集合管的重吸收作用;③肾小管和集合管的分泌作用。

(一) 肾小球的滤过作用

肾小球滤过作用是指血液流经肾小球时,血浆中除大分子蛋白质外,其他水和小分子物质均可通过滤过膜进入肾小囊腔形成原尿的过程。原尿中除不含大分子的血浆蛋白质外,其余成分、渗透压以及酸碱度基本上与血浆相近。

人 工 肾

人工肾即血液透析,用于急慢性肾衰竭及药物、毒物中毒的抢救治疗,是一种替代治疗。人工肾是通过建立的血管通路,把患者体内的血液引流到透析器上与透析液交换后排除毒物和多余的水。透析器内有一层半透膜,血液或透析液被此膜分隔,半透膜受溶质浓度和溶液压力的影响,可以让水、电解质、中小分子毒物、细菌毒素通过。血液中的细胞成分、白蛋白、球蛋白、细菌不能通过半透膜。血液中高浓度的毒物、电解质顺着浓度差通过半透膜交换到透析液,潴留的水通过透析机的压力调整,也由血液分流到透析液而排出。经透析器净化后的血液从静脉回流到体内,一定程度上保持了内环境的稳定。

1. 肾小球滤过膜

(1) 滤过膜的通透性:肾小球滤过膜(图 9-11)是滤过的结构基础。在滤过膜上有大小不等的孔道,构成滤过的机械屏障,凡物质相对分子质量大于 70 000 的物质不能滤过(如球蛋白、纤维蛋白原);在滤过膜上还存在带负电荷的糖蛋白,构成滤过的电屏障,可阻止血浆中某些带负电荷的物质通过(如白蛋白)。因此,肾小球滤过膜对物质的滤过起电化学屏障作用。对于带电荷的分子来说能否通过滤过膜即取决于物质的分子量大小(机械屏障)还取决于所带电荷的性质(电屏障)。

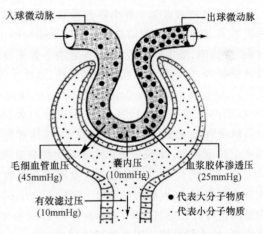

图 9-18 有效滤过压示意图

(2) 滤过膜的面积:正常两肾全部肾小球的滤过面积约为 $1.5m^2$,滤过面积大且稳定,有利于血浆滤过。

2. 有效滤过压(EFP) 是滤过的动力。有效滤过压包括 3 部分力量,肾小球毛细血管血压是滤过的动力,血浆胶体渗透压和肾小囊内压是对抗滤过的阻力(图 9-18)。因此,

肾小球有效滤过压=肾小球毛细血管血压-(血浆胶体渗透压+肾小囊内压)

据测定,大鼠肾小球有效滤过压的相关数据如表 9-1 所示。

表 9-1 肾小球有效滤过压各组力量数值（mmHg）

部位	毛细血管血压	血浆胶体渗透压	肾小囊内压	有效滤过压
入球端	45	25	10	10
出球端	45	35	10	0

由表 9-1 可以看出，肾小球有效滤过压的大小，主要取决于血浆胶体渗透压的变化。从入球端的毛细血管开始，在血液流向肾小球毛细血管的出球端时，随着水和小分子物质的不断滤出，血浆中蛋白质浓度相对增加，导致血浆胶体渗透压逐渐升高，故有效滤过压则逐渐下降，当有效滤过压下降为零时，滤过即停止。一般情况下，滤过发生在靠近入球端的毛细血管。

3. 肾小球滤过率　单位时间内两肾生成的原尿量，称为肾小球滤过率。肾小球滤过率是衡量肾功能的一项重要指标，正常成人安静时约为 125ml/min，照此推算，每日生成的原尿量可达 180L。安静时两侧肾脏的血流量约为 1200ml/min，按血细胞比容为 45％ 计算，两肾的血浆流量是 660ml/min。肾小球滤过率占肾血浆流量百分比为：125/660×100％＝19％，此值说明，安静时流经肾脏的血浆约有 1/5 滤过形成原尿。

（二）肾小管和集合管的重吸收作用

原尿流经肾小管和集合管时，其中某些成分经肾小管和集合管上皮细胞又重新返回血液的过程，称为肾小管和集合管的重吸收。进入肾小管后的原尿，称为小管液。

1. 重吸收的方式　有主动和被动两种。主动重吸收是指肾小管和集合管上皮细胞将小管液中的溶质逆浓度差或电位差转运到血液的过程，需要消耗能量，如葡萄糖、氨基酸、维生素、K^+、Na^+、Ca^{2+} 等；被动重吸收是指小管液中的物质顺着浓度差或电位差转运到血液的过程，不需消耗能量，如水、尿素和大部分 Cl^- 等。

2. 重吸收的部位　肾小管各段和集合管都具有重吸收功能，但近端小管重吸收的物质种类最多、数量最大，因而是各类物质重吸收的主要部位。全部营养物质（如葡萄糖、氨基酸、甘油、脂肪酸、维生素等）几乎都在近端小管重吸收；65％～70％的水和大部分无机盐均在此段被重吸收，余下的水和盐类则在髓袢、远曲小管和集合管重吸收，少量随尿排出。

考点：尿液的生成过程，有效滤过压、肾小球滤过率和肾糖阈的概念

3. 重吸收的特点　①量大，如肾小球滤过率是 125ml/min，每日生成的原尿总量可达 180L，而终尿量平均为 1.5L，说明原尿中的水 99％ 以上被重吸收入血。只要水的重吸收减少 1％，尿量将会成倍增加。②有选择性，机体对葡萄糖、氨基酸、甘油、脂肪酸、维生素等有用的物质全部重吸收；对 Na^+、Cl^- 和水等大部分重吸收；对尿素和磷酸根等部分重吸收；对肌酐、NH_3 等无用的代谢终产物则很少或不被重吸收。③有一定限度，近端小管对葡萄糖的重吸收有一定限度，当血糖浓度超过 8.88～9.99mmol/L（160～180mg/dl）时，有部分肾小管对葡萄糖的重吸收已超过极限，此时尿中可出现葡萄糖，称为糖尿。通常把开始出现糖尿时的血糖浓度，称为肾糖阈。正常肾糖阈为 8.88～9.99mmol/L。

链接

糖 尿 病

糖尿病有现代文明病之称，是一种因胰岛素分泌绝对或相对不足，导致以高血糖为共同特征的内分泌代谢疾病。其典型症状为"三多一少"，即多饮、多尿、多食、消瘦。其多尿的原因是血糖增高超过肾糖阈，多余葡萄糖不能被近端小管重吸收，造成小管液中渗透压增高，从而阻碍了水和 NaCl 的重吸收，不仅尿量增多，而且尿中还出现葡萄糖。

（三）肾小管和集合管的分泌作用

肾小管和集合管上皮细胞将自身代谢产生的物质或血液中某些物质排入小管液的过程，称为分泌作用。肾小管和集合管上皮细胞具有分泌 H^+、NH_3 和 K^+ 的作用，这对维持体内酸碱和电解质的平衡具有重要意义（见第 10 章第 2 节酸碱平衡）。此外，血浆中的某些物质（如肌酐）及进入体内的药物（如青霉素）等也可通过肾小管和集合管分泌到小管液中。

三、影响尿液生成的因素

（一）影响肾小球滤过的因素

1. 有效滤过压　肾小球滤过的动力是有效滤过压。决定有效滤过压的 3 个因素发生变化时，都会影响肾小球的滤过。

（1）肾小球毛细血管血压：由于肾血流量存在自身调节机制，当动脉血压在 $80\sim180\text{mmHg}$ 范围内时，肾通过自身调节使肾小球毛细血管血压保持相对稳定，从而肾小球滤过率基本不变。如在剧烈运动时，或大失血后使平均动脉压下降到 80mmHg 以下，肾的血流量减少，导致肾小球毛细血管血压下降，有效滤过压降低，肾小球滤过率减少，尿量减少。当休克时，动脉血压下降到 40mmHg 以下，肾小球滤过率则减少至零，而出现无尿。

（2）血浆胶体渗透压：正常情况下，血浆胶体渗透压比较稳定。某些肝、肾疾病使血浆蛋白的浓度明显降低，或由静脉输入大量生理盐水使血浆蛋白被稀释，均可导致血浆胶体渗透压降低，有效滤过压升高，肾小球滤过率增加，尿量增多。

（3）囊内压：正常情况下，囊内压也比较稳定。当肾小管或输尿管堵塞、受压迫（如磺胺类药结晶或尿路结石、肿瘤等），可导致肾小囊内压升高，有效滤过压降低，尿量减少。

2. 滤过膜　正常情况下，滤过膜的面积和通透性比较稳定，足以满足肾小球的滤过。在病理情况下，如急性肾小球肾炎时，肾小球毛细血管的管腔变窄或闭塞，可使滤过面积减少，引起少尿甚至无尿；滤过膜具有电化学屏障的作用，使大分子蛋白质和红细胞不能被滤出。但在某些肾脏疾病（如肾小球肾炎）使滤过膜上带负电荷的糖蛋白减少或机械屏障受损时，滤过膜通透性增大，可引起蛋白尿甚至血尿。

3. 肾血浆流量　当肾血浆流量增加时，即使有部分血浆内容物的滤出，肾小球毛细血管内的血浆胶体渗透压上升速度缓慢，使毛细血管的很长一段都有滤过作用，肾小球滤过率也增大。如果肾血浆流量减少时，血浆胶体渗透压上升速度快，有效滤过作用的毛细血管段短，肾小球滤过率降低。当肾交感神经强烈兴奋使肾血管收缩时（如剧烈运动、失血、缺氧和中毒性休克等），肾血流量和肾血浆流量明显减少，肾小球滤过率显著降低，尿量减少。

考点：影响肾小球滤过的因素

> **案例9-2**
>
> 　　患者，女性，6 岁。水肿、尿少、血尿 2 天而来医院就诊。半个月前有化脓性扁桃体炎病史。尿液检查：尿蛋白定性（＋＋＋），红细胞布满视野。临床诊断为急性肾小球肾炎。在讨论中提出了以下问题：
> 　　1. 何为滤过膜？
> 　　2. 肾小囊腔内的原尿经过哪些结构才能排出体外？
> 　　3. 出现蛋白尿或血尿意味着肾的哪个结构受到了破坏？

（二）影响肾小管和集合管重吸收和分泌的因素

1. 小管液中溶质浓度　影响肾小管和集合管对水的重吸收。小管液的渗透压是对抗水重吸收的力量，当小管液中溶质浓度升高，渗透压升高，阻碍水的重吸收，因而尿量增多，这种利尿方式称为渗透性利尿。糖尿病患者的多尿与甘露醇等脱水利尿剂的作用都是这个缘故。

2. 体液因素的影响 肾小管和集合管的重吸收和分泌作用主要受抗利尿激素、醛固酮和心房钠尿肽等体液因素的调节。

（1）抗利尿激素

1）抗利尿激素（又称血管升压素）合成和释放的部位：抗利尿激素由下丘脑视上核（主要）和室旁核的神经元合成，经下丘脑垂体束输送到神经垂体内储存，当机体需要时释放入血。

2）抗利尿激素的作用：主要是提高远曲小管和集合管上皮细胞对水的通透性，促进水的重吸收，使尿液浓缩，尿量减少。下丘脑或下丘脑垂体束病变时，引起抗利尿激素合成和释放障碍，尿量显著增加，每日可达 10L 以上，称为尿崩症。

3）抗利尿激素合成和释放的调节：引起抗利尿激素分泌的有效刺激是血浆晶体渗透压升高和循环血量减少。

血浆晶体渗透压：在下丘脑视上核附近区域有渗透压感受器，主要感受血浆晶体渗透压的变化。当血浆晶体渗透压增高时，渗透压感受器兴奋，反射性地引起抗利尿激素合成和释放增加；反之，当血浆晶体渗透压降低时，可引起抗利尿激素分泌和释放减少。例如，当人体缺水时（如大量出汗、呕吐、腹泻等），血浆晶体渗透压升高，对下丘脑渗透压感受器刺激增强，则抗利尿激素合成和释放增加，使远曲小管和集合管上皮细胞对水的重吸收明显增强，尿液浓缩，尿量减少。相反，大量饮清水后，血液被稀释，血浆晶体渗透压降低，对下丘脑渗透压感受器刺激减小，抗利尿激素合成和释放减少，使远曲小管和集合管上皮细胞对水的重吸收明显减少，尿液稀释，尿量增多，以排出体内多余的水分。大量饮清水后引起尿量增多的现象，称为水利尿。

循环血量：在左心房和胸腔大静脉壁上有容量感受器，主要感受循环血量的变化。当循环血量增加时，对容量感受器的刺激增强，经迷走神经传入中枢的冲动增加，反射性地抑制抗利尿激素的分泌和释放，使水重吸收减少，尿量增多。当机体失血，循环血量减少时，对容量感受器的刺激减弱，经迷走神经传入中枢的冲动减少，反射性地促进抗利尿激素的分泌和释放，使水重吸收增加，尿量减少。

由此可见，血浆晶体渗透压和循环血量的变化，都可通过负反馈机制调节抗利尿激素的分泌和释放，以维持血浆晶体渗透压和循环血量的相对稳定。

（2）醛固酮

1）醛固酮的分泌部位：醛固酮是由肾上腺皮质球状带合成和分泌的一种类固醇激素。

2）醛固酮的作用：主要作用是促进远曲小管和集合管上皮细胞对 Na^+ 主动重吸收和 K^+ 的排出，具有保 Na^+ 排 K^+ 作用；同时也促进 Cl^- 和水的重吸收，维持正常血容量的稳定。

3）醛固酮的分泌调节：醛固酮的分泌受肾素-血管紧张素-醛固酮系统和血 Na^+、血 K^+ 浓度的调节。

肾素-血管紧张素-醛固酮系统（图 9-19）：肾素主要由球旁细胞分泌，当循环血量减少时，肾血流量减少，使入球微动脉牵张感受器兴奋、致密斑兴奋，球旁细胞分泌肾素增加；肾交感神经兴奋可直接刺激球旁细胞分泌肾素。肾素可作用于血浆中无活性的血管紧张素原（主要在肝脏产生）生成血管紧张素Ⅰ，后者经过转换酶的作用生成血管紧张素Ⅱ，血管紧张素Ⅱ再经过氨基肽酶的作用生成血管紧张素Ⅲ。血管紧张素Ⅱ和血管紧张素Ⅲ都具有收缩血管和刺激醛固酮分泌的作用，其中刺激醛固酮分泌作用最强的是血管紧张素Ⅲ，收缩血管作用最

考点：渗透性利尿和水利尿的概念，抗利尿激素、醛固酮对尿液生成的调节

强的是血管紧张素Ⅱ。

血 Na^+、血 K^+ 浓度的调节：当血 Na^+ 降低或血 K^+ 浓度升高时，均可直接刺激肾上腺皮质球状带合成分泌醛固酮增加；反之，则使醛固酮分泌减少。

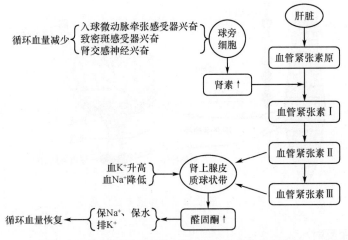

图 9-19 肾素-血管紧张素-醛固酮系统的作用示意图

（3）心房钠尿肽：是由心房肌细胞合成和分泌的一种多肽类激素。循环血量增多或摄入钠过多时，刺激其释放，具有舒张血管、降低血压、排钠利尿的作用。

心肌的内分泌功能

自 1628 年哈维提出血液循环的概念以来，人们一直认为心脏是一个单纯的循环动力器官。但在 1956 著名解剖学家 Disch 最先应用电镜观察到豚鼠的心房肌细胞内有一种特殊的颗粒。1979 年，加拿大学者 De Bold 根据实验推测其分泌物可能是一种调节肽。直到 1983 年底到 1984 年初加拿大、美国和日本科学家终于从大鼠和人的心房肌细胞中提取、分离出这种因子，并命名为心房钠尿肽。

研究表明，心肌细胞不仅具有节律性收缩功能，而且还可以分泌多种激素和生物活性物质，如心房钠尿肽、血管加压素、内源性类洋地黄素、抗心律失常肽、肾素、血管紧张素、心肌生长因子等。

四、尿液的排放

肾生成尿是一个连续不断的过程，而终尿排出是间歇性的。这是因为尿由肾生成后，即经输尿管的蠕动送入膀胱暂时储存，只有达到一定量时，反射性地引起排尿活动，将尿液排出体外。

（一）膀胱与尿道的神经支配

膀胱逼尿肌与尿道内、外括约肌受 3 种神经支配（图 9-20）。①盆神经，由骶髓 2～4 节发出，其传出神经属于副交感神经，它的兴奋使膀胱逼尿肌收缩，尿道内、外括约肌舒张，促进排尿。②腹下神经，由脊髓胸$_{12}$～腰$_2$发出，其传出神经属于交感神经，它的兴奋使膀胱逼尿肌舒张，尿道内、外括约肌收缩，抑制排尿；在排尿活动中盆神经的作用较强。③阴部神经，由骶髓发出的躯体神经，它的兴奋使尿道外括约肌收缩，该作用是受意识控制的，是高级中枢控制排尿的主要传出途径。上述 3 种神经纤维也含有感觉传入纤维，感受来自膀胱和尿道的刺激。

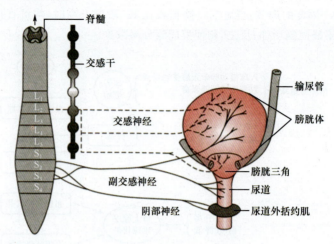

图 9-20　膀胱和尿道神经支配示意图

（二）排尿反射

当膀胱内的储存尿液增加到 400～500ml 时,膀胱内压上升,对膀胱壁牵张感受器刺激增强,冲动沿盆神经传入纤维到达脊髓骶段的初级排尿反射中枢,同时冲动也上传到大脑皮质的高级排尿反射中枢,产生尿意。如果环境不许可,大脑皮质对初级排尿中枢产生抑制作用,暂时抑制排尿。在环境允许时,中枢可发出兴奋冲动,沿盆神经传出纤维到达膀胱,引起膀胱逼尿肌收缩和尿道内括约肌松弛。于是尿液进入后尿道,进入后尿道尿液又刺激后尿道的感受器使其兴奋,兴奋沿阴部神经传入纤维再传到脊髓骶段初级排尿中枢,经正反馈加强中枢活动,使膀胱逼尿肌进一步加强收缩,同时反射性地抑制阴部神经活动,使尿道外括约肌松弛,于是尿液被强大的膀胱内压驱出体外。这一正反馈过程反复进行,直至膀胱内的尿液排完为止(图 9-21)。

考点: 排尿反射的基本过程

小儿的大脑皮质发育尚未完善,对初级排尿中枢控制能力较弱,故排尿次数多,易发生夜间遗尿。在脊髓腰段以上受损时,使初级排尿中枢与大脑皮质失去联系,排尿反射不受意识控制,称为尿失禁。若脊髓初级排尿中枢或盆神经受损,则排尿反射不能进行,此时膀胱内充满尿液而不能排出,称为尿潴留。

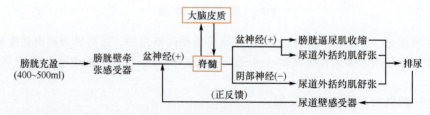

图 9-21　排尿反射过程示意图

(谢世珍)

小结

泌尿系统由肾、输尿管、膀胱和尿道4部分组成。肾是人体内最重要的排泄器官,肾的排泄功能是通过尿的生成和排出来实现的。肾连续不断地生成尿液,最后终尿进入肾盂,通过肾盂的收缩和压力梯度作用将尿液排入输尿管,再通过输尿管的蠕动将尿液送入膀胱暂存。当膀胱中的尿液储存到一定量时,通过排尿反射,将尿液经尿道排出体外,从而完成尿的排放。肾排泄的代谢终产物种类最多、数量最大,并可根据机体内环境的变化调整尿液的成分和尿量,参与机体的水、电解质和酸碱平衡调节,以维持内环境的稳态。此外,肾还兼有内分泌功能,可分泌红细胞生成素、肾素和前列腺素等多种激素。在临床上如果肾功能损害可引起水、电解质、酸碱平衡紊乱,导致酸中毒或碱中毒,严重时可危及生命。

⑩ 自 测 题

一、名词解释

1. 肾门　2. 肾柱　3. 膀胱三角　4. 肾小球滤过率
5. 有效滤过压　6. 肾糖阈　7. 水利尿
8. 渗透性利尿　9. 尿失禁　10. 尿潴留

二、填空题

1. 泌尿系统由 _____、_____、_____ 和_____组成。

2. 在肾的冠状切面上,肾实质分为 _____ 和_____两部分。

3. 肾的被膜由内向外依次为 _____、_____ 和_____。

4. 膀胱可分为 _____、_____、_____ 和_____ 4部分。

5. 膀胱的后方,在男性与 _____ 和_____相邻;在女性则与 _____ 和_____相邻。

6. 正常成人每日尿量为 _____ ml,无尿是每日尿量少于_____ ml。

7. 尿生成的基本过程包括 _____、_____ 和_____。

8. 原尿生成的结构基础是_____,肾小球滤过作用的动力是_____。

9. 影响肾小球滤过的主要因素是 _____、_____ 和_____。

10. 肾小管和集合管上皮细胞主要分泌_____、_____ 和_____。

11. 重吸收的主要部位是_____,正常情况下在该处完全被重吸收的物质是_____。

12. 醛固酮由_____分泌,其主要作用是增加远曲小管和集合管对 _____ 的重吸收和

_____的_____排出,具有_____。

三、选择题

1. 调节酸碱平衡最重要的器官是(　　)
　　A. 胃　　　　B. 肺　　　　C. 肝
　　D. 肾　　　　E. 小肠

2. 肾蒂内的结构不包括(　　)
　　A. 肾盂　　　B. 肾静脉　　C. 输尿管
　　D. 肾动脉　　E. 神经

3. 肾窦的内容物不包括(　　)
　　A. 肾大盏　　B. 脂肪组织　C. 肾动脉的分支
　　D. 输尿管　　E. 肾静脉的属支

4. 临床上作肾囊封闭时是将药物注入(　　)
　　A. 肾后筋膜　B. 肾前筋膜　C. 纤维囊
　　D. 脂肪囊　　E. 肾筋膜

5. 分泌肾素的结构是(　　)
　　A. 致密斑　　B. 近曲小管　C. 足细胞
　　D. 球旁细胞　E. 球外系膜细胞

6. 输尿管的第2个狭窄位于(　　)
　　A. 输尿管起始处　B. 腰大肌表面
　　C. 跨越髂血管处　D. 穿膀胱壁处
　　E. 输尿管中部

7. 膀胱充盈时,穿刺进针的部位常选择在(　　)
　　A. 耻骨联合下缘　　B. 耻骨联合上缘
　　C. 耻骨联合两侧　　D. 耻骨联合处
　　E. 脐区

8. 膀胱黏膜的上皮是(　　)
　　A. 单层立方上皮　　B. 复层扁平上皮
　　C. 单层柱状上皮　　D. 变移上皮
　　E. 单层扁平上皮

9. 临床上膀胱镜检寻找输尿管口的标志是(　　)

A. 尿道内口　B. 膀胱三角　C. 输尿管间襞

D. 膀胱尖　E. 膀胱颈

10. 患者,男性,72岁,经体检发现患有膀胱肿瘤,膀胱肿瘤的好发部位通常在(　　)

A. 膀胱底　B. 膀胱体　C. 膀胱尖

D. 膀胱颈　E. 膀胱三角

11. 女性尿道易引起逆行感染,主要是因为女性尿道(　　)

A. 较长　B. 较短宽直　C. 抵抗力弱

D. 紧贴阴道　E. 较细

12. 为女性患者导尿,尿管插入尿道的深度应该是(　　)

A. 3～5cm　B. 4～6cm　C. 6～8cm

D. 8～10cm　E. 10～12cm

13. 肾小球不能滤过的物质是(　　)

A. 葡萄糖　B. 大分子蛋白质　C. 水

D. 无机盐　E. 尿素

14. 肾的功能最重要的是(　　)

A. 分泌肾素

B. 排出多余或无用的物质

C. 排出代谢终产物

D. 维持内环境的相对稳定

E. 分泌红细胞生成素

15. 下列哪种情况下可出现蛋白尿(　　)

A. 滤过膜通透性增大

B. 滤过膜面积增大

C. 大分子血浆蛋白含量增加

D. 肾小管分泌增加

E. 肾小管重吸收增加

16. 正常情况下,成人的肾小球滤过率为(　　)

A. 100ml/min　　B. 125ml/min

C. 150ml/min　　D. 180ml/min

E. 660ml/min

17. 大量饮清水后引起尿量增加是由于(　　)

A. 血浆晶体渗透压升高

B. 血浆晶体渗透压降低

C. 肾小管液晶体渗透压升高

D. 肾小管液溶质浓度降低

E. 以上均不对

18. 直接影响远曲小管和集合管重吸收水的激素是(　　)

A. 肾素　　　　B. 甲状旁腺激素

C. 醛固酮　　　D. 抗利尿激素

E. 肾上腺素

19. 醛固酮作用的主要部位是(　　)

A. 远曲小管　　　　B. 集合管　C. 髓袢

D. 远曲小管和集合管　E. 近端小管

20. 排尿反射的低级中枢在(　　)

A. 中脑　　B. 延髓　　　C. 脊髓腰段

D. 脊髓骶段　E. 脊髓胸段

四、简答题

1. 输尿管有哪几处狭窄?有何临床意义?

2. 球旁复合体包括哪些?其中何者是 Na^+ 感受器?

3. 运用所学知识分析说明下列情况对尿量的影响及其机理。

①大量饮水;②大量出汗、呕吐、腹泻;③循环血量减少。

(冯建疆　谢世珍)

第10章

水、无机盐代谢与酸碱平衡

水是生命之源。人体内的每一个细胞都恰似鱼儿般地生活在水中,清澈的水一旦被污染,鱼儿就会窘迫甚至死亡。人体细胞生存的恒定的"水环境"如果遭到破坏,酸碱平衡紊乱,将会改变细胞的代谢与功能,进而损害人体健康、甚至威胁人的生命。那么,人体内的水与无机盐是如何代谢的? 酸碱平衡是怎样调节的? 让我们带着这些神奇而有趣的问题一起来探究人体水、无机盐代谢与酸碱平衡的奥秘。

第1节 水与无机盐代谢

一、体 液

体内的液体是一种溶解多种电解质及低分子有机物的水溶液,称为体液。体液中的电解质有无机盐、蛋白质和有机酸等,低分子有机物包括葡萄糖、尿素等。体内水和电解质的动态平衡,是维持正常物质代谢和生命活动的重要条件。

(一) 体液的分布与含量

体液分为细胞内液和细胞外液两大部分。以血管壁为界,细胞外液又分为血浆与组织液(又称细胞间液)。另外存在于体内各腔隙中的一小部分细胞外液,如脑脊液、淋巴液、消化液、关节液、心包液、胸腔液、腹腔液等,称为第三间隙液。细胞内液是各种生化反应的场所,细胞外液是组织细胞之间和机体与外环境之间进行物质交换的媒介,是细胞生存的内环境。 考点:体液的概念,体液的总量及各部分的比例

正常成人体液总量约占体重的 60%,细胞内液约占 40%,细胞外液约占 20%,其中血浆占 5%,组织液占 15%。人体体液的含量和分布因年龄、性别、胖瘦不同而异。新生儿约占体重的 80%,婴幼儿占 70%～75%,学龄儿约占 65%,老年人占 45%～50%。因脂肪疏水,故肥胖者的体液含量比体重相同的瘦者少,女性脂肪较多,体液含量比男性少。

(二) 体液中的电解质含量及特点

1. 体液中的各种主要电解质和含量(表 10-1)

表 10-1 体液中电解质的含量与分布(mmol/L)

电解质		血浆		组织液		细胞内液	
		离子	电荷	离子	电荷	离子	电荷
阳离子	Na^+	145	145	139	139	10	10
	K^+	4.5	4.5	4	4	158	158
	Mg^{2+}	0.8	1.6	0.5	1	15.5	31
	碳酸酐酶	2.5	5	2	4	3	6
	合计	152.8	156	145.5	148	186.5	205

电解质		血浆		组织液		细胞内液	
		离子	电荷	离子	电荷	离子	电荷
阴离子	Cl^-	103	103	112	112	1	1
	HCO_3^-	27	27	25	25	10	10
	HPO_4^{2-}	1	2	1	2	12	24
	SO_4^{2-}	0.5	1	0.5	1	9.5	19
	蛋白质	2.25	18	0.25	2	8.1	65
	有机酸	5	5	6	6	16	16
	有机磷酸	（—）		（—）		23.3	70
	合计	138.75	156	144.75	148	79.9	205

2. 体液中电解质含量与分布的特点

（1）细胞内、外液呈电中性，阴、阳离子电荷总量相等（以 mmol/L 计）。

（2）细胞内、外液电解质离子分布差异大。细胞外液阳离子以 Na^+ 为主，阴离子以 Cl^- 和 HCO_3^- 为主；细胞内液阳离子以 K^+、Mg^{2+} 为主，阴离子以 HPO_4^{2-}、Pr^-（蛋白质阴离子）为主。

（3）细胞内、外液渗透压相等。细胞内液电解质总量[以 mmol（电荷）/L 计]大于细胞外液总量，但因细胞内液二价离子和蛋白质阴离子较多，所产生渗透压却较小之故。

考点：体液中电解质的分布特点

（4）血浆与组织液的蛋白质含量差别较大。血浆蛋白质含量为 60～80g/L，组织液蛋白质含量则极低，仅为 0.5～3.5g/L。这种差别是由毛细血管的通透性决定的，对维持血容量恒定、保证血液与组织液之间水的正常交换具有重要的生理意义。

二、水 平 衡

（一）水的生理功能

体内的水大部分是结合水，小部分是自由水。结合水是指在细胞内与其他物质结合在一起、不具备流动性的水。自由水是指在生物体内或细胞内可以自由流动的水，是良好的溶剂和运输工具。水的生理功能主要包括以下几方面。

1. 参与和促进物质代谢　体内的一切代谢反应都是在水溶液中进行的，水也可以作为反应物直接参与水解、氧化还原、加水脱氢等重要反应。

2. 调节体温　水的比热大，能吸收代谢过程中产生的大量热能而使体温不至于升高；水的蒸发热大，通过出汗蒸发热量；水的流动性大，能随血液迅速分布到全身各处，使得物质代谢中产生的热量能够在体内迅速均匀分布。

3. 润滑作用　如唾液有助于食物吞咽，泪液可防止眼球干燥，关节腔内的滑液具有减少运动时的摩擦等作用。

4. 运输作用　水是良好的溶剂，能溶解各种营养物质、代谢产物等；水易流动，有利于营养物质及代谢产物的运输。

考点：水的生理功能

5. 维持组织器官的形态与功能　结合水赋予各组织器官一定的形态、硬度和弹性，以保证一些组织独特生理功能的发挥。如心肌含水约 79%（主要是结合水），使心脏坚实有力。

（二）水的摄入与排出

水是构成体液的主要组成成分。人体与外界环境交换的物质中，以水为最多。在维持体内水的动态平衡时,水的摄入与排出基本相等(表 10-2)。

表 10-2　正常成人每日水的出入量

摄入量(ml)		排出量(ml)	
饮水	1200	肺呼出	350
食物水	1000	皮肤蒸发	500
代谢水	300	肠道排出	150
		肾排出	1500
合计	2500		2500

必须指出,成人每日尿液的固体溶质(主要是非蛋白质含氮化合物和电解质)一般不少于 35g,至少需要 500ml 尿液才能清除。加上呼吸蒸发 350ml,皮肤蒸发 500ml,肠道排出 150ml。最低生理需要量为 1500ml/d。因此,临床上一般患者给予 1500~2000ml/d 的水量以维持水的平衡。每日尿量低于 400ml,在临床上称为少尿;少于 100ml 称为无尿。

考点:水的来源和去路,水的最低生理需要量和少尿与无尿的标准

三、无机盐代谢

(一)无机盐的生理功能

1. 维持体液渗透压和酸碱平衡　Na^+、Cl^- 是维持细胞外液渗透压的主要离子,K^+、HPO_4^{2-} 是维持细胞内液渗透压的主要离子。细胞内、外液的渗透压平衡主要由以上离子的浓度所决定,其含量影响水在细胞内、外液的分布。Na^+、K^+、Cl^-、HCO_3^- 等离子参与体液缓冲体系的组成,维持和调节体液酸碱平衡。

2. 维持细胞正常的新陈代谢　①作为酶的辅助因子或激活剂影响酶活性,如激酶类中的 Mg^{2+},细胞色素中的 Fe^{2+} 和 Cu^{2+},Cl^- 是淀粉酶的激活剂等。②参与或影响物质代谢,糖原、蛋白质合成或分解过程中均有一定量的 K^+ 进出细胞,Mg^{2+} 参与蛋白质的合成,碳酸酐酶是激素作用的第二信使等。

3. 维持神经肌肉的应激性　神经肌肉的应激性与多种无机离子的浓度及比例有关。

$$神经肌肉的应激性 \propto \frac{[Na^+]+[K^+]}{[Ca^{2+}]+[Mg^{2+}]+[H^+]}$$

血浆 Na^+、K^+ 浓底增高时,神经肌肉的应激性增高,而碳酸酐酶、Mg^{2+}、H^+ 浓度增高时,神经肌肉的应激性则降低。血浆碳酸酐酶浓度降低时,神经肌肉的应激性增强,可出现手足搐搦等。

无机离子对心肌细胞应激性的影响关系式为:

$$心肌细胞的应激性 \propto \frac{[Na^+]+[Ca^{2+}]+[OH^-]}{[K^+]+[Mg^{2+}]+[H^+]}$$

K^+ 对心肌有抑制作用,当血钾浓度升高时,心肌的应激性降低,可出现心动过缓、心率减慢、传导阻滞和收缩力减弱,甚至心脏停搏。当血钾浓度过低时,心肌的应激性增强,可出现心率加快,心律失常及室颤,最后心脏停搏于收缩状态。

考点:碳酸酐酶、K^+ 对神经肌肉及心肌应激性的影响

(二)钠、氯代谢

1. 含量与分布　正常成人体内钠含量约为 1g/kg 体重。约 50% 存在于细胞外液,10% 在细胞内液,40% 储存在骨中。Na^+ 主要存在于细胞外液,占细胞外液中阳离子总数的 90% 以上。正常血清钠含量为 135~145 mmol/L。氯主要分布于细胞外液,血清氯含量为 98~

106mmol/L。

2. 吸收与排泄 钠主要来自食盐,正常成人每日 NaCl 的需要量为 4.5～9g。食盐的摄入量因饮食习惯不同而差异很大。钠在胃肠道几乎全部被吸收,严重腹泻、呕吐或长期大量出汗时才导致钠的丢失。钠、氯主要由肾排出,少量随汗液和粪便排出。肾排钠量有极强的调控能力,即"多吃多排,少吃少排,不吃不排"。

3. Na^+ 在维持细胞外液渗透压和容量中起决定性作用 Na^+ 丢失,细胞外液容量将缩小;Na^+ 潴留,细胞外液容量则扩大。

(三)钾代谢

1. 含量与分布 正常成人钾含量约为 2g/kg 体重。K^+ 是细胞内液的主要阳离子,98%的 K^+ 在细胞内液,2%存在于细胞外液。细胞内液 K^+ 浓度为 158 mmol/L,血清钾含量为 3.5～5.4mmol/L。因此,测定血钾时要注意防止溶血。影响钾分布的因素如下。

(1)糖原、蛋白质的合成与分解的影响:合成代谢伴 K^+ 进入细胞,分解代谢则伴 K^+ 移出细胞。因此,严重创伤、挤压伤、大面积烧伤、感染、缺氧等组织细胞破坏分解增强时,常可引起高血钾。

(2)钾的分布与酸碱平衡密切相关:酸中毒时,血浆 H^+ 浓度增高,H^+ 进入细胞内,K^+ 则移出细胞外,致血清 K^+ 浓度增高;当细胞外液 K^+ 浓度增高时,K^+ 进入细胞内,H^+ 则移出。因此,酸中毒可引起高血钾,高血钾致酸中毒,两者互为因果关系。同理,碱中毒与低血钾亦互为因果关系。

钾在细胞内、外的分布很不均匀,约 15 小时才能达到膜内外的平衡。临床上给患者补钾应尽量选择口服,如通过静脉滴注补钾要严格遵循"四不宜"原则:浓度不宜过高,量不宜过多,时间不宜过早(见尿补钾),速度不宜过快。严禁肌内注射或静脉推注补钾。

考点:肾脏排钠与排钾的特点,补钾的原则

2. 吸收与排泄 钾的来源全靠从食物中摄取,成人每日需钾量为 2～4g,普通膳食含钾丰富,可以满足人体对钾的需求。钾的排泄主要是肾,经尿液排出总排钾量的 90%,其余 10%随粪便排出。肾对钾的调节能力低,其规律为"多吃多排,少吃少排,不吃也排"。在禁食和血 K^+ 很低的情况下,每日仍然从尿中排出钾盐。因此,患者禁食两天以上就必须经静脉滴注补钾。

(四)钙、磷代谢

钙盐和磷酸盐是人体含量最高的无机盐。

1. 钙、磷的含量与分布 正常成人体内的钙总量为 700～1400g,磷总量为 400～800g。其中,约 99%以上的钙和约 86%以上的磷以骨盐形式存在于骨和牙组织中,其余部分存在于软组织及体液内。

2. 钙、磷的生理功能 钙、磷在体内执行多种生理功能。

(1)钙的生理功能:钙是构成骨和牙的主要成分,起支持和保护作用;第二信使作用;启动骨骼肌和心肌的收缩;降低神经肌肉的兴奋性;另外,还参与突触传递、血液凝固等。

(2)磷的生理功能:以磷酸盐形式参与成骨,主要构成磷酸氢盐缓冲体系;以磷酸酯的形式发挥多种生理功能,如参与磷脂、核酸、高能磷酸化合物和辅酶的组成成分,参与物质代谢,特别是糖代谢的中间产物大多是磷酸酯。

3. 钙的吸收与排泄 成人每日需钙量为 0.5～1.0g(中国营养学会建议:成人平均每日所需钙量为 800mg,最高耐受量是每日 2000mg),儿童、孕妇、乳妇等特殊人群钙的日需量更多些。钙的吸收部位主要在十二指肠和空肠,吸收率与年龄成反比关系,婴幼儿约为 50%,儿童约为 40%,成人一般为 20%～30%。40 岁以后钙的吸收率则逐渐下降。

影响钙吸收最主要的因素是 1,25-二羟维生素 D_3,其次为肠道内的 pH 值和食物的成分等。钙盐在酸性环境中易溶解,故食物中富含能增加肠道酸性的物质如乳酸、柠檬酸等都有利于钙的吸收,而草酸、植酸、鞣酸等易与钙形成不溶性钙盐而影响钙的吸收。

每日由肠道排出的钙约占总排出量的 80%,经肾排出约占 20%。尿钙的排出量受血钙浓度的直接影响,血钙浓度低时,尿钙接近于零,如血钙浓度增高则尿钙相应增加。

4. 磷的吸收与排泄 成人每日需磷量为 1.0～1.5g,磷在食物中分布广,多以无机磷酸盐、有机磷酸酯和磷脂形式存在。吸收部位主要在空肠,吸收率约为 70%。凡影响钙吸收的因素也影响磷的吸收。磷排泄恰与钙相反,每日由粪便排出的磷占磷总排出量的 20%～40%,经肾排出占 60%～80%。

5. 血钙 正常值为 2.25～2.75mmol/L(9～11mg/dl)。血钙主要是指血浆钙,一般以结合钙和离子钙两种形式存在,约各占 50%。结合钙又称非扩散钙,离子钙可透过毛细血管壁,故又称可扩散钙。只有离子钙才能直接发挥生理作用。

血浆 pH 值下降时,促进结合钙解离,离子钙浓度增高;反之,血浆 pH 值升高时,离子钙与血浆蛋白及有机酸的结合增强,此时,血钙总量不变,但离子钙浓度下降,临床上碱中毒患者常发生抽搐就是这个缘故。

6. 血磷 是指血清中以无机磷酸盐形式存在的磷。正常值为 1.0～1.6mmol/L(3～5mg/dl)。血磷浓度不如血钙稳定,波动较大。

血钙与血磷之间密切保持着一定的数量关系:[碳酸酐酶]×[P]＝35～40mg/dl,当两者乘积大于 40mg/dl,钙磷以骨盐形式沉积于骨组织中;若小于 35mg/dl 时,则发生骨盐再溶解而产生佝偻病及软骨病。

7. 钙磷代谢的调节 钙磷代谢主要受甲状旁腺激素、降钙素和 1,25-二羟维生素 D_3 三种激素的调节,三者之间既相互制约又相互协同,从而维持血钙、血磷的动态平衡,促进骨的代谢(详见第 14 章内分泌系统)。

链接

微量元素

微量元素是指体内含量占体重 0.01% 以下,或每日需要量在 100 mg 以下的元素。目前公认的维持人体生命活动所必需的微量元素有 14 种,即铁、铜、锌、碘、锰、硒、氟、钼、钴、铬、镍、钒、锶、锡,绝大多数为金属元素。微量元素主要来自食物,动物性食物含量较高,种类也较植物性食物多。

微量元素在体内的作用是多种多样的,但主要还是通过与蛋白质、酶、激素和维生素等相结合而发挥作用的。微量元素的一般生理作用主要有以下方面:①参与构成酶的活性中心或辅酶;②参与体内物质运输;③参与激素和维生素的活性结构的形成。

第2节 酸碱平衡

在生命活动过程中,机体代谢不断生成酸、碱性物质;此外,也有相当数量的酸性和碱性食物影响体液的酸碱度。但机体能够处理酸、碱性物质的含量和比例,维持体液的 pH 值在相对恒定范围内的过程,称为酸碱平衡。 **考点:**酸碱平衡的概念

机体各组织都有一定的代谢特点,各部位的 pH 值不完全相同,由于血液不断循环,使各组织相互联系和沟通,因此,血液酸碱度可以反映整个体液酸碱平衡的情况。正常人血液 pH

为 7.35~7.45。

一、体内酸碱物质的来源

体液中的酸性或碱性物质主要是细胞在物质代谢过程中产生的,少量来自食物。普通膳食条件下,酸性物质的生成量远远超过碱性物质的生成量。

1. 酸性物质的来源　除食物和药物中的酸性物质外,机体代谢产生的酸性物质主要有两大类:

考点: 挥发性酸的概念和来源

(1)碳酸——挥发性酸:糖、脂肪和蛋白质完全氧化后,产生的 CO_2 与 H_2O 在碳酸酐酶(CA)的作用下生成 H_2CO_3。由于 H_2CO_3 既可释出 H^+,又可转变为 CO_2 经肺排出体外,故称为挥发性酸。碳酸是体内产生最多的酸。

(2)固定酸——非挥发性酸:糖、脂肪和蛋白质分解代谢产生的硫酸、磷酸、丙酮酸、乳酸、β-羟丁酸及乙酰乙酸等酸性物质,主要经肾排出,称为固定酸或非挥性发酸。固定酸主要由蛋白质分解代谢生成。在一般情况下,体内固定酸的生成量与食物中蛋白质的含量成正比。

由于体内的酸性物质主要来源于糖、脂肪和蛋白质的分解代谢,故谷类食物及动物性食物为成酸食物。

2. 碱性物质的来源　碱性物质主要来源于所摄入蔬菜、瓜果中所含有的柠檬酸钠、苹果酸钠和草酸钠等有机酸盐,故蔬菜、瓜果类食物为成碱食物。其次来源于体内物质代谢产生的碱性物质,如氨基酸脱氨基产生的氨,但氨经肝脏代谢后生成尿素,正常对体液酸碱度影响不大。

二、酸碱平衡的调节

机体调节酸碱平衡的过程是通过对血液缓冲体系、肺和肾的调节来实现的。

(一)血液缓冲体系对酸碱平衡的调节

1. 血液缓冲体系　体液的缓冲体系由一系列的弱酸和弱酸盐构成的缓冲对组成,血液缓冲体系的含量仅占体液的缓冲体系的1/4。

血液中的缓冲体系:

血浆中 $NaHCO_3/H_2CO_3$,Na_2HPO_4/NaH_2PO_4,$NaPr/HPr$(Pr 代表血浆蛋白)

红细胞中 $KHCO_3/H_2CO_3$,K_2HPO_4/KH_2PO_4,KHb/HHb,$KHbO_2/HHbO_2$(Hb 代表血红蛋白)

血浆中以碳酸氢盐($NaHCO_3/H_2CO_3$)体系为主,红细胞中以血红蛋白体系(KHb/HHb 和 $KHbO_2/HHbO_2$)为主。

$NaHCO_3/H_2CO_3$ 缓冲体系在酸碱平衡的调节中最为重要,因为 $NaHCO_3/H_2CO_3$ 含量最多,而且易于调节。H_2CO_3 浓度可通过肺呼出 CO_2 的多少加以调节,而 HCO_3^- 的量可通过肾脏对其排出或保留予以调节。

正常人血浆 pH 等于 7.4 时,血浆 $NaHCO_3$ 约为 24mmol/L,H_2CO_3 约为 1.2mmol/L,两者的比值为 24/1.2=20/1。血浆的 pH 值可由亨德森-哈塞巴方程式计算:

$$pH=pKa+lg[HCO_3^-]/[H_2CO_3]$$

方程式中 pKa 是一常数,37℃ 时为 6.1,代入上式:

$$pH=6.1+lg20/1=6.1+1.3=7.4$$

从上式可见,只要血浆 HCO_3^- 与 H_2CO_3 的比值维持在 20/1 左右,血浆 pH 值就可保持在正常范围内。

2. 缓冲体系的缓冲作用 进入血液的挥发性酸则主要由血红蛋白缓冲体系所缓冲,(对 H_2CO_3 缓冲见呼吸生理)。固定酸(HA)或碱主要被碳酸氢盐缓冲体系所缓冲,以血浆缓冲体系为例,说明对固定酸或碱的缓冲。

(1) 当固定酸进入血液时,主要由 $NaHCO_3$ 进行缓冲,使酸性较强的固定酸转变为酸性较弱的 H_2CO_3,H_2CO_3 经血液循环输送到肺,分解为 CO_2 而排出体外。

$$HA+NaHCO_3 \longrightarrow NaA+H_2CO_3 \longrightarrow H_2O+CO_2$$

血浆中的 $NaHCO_3$ 主要用来缓冲固定酸,在一定程度上它可代表血浆对固定酸的缓冲能力,故习惯上把血浆中的 $NaHCO_3$ 称为碱储,碱储的含量可用血浆 CO_2 结合力(PCO_2)来表示。

(2) 当碱性物质进入血液后,主要由血浆中 H_2CO_3、NaH_2PO_4 等对其进行缓冲,使较强的碱转变为较弱的碱。如弱酸对碳酸钠的缓冲:

$$Na_2CO_3 + H_2CO_3 \longrightarrow 2NaHCO_3$$

$$Na_2CO_3 + NaH_2PO_4 \longrightarrow NaHCO_3 + Na_2HPO_4$$

从上述可以看出,进入血液的酸性物质,经缓冲作用后,血中的 $NaHCO_3$ 被消耗而 H_2CO_3 增加;进入血液的碱性物质虽被缓冲,但血中的 $NaHCO_3$ 浓度增加而 H_2CO_3 浓度减少。这样,$NaHCO_3/H_2CO_3$ 仍会发生改变,血液的 pH 值随之也会发生改变。然而,机体又可通过肺和肾的调节,排除或保留 $NaHCO_3$ 与 H_2CO_3,以恢复 $NaHCO_3/H_2CO_3$ 的含量和比值,维持血液正常的 pH 值。由此可见,血液的酸碱度是在不断地变化中维持相对稳定。

（二）肺对酸碱平衡的调节

肺通过 CO_2 排出量的增减,控制体内 H_2CO_3 的浓度,以调节体内的酸碱平衡。当血液中 PCO_2 升高或 pH 值降低时,呼吸加深加快,CO_2 排出增多,继而血液中 H_2CO_3 浓度下降;反之,当血液中 PCO_2 降低或 pH 值升高时,呼吸变浅、变慢,CO_2 排出减少,使血液中 H_2CO_3 浓度增高,从而维持 $NaHCO_3/H_2CO_3$ 的正常比值。所以,在临床上观察患者时,要注意观察呼吸运动的频率和深度。

（三）肾对酸碱平衡的调节

肾对酸碱平衡的调节主要是通过排出多余的酸或碱,调节血浆中 $NaHCO_3$ 的含量,保持血液正常的 pH 值。当血浆中 $NaHCO_3$ 的浓度降低时,肾脏加强酸性物质的排出,重吸收 $NaHCO_3$,以恢复血浆 $NaHCO_3$ 的正常含量;相反,当血浆中 $NaHCO_3$ 过高时,肾脏则增加这些碱性物质的排出量,使血浆 $NaHCO_3$ 的含量回降至正常。肾脏调节酸碱平衡有下列几方面的作用:①肾小管上皮细胞对 $NaHCO_3$ 的重吸收;②NH_4^+ 的分泌;③尿液酸化。

1. $NaHCO_3$ 的重吸收 肾小管上皮细胞富含碳酸酐酶,催化 CO_2 和 H_2O 反应生成 H_2CO_3,H_2CO_3 解离释放出 H^+ 和 HCO_3^-,H^+ 被肾小管上皮细胞泌入管腔与小管液中的 $NaHCO_3$ 的 Na^+ 进行交换,而留在细胞内的 HCO_3^- 与进入细胞内的 Na^+ 结合成 $NaHCO_3$ 重吸收入血。泌入小管液中的 H^+ 则与小管液中的 HCO_3^- 结合生成 H_2CO_3,近曲小管细胞的管腔膜富含碳酸酐酶,H_2CO_3 经碳酸酐酶作用分解为 CO_2 和 H_2O,CO_2 再扩散入小管细胞内重新被利用。此过程没有 H^+ 的真正排出,只是管腔中的 $NaHCO_3$ 全部重吸收回血液(图 10-1)。

2. NH_3 的分泌 肾小管上皮细胞内有谷氨酰胺酶,能催化谷氨酰胺水解生成谷氨酸和氨(NH_3),氨也可来自氨基酸脱氨基作用。NH_3 为脂溶性碱性物质,能迅速通过管腔膜与小管液中的 H^+ 结合生成 NH_4^+,NH_4^+ 为水溶性酸性物质,不易透过管腔膜,且不能单独存在,一

考点:调节酸碱平衡的 3 个体系,血浆 HCO_3^- 与 H_2CO_3 的比值与 pH 值的关系

考点:肺对酸碱平衡的调节机制

且生成后只能与留在小管液中的强酸盐的负离子（如 Cl^-、SO_4^{2-} 等）结合成酸性的铵盐（如氯化铵、硫酸铵等）随尿液排出。此种交换称为 NH_4^+-Na^+ 交换（图 10-2）。

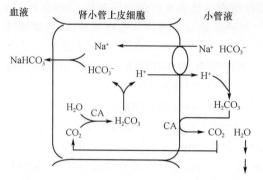

图 10-1 泌 H^+、重吸滤液中的 $NaHCO_3$ 入血

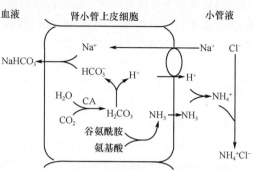

图 10-2 铵盐的排泄与 $NaHCO_3$ 的重吸收

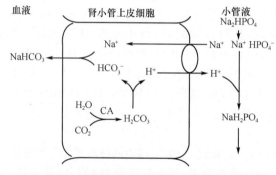

图 10-3 尿液的酸化与 $NaHCO_3$ 的重吸收

3. 尿液的酸化 正常情况下原尿中的 pH 值与血液相同，在肾远曲小管分泌 H^+、重吸收 Na^+ 和 HCO_3^- 的同时，使 HPO_4^{2-} 转变为 $H_2PO_4^-$，尿液的 pH 值降低，此过程称为尿液的酸化。

当原尿流经肾远曲小管时，Na_2HPO_4 解离成 Na^+ 和 $NaHPO_4^-$，Na^+ 与肾小管上皮细胞分泌至管腔中的 H^+ 交换，换回的 Na^+ 与细胞内的 HCO_3^- 一起以 $NaHCO_3$ 的形式重吸收入血液，Na_2HPO_4 则转变为 NaH_2PO_4 随尿液排出。

血浆 pH 值为 7.4 时，血浆中 Na_2HPO_4 与 NaH_2PO_4 浓度之比为 4：1，当小管液 pH 值降至 4.8 时，该比值由 4：1 变为 1：99（图 10-3）。

排酸保碱是肾调节酸碱平衡的主要作用，如果体内碱性物质过多，肾则减少对 $NaHCO_3$ 的重吸收，由此来排泄体内多余的碱。

三、酸碱平衡紊乱

（一）判断酸碱平衡的 3 个基本生化指标

1. 血浆 pH 值 正常值为 7.35～7.45。血浆 pH<7.35，酸中毒；>7.45，碱中毒。

2. 二氧化碳分压（PCO_2） 指物理溶解于血浆中的 CO_2 所产生的张力。动脉血正常值为 4.5～6.0 kPa（35～45mmHg），平均为 5.32 kPa（40mmHg）。动脉血 PCO_2 基本上能反映肺泡通气量，为判断酸碱平衡紊乱呼吸性因素的重要指标。PCO_2>6.0 kPa 时，提示肺通气不足，体内有 CO_2 蓄积；PCO_2<4.5 kPa 时，提示肺通气过度，CO_2 排出过多（PCO_2 与肺泡通气量成反比）。

3. 血浆 HCO_3^- 浓度 标准 HCO_3^-（SB）是指在全血标准条件下（体温 37℃、血红蛋白的氧饱和度为 100%，PCO_2 5.32 kPa）所测得的血浆 HCO_3^- 的含量。正常值为 22～27mmol/L，平均为 24mmol/L。实际 HCO_3^-（AB）是指在实际条件下所测得的血浆 HCO_3^- 的含量。

正常值：AB＝SB。如果 AB＞SB，提示 PCO_2＞5.32 kPa，有 CO_2 蓄积，为呼吸性酸中毒；AB＜SB，则提示 PCO_2＜5.32kPa，CO_2 排出过多，为呼吸性碱中毒；AB＝SB，但两者均＜正常值，提示代谢性酸中毒；AB＝SB，但两者均＞正常值，则提示代谢性碱中毒。

（二）酸碱平衡紊乱的 4 个基本类型

当体内酸性或碱性物质产生或丢失过多，超出了机体的调节能力或肺、肾等重要脏器功能障碍时，都可使血浆中 $NaHCO_3$ 与 H_2CO_3 的浓度及其比值发生改变，从而导致酸碱平衡紊乱。

1. 酸中毒　血浆 pH＜7.35，称为酸中毒，包括代谢性酸中毒和呼吸性酸中毒。
2. 碱中毒　血浆 pH＞7.45，称为碱中毒，包括代谢性碱中毒和呼吸性碱中毒。

代谢性酸或碱中毒是指原发性变化为 $NaHCO_3$ 浓度的下降或升高而引发的一系列病理生理过程。呼吸性酸或碱中毒则指各种病因致肺换气不足或换气过度使 H_2CO_3 浓度原发性的升高或下降而引发的一系列病理生理过程。

早期酸或碱中毒，虽然血浆中 $NaHCO_3$ 与 H_2CO_3 实际含量已发生了改变，但由于机体的调节使 $NaHCO_3/H_2CO_3$ 浓度之比维持在 20∶1，血浆 pH 值仍在正常范围，称为代偿性酸或碱中毒。若虽经调节但仍不能使其恢复到正常比值，血浆 pH 值就会超出正常范围，称为失代偿性酸或碱中毒。

小结

人体各种细胞的内外都充满着水溶液，通常称为体液，体液构成了机体的内环境。保持体液的容量、分布和组成的动态平衡是维持正常生命活动的必要条件。无机物是生物体的重要组成成分之一，水和无机盐都有其重要的生理功能。体液酸碱平衡一旦被破坏，存在于体液中的细胞就像生活在被污染的池塘水中的鱼儿一样会窘迫，甚至危及生命。血液缓冲系统中缓冲能力最强的是碳酸氢盐缓冲体系，只要 HCO_3^-/H_2CO_3 比值等于 20/1，血浆 pH 值就能维持在 7.35～7.45 的正常范围。肺通过改变呼吸的频率与深度来调节 CO_2 排出量。肾是调节酸碱平衡的重要器官，一切非挥发性酸和过剩的碳酸氢盐都须从肾脏排泄。三种调节机制相互配合，发挥酸碱平衡调节和代偿作用。

⑩ 自测题

一、名词解释

1. 体液　2. 结合水　3. 无尿　4. 结合钙
5. 酸碱平衡　6. 挥发性酸　7. 固定酸　8. 碱储

二、填空题

1. 无机离子与心肌细胞应激性的关系为_____。
2. 无机离子与神经、肌肉应激性的关系为_____。
3. 体内水的主要来源有_____、_____、_____；水的排出途径有_____、_____、_____。
4. 体内的水有_____和_____水两种。
5. 正常成人每日生成的代谢废物约 35g，需要

_____尿液才能溶解并排出。
6. 血浆钙包括_____和_____，其中_____可透过毛细血管壁，称为可扩散钙。
7. 正常机体是通过_____、_____和_____来调节酸碱平衡的。
8. 酸碱平衡失调可分为_____和_____两大类。
9. 血液中最重要的缓冲对是_____。
10. 血浆 pH 值的大小主要取决于_____的比值。
11. 碱中毒时，血液_____降低，出现手足抽搐。

三、选择题

1. 正常成人体液总量约占体重的（　　）

A. 20%　　　　B. 30%　　　　C. 40%

D. 50%　　　　E. 60%

2. 正常成人每日最低尿量是(　　)

　　A. 100ml　　　B. 200ml　　　C. 500ml

　　D. 1000ml　　　E. 1500ml

3. 正常人血浆[碳酸酐酶]×[P]乘积是(　　)

　　A. 25～30 mg/dl　　　B. 35～40 mg/dl

　　C. 45～50 mg/dl　　　D. 55～60 mg/dl

　　E. 65～70 mg/dl

4. 影响钙吸收的主要因素是(　　)

　　A. 年龄　　　　　　B. 肠道 pH 值

　　C. 1,25-二羟维生素 D_3　　D. 食物种类

　　E. 食物钙磷比

5. 既能降低神经肌肉兴奋性,又能提高心肌兴奋性的离子是(　　)

　　A. Na^+　　　　B. K^+　　　　C. OH^-

　　D. 碳酸酐酶　　E. Mg^{2+}

6. 与 K^+ 的分布无关的因素是(　　)

　　A. 糖原合成　　　　B. 酸碱平衡

　　C. 抗利尿激素分泌　　D. 严重创伤

　　E. 蛋白质合成

7. 关于肾脏排钾的叙述,错误的是(　　)

　　A. 多吃多排　　　　B. 少吃少排

　　C. 不吃不排　　　　D. 不吃也排

　　E. 肾对钾的调节能力低

8. 关于静脉滴注补钾的说法,错误的是(　　)

　　A. 量不宜过多　　　　B. 浓度不宜过高

　　C. 速度不宜过快　　　　D. 见尿补钾

　　E. 缺钾就立即静脉滴注补钾

9. 体内含量最多的元素是(　　)

　　A. 钙、钾　　　　　　B. 钠、钾

　　C. 钙、磷　　　　　　D. 钾、氯

　　E. 钠、钙

10. 体内固定酸主要是通过(　　)

　　A. 呼吸排出　　　　B. 肾排出

　　C. 粪排出　　　　　D. 汗液排出

　　E. 胆汁排出

11. 酸中毒引起高血钾的主要原因是(　　)

　　A. NH_4^+-Na^+ 交换增加

　　B. H^+-Na^+ 交换加强

　　C. 使细胞内 K^+ 逸出加强

　　D. 醛固酮分泌减少

　　E. 肾衰竭

12. 下列说法中,错误的是(　　)

　　A. 蔬菜和瓜果是成碱食物

　　B. 糖、脂肪、蛋白质是成碱食物

　　C. 成酸性食物主要产生挥发酸

　　D. 碱性食物可以降低体内 H_2CO_3 的含量

　　E. 普通膳食条件下,体内酸性物质来源远比碱性物质多

13. 红细胞中最重要的缓冲对是(　　)

　　A. $KHCO_3/H_2CO_3$

　　B. $NaPr/HPr$

　　C. Na_2HPO_4/NaH_2PO_4

　　D. $NaHCO_3/H_2CO_3$

　　E. $KHbO_2/HHbO_2$

14. 血浆中最重要的缓冲对是(　　)

　　A. $KHCO_3/H_2CO_3$　　　B. $KHbO_2/HHbO_2$

　　C. Na_2HPO_4/NaH_2PO_4　　D. $NaHCO_3/H_2CO_3$

　　E. KHb/HHb

四、简答题

1. 简述体液的分布及其特点。

2. 概述钠、钾的排泄特点。

3. 简述补钾的原则。

4. 影响钙、磷吸收的因素有哪些?

(赵勋蕻)

第11章

生 殖 系 统

生殖是生物绵延和繁殖的重要生命活动。人类的生殖是经过男、女性生殖系统的共同活动来实现的。那么，男、女生殖系统是如何组成的？生殖细胞又是如何产生的？参与生殖的器官分别扮演着什么样的角色？让我们带着这些神奇而有趣的问题一起来探究人体生殖系统的奥秘。

生殖系统包括男性生殖系统和女性生殖系统，具有产生生殖细胞、分泌性激素和繁衍后代等功能。按器官所在位置的不同，男、女性生殖系统都可分为内生殖器和外生殖器两部分。内生殖器多数位于盆腔内，包括产生生殖细胞和分泌性激素的生殖腺（又称主性器官或性腺）、输送生殖细胞的生殖管道和附属腺。外生殖器则显露于体表，主要是两性的交接器官。

第1节　男性生殖系统

男性内生殖器包括生殖腺（睾丸）、输精管道（附睾、输精管、射精管、男性尿道）和附属腺体（精囊、前列腺、尿道球腺）（图 11-1）。睾丸是产生精子和分泌雄激素的器官。睾丸产生的精子先储存在附睾内，当射精时经输精管、射精管和尿道排出体外。精囊、前列腺和尿道球腺的分泌物参与精液的组成，供给精子营养并增强精子的活动能力。男性外生殖器包括阴囊和阴茎（图 9-1）。

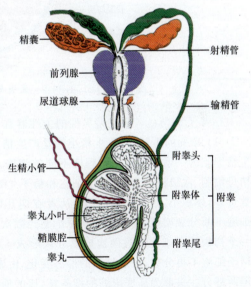

图 11-1　男性内生殖器

考点：男性内生殖器的组成及功能

一、男性内生殖器

（一）睾丸

1. 睾丸的位置和形态　睾丸位于阴囊内，左右各一，呈扁椭圆形，表面光滑，可分为上下两端、前后两缘和内外侧两面。前缘游离，后缘有血管、淋巴管和神经等出入，并与附睾、输精管起始部相接触（图 11-1）。睾丸除后缘外都被覆有鞘膜，鞘膜分脏、壁两层，两层在睾丸后缘处相互移行成密闭的腔隙，称为鞘膜腔（图 11-2），内有少量浆液。炎症时液体增多，形成鞘膜积液。

2. 睾丸的微细结构　睾丸表面覆以浆膜，即鞘膜脏层，深部为致密结缔组织构成的白膜。白膜在睾丸后缘处增厚，并深入睾丸内形成睾丸纵隔。由睾丸纵隔发出许多放射状的睾丸小隔，将睾丸实质分割成约 250 个锥形睾丸小叶。每个小叶内有 1～4 条细长而弯曲的生精小管,生精小管在接近睾丸纵隔处变为短而直的直精小管,直精小管进入睾丸纵隔后相互吻合形成睾丸网(图 11-2)。由睾丸网发出 12～15 条睾丸输出小管,经睾丸后缘的上部进入附睾头。生精小管之间的疏松结缔组织称为睾丸间质。

吸烟对精子的影响

"饭后一支烟,赛过活神仙"。当您吞云吐雾、潇洒兴奋之时,您体内的一支精子大军正在被不断削弱。医学研究证明,烟草中的尼古丁等有害物质,可使动物睾丸萎缩和精子形态发生异常。吸烟者精液中所含精子的数目比不吸烟者少,而畸形精子的数目则较多,影响生育能力的事实不容置疑。为此奉劝烟民一句:为了家庭的幸福和他人的健康,从现在起就退出吸烟大军吧!

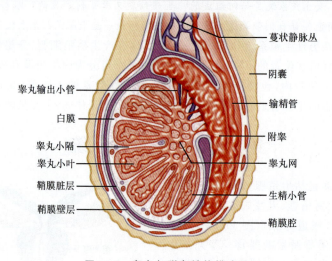

图 11-2　睾丸与附睾结构模式图

3. 睾丸的功能　睾丸是男性的主性器官,具有产生精子和内分泌功能。

(1)睾丸的生精作用:生精小管是产生精子的部位,其管壁由支持细胞和生精细胞构成。生精细胞为一系列发育分化程度不同的细胞,从管壁基膜至腔面依次排列为精原细胞、初级精母细胞、次级精母细胞、精子细胞和精子(图 11-3)。其中,精原细胞是最原始的生精细胞,数量多,体积小,紧靠基膜排列。从青春期开始,在腺垂体分泌的促性腺激素的作用下,精原细胞不断分裂增殖,其中部分精原细胞经数次分裂后分化为初级精母细胞(图 11-3,图 11-4),一个初级精母细胞经过两次成熟分裂形成 4 个精子细胞,并随发育程度不断向管腔面推移。精子细胞不再分裂,经过复杂的形态变化,由圆形逐渐演变为蝌蚪状的精子。精子可分为头、尾两部分。头部为高度浓缩的细胞核,核的前 2/3 有顶体覆盖,顶体内含有多种水解酶,在受精过程中发挥重要作用。尾部是精子的运动装置,可推动精子加速运动。精子形成后,依次经过直精小管、睾丸网及睾丸输出小管进入附睾储存,并在附睾内进一步发育成熟。精子的生成过程易受理化因素的影响,高温、放射线、酒精、烟草等均可能影响精子的生成。

从精原细胞发育成为精子的过程称为精子发生,在人类需 64±4.5 天。精子的生成是一个连续的动态变化过程,其过程为精原细胞→初级精母细胞→次级精母细胞→精子细胞→精子。成人每克睾丸组织在每秒钟内可产生 300～600 个精子,每天双侧睾丸可产生上亿个精子。在生精过程中,各级生精细胞周围形态不规则的长锥体形支持细胞构成了特殊的"微环境"，为生精细胞的正常发育与分化成熟提供了多种必需的物质，对生精细胞起到了营养、支持和保护作用。

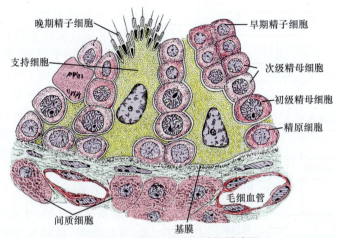

图 11-3　生精小管管壁结构模式图

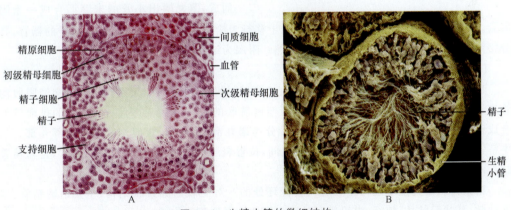

图 11-4　生精小管的微细结构

A. 生精小管与睾丸间质光镜像；B. 生精小管电镜像

（2）睾丸的内分泌功能：睾丸间质是指位于生精小管之间的富含血管和淋巴管的疏松结缔组织，其中含有单个或三五成群分布的间质细胞（图 11-3）。细胞体积较大，呈圆形或多边形，核圆形，胞质嗜酸性。从青春期开始，睾丸间质细胞在腺垂体分泌的间质细胞刺激素作用下分泌雄激素，主要是睾酮。雄激素的生理作用主要是：①促进男性生殖器官的生长发育；②维持生精作用；③促进并维持男性第二性征，从青春期开始所出现的一系列与性别有关的特征，称为第二性征或副性征；主要表现为骨骼粗壮，肌肉发达，喉结突出，嗓音低沉，胡须、阴毛出现等；④促进肌肉、

链接

睾丸的结构和功能

睾丸椭圆男性腺，三种细胞应分辨；
生精小管仔细瞧，支持生精细胞见；
生精细胞产精子，支持细胞营养兼；
间质细胞管间找，分泌男性雄激素；
欲问生精何奥秘，五个过程方知晓；
精原细胞年幼小，初母出现青春到；
一分为二精母，迅速分裂子细胞；
精子细胞形态变，形成精子到人间。

考点：睾丸的功能和雄激素的生理作用

骨骼、生殖器官等处蛋白质的合成,增强骨髓的造血功能,促进红细胞的生成,故成年男性的红细胞数量、Hb 含量较成年女性高;⑤维持正常性欲。

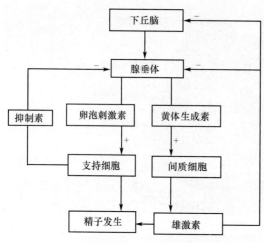

图 11-5 下丘脑-腺垂体对睾丸功能的调节

4. 睾丸功能的调节 睾丸的生精作用和内分泌功能均受到下丘脑、腺垂体分泌激素的调控,下丘脑、腺垂体、睾丸在功能上联系密切,构成了下丘脑-腺垂体-睾丸轴调节系统。下丘脑-腺垂体分泌的促性腺激素调节睾丸的功能,睾丸分泌的激素又对下丘脑-腺垂体进行反馈调节(图 11-5),从而维持生精过程和各种激素水平的稳态。

(二)附睾

附睾呈新月形,紧贴睾丸的上端和后缘,可分为头、体和尾 3 部分(图 11-1,图 11-2)。附睾头由睾丸输出小管弯曲盘绕而成,睾丸输出小管的末端汇合成一条附睾管,构成附睾体和附睾尾,附睾尾折而向上移行为输精管。附睾是暂时储存精子的器官,其分泌液能营养精子,并促进精子进一步成熟。附睾为结核的好发部位。

考点:输精管结扎术的常选部位和射精管的组成以及精索的概念

(三)输精管和射精管

1. 输精管 长约 50cm,是附睾管的直接延续,沿睾丸后缘向上经阴囊根部,穿经腹股沟管进入腹腔,继而弯向内下进入盆腔,绕行至膀胱底的后面、精囊的内侧,与精囊的排泄管汇合成射精管(图 11-6)。依其行程将输精管分为睾丸部、精索部、腹股沟管部和盆部 4 部。其中精索部位于睾丸上端与腹股沟管浅环之间,位置表浅,活体触摸呈坚实的圆索状,是输精管结扎术的常选部位。

精索是从睾丸上端延伸至腹股沟管深环处的一对柔软的圆索状结构,主要由输精管、睾丸动脉、蔓状静脉丛、神经、淋巴管和外面包裹的 3 层被膜等构成。

2. 射精管 由输精管末端与精囊的排泄管汇合而成,长约 2cm,向前下斜穿前列腺实质,开口于尿道的前列腺部(图 11-6)。

(四)精囊

精囊是一对长椭圆形的囊状腺体,位于膀胱底的后面、输精管末端的外侧(图 11-6),其排泄管与输精管末端汇合成射精管。精囊的分泌物参与精液的组成。

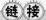

有趣的精囊

精液携带着男性和生命的奥秘,历来被人们所重视,倘若某人突然发现精液中夹带着血丝或被染得一片殷红,往往会坐卧不安,甚至惊慌失措。精液中的血液究竟从何而来呢?有经验的医生十有八九首先会想到精囊。

血精的"发源地"精囊是一个毫不引人注意的小器官,其知名度与睾丸、前列腺等相比要小得多。过去,有人误把精囊看做是单纯储存精子的器官,其实并非如此,精囊并不储藏精子,分泌物参与精液的组成,其量约占射出精液总量的 2/3 之多。可想而知,一旦精囊里有出血,精液中必然会带有血液。

（五）前列腺

前列腺为一实质性器官,位于膀胱颈与尿生殖膈之间,前邻耻骨联合,后与直肠相邻,中央有尿道穿过(图 11-6)。大小和形状如栗子,底朝上,与膀胱颈相接。尖向下,位于尿生殖膈上。底与尖之间的部分为前列腺体,体后面的正中线上有一纵形浅沟,称为前列腺沟,活体直肠指诊时可触及前列腺沟,前列腺肥大时此沟变浅或消失。前列腺的排泄管直接开口于尿道前列腺部,其分泌物是精液的主要组成部分。

前列腺由腺组织、平滑肌和结缔组织构成,表面包有坚韧的前列腺囊。小儿前列腺较小,性成熟期腺体发育迅速,50 岁

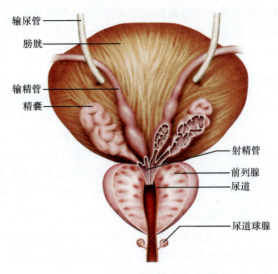

图 11-6　前列腺、精囊和尿道球腺

输尿管
膀胱
输精管
精囊
射精管
前列腺
尿道
尿道球腺

考点:前列腺的位置、形态、穿过的结构及临床意义

以后,前列腺因结缔组织增生而引起前列腺肥大,可压迫尿道引起排尿困难甚至尿潴留。临床上可经直肠施行前列腺穿刺,活检诊断前列腺肿瘤。

案例11-1

患者,男性,65 岁。因尿急、尿频、排尿困难 3 年,尿潴留 18 小时而来医院就诊。查体发现下腹部膀胱区膨胀。导尿后行直肠指检,发现前列腺沟消失。B 超检查显示前列腺体积增大,膀胱内未发现结石。在讨论中提出了以下问题:

1. 请分析患者出现排尿困难及尿潴留的可能原因。

2. 从解剖学角度分析,给该患者插导尿管导尿时应注意哪些问题?

（六）尿道球腺

尿道球腺为埋藏在尿生殖膈内的一对豌豆大小的球形腺体,其排泄管开口于尿道球部(图 11-6),分泌物也参与精液的组成。

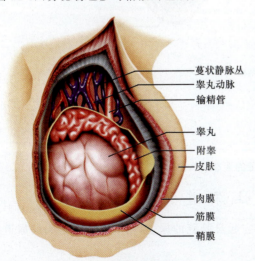

图 11-7　阴囊结构模式图

蔓状静脉丛
睾丸动脉
输精管
睾丸
附睾
皮肤
肉膜
筋膜
鞘膜

精液由睾丸产生的精子与输精管道和附属腺体的分泌物共同组成,呈乳白色,弱碱性,适于精子的生存和活动。正常一次射精 2~5ml,含有精子 3 亿~5 亿个。输精管结扎后,射精时排出的精液中无精子,而只有附属腺体分泌的乳白色液体,从而达到绝育的目的。

二、男性外生殖器

（一）阴囊

阴囊为一皮肤囊袋,位于阴茎的后下方。阴囊壁由皮肤和肉膜构成(图 11-7)。皮肤薄而柔软,富有伸展性,并生有稀疏的阴毛。皮

肤深面为含有平滑肌细胞的肉膜,随外界温度的变化而反射性地舒缩,以调节阴囊内的温度,有利于精子的发育和生存。肉膜在正中线向深部发出阴囊中隔,将阴囊分为互不相通的左、右两腔,分别容纳两侧的睾丸、附睾和输精管起始部等。

隐　睾

在胚胎早期,睾丸与肾是邻居,均位于腹腔内脊柱的两侧。随着胚胎的发育,睾丸逐渐下降经腹股沟管入住阴囊。一般来说,出生时两侧睾丸均已降入阴囊,仅有 $1\%\sim7\%$ 的新生儿睾丸仍未进入阴囊,但他们也多在 1 岁前完全进入阴囊。如果出生 1 年后睾丸仍未降入阴囊,则称为隐睾。隐睾会影响生精功能,甚至会诱发睾丸肿瘤。因此,隐睾者最迟应在 6 岁之前通过手术将睾丸拉入阴囊。

（二）阴茎

1. 阴茎的位置和形态　阴茎可分为头、体和根 3 部分。后端为阴茎根,附着于骨盆前壁。中部为呈圆柱形的阴茎体,悬垂于耻骨联合的前下方。前端膨大为阴茎头,又称龟头,头的尖端有矢状位的尿道外口(图 11-8)。

2. 阴茎的构造　阴茎由背侧的两条阴茎海绵体和腹侧的一条尿道海绵体构成,外面包以筋膜和皮肤(图 11-8)。尿道海绵体内有尿道纵行穿过,其前端膨大为阴茎头,后端膨大为尿道球。阴茎的皮肤薄而柔软,富有伸展性,在阴茎头处,皮肤形成双层游离的环行皱襞,称为阴茎包皮。在阴茎头腹侧中线上,连于尿道外口下端与包皮之间的皮肤皱襞,称为包皮系带。行包皮环切术时,勿损伤包皮系带,以免影响阴茎的勃起功能。

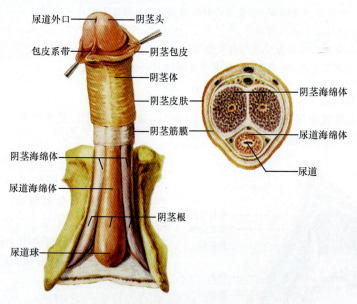

图 11-8　阴茎的形态和构造

三、男性尿道

男性尿道兼有排尿和排精的双重功能。它起自膀胱的尿道内口,终于阴茎头的尿道外口,长 16～22cm,管径 5～7mm。

1. **男性尿道的分部**　依其行程可分为前列腺部、膜部和海绵体部 3 部(图 11-9)。临床上将前列腺部和膜部合称为后尿道,海绵体部称为前尿道。

(1) 前列腺部:为尿道穿过前列腺的部分,长约 3cm,是尿道中最宽和最易扩张的部分。

(2) 膜部:为尿道穿过尿生殖膈的部分,长约 1.5cm,周围有骨骼肌形成的尿道膜部括约肌(又称尿道外括约肌)环绕,有控制排尿的作用。膜部位置固定,骨盆骨折时易损伤。

(3) 海绵体部:是尿道穿过尿道海绵体的部分,长 12~17cm,是尿道中最长的一段。尿道球内的尿道最宽,称为尿道球部,有尿道球腺的开口。阴茎头内的尿道呈梭形扩大,称为舟状窝。

2. **男性尿道的狭窄、扩大和弯曲**　纵观男性尿道的全程,管径粗细不一,有 3 个狭窄、3 个扩大和两个弯曲。

(1) 3 个狭窄:分别位于尿道内口、尿道膜部和尿道外口,其中以尿道外口最为狭窄,尿道结石易停留于此处。

(2) 3 个扩大:分别位于尿道前列腺部、尿道球部和尿道舟状窝(图 11-9)。

(3) 两个弯曲:当阴茎自然悬垂时,男性尿道呈现出两个弯曲,分别是耻骨下弯和耻骨前弯。耻骨下弯位于耻骨联合的后下方(图 11-9),凹向前上方,由尿道的前列腺部、膜部和海绵体部的起始段形成,此弯曲恒定不能变直。耻骨前弯位于耻骨联合的前下方,凹向下,是由于阴茎自然悬垂而形成的,

> **链接**
>
> **男性尿道**
>
> 男性尿道有特点,三部三窄二个弯;
> 耻骨前弯能变直,耻骨下弯不会变;
> 尿道膜部内外口,三处狭窄要牢记;
> 尿道结石易滞留,导尿插管要注意。

考点:男性尿道的分部、狭窄和弯曲

是可以改变的。临床上为成年男性患者插导尿管时,将阴茎向上提起与腹前壁呈 60°,耻骨前弯即可消失。此时,尿道形成一个凹向上的大弯曲,将导尿管轻轻从尿道外口插入 20~22cm 见有尿液流出后再插入 2cm 即可。临床上进行膀胱镜检查或导尿时,应注意上述解剖特点,以免损伤尿道。

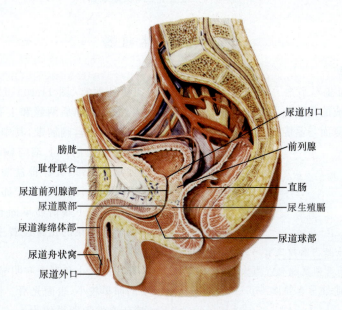

图 11-9　男性盆腔正中矢状切面

- 膀胱
- 耻骨联合
- 尿道前列腺部
- 尿道膜部
- 尿道海绵体部
- 尿道舟状窝
- 尿道外口
- 尿道内口
- 前列腺
- 直肠
- 尿生殖膈
- 尿道球部

第2节 女性生殖系统

考点：女性内生殖器的组成 女性内生殖器包括生殖腺（卵巢）、生殖管道（输卵管、子宫、阴道）和附属腺体（前庭大腺）（图11-10）。卵巢是产生卵子和分泌女性激素的器官。卵巢内的卵泡成熟后，将卵子排入腹膜腔，再经输卵管腹腔口进入输卵管，在输卵管内受精后移行至子宫内发育成胎儿。成熟的胎儿在分娩时离开子宫经阴道娩出。女性外生殖器即女阴。女性乳房为哺乳器官，故在本节内一并叙述。

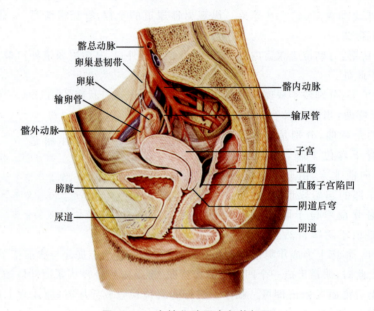

髂总动脉
卵巢悬韧带
卵巢
输卵管
髂外动脉
膀胱
尿道

髂内动脉
输尿管
子宫
直肠
直肠子宫陷凹
阴道后穹
阴道

图11-10 女性盆腔正中矢状切面

一、女性内生殖器

（一）卵巢

1. 卵巢的位置和形态 卵巢是盆腔内成对的实质性器官（图11-10），位于盆腔侧壁髂内、外动脉所形成的夹角内。卵巢呈扁卵圆形，分为内外侧面、前后两缘和上下两端。内侧面与小肠相邻，外侧面与盆腔侧壁相依。前缘借卵巢系膜连于子宫阔韧带，其中部是血管、神经

护考链接

女性内生殖器官出现病变时，通常不会累及下列哪一器官（　　）

A. 尿道　　B. 阑尾　C. 膀胱

D. 输尿管　E. 结肠

考点精讲：女性内生殖器官与尿道、膀胱、输尿管、小肠、直肠及阑尾相邻。当女性内生殖器官出现病变时，能够累及邻近器官，而不会累及结肠。

等出入的卵巢门。上端与输卵管伞相接触，并借卵巢悬韧带（又称骨盆漏斗韧带）固定于骨盆入口侧缘，内有分布于卵巢的血管、神经和淋巴管等。下端借卵巢固有韧带连于子宫底的两侧。卵巢的正常位置主要依靠上述韧带的维持。

卵巢的大小和形态有明显的年龄性变化。幼女的卵巢较小，表面光滑。性成熟期卵巢最大，成年女性的卵巢约为4cm ×3cm×1cm大

小。由于多次排卵,表面出现瘢痕,变得凹凸不平。35～40 岁卵巢开始缩小,50 岁左右随月经停止而逐渐萎缩。

2. 卵巢的微细结构 卵巢表面覆盖有单层扁平或单层立方细胞构成的表面上皮,上皮深面为薄层致密结缔组织构成的白膜。卵巢的实质分为周围的皮质和中央的髓质。皮质较厚,含有不同发育阶段的卵泡、黄体和退化的闭锁卵泡等结构(图 11-11)。髓质狭小,由疏松结缔组织构成,含有较多的血管、淋巴管和神经。

3. 卵巢的功能 卵巢是女性的主性器官,具有生卵作用和内分泌功能。

(1) 卵巢的生卵作用:是生育期女性最基本的生殖功能。从青春期(13～14 岁)开始,在腺垂体分泌的促性腺激素的作用下,卵巢发生周期性的变化,一般分为卵泡的发育与成熟、排卵、黄体的形成与退化 3 个阶段。

1) 卵泡的发育与成熟:卵泡由一个卵母细胞和包绕在其周围的多个卵泡细胞组成。卵 **考点:**卵巢
泡的发育始于胚胎时期,出生时两侧卵巢共有 100 万～200 万个原始卵泡,至青春期仅存约 4 的功能
万个左右。从青春期开始,卵巢在腺垂体分泌的促性腺激素的作用下,每个月经周期有 15～20 个原始卵泡同时开始生长发育,但通常只有一个可发育为优势卵泡并成熟排卵,其余卵泡均在不同的发育阶段退化为闭锁卵泡。从青春期至绝经期(45～55 岁),女性一生中约排卵 400 余个。卵泡的发育是一个连续的动态变化过程,一般分为原始卵泡、生长卵泡和成熟卵泡 3 个阶段(图 11-11)。

原始卵泡:为卵巢内数量最多而又体积最小的卵泡,是处于静止状态的卵泡。位于皮质的浅层,由中央的一个初级卵母细胞和周围的一层扁平卵泡细胞构成。

生长卵泡:从青春期开始,部分静止的原始卵泡开始生长发育变为生长卵泡。生长卵泡可分为初级卵泡和次级卵泡两个阶段。

初级卵泡:是指在卵泡细胞间未出现卵泡腔的生长卵泡。其主要结构变化是:①初级卵母细胞体积增大;②卵泡细胞由单层增殖为多层;③在初级卵母细胞与卵泡细胞之间出现一层嗜酸性膜,称为透明带;④卵泡周围的结缔组织细胞增殖分化,形成卵泡膜。

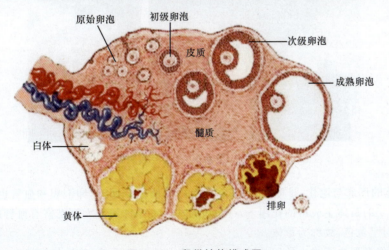

图 11-11 卵巢结构模式图

次级卵泡:初级卵泡进一步发育,当卵泡细胞之间出现卵泡腔时,则称次级卵泡。其主要结构变化是:①卵泡细胞层数增多,卵泡细胞之间的小腔逐渐融合成一个大的卵泡腔,并充满

269

卵泡液;②由于卵泡液的增多和卵泡腔的扩大,将初级卵母细胞、透明带、放射冠及部分卵泡细胞挤到卵泡腔的一侧,形成突入卵泡腔内的卵丘(图11-12);③紧靠透明带的一层柱状卵泡细胞呈放射状排列,称为放射冠;④卵泡膜分化为内、外两层,内层的膜细胞具有内分泌功能。

成熟卵泡:次级卵泡发育到最后阶段即为成熟卵泡。此时卵泡体积显著增大,直径可达2cm,并向卵巢表面突出。由于卵泡液的急剧增多,卵泡腔不断扩大,卵泡壁则越来越薄。在排卵前36～48小时,初级卵母细胞完成第一次成熟分裂,形成一个较大的次级卵母细胞和一个很小的第一极体。次级卵母细胞迅速进行第二次成熟分裂,并停留在分裂中期。

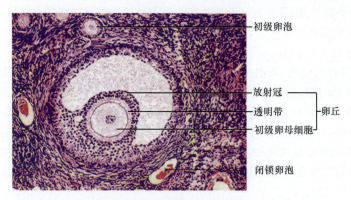

图 11-12　次级卵泡光镜结构像

考点:排卵的概念及排卵发生的时间

2)排卵:成熟卵泡破裂,从卵泡壁脱落的次级卵母细胞连同透明带、放射冠与卵泡液一起排出到腹膜腔的过程称为排卵(图11-13)。生育期女性一般每隔28天左右排卵一次,一般只排一个卵,两侧卵巢交替排卵。正常排卵发生在月经周期的第14天左右。

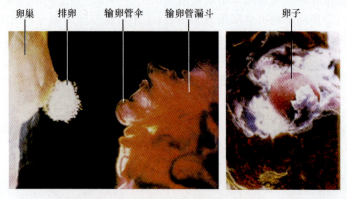

图 11-13　卵巢排卵(腹腔内摄影)

考点:黄体的概念及退化的时间

3)黄体的形成与退化:排卵后,残留在卵巢内的卵泡壁塌陷,卵泡膜和血管也随之陷入。在腺垂体分泌的黄体生成素的作用下,逐渐发育成为一个体积较大而又富有血管的内分泌细胞团,新鲜时呈黄色,故称为黄体。

黄体的发育取决于排出的卵是否受精。若排出的卵未受精,黄体仅维持14天左右即退化,称为月经黄体。若排出的卵已受精,在胎盘分泌的人绒毛膜促性腺激素的作用下,黄体则继续发育增大,称为妊娠黄体,可维持6个月,甚至更长时间。两种黄体最终都要退化消失,被增生的结缔组织取代,形成白体。

（2）卵巢的内分泌功能：卵巢主要分泌雌激素和孕激素。雌激素主要为雌二醇，孕激素主要为黄体酮，均属于类固醇激素。排卵前，主要由卵泡细胞和卵泡膜的膜细胞分泌雌激素，排卵后则由黄体细胞分泌雌激素和孕激素。

1）雌激素的生理作用：主要是促进女性生殖器官的发育和第二性征的出现，并维持其正常状态。其主要作用是：①雌激素是卵泡发育、成熟、排卵不可缺少的调节因素；②促进女性生殖器官的发育，特别是促进子宫内膜发生增生期的变化；③促进输卵管的分泌和节律性收缩，有利于精子与卵子的运行；④促进阴道上皮细胞增生、角化，糖原含量增加，使阴道分泌物呈酸性；⑤刺激乳腺导管和结缔组织增生，促进乳腺发育；⑥促进并维持女性的第二性征，表现为乳房发育、骨盆宽大、臀部肥厚、声调较高、毛发呈女性分布等；⑦广泛影响代谢过程，主要表现为：促进肌肉蛋白质合成，增强成骨细胞的活动，加速骨的生长，有利于青春期的生长发育；降低血浆中胆固醇的浓度，防止动脉粥样硬化的发生（生育期女性冠心病发病率较男性低，而绝经后冠心病发病率升高）；促进醛固酮的分泌，进而导致体内水、钠潴留（这可能是月经前妇女水肿的原因）。

2）孕激素的生理作用：孕激素主要作用于子宫内膜和子宫平滑肌。孕激素通常在雌激素作用的基础上才能发挥作用，其主要作用是：①在雌激素作用的基础上，使子宫内膜进一步增厚，并出现分泌期的改变，为胚泡着床提供适宜的环境；②降低子宫平滑肌的兴奋性以及对缩宫素的敏感性，保证胚胎有一个"安静"的内环境；③抑制母体对胎儿的免疫排斥反应，有利于妊娠的维持；④使子宫颈黏液分泌减少，黏度增大，阻止精子穿行；⑤促进乳腺腺泡的发育，为分娩后的泌乳做好"物质"准备；⑥促进机体产热，能使排卵后的基础体温再升高 0.5℃左右。临床上常将女性基础体温的变化作为判断排卵日期的标志之一。 考点：雌激素和孕激素的生理作用

链接

神奇的"避孕手表"

前些年，瑞士学者研制出了一种神奇的避孕手表，专供生育期女性使用。其设计原理很简单，该手表内装有一个精密的温度感应器，能准确地测知戴表者的皮肤温度。女性的基础体温在排卵前较低，排卵日最低，排卵后因黄体形成，孕激素的分泌而使基础体温升高约 0.5℃左右，直至下次月经来临。避孕手表根据这个原理，告诉戴表者排卵的准确日期，从而达到主动避孕的目的。

（二）输卵管

1. **输卵管的形态和位置**　输卵管是一对细长而弯曲、呈喇叭状的肌性管道，是输送卵子和受精的部位。输卵管位于子宫底的两侧，子宫阔韧带的上缘内。内侧端开口于子宫腔，外侧端开口于腹膜腔（图 11-14）。临床上常将卵巢和输卵管统称为子宫附件。

2. **输卵管的分部**　输卵管全长 10～14cm，由内侧向外侧分为 4 部：①输卵管子宫部，临床上称为间质部，为贯穿子宫壁的一段，经输卵管子宫口开口于子宫腔；②输卵管峡，是子宫部向外延伸短直而细的一段，是输卵管结扎的常选部位；③输卵管壶腹，约占输卵管全长的 2/3，粗而弯曲，卵子通常在此部受精；④输卵管漏斗，为外侧端呈漏斗状的膨大部分。漏斗末端的中央有输卵管腹腔口开口于腹膜腔。漏斗的游离缘有许多细长的指状突起，称为输卵管伞，具有"拾卵"作用（即引导卵子进入输卵管），是手术中识别输卵管的标志。 考点：输卵管的分部以及各部的临床意义

3. **输卵管的微细结构**　输卵管的管壁由黏膜、肌层和浆膜组成。黏膜形成许多纵行而分支的皱襞，黏膜上皮为单层柱状上皮，由纤毛细胞和分泌细胞组成（图 11-15）。肌层为内环、外纵两层平滑肌。纤毛的规律性定向摆动和平滑肌的节律性收缩有助于将卵子或受精卵向子宫腔方向运送。

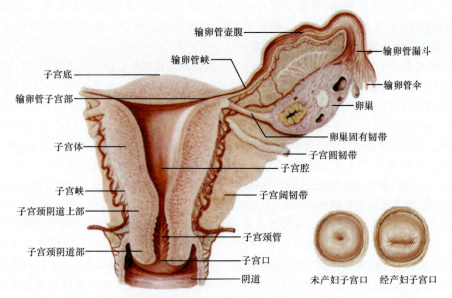

输卵管壶腹
输卵管峡
子宫底
输卵管子宫部
子宫体
子宫峡
子宫颈阴道上部
子宫颈阴道部

输卵管漏斗
输卵管伞
卵巢
卵巢固有韧带
子宫圆韧带
子宫腔
子宫阔韧带
子宫颈管
子宫口
阴道

未产妇子宫口   经产妇子宫口

图 11-14 子宫与输卵管的形态

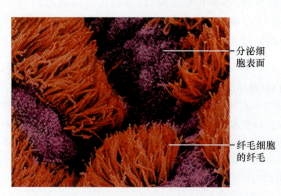

分泌细胞表面

纤毛细胞的纤毛

图 11-15 输卵管上皮细胞游离面的电镜像

（三）子宫

子宫是一壁厚而腔小、富有伸展性的肌性器官,是孕育胎儿和产生月经的场所。

1. 子宫的形态和分部   成人未孕子宫呈前后略扁倒置的梨形,长 7~8cm,宽 4~5cm,厚 2~3cm。自上而下分为底、体、颈 3 部分(图 11-14)。子宫底为两侧输卵管子宫口以上的圆凸部分。子宫颈是下端狭细呈圆柱状的部分,它又分为上、下两部,在阴道以上的部分为子宫颈阴道上部,突入阴道内的部分为子宫颈阴道部,是宫颈癌和宫颈糜烂的好发部位。子宫体是指子宫底与子宫颈之间的部分。在子宫颈与子宫体交界处稍狭细,称为子宫峡。在非妊娠期子宫峡不明显,长约 1cm。妊娠期子宫峡逐渐伸展变长,形成"子宫下段"。妊娠末期可延长至 7~11cm,产科常在此处进行剖宫产术。

子宫的内腔较为狭窄,分为上、下两部。上部在子宫体内,称为子宫腔,容积约 5ml,为前后略扁的倒置三角形,两侧通输卵管,尖端向下通子宫颈管。下部在子宫颈内,称为子宫颈管,呈梭形,下口通阴道,称为子宫口。未产妇子宫口光滑呈圆形,经产妇则呈横裂状(图 11-14)。

2. 子宫的位置   子宫位于盆腔的中央,在膀胱与直肠之间,下接阴道,两侧连有输卵管、子宫阔韧带和卵巢(图 11-10)。当膀胱空虚时,子宫的正常位置为轻度的前倾前屈位。前倾是指子宫长轴与阴道长轴形成一个向前开放的钝角,前屈是指子宫体与子宫颈之间形成一凹向前的弯曲。

考点:子宫的位置、形态、分部及肿瘤的好发部位

3. 子宫的固定装置　子宫的正常位置依赖于盆底软组织的承托以及子宫周围4对韧带的牵拉与固定。维持子宫正常位置的韧带如下(图11-16)。

(1) 子宫阔韧带:为子宫两侧缘延伸至骨盆侧壁和盆底的双层腹膜皱襞,呈冠状位。两层间包有输卵管、卵巢、卵巢固有韧带、子宫圆韧带、血管、神经等。子宫阔韧带可限制子宫向两侧移位。

子　宫

子宫形似倒梨形,巧妙倒挂盆中央;
前邻膀胱后直肠,前倾前屈属正常;
上下三部底体颈,梭形颈管三角腔;
侧通卵管下阴道,卵管卵巢悬两旁;
正常位置很重要,四对韧带来帮忙;
阔韧防偏圆前倾,主带防垂骶前屈。

(2) 子宫圆韧带:是由平滑肌和结缔组织构成的圆索状结构,起于输卵管与子宫连接处的前下方,穿经腹股沟管,止于大阴唇皮下。子宫圆韧带是维持子宫前倾的主要结构。

(3) 子宫主韧带:由平滑肌和结缔组织构成,位于子宫阔韧带下部,连于子宫颈与骨盆侧壁之间,其作用是维持子宫颈正常位置和防止子宫向下脱垂。

考点:固定子宫的韧带及各韧带的作用

(4) 骶子宫韧带:由平滑肌和结缔组织构成。起于子宫颈的后面,向后绕过直肠的两侧,止于骶骨的前面。骶子宫韧带向后上牵引子宫颈,与子宫圆韧带协同,维持子宫的前屈位。

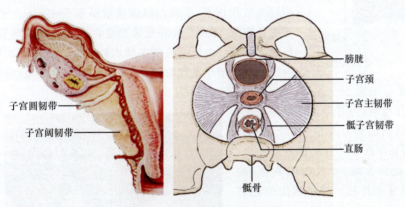

子宫圆韧带
子宫阔韧带

膀胱
子宫颈
子宫主韧带
骶子宫韧带
直肠
骶骨

图 11-16　子宫的固定装置模式图

案例11-2

某产妇,25岁,妊娠38周,近日到某医院妇产科就诊。经检查发现骨产道(即真骨盆)狭窄,医生拟决定行剖宫产术。在讨论中提出了以下问题:

1. 骨盆是如何构成的? 大、小骨盆是如何划分的?
2. 固定子宫的韧带有哪些? 各有何作用?
3. 行剖宫产术时,子宫切口一般选择在何处?

4. 子宫壁的微细结构　子宫壁很厚,由外向内依次分为外膜、肌层和内膜3层(图11-17,图11-18)。①外膜,在子宫底部和体部为浆膜,其余部分为纤维膜;②肌层,很厚,由纵横交错的平滑肌束和束间结缔组织构成;③内膜,由单层柱状上皮和固有层构成。固有层较厚,由结缔组织及子宫腺等组成,并含有大量分化程度较低的基质细胞。

子宫底部和体部的内膜,依其结构和功能特点分为浅表的功能层和深部的基底层。功能层是指靠近子宫腔的内膜部分,自青春期开始,在卵巢分泌激素的作用下,发生周期性剥脱与

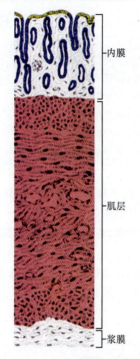

图 11-17 子宫壁结构模式图

内膜

肌层

浆膜

出血形成月经。基底层是指靠近肌层的内膜部分,不参与月经形成,在月经期后能增生修复功能层。

5. 子宫内膜的周期性变化 从青春期开始,在卵巢分泌的雌激素和孕激素作用下,子宫内膜的功能层发生周期性变化,即每隔 28 天左右发生一次内膜剥脱、出血、修复和增生,称为月经周期。每个月经周期起于月经第一天,止于下次月经来潮前一天。内膜的周期性变化可分为增生期、分泌期和月经期 3 个时期(图 11-19)。

(1) 增生期:为月经周期的第 5～14 天,卵巢内的若干卵泡开始生长发育,故又称卵泡期。在生长卵泡分泌的雌激素作用下,上皮细胞和基质细胞不断分裂增生,内膜逐渐增厚达 2～4mm,子宫腺和螺旋动脉均增长而弯曲。至 14 天,通常卵巢内有一个卵泡发育成熟并排卵,子宫内膜转入分泌期。

(2) 分泌期:为月经周期的第 15～28 天。由于卵巢已排卵,黄体随即形成,故分泌期又称黄体期。在黄体分泌的孕激素和雌激素作用下,子宫内膜继续增厚至 5～7mm。子宫腺进一步变长弯曲,腺腔扩大并充满分泌物。螺旋动脉增长变得更加弯曲。固有层内组织液增多呈水肿状态。若排出的卵已受精,内膜将继续增厚发育为蜕膜,故妊娠期不来月经;若卵未受精,内膜的功能层于第 28 天脱落,转入月经期。

(3) 月经期:为月经周期的第 1～4 天。由于排出的卵未受精,月经黄体退化,雌激素和孕激素的分泌量急剧减少,引起螺旋动脉收缩,导致内膜缺血、缺氧,功能层发生坏死。继而螺旋动脉又突然短暂扩张,致使功能层的血管破裂,血液涌入功能层,最后与内膜一起剥落并经阴道排出体外,形成月经,故此期称为月经期。月经出血量为 50～100ml,由于子宫内膜含有丰富的纤溶酶原激活物,使纤溶酶原激活成纤溶酶,从而使纤维蛋白溶解,故月经血是不凝固的。在月经期末功能层全部脱落,内膜基底层残留的子宫腺上皮就开始增生,使子宫内膜上皮逐渐修复并转入增生期。月经期内,子宫内膜形成的创面容易感染,故要注意保持外阴清洁并避免剧烈运动。

考点:月经周期的分期和各期的时间

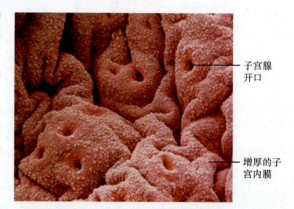

图 11-18 子宫内膜扫描电镜像

子宫腺开口

增厚的子宫内膜

月经是女性青春期至更年期之间的一种生理现象,是生育期女性生殖功能活动状态的体现和标志。女性一般在 13～14 岁初次出现月经,第一次月经称为月经初潮。月经初潮是青春期到来的标志之一,意味着性成熟的开始。生育期女性具有排卵和生育的能力。45～55 岁月经停止,称为绝经。

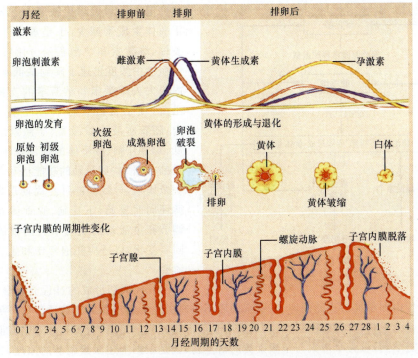

图 11-19　子宫内膜周期性变化与卵巢周期性变化的关系示意图

图中文字：
月经　排卵前　排卵　排卵后
激素
卵泡刺激素　雌激素　黄体生成素　孕激素
卵泡的发育　黄体的形成与退化
原始卵泡　初级卵泡　次级卵泡　成熟卵泡　卵泡破裂　黄体　白体
排卵　黄体皱缩
子宫内膜的周期性变化
子宫腺　子宫内膜　螺旋动脉　子宫内膜脱落
月经周期的天数

链接

神奇的"土地"

在女性体内有一块神奇的"土地"，她可以使生命的种子在那里生根、发芽、开花、结果。这块神奇的"土地"就是众所周知的子宫内膜。

从青春期开始至绝经期终止，雌激素与孕激素默契配合。雌激素促进子宫内膜增生，使土地"肥沃"，为"主人"（胚胎）的入住精心准备。若"主人"毫无音讯，孕激素则按月出现，"翻耕土地"，使子宫内膜剥脱出血，形成月经。在30～40年的艰苦岁月中，岁岁如此，月月如故，周而复始，为人类的繁衍不辞劳苦，辛勤耕耘，直至"光荣下岗"。

6. 卵巢和子宫内膜周期性变化的神经内分泌调节　下丘脑、腺垂体和卵巢构成下丘脑-腺垂体-卵巢轴，月经周期中子宫内膜的周期性变化受卵巢分泌激素的周期性变化的调节，而卵巢的周期性变化又受下丘脑-腺垂体-卵巢轴的调节（图11-20）。

女性随着青春期的到来，下丘脑神经内分泌细胞分泌的促性腺激素释放激素增加，使腺垂体分泌的卵泡刺激素和黄体生成素也随之增加。卵泡刺激素促进卵泡生长发育，并与黄体生成素共同作用，促使卵泡细胞分泌雌激素，子宫内膜在雌激素的作用下呈增生期的变化。在增生期末，相当于排卵前一天，雌激素在血液中的浓度达到高峰，通过正反馈使促性腺激素释放激素分泌增加，进而使卵泡刺激素特别是黄体生成素明显增加，在高浓度黄体生成素的作用下使已发育成熟的卵泡破裂排卵。排卵后的残余卵泡壁在黄体生成素的作用下形成黄体，黄体分泌雌激素和孕激素。两种激素共同作用，特别是孕激素促使子宫内膜转入分泌期的变化。随着黄体的继续发育，雌激素和孕激素的分泌量也不断增加，到排卵后的第8～10天，血液中的浓度达到高峰，通过负反馈作用，抑制下丘脑和腺垂体，使促性腺激素释放激素、

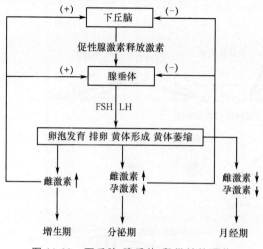

图 11-20　下丘脑-腺垂体-卵巢轴的调节

促卵泡激素和黄体生成素分泌减少。由于黄体生成素减少，于是黄体开始退化、萎缩，雌激素和孕激素的分泌突然减少，使血液中浓度迅速下降到最低水平，子宫内膜失去雌激素和孕激素的支持而脱落出血，使子宫内膜转入月经期。月经期内，随着血液中雌激素、孕激素的浓度降低，对下丘脑、腺垂体的抑制作用解除，下丘脑-腺垂体-卵巢轴的功能活动又进入下一个周期，导致新的月经周期形成。上述循环周而复始，下丘脑、腺垂体有节律地调节卵巢活动周期与子宫内膜周期保持同步变化，以适应胚泡着床和生长发育的需要。

月经周期形成的过程充分显示，每个月经周期皆由卵巢提供成熟的卵子，子宫内膜不失时机地为胚泡着床创造适应的环境，因此，月经周期是为受精、着床、妊娠作好周期性的生理准备过程。目前，为实行计划生育而广泛使用的口服避孕药，多为雌激素与孕激素类的衍生物，就是根据上述激素调节的原理，通过改变体内激素水平，来抑制卵巢排卵和胚泡植入，以达到避孕的目的。

（四）阴道

阴道是连接子宫与外生殖器之间的、富有伸展性的肌性管道。它既是女性的性交器官，又是排出月经和娩出胎儿的通道。

1. 阴道的位置和形态　阴道位于盆腔中央，前后略扁。前壁较短，与膀胱和尿道相邻；后壁较长，与直肠紧贴（图 11-10），临床上可隔直肠前壁触诊直肠子宫陷凹、子宫颈和子宫口；下端较窄，以阴道口开口于阴道前庭，处女的阴道口周围有处女膜附着；上端宽阔，包绕子宫颈阴道部，两者之间形成的环形凹陷，称为阴道穹，阴道穹分为相互连通的前穹、后穹和两个侧穹，以阴道后穹最深，其后上方即为直肠子宫陷凹，两者间仅隔以阴道后壁和一层腹膜，故临床上可经阴道后穹穿刺以引流直肠子宫陷凹内的积液或积血，进行诊断和治疗。

考点：阴道后穹穿刺术的临床意义

2. 阴道黏膜的结构特点　阴道壁由内向外由黏膜、肌层和外膜构成。黏膜向阴道腔内形成许多横行皱襞，上皮为非角化的复层扁平上皮。阴道上皮的脱落与更新受卵巢周期性变化的影响。排卵前后，在雌激素的作用下，上皮细胞内出现大量糖原，浅层细胞脱落后，糖原被阴道内的乳酸杆菌分解为乳酸，使阴道分泌物呈酸性，能防止致病菌侵入子宫。故临床上可通过阴道上皮脱落细胞的涂片观察，来了解卵巢的功能状态。

> **护考链接**
>
> 使阴道上皮增生、黏膜变厚，能增强阴道抵抗力的激素是（　　）
>
> A. 卵泡刺激素　B. 孕激素　C. 雄激素
> D. 雌激素　　　E. 黄体生成素
>
> **考点精讲：**雌激素能促进阴道上皮增生、角化，黏膜变厚，糖原含量增加，使阴道分泌物呈酸性，有利于乳酸杆菌的生长，抑制其他微生物的繁殖，维持阴道的自净作用，从而增强阴道的抵抗力。

（五）前庭大腺

前庭大腺又称 Bartholin 腺，为女性生殖系统的附属腺体，形如豌豆，位于阴道口两侧黏

276

膜的深部,前庭球的后端(图11-21)。其导管向内开口于阴道前庭的阴道口与小阴唇之间的沟内,分泌物有润滑阴道口的作用。若因炎症引起导管阻塞则可引起前庭大腺囊肿。

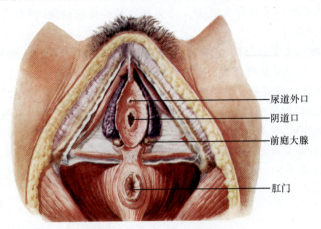

尿道外口

阴道口

前庭大腺

肛门

图 11-21　前庭大腺

二、女性外生殖器

女性外生殖器又称女阴,临床上称为外阴,包括以下结构(图11-22):①阴阜,为耻骨联合前面的皮肤隆起,皮下富含脂肪,青春期后生有阴毛。②大阴唇,为一对纵长隆起的皮肤皱襞,富含色素并生有阴毛。大阴唇的前端、后端左右互相连合,分别形成唇前连合和唇后连合。大阴唇的皮下组织较疏松,血管丰富,外伤后易形成血肿。③小阴唇,是位于大阴唇内侧的一对较薄的皮肤皱襞。④阴道前庭,是位于两侧小阴唇之间呈矢状位的裂隙,前部有尿道外口,后部有阴道口。阴道口两侧有前庭大腺导管的开口。⑤阴蒂,位于唇前连合的后方,由两个阴蒂海绵体构成,相当于男性

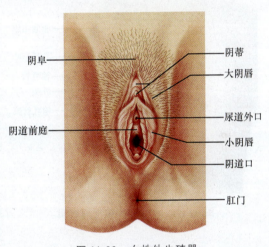

阴阜

阴蒂

大阴唇

尿道外口

阴道前庭

小阴唇

阴道口

肛门

图 11-22　女性外生殖器

考点:大阴唇的结构特点,阴道前庭的结构

的阴茎海绵体。露在包皮表面的阴蒂头富有感觉神经末梢,故感觉敏锐。⑥前庭球,相当于男性的尿道海绵体,呈蹄铁形。位于大阴唇的皮下,尿道外口和阴道口的两侧。

三、女性乳房

乳房为哺乳动物特有的结构。男性乳房不发达,但乳头的位置则较为恒定,多位于第4肋间隙,常作为体表的定位标志。女性乳房于青春期后受雌激素的影响开始发育,在妊娠和哺乳期有分泌活动,被喻为"生命之源泉"的乳房是女性最具吸引力的标志。

1. 乳房的位置　乳房位于胸前部,胸大肌和胸肌筋膜的表面(图11-23),在第3～6肋之间,内侧至胸骨旁线,外侧可达腋中线。

2. 乳房的形态 成年未产妇乳房呈半球形,高耸隆起,紧张而富有弹性。乳房中央的突起称为乳头(图 11-23,图 11-24),平对第 4 肋间隙或第 5 肋,其顶端有许多输乳管的开口。乳头周围颜色较深的皮肤环形区称为乳晕。乳头和乳晕的皮肤较薄,易受损伤,尤其在哺乳期应注意清洁,以防感染。

考点:输乳管的走行方向和乳房悬韧带的概念

3. 乳房的结构 乳房由皮肤、乳腺、结缔组织和脂肪组织构成。乳腺被结缔组织分隔成 15～25 个乳腺叶。每个乳腺叶内有一条排泄乳汁的输乳管,在近乳头处扩大为输乳管窦,其末端变细以输乳孔开口于乳头。乳腺叶和输乳管均以乳头为中心呈放射状排列,故乳房手术时应宜作放射状切口,以减少对输乳管和乳腺的损伤。在乳腺与皮肤和胸肌筋膜之间,连有许多结缔组织纤维小束,称为乳房悬韧带或 Cooper 韧带,对乳房起支持和固定作用。乳腺癌时,由于皮下淋巴管阻塞导致皮肤水肿和 Cooper 韧带受浸润而皱缩,牵拉皮肤向内凹陷,致使皮肤表面出现许多小凹,类似橘皮,临床上称为橘皮样改变,是乳腺癌早期诊断的常见体征。

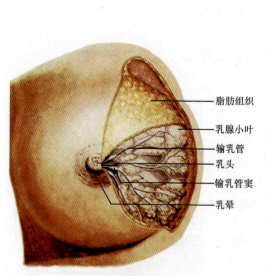

图 11-23 女性乳房结构模式图

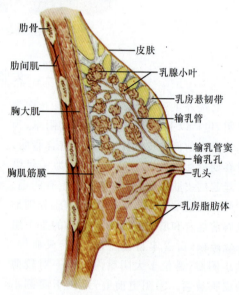

图 11-24 女性乳房矢状切面模式图

第 3 节 会 阴

会阴有广义和狭义之分。广义的会阴是指封闭小骨盆下口的所有软组织,呈菱形,前界为耻骨联合下缘,后界为尾骨尖,两侧界为耻骨下支、坐骨支、坐骨结节和骶结节韧带(图 11-25)。以两侧坐骨结节之间的连线为界,可将会阴分为前、后两个三角形的区域(图 11-26)。前方的是尿生殖区或尿生殖三角,男性有尿道通过,女性有尿道和阴道通过;后方的是肛区或肛门三角,中部有肛管通过。

考点:产科会阴的概念

临床上所说的会阴是指狭义的会阴,即产科会阴,是指肛门与阴道口之间狭小区域的软组织。分娩时要注意保护此区,以免造成会阴撕裂。

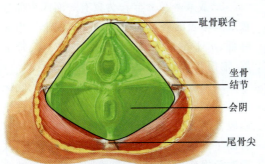
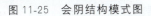

图 11-25 会阴结构模式图

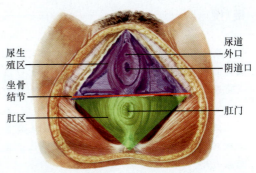

图 11-26 会阴的分区

第 4 节 腹 膜

一、腹膜与腹膜腔的概念

1. 腹膜 是覆盖于腹、盆壁的内面和腹、盆腔脏器表面的一层薄而光滑的浆膜。衬贴在腹、盆壁内表面的腹膜称为壁腹膜,覆盖于腹、盆腔脏器表面的腹膜称为脏腹膜。

2. 腹膜腔 脏、壁腹膜相互移行,共同围成不规则的潜在性腔隙,称为腹膜腔(图 11-27)。腔内仅有少量具有润滑作用的浆液。男性腹膜腔为一完全封闭的腔隙,而女性腹膜腔则借输卵管腹腔口,经输卵管、子宫、阴道与外界间接相通。

3. 腹膜的功能 腹膜具有分泌、吸收、保护、支持、固定、修复和防御等功能。一般认为,上腹部腹膜的吸收能力强于下腹部,故腹膜炎或腹部手术后的患者多采取半卧位,使有害液体流至下腹部,以减缓腹膜对有害物质的吸收。

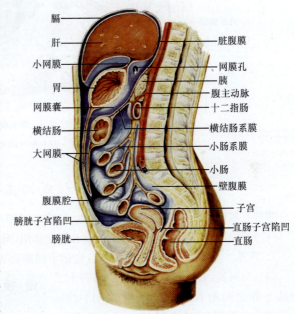

图 11-27 腹、盆腔矢状切面(女性)

考点:腹膜和腹膜腔的概念

二、腹膜与腹、盆腔脏器的关系

依据脏器被腹膜覆盖的范围大小,可将腹、盆腔脏器分为以下三类(图 11-27,图 11-28)。

1. 腹膜内位器官 为表面几乎全被腹膜包被的器官,故其移动性大,如胃、十二指肠上部、空肠、回肠、盲肠、阑尾、横结肠、乙状结肠、脾、卵巢和输卵管等。

2. 腹膜间位器官 为表面大部分或 3 面被腹膜覆盖的器官,故其位置较固定,如肝、胆囊、升结肠、降结肠、直肠上段、膀胱和子宫等。

考点：腹膜与腹、盆腔脏器的关系

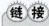

腹腔与腹膜腔的关系

腹腔与腹膜腔在解剖学上是两个不同而又相关的概念。腹腔是指膈以下、小骨盆上口以上由腹壁围成的腔，其内有许多器官。腹膜腔则是由脏腹膜与壁腹膜围成的潜在性腔隙，其内无任何器官，仅含少量浆液。腹膜腔是套在腹腔内的，腹腔内的所有器官实际上均位于腹膜腔之外。

3. 腹膜外位器官　为仅有一面或小部分被腹膜覆盖的器官，其位置固定，如十二指肠降部、水平部和升部、直肠中下段、肾、肾上腺、输尿管和胰等。

了解脏器与腹膜的关系具有重要的临床意义。如腹膜内位器官的手术，必须通过腹膜腔才能进行，但对肾、肾上腺等腹膜外位器官的手术则可不经腹膜腔便可施行手术，从而避免损伤腹膜，防止腹膜腔的感染和减少术后脏器粘连。

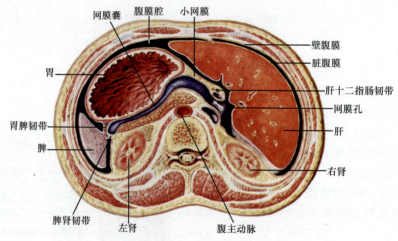

图 11-28　腹腔上部（通过网膜孔）横切面

三、腹膜形成的主要结构

腹膜在脏器与脏器之间以及脏器与腹、盆壁之间相互移行，其移行部的腹膜形成了网膜、系膜、韧带和陷凹等腹膜结构，对脏器起连接和固定作用，同时也是血管、神经等进入脏器的途径。

1. 网膜　是指连于胃的腹膜结构，包括小网膜和大网膜。

考点：小网膜和大网膜的概念以及网膜孔的位置

（1）小网膜：是连于肝门与胃小弯和十二指肠上部之间的双层腹膜结构（图 11-27）。小网膜的左侧部分，连于肝门与胃小弯之间，称为肝胃韧带（图 11-29）；右侧部分连于肝门与十二指肠上部之间，称为肝十二指肠韧带，其右缘游离，后方为网膜孔（图 11-28）。肝十二指肠韧带内有胆总管、肝固有动脉和肝门静脉 3 个重要结构通过。胆道手术时，需切开肝十二指肠韧带以暴露胆总管等。

（2）大网膜：是连于胃大弯与横结肠之间的 4 层腹膜结构，似围裙，悬垂于横结肠和空、回肠的前面（图 11-27，图 11-29）。

"腹腔卫士"——大网膜

大网膜通常呈网状，含有丰富的血管、大量的脂肪组织及巨噬细胞等，活动度大，具有重要的吸收和防御功能。当腹腔脏器发炎时，大网膜可包围炎性病灶，防止炎症扩散蔓延，故有"腹腔卫士"之称。因此，腹部手术时，常可根据大网膜的移位情况，寻找病变所在的部位。小儿大网膜较短，故当阑尾炎穿孔或下腹部脏器炎症时，病灶区不易被大网膜包裹，常易引起弥漫性腹膜炎。

(3)网膜囊:是位于胃后壁和小网膜后方的一个扁窄的潜在性腔隙,属于腹膜腔的一部分,又称小腹膜腔,以区别于网膜囊以外的大腹膜腔。网膜孔是网膜囊通向大腹膜腔的唯一通道(图 11-28)。

2. 系膜 是将肠管固定于腹后壁的双层腹膜结构,其内含有出入器官的血管、神经、淋巴管和淋巴结、脂肪等,包括肠系膜、阑尾系膜、横结肠系膜和乙状结肠系膜等(图 11-27)。因肠系膜和乙状结肠系膜较长,故空、回肠和乙状结肠的活动度较大,因而易发生肠扭转,导致肠梗阻。

3. 韧带 是连接脏器与腹、盆壁之间或连接相邻脏器之间的腹膜结构,对脏器有固定或悬吊作用。主要的韧带有肝镰状韧带、冠状韧带、胃脾韧带和脾肾韧带等(图 11-28),上述韧带不同于骨连结中的韧带。

4. 盆腔内的腹膜陷凹 是指腹膜在盆腔脏器之间移行反折形成较大而恒定的凹陷。男性在膀胱与直肠之间有直肠膀胱陷凹。女性在子宫与膀胱之间有膀胱子宫陷凹,在直肠与子宫之间有直肠子宫陷凹(又称 Douglas 腔)(图 11-27),与阴道后穹仅隔一薄层阴道后壁。在站位或坐位时,男性的直肠膀胱陷凹和女性的直肠子宫陷凹为腹膜腔的最低部位,故腹膜腔积液多聚集于此。临床上可经男性直肠前壁或女性阴道穹后部触诊或穿刺,以诊断或治疗盆腔内的一些疾患。

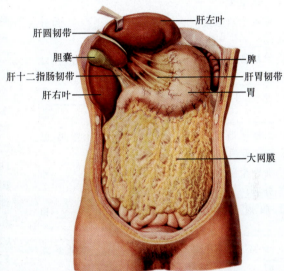

肝圆韧带
胆囊
肝十二指肠韧带
肝右叶
肝左叶
脾
肝胃韧带
胃
大网膜

图 11-29 大网膜和小网膜

考点:直肠膀胱陷凹和直肠子宫陷凹的概念及临床意义

案例11-3

患者,女性,26 岁,突感全腹剧痛并伴恶心、呕吐而来医院就诊。体温 39℃,脉搏 120 次/分,腹胀明显,全腹压痛和反跳痛,腹肌紧张,叩诊有移动性浊音,经 B 超检查确诊为急性腹膜炎。在讨论中提出了以下问题:
1. 女性腹膜腔通过哪些结构与外界相交通?
2. 为什么腹膜炎患者宜取半卧位?
3. 应在何处穿刺抽取腹膜腔积液进行诊断?

小结

人类的生殖是通过男、女性生殖器官的活动使两性成熟生殖细胞结合,经妊娠、分娩而产生与其本身相似的新个体的全部生理过程。男性的生殖功能包括精子的产生、输送和性激素的合成与分泌。男性的生殖过程是在下丘脑-腺垂体-睾丸轴的密切协同和调控下,通过精子发生、成熟、运输和精子获能等一系列生理活动所完成。男性生殖系统的主性器官睾丸具有产生精子和分泌性激素的双重功能,其他附性器官如附睾、输精管、射精管、精囊、前列腺、尿道球腺和阴茎等的功能是完成精子的成熟、储存、运输及排出。

女性生殖主要包括卵细胞发生、输送、激素分泌和妊娠以及分娩等功能活动。女性生殖系统的主性器官卵巢具有产生卵子和分泌性激素的双重功能,附性器官有输卵管、子宫、阴道和外阴。女性生殖系统的活动在下丘脑-腺垂体-卵巢轴的调控下,呈现明显的周期性变化特征。

自测题

一、名词解释

1. 前尿道 2. 精索 3. 黄体 4. 阴道穹
5. 月经周期 6. 乳房悬韧带 7. 产科会阴
8. 腹膜腔 9. 小网膜 10. 直肠子宫陷凹

二、填空题

1. 男性生殖腺是_____，有产生_____和分泌_____的功能。

2. 射精管由_____和_____汇合而成，开口于_____。

3. 男性生殖器的附属腺体包括_____、_____和_____。

4. 男性尿道有_____和_____两个弯曲，恒定不变的是_____。

5. 女性生殖腺是_____，它能产生_____和分泌_____、_____激素。

6. 卵泡的发育分为_____、_____和_____ 3个阶段。

7. 子宫内腔可分为上方的_____和下方的_____。

8. 月经周期中，子宫内膜结构变化可分为_____、_____和_____ 3期。

9. 腹膜与腹盆腔脏器的关系可分为_____、_____和_____。

10. 男性腹膜腔的最低部位是_____，女性腹膜腔的最低部位是_____。

三、选择题

1. 输精管结扎的常选部位是（　　）
   A. 腹股沟管部　　B. 睾丸部　　C. 精索部
   D. 起始部　　　　E. 盆部

2. 诊断前列腺增生最简单的方法是（　　）
   A. 膀胱镜检查　　　B. 直肠指诊
   C. 残余尿测定　　　D. 膀胱造影
   E. 超声波检查

3. 为男性患者导尿时，提起阴茎与腹前壁呈60°，可使（　　）
   A. 耻骨前弯消失　　B. 耻骨下弯消失
   C. 尿道内口扩张　　D. 耻骨下弯扩大
   E. 耻骨前弯扩大

4. 为成年男性患者导尿时，导尿管插入尿道的深度为（　　）

A. 4～6cm　　B. 8～10cm　　C. 10～12cm
D. 18～20cm　　E. 20～22cm

5. 包皮环切术时，应避免损伤（　　）
   A. 阴茎包皮　　B. 皮肤　　　C. 阴茎头
   D. 包皮系带　　E. 阴茎海绵体

6. 临床上识别输卵管的标志是（　　）
   A. 输卵管子宫部　　　B. 输卵管壶腹
   C. 输卵管峡　　　　　D. 输卵管伞
   E. 输卵管腹腔口

7. 关于子宫的描述，错误的是（　　）
   A. 位于盆腔的中央
   B. 呈前后略扁的倒置梨形
   C. 介于膀胱与直肠之间
   D. 子宫腔容积约5ml
   E. 子宫分为底、体、峡和颈4部分

8. 维持子宫前倾的主要韧带是（　　）
   A. 子宫阔韧带　　B. 子宫圆韧带
   C. 子宫主韧带　　D. 骶子宫韧带
   E. 卵巢悬韧带

9. 产科剖宫产术选用的切口部位通常在（　　）
   A. 子宫底　　B. 子宫峡　　C. 子宫颈
   D. 子宫体　　E. 子宫中部

10. "子宫下段"是由子宫的哪部分形成的（　　）
    A. 子宫角　　B. 子宫体　　C. 子宫底
    D. 子宫颈　　E. 子宫峡

11. 防止子宫脱垂的主要韧带是（　　）
    A. 子宫圆韧带　　　　B. 子宫阔韧带
    C. 子宫主韧带　　　　D. 骶子宫韧带
    E. 卵巢悬韧带

12. 子宫内膜的增生期发生在月经周期的（　　）
    A. 第1～4天　　　　B. 第5～10天
    C. 第5～14天　　　　D. 第15～24天
    E. 第15～28天

13. 月经后子宫内膜由下列哪一层增生修复（　　）
    A. 内膜　　B. 肌层　　C. 功能层
    D. 基底层　　E. 外膜

14. 排卵一般发生在月经周期的（　　）
    A. 第4天左右　　　　B. 第12天左右
    C. 第14天左右　　　　D. 第15天左右
    E. 第28天左右

15. 黄体形成后分泌的主要激素是（　　）

A. 孕激素　　　　　B. LH

C. 雌激素　　　　　D. 孕激素和雌激素

E. 孕激素、雌激素和 LH

16. 子宫内膜脱落引起月经是因为(　　)

　　A. 血液中雌激素浓度高

　　B. 血液中孕激素浓度高

　　C. 血液中雌激素和孕激素浓度均高

　　D. 血液中雌激素和孕激素浓度均低

　　E. 血液中雌激素浓度低,孕激素浓度高

17. 从阴道后穹向上穿刺,针尖可进入(　　)

　　A. 膀胱腔　　　　B. 膀胱子宫陷凹

　　C. 子宫腔　　　　D. 直肠

　　E. 直肠子宫陷凹

18. 女性外生殖器的哪一结构感觉极为敏锐(　　)

　　A. 阴阜　　B. 阴蒂　　C. 前庭大腺

　　D. 小阴唇　　E. 大阴唇

19. 外阴局部受损最易形成血肿的部位是(　　)

　　A. 阴阜　　B. 阴蒂　　C. 尿道口

　　D. 小阴唇　　E. 大阴唇

20. 关于乳房的描述,何者错误(　　)

　　A. 乳头约平第 4 肋间隙或第 5 肋

　　B. 位于胸前部,胸肌筋膜的深面

　　C. Cooper 韧带对乳房起支持和固定作用

　　D. 输乳管以乳头为中心呈放射状排列

　　E. 乳房手术时应宜作放射状切口,可减少对输乳管的损伤

21. 乳腺癌患者当其皮下淋巴管被癌细胞堵塞时,其临床表现为(　　)

　　A. 出现"酒窝征"　　B. 乳头凹陷

　　C. 皮肤凹陷　　　　D. 乳头湿疹样改变

　　E. 皮肤呈"橘皮样"改变

22. 关于腹膜腔的描述,错误的是(　　)

　　A. 由脏腹膜和壁腹膜互相移行围成

　　B. 为不规则的潜在腔隙

　　C. 腹膜腔内容纳腹腔脏器

　　D. 男性腹膜腔完全封闭

　　E. 女性腹膜腔有潜在途径通向外界

23. 腹膜炎或腹部手术后患者采取半卧位的主要原因是(　　)

　　A. 有利于肠蠕动　　B. 有利于伤口愈合

　　C. 有利于呼吸　　　D. 有利于腹膜吸收

　　E. 减缓腹膜对有害物质的吸收

24. 可减少腹膜对有害物质的吸收的体位是(　　)

　　A. 平卧位　　B. 侧卧位　　C. 俯卧位

　　D. 半卧位　　E. 头低足高位

25. 不经过腹膜腔就能进行手术的器官是(　　)

　　A. 胃　　　　B. 肾　　　　C. 小肠

　　D. 阑尾　　　E. 乙状结肠

26. 属于腹膜内位器官的是(　　)

　　A. 肾　　　　B. 降结肠　　C. 肝

　　D. 胰　　　　E. 胃

27. 不属于腹膜形成的韧带是(　　)

　　A. 肝胃韧带　　　　B. 镰状韧带

　　C. 肝十二指肠韧带　　D. 肝圆韧带

　　E. 脾肾韧带

四、简答题

1. 简述精子产生的部位及排出体外的途径。

2. 简述雄激素的生理作用。

3. 男性较小的肾盂结石需经过哪些狭窄和弯曲才能排出体外?

4. 输卵管分为哪几部分? 受精和结扎的部位分别在何处?

5. 简述雌激素、孕激素的生理作用。

6. 简述子宫的位置、形态和分部。

(颜盛鉴)

第12章

感 觉 器 官

人之所以能够闻到花草的芬芳,享受到饭菜的美味,看到五彩缤纷的世界,听到优美动听的音乐,感知大自然的神奇变化,体验"眼观六路,耳听八方"的美妙感觉,是因为人体内有许多感受机体内、外环境变化的感受器和感觉器官。那么,感受器有哪些? 感觉器官是如何组成的? 它们又是怎样完成感觉功能的? 让我们带着这些神奇而有趣的问题一起来探究人体感觉器官的奥秘。

感觉是客观事物在人脑中的主观反映。人体内、外环境中的各种刺激首先作用于不同的感受器或感觉器官,感受器能将各种刺激所含的能量转变为相应的神经冲动,通过传入神经到达不同的感觉中枢,再经大脑皮质的分析整合产生相应的感觉。由此可见,各种感觉都是通过特定的感受器或感觉器官、传入神经和大脑皮质的共同活动而产生的。

第1节　感觉器官概述

一、感受器和感觉器官的概念

感受器是指分布在体表或组织内部的一些专门感受机体内、外界环境变化的结构或装置。感受器的结构繁简不一,最简单的感受器就是感觉神经末梢,如游离神经末梢、环层小体、触觉小体和肌梭等。另一些结构和功能上高度分化了的感受细胞连同它们的附属结构一起,构成了复杂的感觉器官。人体的感觉器官有视器、前庭蜗器、嗅器、味器和皮肤。本章主要介绍视器、前庭蜗器和皮肤。

二、感受器的分类

考点:感受器的概念和分类

人体的感受器种类繁多,其分类方法也各不相同。依据感受器的所在部位和接受刺激的来源分为 3 类:①外感受器,分布于皮肤、口腔和鼻腔的黏膜、视器和内耳,感受外环境的信息变化,如触、压、痛、温度、光、声等刺激;②内感受器,分布于内脏和心血管壁等处,感受内环境的信息变化,如颈动脉小球和主动脉小球化学感受器、颈动脉窦压力感受器等;③本体感受器,分布于肌、肌腱、关节和内耳等处,接受身体各部的运动觉、振动觉和位置觉等刺激。依据感受器所接受刺激的性质不同,可分为机械感受器、化学感受器、温度感受器、光感受器和伤害性感受器等。

三、感受器的一般生理特征

(一) 感受器的适宜刺激

一种感受器通常只对某种特定形式的刺激最敏感,这种形式的刺激就称为该感受器的适宜刺激。如一定波长的光波是视网膜感光细胞的适宜刺激,而一定频率的声波是听觉感受器的适宜刺激。

(二)感受器的换能作用

感受器能将各种形式的刺激能量,如机械能、光能、热能及化学能等,转换为生物电能,以神经冲动的形式传入中枢,这种特性称为感受器的换能作用。因此,可以把感受器看成是"生物换能器"。

(三)感受器的编码功能

感受器在完成能量转换的同时,将外界刺激所含的信息转移到了传入神经动作电位的排列和组合中,称为感受器的编码功能。

(四)感受器的适应现象

强度恒定的刺激连续作用于感受器时,刺激仍然在继续,但传入神经冲动的频率随着时间的推移逐渐下降的现象称为感受器的适应现象。感受器适应时间的快慢具有各自的生理意义,如触觉感受器适应很快,有利于感受器不断接受新的刺激;而痛觉感受器不容易产生适应,对机体有保护作用。

第 2 节 视 器

视器又称眼,由眼球和眼副器两部分组成。眼球接受光波的刺激,并将其转化为神经冲动,经视觉传导通路传到大脑皮质的视觉皮质而产生视觉;眼副器对眼球起保护、运动和支持作用。

一、眼 球

眼球为视器的主要部分,由眼球壁及其内容物组成。眼球位于眶的前部,近似球形,前面有眼睑保护,后端借视神经连于间脑(图 12-1)。

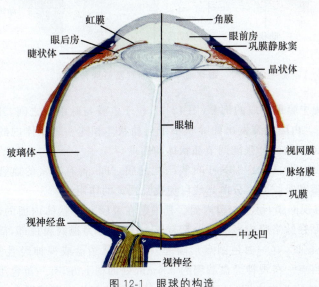

图 12-1 眼球的构造

（一）眼球壁

眼球壁由外向内依次分为外膜、中膜和内膜3层。

1. 外膜　又称纤维膜，由坚韧的致密结缔组织构成，具有维持眼球外形和保护眼球内容物的作用，分为角膜和巩膜两部分（图12-1）。

（1）角膜：占外膜的前1/6，无色透明，有屈光作用。角膜内无血管，但有丰富的感觉神经末梢，故感觉十分敏锐，临床上常利用此点作角膜反射试验检查患者的昏迷程度。

（2）巩膜：占外膜的后5/6，乳白色不透明，厚而坚韧。在巩膜与角膜交界处的深部有一环形血管，称为巩膜静脉窦，是房水回流的通道。巩膜的主要功能是维持眼球外形。

2. 中膜　位于外膜的内面，含有丰富的血管和色素细胞，呈棕黑色，故又称血管膜或色素膜。中膜由前向后分为虹膜、睫状体和脉络膜3部分。

（1）虹膜：位于角膜的后方，为冠状位圆盘形薄膜（图12-2），中央有一圆孔称为瞳孔，直径为2.5～4mm（直径＞5mm者称为瞳孔散大，直径＜2mm者称为瞳孔缩小），是光线进入眼球的通路，其孔径大小随光线强弱和物体距离远近不同而改变。在活体，透过角膜可以看到虹膜和瞳孔。虹膜的颜色取决于所含色素的多少，中国人多呈棕色。虹膜内有两种不同排列方向的平滑肌，环绕在瞳孔周围称为瞳孔括约肌，由瞳孔向周围呈放射状排列的称为瞳孔开大肌，它们分别缩小和开大瞳孔。瞳孔的开大或缩小可调节进入眼内的光线。在弱光下或看远物时，瞳孔开大（图12-3）；在强光下或看近物时，瞳孔缩小（图12-4）。

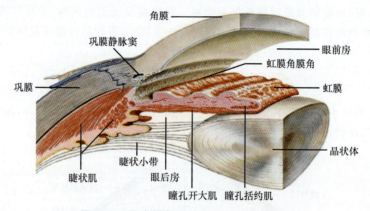

图12-2　眼球前半部后面观及虹膜角膜角

（2）睫状体：为中膜最肥厚的部分（图12-1），位于虹膜与脉络膜之间，其前部有许多放射状突起称为睫状突。由睫状突发出的睫状小带与晶状体相连。睫状体内的平滑肌称为睫状肌（图12-2），该肌的收缩或舒张能调节晶状体的曲度。

（3）脉络膜：占中膜的后2/3，衬于巩膜与视网膜之间，含有丰富的血管和大量的色素细胞，具有营养眼球壁和吸收眼内分散光线以免扰乱视觉的作用。

3. 内膜　又称视网膜，衬于中膜内面。其中贴在虹膜和睫状体内面的部分无感光作用，称为视网膜盲部；贴在脉络膜内面的部分具有感光作用，称为视网膜视部，简称视网膜。在视网膜后部中央偏鼻侧处，有一白色圆盘形隆起，称为视神经盘或视神经乳头，此处无感光细胞，故称为生理性盲点。在视神经盘颞侧约3.5mm处的稍下方，有一黄色小区，称为黄斑（图12-5），其中央凹陷处称为中央凹，是感光和辨色最敏锐的部位。视神经盘、黄斑、中央凹等结构在活体均可借助眼底镜，通过瞳孔直接观察。

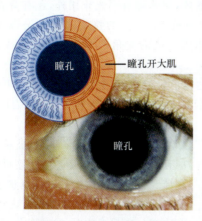
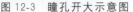
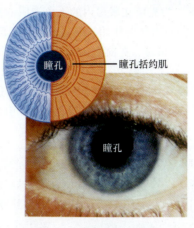

图 12-3 瞳孔开大示意图   图 12-4 瞳孔缩小示意图

视网膜的结构分为内、外两层(图 12-6),外层由色素上皮细胞构成,紧贴脉络膜;内层为神经层,由神经细胞构成。神经层由外向内由 3 层细胞组成:①感光细胞,又称视细胞,是高度分化的感觉神经元,能将光的刺激转化为神经冲动,分为视杆细胞和视锥细胞两种,其形态、分布和功能各异。视杆细胞主要分布在视网膜周边部,视锥细胞则集中在视网膜中央部。在黄斑的中央凹处,仅有视锥细胞。视杆细胞对光的敏感性较高,仅能感受弱光的刺激,但不能产生色觉,主要在弱光下起作用,只能辨别明暗和物体的大致轮廓,视物精确性差。视锥细胞对光的敏感性较低,主要在强光下起作用,可辨别颜色,视物精确性高。②双极细胞,为中间神经元,其树突与视细胞联系,轴突与节细胞联系。③节细胞,为多极神经元,树突与双极细胞的轴突形成突触,轴突在视神经盘处集中形成视神经。

考点:眼球壁的结构特点,视神经盘和黄斑的概念

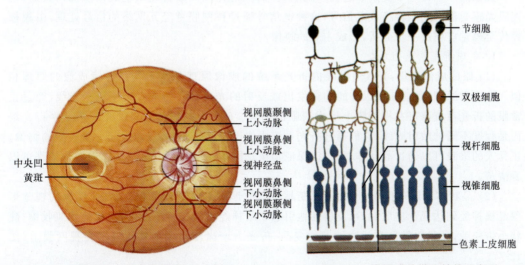

图 12-5 眼底像模式图(左侧)   图 12-6 视网膜的微细结构示意图

(二)眼球的内容物

眼球的内容物包括房水、晶状体和玻璃体(图 12-1),它们与角膜一样均无色透明而无血管分布,具有折光作用,与角膜合称为眼的折光系统。

考点：房水的产生部位及其循环途径

1. 房水　为充填在眼房内的无色透明的液体,房水除有屈光作用外,还有营养角膜和晶状体以及维持眼内压的作用。眼房是位于角膜与晶状体之间的腔隙,被虹膜分隔为前房和后房,两者借瞳孔相通。在前房的周边,虹膜与角膜形成的夹角称为虹膜角膜角或前房角(图12-2)。

房水由睫状体产生后,经眼后房、瞳孔到达眼前房,然后经虹膜角膜角渗入巩膜静脉窦,最后汇入眼静脉。若房水回流受阻时,可引起眼内压增高,导致视力减退,临床上称为青光眼。

考点：眼球内容物的组成及其作用

眼球的内容物

眼球内容水晶体,均无血管色透明;
房水源于睫状体,稳压折光养角晶,
欲问房水何处去? 涓涓细流到心里;
晶状体,凸透镜,透明屈光有弹性;
玻璃屈光胶状物,网膜靠它来撑起;
角膜水晶玻璃体,组成眼球屈光系。

2. 晶状体　位于虹膜与玻璃体之间,为富有弹性的双凸透镜状无色透明体,无血管和神经分布。晶状体周缘借睫状小带与睫状体相连,故晶状体的曲度可随睫状肌的舒缩而改变。当看近物时,睫状肌收缩,睫状体向前内移行,睫状小带放松,晶状体则由于本身的弹性而变凸,屈光力增强,使物像清晰地聚焦于视网膜上。看远物时,与此相反。老年人因晶状体弹性减弱,眼的调节能力减退,看近物时模糊,看远物时较清晰,俗称"老花眼"。晶状体可因疾病或创伤而变混浊,临床上称为白内障。

3. 玻璃体　为无色透明的胶状物质,位于晶状体与视网膜之间,具有屈光和支撑视网膜的作用。若玻璃体混浊,眼前可见晃动的黑点,临床上称为飞蚊症。

(三) 视觉的形成

视觉的形成是一个复杂的过程,外界物体的反射光线经眼折光系统成像于视网膜上,视网膜光感受器把光能转换成电信号,这种电信号通过视网膜神经元网络的信号处理,由视神经传至视觉皮质进一步分析,形成主观的映像。

1. 眼球折光系统的功能

(1) 眼的成像原理:光线通过眼内折光系统的成像原理基本上与凸透镜成像的原理相似。按光学原理,眼前6米以外的物体发出或反射的光线是平行或接近平行的光线,经过正常眼的折光系统都可在视网膜上形成清晰的物像。6米内的物体发出的光线不是平行光线而是程度不同的散射光线,它们通过折光系统成像于视网膜后方,只能引起一个模糊的物像。正常人的眼睛可以通过晶状体调节,以保证物像总能落在视网膜上,所以,远近的物体都可以看清楚。

(2) 晶状体的调节作用:是通过改变晶状体的形态来实现的。视近物时,模糊的视觉形象经视神经到达视觉皮质时,可反射性地引起动眼神经的副交感神经兴奋,使睫状肌收缩,睫状小带松弛,晶状体靠自身的弹性回位变凸,折光力增强使物像前移正好落在视网膜上(图12-7)。

物体距眼球愈近到达眼球光线的散射度就越大,则晶状体变凸的程度愈大。反之,视远物时,则晶状体的凸度减小。人晶状体的调节能力随年龄的增长而减弱,其主要原因是晶状体的弹性逐渐丧失。这种因晶状体调节功能障碍引起的视物不清称为老视,俗称老花眼,可戴合适的凸透镜矫正。眼球形态异常,如前后径过长或折光力过强,物体通过折光系统成像于视网膜前,称为近视,可戴适度凹透镜矫正。

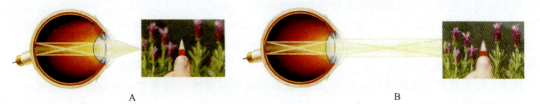

图 12-7　睫状肌对晶状体的调节作用
A. 近距视觉；B. 远距视觉

（3）瞳孔的调节：在眼的调节过程中，除晶状体发生变化外，还可出现瞳孔的变化反应。视近物时，反射性地引起瞳孔缩小，称为瞳孔近反射。这种反射可减少进入眼内的光量，使成像清晰。瞳孔近反射和睫状肌调节的路径相同。

瞳孔的大小随光线的强弱而改变，视强光时缩小，视弱光时散大，这种现象称为瞳孔对光反射。因瞳孔对光反射的中枢在中脑，故临床上常用检查瞳孔对光反射的方法来判断患者的意识状态和病变部位。瞳孔的大小还受药物的影响，如抗胆碱药阿托品可使瞳孔散大，而拟胆碱药或有机磷农药可使瞳孔缩小。

（4）眼球会聚：视近物时，可反射性地引起两眼向鼻侧靠拢，这种现象称为眼球会聚。它以可使近处物体成像于两眼视网膜的对称点上，形成单一清晰视觉。否则，一个物体会呈现两个物像，这种现象称为复视。

2. 眼球感光系统的功能

（1）视网膜的感光换能作用：视杆细胞内的感光色素称为视紫红质，由视黄醛和视蛋白组成。视紫红质在光的作用下分解为视黄醛和视蛋白，同时释放出能量，使视杆细胞产生电位变化，而引起神经冲动。在感光过程中，感光物质分解的同时又不断地合成；在强光下，分解大于合成；在弱光下，合成大于分解。视紫红质分解后，视黄醛再与视蛋白重新合成视紫红质，同时有部分视黄醛被消耗。视黄醛主要靠血液中的维生素 A 补充，如果缺乏就会造成暗视觉障碍，俗称夜盲症。

$$视蛋白＋视黄醛 \xrightleftharpoons[强光]{弱光} 视紫红质$$

$$\big\updownarrow 还原 \big| 氧化$$

$$视黄醛（维生素 A）$$

（2）暗适应与明适应：当人从亮处进入暗处时看不清物体，经过一定的时间后才能看清楚，这种现象称为暗适应。这是由于人在亮处时大部分视紫红质处于分解状态，视紫红质含量不足，不能使视杆细胞产生兴奋所致。相反，从暗处到强光下，最初感到耀眼的光亮，不能视物，稍待片刻后才能恢复视觉，这种现象称为明适应。这是由于视杆细胞在暗处合成较多的视紫红质，在强光下迅速分解出现耀眼的光亮，随着视紫红质的减少，视锥细胞恢复了功能。

（3）色盲与色弱：正常人眼能分辨 150 余种颜色。视锥细胞的特点是感受强光，具有辨色的能力，若完全不能辨别颜色，则称为全色盲；不能辨别某些颜色，称为部分色盲，以红绿色盲多见。色盲为隐性遗传的先天性缺陷，多发于男性，女性少见。对某种颜色的辨别能力较差，

考点：瞳孔对光反射、视力和视野的概念

称为色弱。色弱与身体机能状态和营养状况有关。

（4）视力与视野：视力又称视敏度，是指眼分辨两点最小距离的能力。以标准对数视力表5.0为正常。单眼固定不动，正视前方一点时能看到的范围，称为视野。各种颜色的视野范围不一致，白色最大，蓝、黄、红色次之，绿色最小。正常人的鼻侧视野较小，颞侧视野较大。临床上检查视野对诊断某些视网膜、视神经和视觉传导通路的病变有一定的意义（详见神经系统视觉传导通路）。

二、眼　副　器

眼副器包括眼睑、结膜、泪器和眼球外肌等结构，对眼球起保护、运动和支持作用。

1. 眼睑　俗称眼皮，位于眼球前方，是保护眼球的屏障。眼睑分为上睑和下睑（图12-8），上、下睑之间的裂隙称为睑裂，睑裂的内、外侧端吻合成的锐角分别称为内眦和外眦。睑的游离缘称为睑缘，长有向前弯曲的睫毛。睫毛根部的皮脂腺称为睫毛腺，急性炎症引起肿胀称为睑腺炎，又称麦粒肿。上、下睑缘近内眦处各有一小孔，称为泪点，是上、下泪小管的入口。

眼睑由浅入深由皮肤、皮下组织、肌层（眼轮匝肌）、睑板和睑结膜构成。眼睑的皮肤细薄，皮下组织疏松，心、肾疾病时容易发生眼睑皮下水肿。

2. 结膜　是一层富有血管的透明薄膜。按其所在部位分为3部：①睑结膜，衬贴于眼睑内面的部分；②球结膜，覆盖于巩膜前面的部分（图12-8）；③结膜穹隆，位于睑结膜与球结膜的移行处，分别形成结膜上穹和结膜下穹。闭眼时整个结膜围成的一个囊状腔隙，称为结膜囊，通过睑裂与外界相通。滴眼药即入此囊内。结膜炎是眼科的常见病，炎症时可见结膜充血。

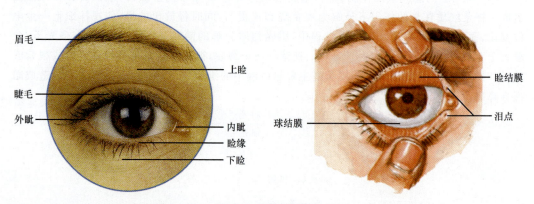

图 12-8　眼睑与结膜

3. 泪器　由分泌泪液的泪腺和排出泪液的泪道组成（图12-9）。

（1）泪腺：位于眶上壁前外侧份的泪腺窝内，有10～20条排泄管开口于结膜上穹的外侧部。泪腺分泌的泪液，借眨眼活动涂抹于眼球表面，有湿润、清洁角膜和冲洗结膜囊内异物的作用。此外，泪液中所含的溶菌酶具有杀菌作用。多余的泪液流向内眦，经泪道流入鼻腔。

研究认为，流泪和出汗一样，通过流泪可以排出体内应激反应时产生的危险毒素，从而减少对机体的损害。从生理学角度讲，"男儿有泪不轻弹"，对健康极为不利。

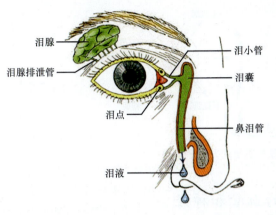
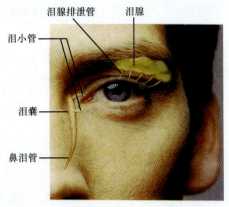

图 12-9　泪器

（2）泪道：包括泪点、泪小管、泪囊和鼻泪管。泪点是泪道的起始部。泪小管上、下各一，分别起始于上、下泪点，共同开口于泪囊。泪囊是一膜性囊，位于泪囊窝内，上端为盲端，下端移行为鼻泪管，鼻泪管下端开口于下鼻道的前部。泪道的任何部位因炎症不通畅，均可引起溢泪症。

4. 眼球外肌　包括 6 块运动眼球的肌和 1 块提上睑的肌（图 12-10），均为骨骼肌，统称为视器的运动装置。上睑提肌的作用是提上睑、开大睑裂。运动眼球的肌包括 4 块直肌（上直肌、下直肌、内直肌、外直肌）和 2 块斜肌（上斜肌、下斜肌）。上直肌使眼球转向上内，下直肌使眼球转向下内，内直肌使眼球转向内侧，外直肌使眼球转向外侧，下斜肌使眼球转向上外方，上斜肌使眼球转向下外方（图 12-11）。眼球的正常运动是由两侧眼肌共同协调运动的结果。当某一肌瘫痪时，即可出现斜视或复视现象。

> **链接**
>
> **有趣的"热线联系"——鼻泪管**
>
> 　　鼻泪管是联系鼻腔与眼之间的热线。当眼睛点上氯霉素眼药水不一会儿，就会感到嘴里有股苦涩味便是证明。人在悲伤时，不但泪流满面，甚至会出现痛哭流涕、一把鼻涕一把泪，这是因为部分泪液经泪点、泪小管、泪囊和鼻泪管流入鼻腔后与鼻涕混合在一起流出来的缘故。
>
> 　　当您感冒时，由于鼻腔黏膜充血肿胀可使鼻泪管开口处闭塞，从而使泪液向鼻腔的引流不畅，故感冒时常有流泪的现象出现。

考点：泪液的产生部位及其排出途径

考点：眼球外肌的作用

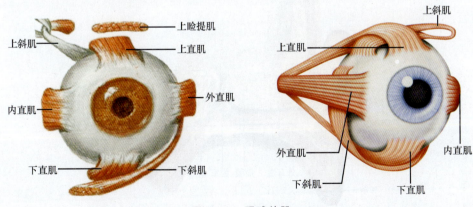

图 12-10　眼球外肌

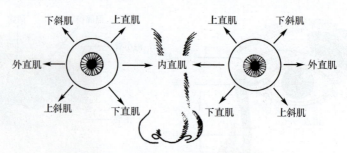

图 12-11　眼球外肌运动方向示意图

三、眼的血管和神经

1.眼的血管　眼的血液供应来自眼动脉。眼动脉是颈内动脉入颅后的分支,经视神经管出颅到眶,分布于眼球及眼副器等处。其中最主要的是视网膜中央动脉,穿行于视神经内,至视神经盘处分为视网膜颞侧上、下小动脉和鼻侧上、下小动脉(图 12-5),营养视网膜内层。临床上常用眼底镜观察此动脉,以帮助诊断动脉硬化及某些颅内疾病。眼静脉无静脉瓣,向前与面静脉有吻合支,向后注入海绵窦,故面部感染可经此途径侵入颅内。

2.眼的神经　来源于 6 对脑神经和交感神经。视神经起于视网膜,传导视觉冲动;感觉神经来自三叉神经的眼神经;眼球外肌由动眼神经、滑车神经和展神经支配;瞳孔括约肌和睫状肌由动眼神经内的副交感纤维支配;瞳孔开大肌由交感神经支配;泪腺的分泌由面神经支配。

第3节　前庭蜗器

前庭蜗器又称位听器或耳,包括感受头部位置变化的位觉器和感受声波刺激的听觉器。两者在功能上虽然不尽相同,但在结构上则关系密切。耳按部位分为外耳、中耳和内耳 3 部分(图 12-12)。外耳和中耳是收集和传导声波的装置,内耳是接收声波和位置觉刺激的感受器所在部位。

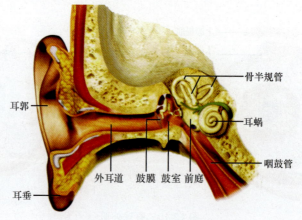

图 12-12　耳全貌模式图

一、外　耳

外耳包括耳郭和外耳道。

1. **耳郭**　位于头部的两侧,与外耳道共同组成收集声波的漏斗状结构。耳郭的形状有利于收集声波,还可以帮助判断声源的方向。耳郭大部分以弹性软骨为支架,外面覆以皮肤而构成,皮下组织很少,但血管神经丰富。耳郭向下垂的柔软部分称为耳垂(图 12-12),由皮肤和皮下组织构成,是临床常用的采血部位。耳郭外侧面的中部凹陷,并有一孔称外耳门。

2. **外耳道**　是从外耳门至鼓膜之间的弯曲管道,长 2～2.5cm。外耳道是声波传导的通路,同时还起到共鸣腔的作用。外耳道由外向内的走行方向是先向前上,继而稍向后,最后弯向前下。临床检查成人鼓膜时,须将耳郭向后上方牵拉,使外耳道变直方能观察到鼓膜。婴儿外耳道短而直,鼓膜近似水平位,故检查鼓膜时需将外耳道向后下方牵拉。

链接

耳　郭

耳郭位居头两侧,收集声波辨风向;
耳郭皮薄血管多,寒冬腊月易冻伤;
女性爱美耳环戴,严格消毒有保障;
耳宜常弹气血通,临床采血耳垂找。

外耳道的皮肤较薄,皮下组织稀少,皮肤与软骨膜和骨膜结合紧密,故发生疖肿时疼痛剧烈。外耳道皮肤除含有毛囊、皮脂腺外,还含有丰富的耵聍腺,其分泌的淡黄色黏稠液体称为耵聍,俗称"耳屎"。耵聍可防止外耳道皮肤干裂,具有抑菌和杀菌作用,还可阻挡灰尘、小飞虫等进入外耳道,保护鼓膜。

二、中　耳

中耳包括鼓室、咽鼓管、乳突窦和乳突小房,是传导声波的主要结构。

(一)鼓室

鼓室是颞骨岩部内形态不规则的含气小腔(图 12-13),位于鼓膜与内耳之间。室腔内面覆有黏膜,向前借咽鼓管通向鼻咽,向后经乳突窦通向乳突小房。鼓室有 6 个壁,内有听小骨、韧带、肌肉、血管和神经等。

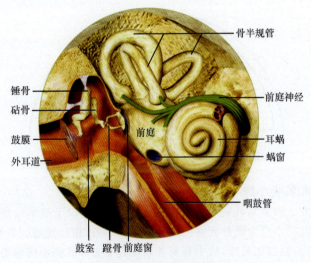

图 12-13　中耳和内耳

1. **鼓膜** 是位于外耳道与鼓室之间的椭圆形半透明薄膜,构成鼓室外侧壁的大部分。鼓膜中心向内凹陷称为鼓膜脐。鼓膜前上 1/4 的小区薄而松弛,称为松弛部,后下 3/4 较坚实而紧张,称为紧张部。在活体检查鼓膜时,鼓膜脐前下方有一三角形反光区称为光锥(图 12-14)。光锥消失是鼓膜内陷的重要标志。

2. **听小骨** 位于鼓室内,共有 3 块,由外侧向内侧依次为锤骨、砧骨和镫骨(图 12-15)。3 块听小骨间借关节依次相连形成听骨链,构成了一个杠杆系统,介于鼓膜和前庭窗之间。锤骨附着于鼓膜脐的内面,镫骨底与前庭窗相接。

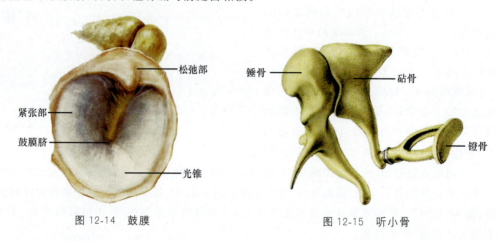

图 12-14 鼓膜   图 12-15 听小骨

(二)咽鼓管

考点:中耳的组成及其各自的连通关系

咽鼓管为沟通鼓室与鼻咽部之间的管道。咽鼓管的外侧端开口于鼓室前壁,内侧端开口于鼻咽部侧壁的咽鼓管咽口。咽鼓管咽口平时处于关闭状态,当吞咽或呵欠时可暂时开放。咽鼓管的主要功能是调节鼓室内的压力,以保持鼓膜内、外压力的平衡,对于维持鼓膜的正常位置、形状和振动性能有着重要的意义。咽鼓管的黏膜与鼓室和鼻咽部的黏膜相延续。幼儿的咽鼓管较成人短而平直(图 12-16),管径较大,故咽部感染易沿此管侵入鼓室,而引起中耳炎。

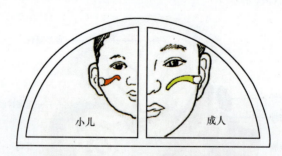

图 12-16 小儿与成人咽鼓管比较示意图

(三)乳突窦和乳突小房

乳突窦是一个介于鼓室与乳突小房之间的小腔,向前开口于鼓室后壁的上部,向后下与乳突小房相通连。乳突小房为颞骨乳突内的许多含气小腔,相互连通。乳突窦和乳突小房内衬以黏膜,并与鼓室的黏膜相延续,故中耳炎常累及乳突窦和乳突小房感染。

案例12-1

患者,男性,5 岁。近日突感听力下降,伴左外耳道流脓而来医院就诊。检查发现左耳鼓膜穿孔。血常规检查:白细胞 12×10^9/L,中性粒细胞 0.84。临床诊断为左耳中耳炎。在讨论中提出了以下问题:

1. 幼儿感冒后为何易引起中耳炎?
2. 检查婴儿鼓膜时为何要拉向后下方?
3. 请您用解剖学知识解释中耳炎可能引起鼓室外的哪些结构发生炎症?

(四)中耳的功能

鼓膜、听骨链和内耳前庭窗之间的联系构成了声波从外耳传向耳蜗的有效通路(图 12-13)。中耳的主要功能是将空气中的声波振动高效地传递到内耳淋巴,其中鼓膜和听骨链在声波的传递过程中起着重要作用。鼓膜就像电话机受话器中的振膜,是一个压力承受装置,具有良好的频率响应和较小的失真度,能将声波如实地传递给听骨链。听骨链通过杠杆作用能把鼓膜的高幅低强度的振动转为低幅高强度的振动传向前庭窗。通过听骨链的声波传导既有增压作用,又可避免对内耳的损伤。

三、内　耳

内耳位于颞骨岩部内,位于鼓室与内耳道底之间,由两套构造复杂的管道系统组合而成,故又称迷路。迷路可分为骨迷路和膜迷路。骨迷路是颞骨岩部内的骨性隧道,膜迷路是套在骨迷路内封闭的膜性小管和囊,与骨迷路形态基本一致(图 12-17)。骨迷路与膜迷路之间的腔隙内含有外淋巴,膜迷路内含有内淋巴,内、外淋巴之间互不相通。

(一)骨迷路

骨迷路由后外向前内依次分为骨半规管、前庭和耳蜗 3 部分(图 12-13),三者形态各异,相互连通。

1. **骨半规管**　为 3 个"C"字形互成直角排列的弯曲小管,按其位置分别称为前、后、外骨半规管,它们均借骨脚开口于前庭。

2. **前庭**　位于骨迷路中部,呈椭圆形空腔,其外侧壁上有前庭窗(也称卵圆窗)和蜗窗(也称圆窗),内侧壁为内耳道底。前庭向前通耳蜗,向后通骨半规管。

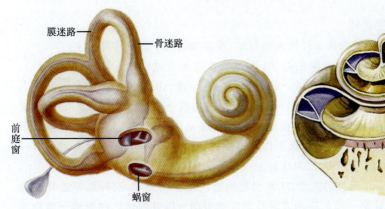

图 12-17　骨迷路与膜迷路

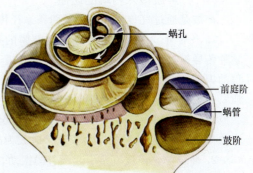

图 12-18　耳蜗

3. 耳蜗　位于前庭的前方,形似蜗牛壳。蜗底朝向内耳道底,蜗顶朝向前外方。耳蜗由蜗螺旋管环绕蜗轴约两圈半构成。蜗螺旋管被蜗轴发出的骨螺旋板和膜迷路分隔成 3 条管道,即上方的前庭阶,下方的鼓阶,中间的蜗管(图 12-18)。前庭阶和鼓阶内充满外淋巴,两者在蜗顶处借蜗孔彼此相通。前庭阶一端与前庭窗相接,鼓阶一端与蜗窗相接。前庭窗被镫骨底封闭,蜗窗被第二鼓膜封闭。

(二) 膜迷路

膜迷路由膜半规管、椭圆囊、球囊和蜗管组成(图 12-19)。在膜迷路的特定部位有位觉和听觉感受器。

考点:膜迷路的组成及其位觉感受器和听觉感受器的位置

1. 膜半规管　位于同名骨半规管内,形态与骨半规管相似。在骨壶腹内的膨大部分为膜壶腹,壁上有隆起的壶腹嵴,为位觉感受器,能感受旋转变速运动的刺激。

2. 椭圆囊和球囊　位于前庭内,为相互连通的两个囊。椭圆囊位于后上方,与膜半规管相通。球囊位于前下方,与蜗管相连。椭圆囊和球囊的内壁上分别有椭圆囊斑和球囊斑,均为位觉感受器,能感受直线变速运动的刺激。

3. 蜗管　套在蜗螺旋管内,即位于耳蜗内,前庭阶与鼓阶之间的膜性管道,横切面呈三角形,上壁为前庭膜,下壁为基膜。基膜上有螺旋器(又称 Corti 器)(图 12-20),为听觉感受器。螺旋器由毛细胞和支持细胞等组成,毛细胞与蜗神经相连。

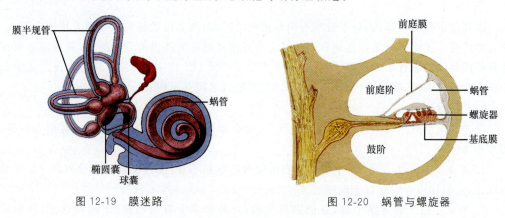

图 12-19　膜迷路　　　　　　　　图 12-20　蜗管与螺旋器

四、耳的听觉功能

(一) 声波传入内耳的途径

声波是通过气传导和骨传导两条途径传入内耳的,在正常情况下以气传导为主。

1. 气传导　声波经外耳道引起鼓膜的振动,再经听骨链和前庭窗传入耳蜗(图 12-21),这种传导途径称为气传导(即声波→外耳道→鼓膜→听骨链运动→前庭窗→引起前庭阶外淋巴的振动→前庭膜振动→蜗管内淋巴的振动→螺旋器受到刺激→经蜗神经→大脑的听觉皮质),是声波传导的主要途径。此外,鼓膜的振动也可引起鼓室内空气的振动,再经蜗窗的第二鼓膜传入耳蜗。这一传导途径在正常情况下作用不大,只有当听骨链有病变时才可发挥一定的传音作用,但此时的听力较正常时大为减弱。

2. 骨传导　声波直接引起颅骨的振动,从而引起蜗管内淋巴的振动,这种传导途径称为骨传导(即声波→颅骨→骨迷路→前庭阶和鼓阶外淋巴的振动→蜗管内淋巴的振动→螺旋器受到刺激→经蜗神经→大脑的听觉皮质)。正常情况下,骨传导的敏感性比气传导低得多,因

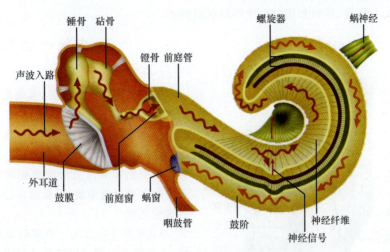

图 12-21　声波的传导途径

图中标注：锤骨　砧骨　螺旋器　蜗神经　镫骨　前庭管　声波入路　外耳道　鼓膜　前庭窗　蜗窗　咽鼓管　鼓阶　神经纤维　神经信号

此，人们几乎感觉不到它的存在。

链接

气传导和骨传导的临床意义

在临床工作中,常用音叉检查患者气传导和骨传导的情况,以帮助诊断听觉异常产生的部位和性质。当外耳道或中耳发生病变时,气传导受损,引起的听力障碍称为传音性耳聋,此时患侧气传导明显受损,骨传导却不受影响或甚至比健侧更加敏感。当耳蜗病变引起感音性耳聋时,患侧气传导和骨传导都将同样受损。

（二）听觉的产生

声波通常有各种复杂的频率,均以同样的形式使鼓膜振动。振动沿听骨链传递,听骨链如同一根摇动的弯曲杠杆,驱使镫骨脚板在柔软的前庭窗上做活塞样推拉运动。这种运动将声波从外淋巴传到耳蜗,进而将振动传到盘曲在蜗管上的螺旋器(图12-21),刺激毛细胞兴奋,通过换能作用将声波振动的机械能转变为毛细胞膜的电位变化,触发与其相连的蜗神经产生动作电位,由蜗神经传到大脑的听觉皮质而产生听觉。

考点:声波传入内耳的途径

五、耳的平衡功能

前庭和半规管是人体头部空间位置感受器,参与调节人体静止及运动状态的平衡。当头的位置改变或作变速运动时,椭圆囊和球囊中的淋巴流动,同时膜半规管内的淋巴也会相应的流动,从而引起椭圆囊、球囊和壶腹嵴上毛细胞纤毛的摆动,进而转化为神经冲动由前庭神经传入中枢,从而感知头部的位置,调节身体平衡。

各种原因引起的内淋巴循环障碍,均可导致内耳功能失调,产生强烈的眩晕、耳鸣或呕吐,称内耳性眩晕(梅尼埃病)。前庭位觉感受器受到过长、过强的刺激,或刺激并不强,但前庭功能过于敏感时,会引起恶心、呕吐、眩晕、出汗和皮肤苍白等症状,如晕船、晕车。

第4节　皮　　肤

皮肤覆盖于身体表面,是人体面积最大、最重的器官,约占成人体重的16%,总面积达1.2～2.0m²。皮肤由表皮和真皮构成,借皮下组织与深部组织相连(图12-22)。皮肤内有表皮衍生的毛、皮脂腺、汗腺和指（趾）甲等皮肤附属器。

一、皮肤的结构

（一）表皮

表皮位于皮肤的浅层，由角化的复层扁平上皮构成。依据表皮的厚度，皮肤可分为厚皮和薄皮。厚皮仅位于手掌和足底（无毛皮），其他部位则为薄皮（有毛皮）。表皮细胞分为角质形成细胞和非角质形成细胞两类。前者为表皮的主要组成细胞，后者散在分布于角质形成细胞之间。

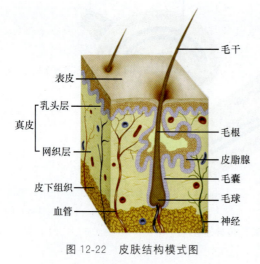

图 12-22　皮肤结构模式图

1. 角质形成细胞　手掌和足底的表皮结构，由基底至表面可以清楚地分出典型的 5 层结构，即基底层、棘层、颗粒层、透明层和角质层（图 12-23）。

（1）基底层：附着于基膜上，由一层矮柱状或立方形的基底细胞组成。基底细胞是幼稚的细胞，有活跃的增殖和分化能力，新生的细胞向浅层推移，逐渐分化为其余各层细胞。

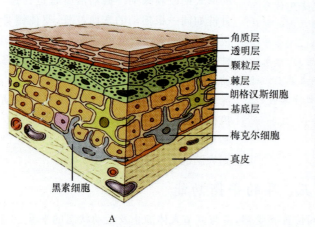

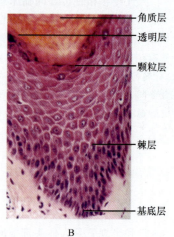

图 12-23　表皮结构图
A. 表皮结构模式图；B. 手指皮肤光镜结构像

（2）棘层：由 5～10 层体积较大的多边形细胞组成。核大而圆，胞质呈弱嗜碱性，游离核糖体多，具有旺盛的合成功能。

（3）颗粒层：由 3～5 层较扁的梭形细胞组成，细胞核和细胞器逐渐退化。胞质内出现许多大小不等、形状不规则的强嗜碱性透明角质颗粒。

（4）透明层：由 2～3 层扁平细胞组成。细胞界限不清，细胞核和细胞器均已消失，胞质均质透明，呈嗜酸性。

（5）角质层：由多层扁平的角质细胞组成。细胞已完全角化，轮廓不清，无细胞核和细胞器，胞质内充满均质状的角质，呈嗜酸性。浅层细胞逐渐脱落形成皮屑。角质形成细胞不断

298

脱落和更新,更新周期为3～4周。

2. 非角质形成细胞　包括黑素细胞、朗格汉斯细胞和梅克尔细胞(图12-23)。

(1)黑素细胞:散在分布于基底细胞之间,是生成黑色素的细胞。黑色素能吸收紫外线,可防止表皮深层的幼稚细胞免受辐射损伤。

(2)朗格汉斯细胞:来源于血液中的单核细胞,散在于棘细胞之间。朗格汉斯细胞是皮肤内的抗原提呈细胞,能将抗原提呈给T淋巴细胞,是皮肤免疫功能的重要细胞。

(3)梅克尔细胞:主要分布于基底细胞之间,功能尚不清楚,可能是一种感受触觉刺激的感觉细胞。

(二)真皮

真皮位于表皮下方,分为乳头层和网织层(图12-22),两者相互移行无明显界线。身体各部的真皮厚薄不一,一般为1～2mm。

1. 乳头层　为紧邻表皮的薄层疏松结缔组织,向表皮突起形成真皮乳头,扩大了两者的接触面积,有利于两者的牢固连接和表皮的营养。乳头层含有较多的巨噬细胞、肥大细胞、毛细血管和神经末梢等。在手指掌侧的真皮乳头层内含有较多的触觉小体。

2. 网织层　为乳头层下方较厚的致密结缔组织,内有粗大的胶原纤维束交织成网,并有许多弹性纤维,赋予皮肤较大的韧性和弹性。网织层内还有较多血管、淋巴管、神经等,深部常见环层小体。

皮内注射术

皮内注射术是把极少量药物注入表皮与真皮之间,主要用于药物的过敏试验。临床上做青霉素过敏试验时,药物被注射到真皮浅层,这里有许多肥大细胞,如果它们已对青霉素处于致敏状态,那么很快便会脱颗粒,在局部形成类似荨麻疹的红晕硬块。由于该部位游离神经末梢丰富,故皮内注射疼痛明显。用于过敏试验时宜取前臂掌侧下段正中部,因该处皮肤较薄,角化程度低,且皮肤颜色较淡,易于注射和辨认局部反应。用于预防接种时,常选择在三角肌下缘处进行。

二、皮下组织

皮下组织即解剖学所称的浅筋膜,位于真皮下方(图12-22),由疏松结缔组织和脂肪组织构成。皮下组织不属于皮肤的组成部分,它将皮肤与深部组织相连,使皮肤具有一定的活动性。皮下组织的厚度因个体、年龄、性别和部位而有较大的差异。以腹部、臀部最厚;眼睑、阴茎和阴囊等处最薄。皮下组织具有连接、缓冲、保温和储存能量等作用。临床上的皮下注射就是将药物注入皮下组织内。

三、皮肤的附属器

1. 毛　人体皮肤除手掌、足底等处外,均有毛分布。尽管不同部位毛的粗细、长短和颜色有所差异,但基本结构相同。毛分为毛干、毛根和毛球3部分。露出皮肤的部分为毛干,埋入皮肤内的部分为毛根,毛根外包毛囊。毛根和毛囊下端形成膨大的毛球。毛球底面凹陷,结缔组织突入其中形成毛乳头(图12-24)。毛球是毛和毛囊的生长点,毛乳头对其生长起诱导和营养作用。在毛与皮肤表面呈钝角的一侧,有一束平滑肌连接毛囊与真皮,收缩时能使毛竖立,故称为竖毛肌。竖毛肌受交感神经支配,在寒冷、或感情冲动时收缩,使毛竖立,从而出现"鸡皮疙瘩"或"怒发冲冠"的现象(图 12-24)。

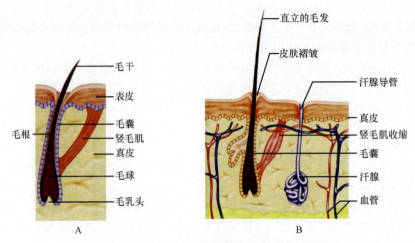

图 12-24　皮肤附属器结构模式图
A. 毛及毛囊结构模式图;B. 竖毛肌和汗腺结构模式图

链 接

胡 须 趣 闻

　　解剖学家认为,胡须是人体皮肤的附属器,有同头发一样的功能。美容学家认为,年轻人在上唇留一线胡须,给人以精力充沛和老练的感觉;老年人留须,可以体现长者的风度。古往今来,世界各民族对胡须都很珍惜,将它作为美化自己生活的一部分。我国有"嘴上没毛,办事不牢"之说,有人甚至把胡须看做是男子汉的标志。土耳其人认为胡须越长,成事越多。日本人则喜欢在上唇正中留一小撮胡须,认为是勇敢的象征……

　　2. 皮脂腺　多位于毛囊与竖毛肌之间,为泡状腺,导管开口于毛囊或直接开口于皮肤表面。皮脂腺排出的皮脂有润滑皮肤和保护毛发的作用。皮脂腺的发育和分泌活动受性激素的调节,青春期分泌最为活跃。当面部的皮脂腺分泌旺盛且导管阻塞时,可形成粉刺。

　　3. 汗腺　遍布于全身大部分皮肤内,以手掌和足底等处最多。分泌部位于真皮深层或皮下组织内(图 12-24),导管从真皮深部上行,开口于皮肤表面的汗孔。汗腺分泌是机体散热的主要方式,具有调节体温、湿润皮肤和排泄部分代谢产物等作用。此外,在腋窝、乳晕、会阴部等处还有大汗腺,分泌物被细菌分解后产生特殊的气味。分泌过盛而致气味过浓时,则形成腋臭。大汗腺的分泌受性激素的影响,青春期分泌活跃。

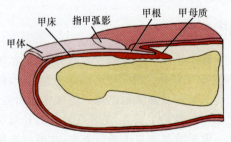

图 12-25　指(趾)甲纵切面模式图

　　4. 指(趾)甲　位于手(趾)端的背面,主要由甲体和甲根构成。露出体表的部分为甲体,甲体深面的复层扁平上皮和真皮构成甲床,甲的近端埋在皮肤内的部分为甲根。甲体周缘的皮肤皱襞为甲襞,甲襞与甲体之间的沟为甲沟。甲根附着处的上皮为甲母质(图 12-25),是甲体的生长区。指(趾)受损或拔除后,如甲母质仍保留,则甲仍能再生。甲体近侧部位表面显有半月形白色区域,称为指甲弧影,以拇指最为明显。甲对指(趾)末节起保护作用。甲床真皮中有丰富的感觉神经末梢,故指甲能感受精细触觉。

四、皮肤的功能

皮肤与外界直接接触,具有重要的屏障保护作用,能耐受摩擦,能阻挡异物和病原菌的侵入,防止体液丢失。皮肤内有丰富的感觉神经末梢,能感受外界的多种刺激。表皮的黑素细胞产生的黑色素能吸收紫外线,可保护深部组织免受辐射损伤。此外,皮肤还具有调节体温、参与免疫应答以及排泄和吸收等多种功能。

小结

眼睛与老式照相机的光学结构惊人地相似,眼看东西就像照相机拍照一样。角膜相当于照相机上的镜头,巩膜犹如照相机的外壳,血管膜构成了照相机的暗房,虹膜如同照相机上的光圈,晶状体相当于凸透镜,眼底部的视网膜就像装在照相机内的胶卷,具有感光细胞。然而人类眼睛的调节和适应各种光照条件的能力,即使是最精巧的数码照相机也相形见绌。

耳有"人体内雷达"之美称。耳郭和外耳道相当于雷达的天线,收集和输送声波信号,鼓膜是放大器。中耳是相互连通的一个整体,鼓室是中心,而咽鼓管、乳突窦和乳突小房是协助鼓室完成声波传导的结构。鼓室可以想象成一个房间,有6个壁、2个"门"(咽鼓管鼓室口和乳突窦口)和2个"窗户"(前庭窗和蜗窗)。鼓室内的听骨链将声波的振动转换成机械能传入内耳。内耳的结构复杂而精细,壶腹嵴、椭圆囊斑和球囊斑是位觉感受器,蜗管基膜上的螺旋器则是听觉感受器。

自 测 题

一、名词解释

1. 感受器　2. 虹膜角膜角　3. 视神经盘
4. 黄斑　5. 瞳孔对光反射　6. 视野

二、填空题

1. 眼球壁的中膜分为 _____、_____ 和 _____ 3部分

2. 视锥细胞主要分布于视网膜的 _____,其功能是 _____ 和 _____;视杆细胞主要分布于视网膜的 _____,其功能是 _____。

3. 眼的折光系统包括 _____、_____、_____ 和 _____。

4. 中耳包括 _____、_____、_____ 和 _____。

5. 鼓膜位于 _____ 和 _____ 之间,听小骨位于 _____ 内。

6. 听小骨包括 _____、_____ 和 _____。

7. 内耳的位觉感受器为 _____、_____ 和 _____。

8. 正常情况下,声波传入内耳的途径有两条,即

9. 皮肤由 _____ 和 _____ 两部分构成,借 _____ 与深层组织相连。

10. 皮肤的附属器包括 _____、_____、_____ 和 _____。

三、选择题

1. 角膜(　　)
   A. 占纤维膜的前5/6
   B. 富含色素细胞
   C. 有丰富的血管
   D. 有丰富的感觉神经末梢
   E. 呈乳白色

2. 正常成人瞳孔的直径为(　　)
   A. 1~2mm　　B. 2~3mm　　C. 2.5~4mm
   D. 4~5mm　　E. 5mm以上

3. 视器中可调节眼折光力的结构是(　　)
   A. 角膜　　B. 瞳孔　　C. 房水
   D. 玻璃体　　E. 晶状体

4. 瞳孔对光反射中枢位于(　　)

A. 脊髓　　　B. 延髓　　　C. 脑桥

D. 中脑　　　E. 下丘脑

5. 调节晶状体曲度的肌是（　　）

A. 眼球外肌　B. 眼轮匝肌　C. 瞳孔括约肌

D. 睫状肌　　E. 瞳孔开大肌

6. 白内障发生在（　　）

A. 角膜　　　B. 虹膜　　　C. 房水

D. 晶状体　　E. 玻璃体

7. 下列结构中无折光作用的是（　　）

A. 角膜　　　B. 玻璃体　　C. 房水

D. 晶状体　　E. 视网膜

8. 使瞳孔转向外上方的是（　　）

A. 下直肌　　B. 下斜肌　　C. 外直肌

D. 上斜肌　　E. 上直肌

9. 鼓室位于（　　）

A. 颧骨　　　B. 枕骨　　　C. 颞骨

D. 蝶骨　　　E. 上颌骨

10. 婴幼儿上呼吸道感染易并发中耳炎的主要原
因是（　　）

A. 咽鼓管易充血水肿

B. 咽鼓管周围血管丰富

C. 咽鼓管较窄、长斜

D. 咽鼓管宽、短呈水平位

E. 咽鼓管与鼓室相交通

11. 与鼓室相连通的管道是（　　）

A. 外耳道　　B. 骨半规管　C. 蜗管

D. 咽鼓管　　E. 膜半规管

12. 听觉感受器是（　　）

A. 椭圆囊斑　B. 球囊斑　　C. Corti 器

D. 前庭膜　　E. 壶腹嵴

13. 表皮细胞不断死亡和脱落,由下列哪层细胞增
殖向表层推移（　　）

A. 基底层　　B. 角质层　　C. 棘层

D. 颗粒层　　E. 透明层

14. 临床上的皮内注射是将药物注入（　　）

A. 网织层内　　　　B. 真皮内

C. 表皮与真皮之间　D. 皮下组织内

E. 乳头层内

四、简答题

1. 简述房水的产生部位和循环途径。

2. 写出泪液的产生部位和排到鼻腔的具体途径。

（舒婷婷）

第13章

神 经 系 统

常言道："人无头不走，鸟无头不飞"。神经系统作为人体内最重要的功能调控系统，在机体功能活动的调节中发挥着重要作用，对机体的生存具有特殊的意义。那么，神经系统是如何组成的？它对人体各器官系统的功能活动又是怎样调节的？让我们带着这些神奇而有趣的问题一起来探究人体神经系统的奥秘。

第1节　神经系统概述

神经系统包括位于颅腔的脑和椎管内的脊髓，以及与脑和脊髓相连并分布于全身各处的周围神经（图 13-1）。神经系统通过与它相连的感受器，接受机体内、外环境的各种刺激，并将这些刺激转换为神经冲动由传入神经传至脊髓和脑的各级中枢进行整合后，发出相应的神经冲动，经传出神经传至相应的效应器，产生各种适应性反应，控制和调节人体各系统的功能活动，使机体成为一个有机的整体，以适应多变的外环境及维持机体内环境的稳态与平衡，保证生命活动的正常进行。因此，神经系统是整个机体的主导系统。

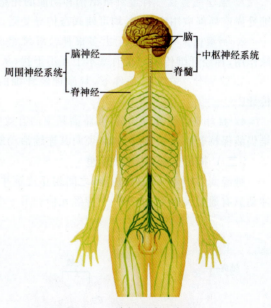

图 13-1　神经系统示意图

一、神经系统的分部

神经系统在结构和功能上是一个不可分割的整体，但为了研究和学习的方便，将其分为中枢神经系统和周围神经系统两部分。前者包括位于颅腔的脑和椎管内的脊髓（图 13-1）；后者包括与脑相连的 12 对脑神经和与脊髓相连的 31 对脊神经。周围神经系统依其分布部位的不同又可分为躯体神经和内脏神经。躯体神经分布于体表、骨、关节和骨骼肌，内脏神经分布于内脏、心血管和腺体。躯体神经和内脏神经均含有感觉和运动两种纤维成分，而内脏运动神经又分为交感神经和副交感神经。

考点：神经系统的分部

二、神经系统的组成及功能活动

（一）神经系统的组成

神经系统主要由神经组织即神经元和神经胶质细胞组成。神经元是构成神经系统的基本结构和功能单位,具有接受刺激、产生兴奋和传导冲动的功能。神经胶质细胞是对神经细胞起支持、营养、保护和绝缘作用的细胞成分。神经系统的功能活动是通过无数神经元及其突起建立的庞大而复杂神经网络实现的,使神经系统具有反射、联系、整合和调节等多种复杂功能。

(二) 神经系统的功能活动

神经系统在人体功能调节方面起主导作用,其功能主要有 3 个方面:①感觉功能,是指感受器接受的各种体内、外刺激转变成神经冲动传向中枢,经过分析、综合,产生相应的感觉,如听觉、视觉、嗅觉、味觉、触觉、痛觉等;②调节功能,神经系统通过对感受器传入的信息进行分析、综合,进而对相应的器官活动进行调节,或引起某些行为的改变;③语言与心理活动功能,说话、唱歌、吹奏、绘画等语言活动以及意识、情感、思维等心理活动都是在神经系统主导下实现的。

三、神经元活动的一般规律

(一) 神经纤维传导兴奋的特征

神经纤维由神经元的轴突和包在其外面的神经胶质细胞构成。神经纤维的功能是传导兴奋,具有以下特征。

1. 生理完整性　神经纤维结构和功能的完整性是其传导兴奋的必要条件。如果神经纤维受损或局部应用麻醉药,均可使兴奋传导受阻。

2. 绝缘性　一条神经干由多根神经纤维组成,神经纤维由于其外表神经膜及髓鞘的绝缘作用,神经纤维传导兴奋时基本上互不干扰,从而保证了神经调节的精确性。

考点:神经纤维传导兴奋的特征

3. 双向性　在实验条件下,刺激神经纤维的任何一点,产生的动作电位可同时向两端传导。

4. 相对不疲劳性　实验中,将高频率的有效电刺激连续作用于神经纤维 10 小时,神经纤维仍然保持着正常的传导功能,说明其连续活动能力的持久性,表现为相对不疲劳性。

(二) 神经元间的信息传递

神经元与神经元(或效应器)之间相互接触并传递信息的部位称为突触。一般来说,神经冲动只有通过突触,才能从一个神经元传到另一个神经元或效应器细胞。

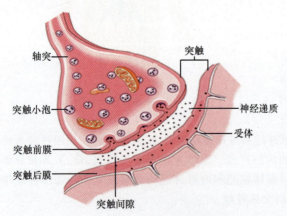

轴突
突触
突触小泡
神经递质
受体
突触前膜
突触后膜
突触间隙

图 13-2　突触的超微结构模式图

1. 突触的基本结构　典型的突触由突触前膜、突触间隙和突触后膜 3 部分构成(图 13-2)。在突触前膜内侧面的细胞质中有许多小囊泡即突触小泡,突触小泡中储存着能传递信息的神经递质。突触后膜上有与相应神经递质结合的受体。

2. 突触传递过程　突触前神经元的信息通过突触传递给突触后神经元的过程称为突触传递。其传递的过程如下。

突触前神经元兴奋,神经冲动传至突触前膜时,促使突触小泡移向突触前膜,与突触前膜融合,形成向突触间隙的开口,释放出神经递质。神经递质经突触间隙扩散至突触后膜与受体结合,使突触后膜对离子的通透性发生改变。若突触前膜释放的是兴奋性递质,就会使 Na$^+$ 进入突触后神经元内,使突触后膜产生局部去极化,即产生兴奋性突触后电位。当突触后电位增大至一定程度时,便引起动作电位,即突触后神经元兴奋;若突触前膜释放的是抑制性递质,就会使 Cl$^-$ 和 K$^+$ 进入突触后神经元内较多,导致突触后膜超极化,形成抑制性突触后电位,突触后神经元则呈现抑制效应。

神经系统内神经元之间的连接形式复杂多样,一个突触前神经元的轴突末梢通常可与多个突触后神经元构成突触联系,而一个突触后神经元也可与多个突触前神经元的轴突末梢构成突触联系,其中既有兴奋性突触联系,也有抑制性突触联系。因此,一个神经元是兴奋还是抑制主要取决于这些突触传递产生的综合效应。

3. 突触传递的特征　与神经纤维的兴奋传导特征相比,突触传递有如下特征。

(1) 单向传递:突触传递只能由突触前神经元传递给突触后神经元,这是由突触的结构特点所决定的。因为神经递质是由突触前神经元释放的,受体分布在突触后膜上。这种单方向传递保证了神经系统活动有规律地进行。

(2) 突触延搁:由于突触传递过程要经历神经递质的释放、扩散以及对突触后膜相应受体的作用等环节,因此兴奋通过突触传递较在神经纤维上传导耗时较长,这种现象称为突触延搁(因突触主要存在于神经中枢内,故突触延搁也称中枢延搁)。

考点:突触的概念、结构、传递过程和特征

(3) 总和:由单根神经纤维传入的单一神经冲动,一般不能引起突触后神经元产生动作电位。但是由一根神经纤维连续传入冲动或从多根神经纤维同时传入冲动至同一个神经元,则每个兴奋冲动引起的兴奋性突触后电位就会叠加起来达到阈电位,使突触后神经元产生动作电位,这种现象称为总和。

(4) 后放:由于中枢内的神经元之间是环路联系,在反射活动中,即使刺激停止后,冲动仍在环路中传递。此时,神经中枢仍可在一定的时间内继续发放冲动,使反射活动持续一段时间,这种现象称为后放。

(三) 兴奋由神经向肌肉的传递

1. 神经-肌接头　运动神经元轴突末梢与骨骼肌细胞膜的接触部位,称为神经-肌接头。其结构包括接头前膜、接头间隙和接头后膜(运动终板)3 部分(图 13-3)。运动神经纤维在到达神经末梢处时,先失去髓鞘,末端膨大形成接头小体,接头小体内含丰富的接头小泡或囊泡,囊泡内含有乙酰胆碱(ACh)。接头后膜有乙酰胆碱受体及水解乙酰胆碱的胆碱酯酶。

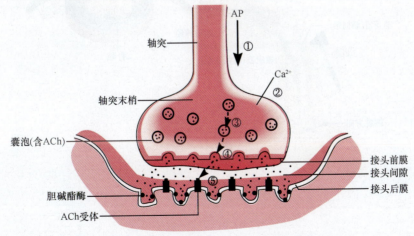

图 13-3　神经-肌接头的结构与化学传递过程示意图

考点：神经-肌接头的兴奋传递过程

2. 神经-肌接头的兴奋传递过程(图 13-3)　当神经冲动沿轴突传导到神经末梢时,使接头前膜去极化,膜上 Ca^{2+} 通道开放, Ca^{2+} 流入神经末梢内,使接头小泡释放乙酰胆碱,经接头间隙扩散至接头后膜并很快与乙酰胆碱受体结合,使后膜对 Na^+ 通透性增高,引起 Na^+ 内流,导致接头后膜发生去极化,产生终板电位(局部电位),终板电位总和并达到阈电位时,引起肌细胞产生动作电位,经兴奋-收缩耦联,导致肌细胞收缩。

正常情况下,一次神经冲动所释放的乙酰胆碱量足以引起肌细胞产生一次动作电位。因此,神经-肌接头处的兴奋传递通常是 1 对 1 的。接头后膜的胆碱酯酶可及时将一次神经冲动所释放的乙酰胆碱水解失活,所以,一次神经冲动只能引起肌肉的一次收缩。许多药物可以影响神经-肌接头兴奋的传递过程。例如,美洲箭毒可以同乙酰胆碱竞争终板膜的乙酰胆碱受体,阻断乙酰胆碱的作用,使肌肉失去收缩能力,外科手术时,有时应用美洲箭毒作为肌肉松弛剂;有机磷农药和新斯的明对胆碱酯酶有选择性的抑制作用,可造成乙酰胆碱在接头部位的大量积聚,引起肌肉持续收缩。

四、神经系统的活动方式

神经系统的基本活动方式是反射。反射是指在中枢神经系统的参与下,机体对内、外环境刺激作出的规律性应答反应。因此,内、外环境的刺激是启动一个反射的条件,而这种反应的实现必须有中枢神经系统参与。一个没有中枢神经系统参与的反应不属于反射。神经系统对躯体运动、内脏活动以及腺体分泌的调节都要通过反射活动完成。

反射弧是反射活动的结构基础,包括 5 个部分,即感受器→感觉神经→中枢→运动神经→效应器(图 13-4)。效应器是应答刺激的反应器官,包括骨骼肌、平滑肌、心肌和腺体,其反应是肌肉的收缩或腺体的分泌等。任何反射均有以上 5 个部分参与,破坏或缺少任何一个部分的结构与功能,反射活动均不能完成。因此,临床上常用检查反射的方法来协助诊断神经系统的疾病。

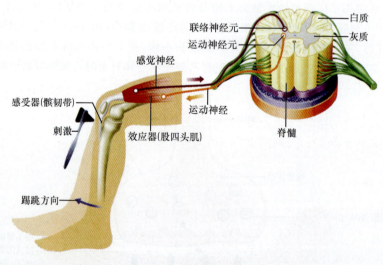

图 13-4　反射弧示意图

五、神经系统的常用术语

考点：反射的概念和反射弧的组成，神经系统的常用术语

在神经系统内,神经元的胞体和突起因聚集排列的部位与形式不同而拥有不同的术语名称。

1. 灰质和皮质 在中枢神经系统内,神经元胞体和树突集聚的部位,在新鲜标本中色泽灰暗,故称为灰质。分布于大脑和小脑表面的灰质,称为皮质。

2. 白质和髓质 在中枢神经系统内,神经纤维集聚的部位,在新鲜标本中因神经纤维的髓鞘色泽白亮,故称为白质。分布于大脑和小脑皮质深面的白质,称为髓质。

3. 神经核和神经节 在中枢神经系统内(皮质除外),形态和功能相似的神经元胞体聚集形成的团块状结构,称为神经核。在周围神经系统内的某些部位,神经元胞体聚集形成的结节状膨大,称为神经节。

4. 纤维束和神经 在中枢神经系统内,由起止、行程和功能基本相同的神经纤维聚集形成的束状结构,称为纤维束。在周围神经系统内,由神经纤维聚集并由结缔组织包裹形成粗细不等的条束状结构,称为神经。

5. 网状结构 在中枢神经系统的某些部位,神经纤维交织成网,灰质团块散在其中,形成灰质与白质混杂排列的结构,称为网状结构。

(卓庆安)

第2节 中枢神经系统

一、脊 髓

(一) 脊髓的位置和外形

考点：脊髓的位置和外形,腰椎穿刺的部位

1. 脊髓的位置 脊髓位于椎管内(图 13-5),上端在枕骨大孔处与延髓相连,下端在成人约平第 1 腰椎体下缘,新生儿可达第 3 腰椎体水平。

2. 脊髓的外形 脊髓是呈前后略扁、粗细不等的圆柱状结构,全长 42～45cm。有两个膨大,上方的称为颈膨大,连有分布到上肢的神经;下方的称为腰骶膨大,连有分布到下肢的神经。脊髓的末端变细呈圆锥状,称为脊髓圆锥(图 13-6)。自脊髓圆锥向下延为一条由非神经组织构成的细丝状结构,称为终丝,附着于尾骨的背面,起固定脊髓的作用。

脊髓的表面有 6 条平行排列的纵沟,前面正中有较深的前正中裂,后面正中有较浅的后正中沟。在前正中裂和后正中沟的两侧,各有一条与其平行排列的浅沟,分别称为前外侧沟和后外侧沟,分别连有脊神经的前根和后根。前、后两根在椎间孔处汇合成一条脊神经(图 13-7)。

脊髓的两侧连有 31 对脊神经,每一对脊神经所连的一段脊髓,称为一个脊髓节段。故脊髓相应地划分为 31 个节段,即 8 个颈节($C_1 \sim C_8$)、12 个胸节($T_1 \sim T_{12}$)、5 个腰节($L_1 \sim L_5$)、5 个骶节($S_1 \sim S_5$)和 1 个尾节(C_0)(图 13-8)。腰、骶、尾部的脊神经根在到达相应的椎间孔之前要在椎管内下行一段距离,在脊髓圆锥以下围绕终丝形成马尾(图 13-9)。由于成人第 1 腰椎以下已无脊髓只有马尾,故临床上常选择在第 3、4 或第 4、5 腰椎棘突间隙进行腰椎穿刺,以获取脑脊液,而不至于损伤脊髓。

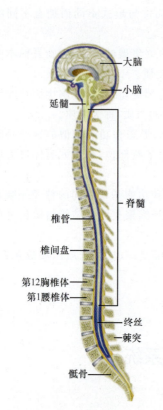

图 13-5　脊髓的位置（侧面观）

大脑

小脑

延髓

椎管

椎间盘

第12胸椎体

第1腰椎体

脊髓

终丝

棘突

骶骨

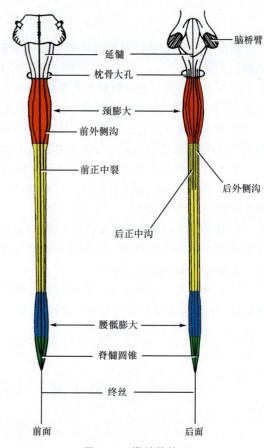

图 13-6　脊髓的外形

脑桥臂

延髓

枕骨大孔

颈膨大

前外侧沟

前正中裂

后外侧沟

后正中沟

腰骶膨大

脊髓圆锥

终丝

前面

后面

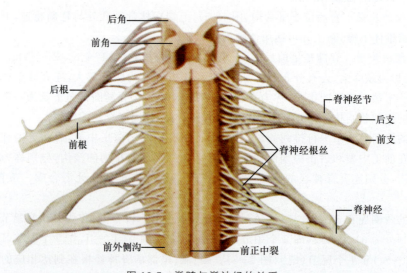

图 13-7　脊髓与脊神经的关系

后角

前角

后根

前根

脊神经节

后支

前支

脊神经根丝

脊神经

前外侧沟

前正中裂

链接

脊髓节段与椎骨的对应关系

脊髓节段与椎骨的对应关系是(图 13-8)：上部颈节($C_1 \sim C_4$)与同序数的椎骨相对应；下部颈节($C_5 \sim C_8$)和上部胸节($T_1 \sim T_4$)比同序数的椎骨高一个椎体；中部胸节($T_5 \sim T_8$)比同序数的椎骨高 2 个椎体；下部胸节($T_9 \sim T_{12}$)比同序数的椎骨高 3 个椎体。全部腰节($L_1 \sim L_5$)约平对在第 10～12 胸椎椎体的范围内。骶、尾节($S_1 \sim S_5$、C_0)约平对第 12 胸椎和第 1 腰椎体的范围内。熟悉脊髓节段与椎骨的对应关系，对脊髓病变的定位诊断有重要的临床意义。

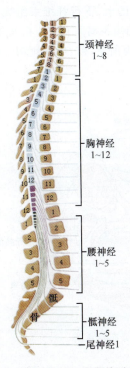

图 13-8　脊髓节段与椎骨的对应关系

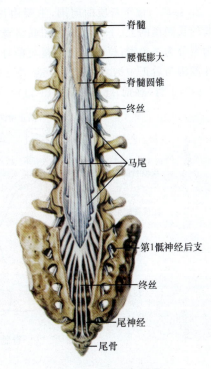

图 13-9　终丝与马尾

（二）脊髓的内部结构

脊髓由灰质和白质两部分组成(图 13-10)。在脊髓的横切面上，可见中央有纵贯脊髓全长的纵行小管，称为中央管，内含脑脊液。围绕中央管周围的是呈"H"形的灰质，灰质的周围是白质。

1. 灰质　每侧灰质的前部扩大称为前角，后部狭长称为后角，在脊髓胸 1～腰 3 节段的前、后角之间还有向外侧突出的侧角(图 13-10)。灰质各角在脊髓整体中是纵向延伸的灰质柱，分别称为前柱、后柱和侧柱(图 13-7)。

（1）前角：含有成群排列的前角运动

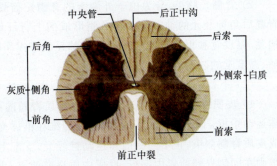

图 13-10　脊髓胸部横切面(新生儿)

神经元,其轴突自前外侧沟浅出,参与脊神经前根的构成,支配骨骼肌的运动。前角运动神经元包括 α 运动神经元和 γ 运动神经元。α 运动神经元支配骨骼肌梭外肌纤维,引起骨骼肌收缩;γ 运动神经元支配骨骼肌梭内肌纤维,调节肌张力。

(2) 后角:由联络神经元构成,接受脊神经后根的传入纤维。

(3) 侧角:仅见于脊髓胸 1～腰 3 节段,是交感神经的低级中枢,为交感神经节前神经元胞体的所在部位。而在脊髓骶 2～4 节段,相当于侧角的部位有骶副交感核,是副交感神经在脊髓的低级中枢,由副交感神经节前神经元的胞体构成。由侧角和骶副交感核神经元发出的节前纤维(轴突)自前外侧沟浅出,参与脊神经前根的构成,管理内脏、心血管的活动和腺体的分泌。

2. 白质 位于灰质的周围,主要由许多纵行排列的上、下行纤维束组成,包括联络脑和脊髓的长距离的上、下行纤维束和联络脊髓各节段间的短距离固有束。白质借脊髓表面的纵行沟裂分为 3 个索,位于前正中裂与前外侧沟之间的为前索,前、后外侧沟之间的为外侧索,后外侧沟与后正中沟之间的为后索(图 13-10)。

(1) 上行(感觉)纤维束(图 13-11)

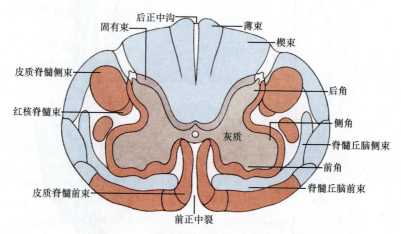

图 13-11　脊髓白质各传导束分布示意图

1) 薄束和楔束:位于后索,由同侧脊神经节内假单极神经元的中枢突组成。薄束在内侧,楔束在外侧。薄束传导同侧下半身(T_5 以下)的本体感觉(肌、肌腱和关节等处的位置觉、运动觉和振动觉)和精细触觉(如辨别两点间的距离和物体的纹理粗细等)的冲动,楔束传导同侧上半身(T_4 以上)的本体感觉和精细触觉。薄束和楔束上至延髓,分别终止于薄束核和楔束核。

考点:脊髓灰质内神经元的分布概况,白质内的上、下行纤维束

2) 脊髓丘脑束:分为位于外侧索的脊髓丘脑侧束和位于前索的脊髓丘脑前束,它们是由脊髓后角神经元的轴突交叉至对侧形成的上行纤维束。脊髓丘脑束传导对侧躯干和四肢的痛觉、温度觉和粗触觉冲动。一侧脊髓丘脑束损伤时,对侧损伤平面 1～2 节以下的区域出现痛、温度觉的减退或消失。

(2) 下行(运动)纤维束(图 13-11)

1) 皮质脊髓束(图 13-12):可分为皮质脊髓前束和皮质脊髓侧束。起始于大脑皮质的躯体运动中枢,下行至延髓下端,大部分纤维在锥体交叉中交叉至对侧在脊髓外侧索中下行,形成皮质脊髓侧束,止于同侧前角运动神经元,支配上、下肢肌的随意运动。少部分未交叉的纤维则在同侧脊髓前索中下行,形成皮质脊髓前束,止于双侧前角运动神经元,支配双侧躯干肌的随意运动。因此,上、下肢肌受对侧大脑皮质支配,而躯干肌则受双侧大脑皮质支配。

2）红核脊髓束：起始于中脑的红核，纤维交叉至对侧在脊髓外侧索中下行（在皮质脊髓侧束的前方），止于前角运动神经元，主要调控同侧屈肌的肌张力。

3）网状脊髓束：起始于脑干网状结构，在脊髓前索和外侧索中下行，止于脊髓灰质，主要参与调节肌张力和运动的协调。

（三）脊髓的功能

1. 传导功能　脊髓是低级中枢，脊髓的活动受高级中枢即脑的控制。脊髓内的上、下行纤维束，是实现其传导功能的物质基础。脊髓能将脊神经分布区的各种感觉冲动通过上行纤维束传导至脑，又能将脑产生的神经冲动通过下行纤维束和脊神经传导至效应器（脑神经分布区除外）。因此，脊髓是脑与躯干和四肢的感受器、效应器发生联系的重要枢纽。

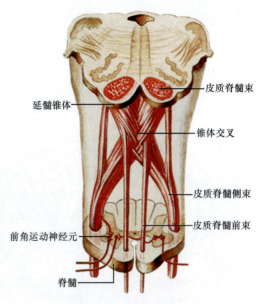

图 13-12　皮质脊髓束

2. 反射功能　包括躯体反射和内脏反射。躯体反射是指一些骨骼肌的反射，如膝反射（图 13-4）、跟腱反射、肱二头肌反射等。内脏反射是指排便反射、排尿反射等。

案例13-1

　　患者，男性，36 岁，建筑工人。在工作中不慎从高处摔下，导致双下肢本体感觉、精细触觉、痛觉、温度觉和粗触觉消失并出现瘫痪等。入院后影像诊断为第 1、2 腰椎爆裂性骨折伴脊髓压迫。

　　根据神经解剖学知识分析患者出现以上表现的原因？

二、脑

脑位于颅腔内，形态和功能较脊髓复杂。成人的脑重约 1400g，由端脑、间脑、中脑、脑桥、延髓和小脑 6 部分组成，通常把延髓、脑桥和中脑合称为脑干（图 13-13）。

（一）脑干

脑干位于颅后窝的前部，介于脊髓与间脑之间，自下而上由延髓、脑桥和中脑 3 部分组成。延髓和脑桥的背面与小脑相连，它们之间的室腔称为第四脑室（图 13-13）。脑干自上而下依次与第Ⅲ～Ⅻ对脑神经根相连。

1. 脑干的外形　分为腹侧面和背侧面。

（1）脑干的腹侧面（图 13-14）：延髓形似倒置的圆锥体，是脊髓向上的直接延续。其下端在枕骨大孔处与脊髓相连，上端与脑桥之间有一横行的延髓脑桥沟分界，脊髓中所有的沟裂均延伸到延髓。位于前正中裂两侧的纵行隆起，称为锥体，其内有皮质脊髓束通过。锥体内的大部分纤维在延髓下端左右交叉，形成锥体交叉。锥体外侧的卵圆形隆起称为橄榄。锥体与橄榄之间的前外侧沟内有舌下神经根出脑。在延髓的侧面，橄榄的背侧，自上而下依次排列有舌咽神经、迷走神经和副神经的根丝。

脑桥位于脑干的中部，其腹侧面宽阔膨隆的部分为脑桥基底部。基底部正中有纵行的基

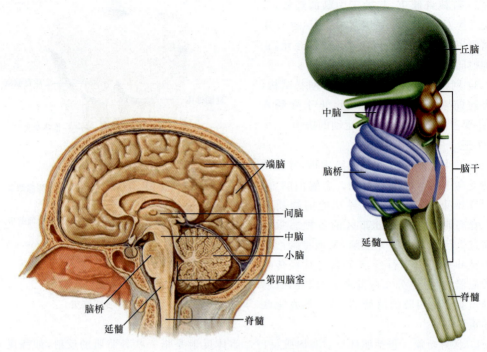

图 13-13　脑的位置和分部

底沟,容纳基底动脉。基底部向后外逐渐变窄,在移行处连有粗大的三叉神经根。在脑桥下缘的延髓脑桥沟内,由内向外依次有展神经、面神经和前庭蜗神经根附着。在延髓脑桥沟的外侧端,延髓、脑桥和小脑的交界处,临床上称为脑桥小脑三角。该部位的肿瘤常累及位于此处的前庭蜗神经和面神经。

中脑腹侧面有一对粗大的柱状隆起,称为大脑脚。两脚之间的凹陷为脚间窝,大脑脚的内侧有动眼神经根出脑。

(2)脑干的背侧面(图 13-15):①延髓背侧面,上部中央管敞开为第四脑室,构成菱形窝的下半部。下部形似脊髓,在后正中沟两侧的薄束和楔束向上延伸,分别扩展为隆起的薄束结节和楔束结节,其深面藏有相应的薄束核和楔束核。②脑桥背侧面,形成菱形窝的上半部,其中部的横行髓纹作为延髓与脑桥的分界线。③中脑背侧面,有上、下两对圆形隆起。上方的一对称为上丘,是视觉反射中枢;下方的一对称为下丘,是听觉传导通路的重要核团。上丘向上与间脑移行处的细胞群称为顶盖前区。下丘下方有滑车神经根出脑,它是唯一自脑干背侧面出脑的脑神经。

2.脑干的内部结构　包括灰质、白质和网状结构 3 部分。

(1)灰质:脑干的灰质不像脊髓灰质那样形成连续的灰质柱,而是分散形成大小不等、性质不同的神经核团,包括脑神经核和非脑神经核两大类。

1)脑神经核:是指脑干内直接与第Ⅲ～Ⅻ对脑神经相连的神经核。脑神经核的名称多与相连的脑神经相一致。脑神经核在脑干内的位置,大致与脑神经的连脑部位相对应(图 13-16)。即中脑内含有与动眼神经和滑车神经有关的神经核,脑桥内含有与三叉神经、展神经、面神经和前庭蜗神经有关的神经核,延髓内含有与舌咽神经、迷走神经、副神经和舌下神经有关的神经核。

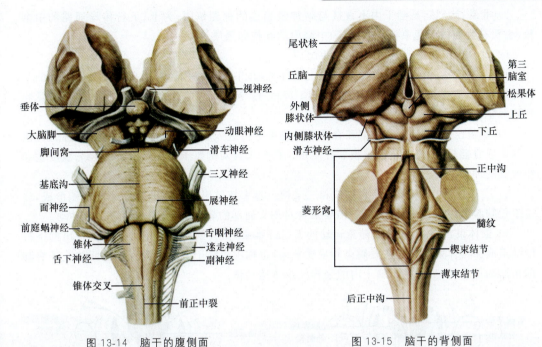

图 13-14　脑干的腹侧面

图 13-15　脑干的背侧面

链接

脑神经核的分类

　　脑神经核共 18 对,可分为 4 种,与脑神经的纤维成分相对应:①躯体运动核,包括动眼神经核、滑车神经核、三叉神经运动核、展神经核、面神经核、疑核、副神经核和舌下神经核,共 8 对;②内脏运动(副交感)核,包括动眼神经副核、上泌涎核、下泌涎核和迷走神经背核,共 4 对;③内脏感觉核,为单一的孤束核;④躯体感觉核,包括三叉神经中脑核、三叉神经脑桥核、三叉神经脊束核、前庭神经核和蜗神经核,共 5 对。

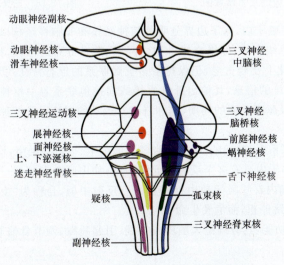

图 13-16　脑神经核在脑干背侧面的投影

2）非脑神经核：是脑干内不直接与脑神经相连的神经核团，为上、下行传导通路的中继核，主要有延髓内的薄束核和楔束核，中脑内的红核和黑质等。

（2）白质：主要由上、下行的纤维束组成。

1）内侧丘系：由薄束核和楔束核发出的纤维，在中央管腹侧经内侧丘系交叉后形成的上行纤维构成，终止于丘脑腹后外侧核（图13-17）。传导来自对侧躯干及上、下肢的本体感觉和精细触觉。

2）脊髓丘系：脊髓丘脑前束和脊髓丘脑侧束上行进入脑干后逐渐合成一束，统称为脊髓丘脑束或脊髓丘系，终止于丘脑腹后外侧核。传导来自对侧躯干及上、下肢的痛觉、温度觉和粗触觉的冲动。

3）三叉丘系：由三叉神经脑桥核和三叉神经脊束核发出的上行纤维交叉至对侧形成，终止于丘脑腹后内侧核（图13-18）。传导来自对侧头面部的痛觉、温度觉和触压觉的冲动。

4）锥体束：是控制骨骼肌随意运动的下行纤维束，由大脑皮质躯体运动中枢发出的下行纤维组成。锥体束包括皮质脊髓束和皮质核束（也称皮质脑干束），前者直接或间接止于脊髓前角运动神经元，后者止于脑干内的脑神经躯体运动核。

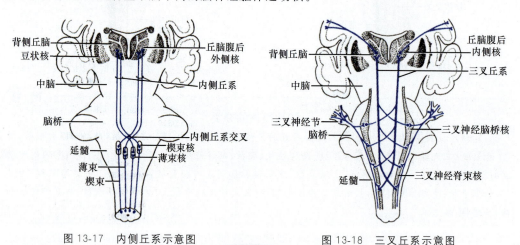

图 13-17　内侧丘系示意图　　　　　　图 13-18　三叉丘系示意图

（3）网状结构：在脑干内，除了边界分明的脑神经核和非脑神经核以及长距离的上、下行纤维束外，还有一些界线不清、纤维交错排列、神经元散在分布的区域，称为网状结构。网状结构的特点是：①进化上比较古老，仍保持着多突触联系的形态特征；②联系比较广泛，网状结构接受所有感觉系统的信息，其传出纤维直接或间接地联系着中枢神经系统的各个部位；③功能比较复杂，涉及睡眠觉醒的周期、脑和脊髓对运动的调控以及各种内脏活动的调节等。

3. 脑干的功能

（1）传导功能：联系大脑、间脑、小脑与脊髓之间的上、下行纤维束，均必须经过脑干。

（2）反射功能：脑干内具有多个反射的低级中枢，如中脑内有瞳孔对光反射中枢，脑桥内有角膜反射中枢，延髓内有呼吸运动中枢和心血管反射中枢，合称为"生命中枢"。故延髓一旦受损，可使呼吸、心跳停止，而危及生命。

（3）网状结构的功能：具有维持大脑皮质觉醒、引起睡眠、调节骨骼肌张力以及内脏活动等功能。

　　患者,女性,68岁。因头痛,说话困难,右侧半身运动障碍1个多月而来医院就诊。查体发现:右侧上、下肢呈痉挛性瘫痪,伸舌时舌尖偏向左侧。考虑系延髓占位性病变。在讨论中提出了以下问题:

　　1. 延髓内有哪些重要中枢?

　　2. 与脑干相连的脑神经有哪些?

　　3. 延髓脑桥沟内连有哪些脑神经?

(二) 小脑

　　1. 小脑的位置和外形　　小脑是重要的躯体运动调节中枢,位于颅后窝内,在延髓和脑桥的背侧。小脑中间缩窄的部分称为小脑蚓,两侧膨大的部分称为小脑半球。小脑上面平坦,下面的中部凹陷,容纳延髓。在小脑的下面,由小脑半球上的绒球、小脑蚓部的小结及两者之间的绒球脚共同构成绒球小结叶。小脑半球下面的前内侧部有一对膨隆,称为小脑扁桃体(图 13-19),其前方邻近延髓,下方靠近枕骨大孔。当颅脑外伤或颅内肿瘤等导致颅内压升高时,小脑扁桃体被挤压而嵌入枕骨大孔,形成小脑扁桃体疝,压迫延髓致使"生命中枢"受累,而危及生命。

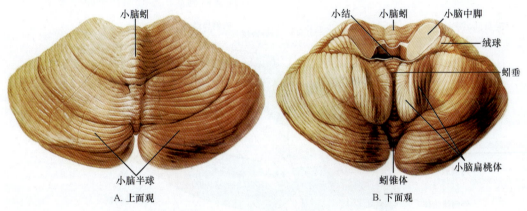

图 13-19　小脑的外形

左图标注:小脑蚓、小脑半球、A. 上面观

右图标注:小结、小脑蚓、小脑中脚、绒球、蚓垂、小脑扁桃体、蚓锥体、B. 下面观

　　2. 小脑的内部结构　　小脑内部灰、白质的配布与脊髓不同。分布在小脑表面的灰质,称为小脑皮质(图 13-20)。位于小脑深部的白质,称为小脑髓质或髓体。埋藏在髓质内的 4 对灰质团块,称为小脑核,由内侧向外侧依次为顶核、球状核、栓状核和齿状核。

　　3. 第四脑室　　是位于延髓、脑桥和小脑之间的腔隙,底即菱形窝,顶朝向小脑(图 13-13)。第四脑室向上通中脑水管,向下通脊髓中央管,并借第四脑室正中孔和外侧孔与蛛

考点:小脑的位置和外形,第四脑室的概念

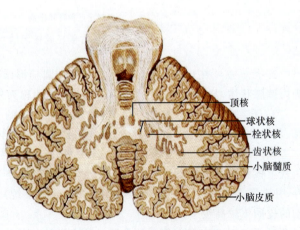

图 13-20　小脑的内部结构

标注:顶核、球状核、栓状核、齿状核、小脑髓质、小脑皮质

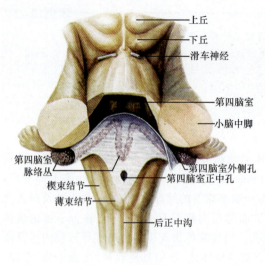

图 13-21　第四脑室

网膜下隙相交通（图 13-21）。

（三）间脑

间脑位于中脑与端脑之间（图 13-13），大部分被大脑半球掩盖，仅有前下部露于脑底。间脑可分为背侧丘脑、上丘脑、下丘脑、后丘脑和底丘脑 5 部分。

1. 背侧丘脑　又称丘脑，是位居间脑背侧的一对卵圆形灰质团块，被"Y"形白质内髓板分为前核群、内侧核群和外侧核群 3 个主要的核群。前核群与内脏活动有关。外侧核群分为背侧部和腹侧部，腹侧部又分为腹前核、腹中间核和腹后核（图 13-22）。腹后核再进一步分为腹后内侧核和腹后外侧核，前者接受三叉丘系和孤束核来的味觉纤维，后者接受内侧丘系和脊髓丘系的纤维。

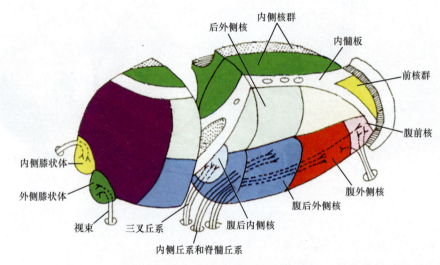

图 13-22　右侧丘脑核团的立体示意图

2. 后丘脑　在丘脑后端的外下方有两个圆丘形结构（图 13-15，图 13-22），位于内侧的称为内侧膝状体，与听觉冲动传导有关；位于外侧的称为外侧膝状体，与视觉冲动传导有关。

3. 下丘脑　位于丘脑的前下方，构成第三脑室的下壁和侧壁的下部。下丘脑包括视交叉、灰结节、漏斗、垂体和乳头体等（图 13-23）。下丘脑内有许多神经核团，重要的有视上核和室旁核。视上核位于视交叉的上方，室旁核位于视上核的上方、紧贴第三脑室的侧壁上部。由视上核和室旁核合成分泌的抗利尿激素和催产素经下丘脑-神经垂体束输送至神经垂体储存，并在需要时释放入血液（详见第 14 章内分泌系统）。下丘脑是调节内脏活动和内分泌活动的皮质下较高级中枢。

4. 第三脑室　是两侧丘脑和下丘脑之间的矢状位裂隙（图 13-15）。前借左、右室间孔与两侧大脑半球内的侧脑室相通，后借中脑水管通向第四脑室。

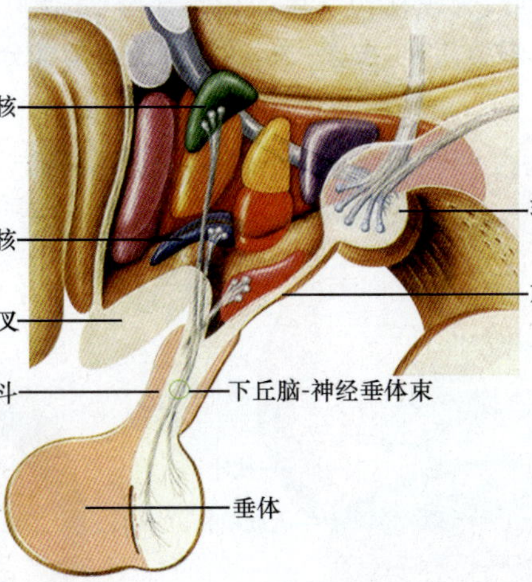

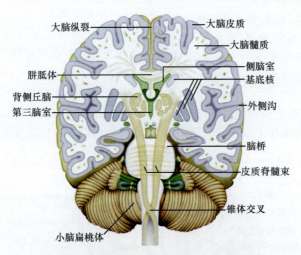

考点：丘脑的主要核团和下丘脑的组成

室旁核
视上核
视交叉
漏斗
乳头体
灰结节
下丘脑-神经垂体束
垂体

图 13-23 下丘脑结构示意图

（四）端脑

端脑由左、右大脑半球构成，是脑的最高级部位。左、右大脑半球之间的纵行深裂称为大脑纵裂(图 13-24)，纵裂底部是连接左、右大脑半球的胼胝体。端脑与小脑之间以大脑横裂分隔(图 13-25)。

大脑纵裂
大脑皮质
大脑髓质
侧脑室
胼胝体
基底核
背侧丘脑
外侧沟
第三脑室
脑桥
皮质脊髓束
锥体交叉
小脑扁桃体

图 13-24 脑的冠状切面(通过大脑脚和延髓)

1. 大脑半球的外形　大脑半球的表面凹凸不平，凹陷处为沟，沟与沟之间的隆起为回。每侧大脑半球可分为上外侧面、内侧面和下面 3 个面。

(1)大脑半球的分叶：每侧大脑半球借 3 条深而恒定的沟将其分为 5 个叶(图 13-25)。

1) 3 条沟：①外侧沟，起自半球的前下面，转至上外侧面而行向后上方；②中央沟，起自半球上缘中点的稍后方，斜向前下方，几乎到达外侧沟；③顶枕沟，位于半球内侧面的后部，从前下方行向后上方，上端稍延转至上外侧面。

2) 5 个叶：①额叶，是外侧沟以上，中央沟以前的部分；②顶叶，位于顶枕沟与中央沟之

间,外侧沟以上的部分;③枕叶,为顶枕沟以后的较小部分;④颞叶,位于枕叶前方,外侧沟以下的部分;⑤岛叶,隐藏于外侧沟深处,被额、顶、颞叶所掩盖的部分(图 13-25)。

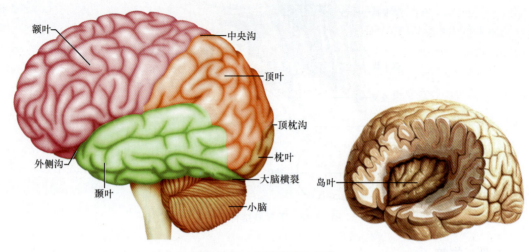

图 13-25 大脑半球的分叶

考点:大脑半球的分叶和主要沟回

大脑的"分工"

额叶与躯体运动、发音、语言及高级思维活动有关,顶叶与躯体感觉、味觉、语言等有关,枕叶与视觉信息的整合有关,颞叶与听觉、语言等有关,岛叶与内脏感觉有关。

(2)大脑半球的重要沟和回

1)上外侧面(图 13-26):①额叶,在中央沟的前方,有与之平行的中央前沟,两沟之间为中央前回。在中央前沟的前方,有上、下两条大致与半球上缘平行的额上沟和额下沟,将中央前沟以前的额叶分为额上回、额中回和额下回。②顶叶,在中央沟的后方,有与之平行的中央后沟,两沟之间为中央后回。在中央后沟的后方有一条与半球上缘平行的顶内沟,将中央后沟后方的顶叶分为顶上小叶和顶下小

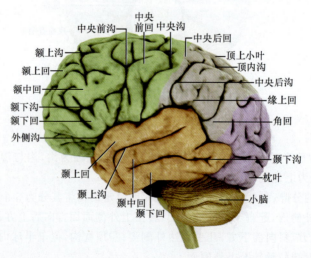

图 13-26 大脑半球上外侧面

叶。后者包括包绕外侧沟后端的缘上回和包绕颞上沟末端的角回。③颞叶,在外侧沟的下方,有两条大致与之平行的颞上沟和颞下沟,两沟将颞叶分为颞上回、颞中回和颞下回。颞上回转入外侧沟下壁的横行小回,称为颞横回。

2)内侧面(图13-27):在中部有前后方向上略呈弓形的胼胝体,其背面有胼胝体沟。在胼胝体沟的上方有与之平行的扣带沟,两沟之间为扣带回。在扣带回中部的上方,由中央前回和中央后回延伸至大脑半球内侧面的部分称为中央旁小叶。在胼胝体的后方,有顶枕沟和距状沟,两沟之间为楔叶。在距状沟的前方有与海马沟平行的侧副沟,海马沟与侧副沟之间为海马旁回,其前端弯曲称为钩。

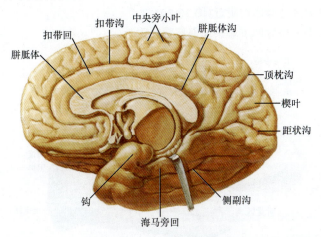

图 13-27 大脑半球内侧面

3)下面(图13-28):额叶下面有纵行的嗅束,其前端膨大为嗅球,与嗅神经相连。嗅束向后扩大为嗅三角。嗅球和嗅束均与嗅觉冲动传导有关。

2. 大脑半球的内部结构 大脑半球表面的灰质称为大脑皮质,皮质深面的白质称为大脑髓质,髓质内包埋的灰质核团称为基底核,大脑半球内部的室腔称为侧脑室(图13-24)。

(1)大脑皮质的功能定位:人类的大脑皮质高度发达,其总面积约2200cm²,约有220亿个神经元,它们依照一定的规律分层排列并组成一个整体。大脑皮质是高级神经活动的物质基础,人类在长期进化的过程中,大脑皮质

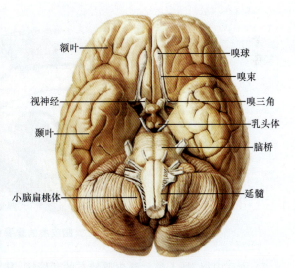

图 13-28 端脑下面

的不同部位,逐渐形成了接受某些刺激,完成某些反射活动的相对集中区即功能区,称为大脑皮质的功能定位。大脑皮质的功能区可分为感觉区(感觉中枢)、运动区(运动中枢)和联络区(包括语言功能区)。联络区具有更广泛、更复杂的联系,它们将各种单项信息进行综合分析,在情绪、意识、记忆、思维、语言等方面具有重要作用。大脑皮质主要的功能定位如下。

1）躯体运动Ⅰ区（躯体运动中枢）：位于中央前回和中央旁小叶的前部（图13-29，图13-30）。

2）躯体感觉Ⅰ区（躯体感觉中枢）：位于中央后回和中央旁小叶的后部（图13-29，图13-30）。

3）视觉皮质（视觉区）：位于枕叶内侧面距状沟两侧的皮质（图13-30），接受外侧膝状体发出的视辐射。

4）听觉皮质（听觉区）：位于颞横回（图13-29），接受内侧膝状体发出的听辐射。一侧听觉皮质接受来自两耳的听觉冲动，故一侧听觉皮质受损，不致引起全聋。

5）嗅觉区：位于海马旁回钩附近（图13-30）。

6）味觉区：位于中央后回下端头面部感觉区附近。

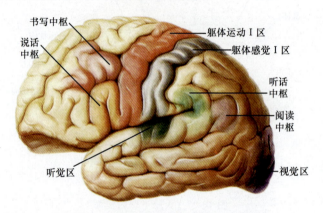

图 13-29　大脑皮质的重要中枢（上外侧面）

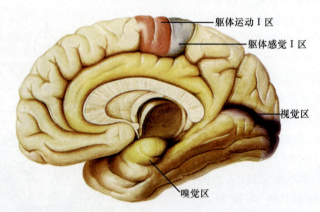

图 13-30　大脑皮质的重要中枢（内侧面）

考点：大脑皮质主要功能区的位置

7）语言中枢：是人类大脑皮质特有的功能区，其功能是能够理解他人说的话和写印出来的文字，并能用口语和文字表达自己的思维活动。与语言功能有关的半球可视为优势半球，多数为左侧大脑半球（右利人和一部分左利人），一部分左利人的优势半球可为右侧大脑半球，少数人的语言功能可能在两侧大脑半球。优势半球有说话、听话、阅读和书写4个中枢（图13-29）。①运动性语言中枢（说话中枢），位于额下回后部。此区受损伤，患者虽能发音，但丧失了说话的能力，称为运动性失语症。②听觉性语言中枢（听话中枢），位于颞上回后部。

此区受损伤,患者虽听觉正常,但听不懂别人讲话的意思,也不能理解自己讲话的意义,即所答非所问,称为感觉性失语症。③视觉性语言中枢(阅读中枢),位于角回。此区受损伤,患者视觉虽无障碍,但不能理解文字符号的含意,称为失读症。④书写中枢,位于额中回后部。此区受损伤,患者的手虽运动正常,但不能写出原来会写的文字符号,称为失写症。

(2)基底核:为靠近大脑半球底部髓质内埋藏的灰质核团的总称,包括尾状核、豆状核、杏仁体和屏状核(图 13-24,图 13-31)。

1)尾状核:位于丘脑的外侧,为由前向后弯曲如弓的圆柱体,呈"C"形围绕豆状核和丘脑。

2)豆状核:位于岛叶深部,丘脑的外侧。在水平切面上呈尖向内侧的楔形,被穿行于其中的白质板分成 3 部,外侧部最大称为壳,内侧两部分称为苍白球(图 13-32)。

链接

大脑的左半球与右半球

人类大脑左、右半球的功能基本相同,但各有其特化方面。如优势半球是从事语言文字符号方面的特化,与语言的理解和表达、数字的计算分析、逻辑推理等密切相关;而非优势半球则主要感知非语言信息、音乐、图形和时空概念等。应该说,左、右大脑半球各有优势,在完成高级神经精神活动中同等重要。

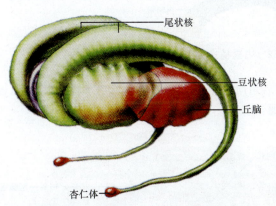

图 13-31 大脑基底核模式图(左侧)

尾状核与豆状核合称为纹状体。从种系发生上看,尾状核和壳是较新的结构,合称新纹状体;苍白球是纹状体中较古老的部分,称为旧纹状体。纹状体是锥体外系的重要组成部分,主要功能是调节肌张力和协调肌群的运动。

考点:基底核的组成和新、旧纹状体的概念

3)杏仁体:位于海马旁回钩的深面,连于尾状核的末端,属于边缘系统的结构之一。其功能与内分泌、内脏活动及情绪有关。

(3)大脑髓质:主要由大量神经纤维组成,纤维可分为以下 3 类。

1)联络纤维:是联系同侧大脑半球内部回与回或叶与叶之间的纤维。

2)连合纤维:是连接左、右大脑半球皮质间的纤维,包括胼胝体等结构。胼胝体位于大脑纵裂底,由连接两侧大脑半球皮质的纤维构成(图 13-24,图 13-27)。

3)投射纤维:是联系大脑皮质与皮质下结构(包括基底核、间脑、脑干、小脑和脊髓)之间的上、下行纤维。绝大部分投射纤维经过一个集中的区域出入大脑半球,形成内囊。内囊是位于尾状核、丘脑与豆状核之间的白质纤维板。在水平切面上(图 13-32),呈向外开放的">＜"形,可分为 3 部分:①内囊前肢,位于豆状核与尾状核之间,有额桥束和丘

链接

"三偏征"

当一侧内囊损伤时(多由于供应此区的血管栓塞或出血所致),患者可出现对侧半身浅、深感觉障碍(丘脑中央辐射受损)、对侧半身痉挛性瘫痪(皮质脊髓束、皮质核束受损)和双眼对侧同向性偏盲(视辐射受损),即所谓的"三偏征"。

脑前辐射通过;②内囊膝,位于前、后肢汇合处,有皮质核束通过;③内囊后肢,位于豆状核与丘脑之间,有皮质脊髓束、皮质红核束、丘脑中央辐射、顶枕颞桥束、视辐射和听辐射通过。

(4)侧脑室:位于大脑半球内,为左、右对称的一对室腔(图 13-33),内含脑脊液。可分为

考点:内囊的位置、分部和通过的纤维束,边缘系统的概念

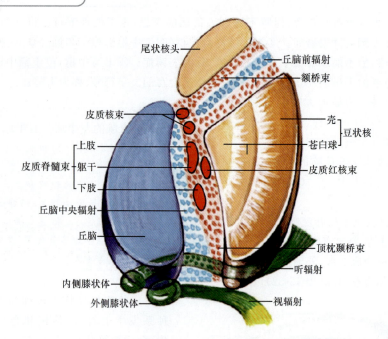

尾状核头
丘脑前辐射
额桥束
皮质核束
壳
豆状核
苍白球
皮质红核束

皮质脊髓束
上肢
躯干
下肢

丘脑中央辐射
丘脑

顶枕颞桥束
听辐射
内侧膝状体
外侧膝状体
视辐射

图 13-32　内囊模式图

4部:中央部位于顶叶内,前角伸入额叶内,后角向后伸入枕叶内,下角向前下伸入颞叶内(图 13-34)。侧脑室经室间孔与第三脑室相交通。

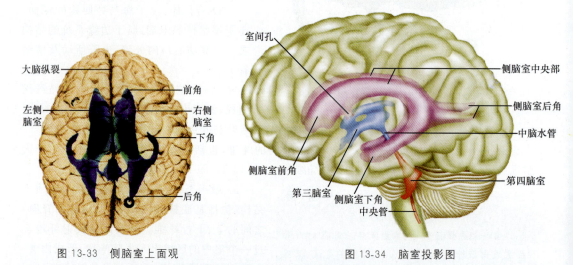

大脑纵裂
前角
左侧脑室
右侧脑室
下角
后角

图 13-33　侧脑室上面观

室间孔
侧脑室中央部
侧脑室后角
中脑水管
侧脑室前角
第四脑室
第三脑室
侧脑室下角
中央管

图 13-34　脑室投影图

　　3. 边缘系统　是由边缘叶和与其联系密切的皮质及皮质下结构(如杏仁体、下丘脑、丘脑的前核群和中脑被盖等)共同组成。边缘叶是指位于胼胝体周围和侧脑室下角底壁的一圈弧形结构,有隔区、扣带回、海马旁回和海马结构。

　　边缘系统也称为内脏脑,与内脏活动、情绪反应、性功能及记忆等有关,在维持个体生存及延续后代等方面具有重要作用。

(韦克善)

第3节 脑和脊髓的被膜、血管与脑脊液

一、脑和脊髓的被膜

脑和脊髓的表面都包有3层被膜,由外向内依次为硬膜、蛛网膜和软膜,对脑和脊髓有支持和保护作用。

(一) 硬膜

硬膜由厚而坚韧的致密结缔组织构成。包被于脊髓的部分称为硬脊膜(图13-35),包被于脑的部分称为硬脑膜。

1. 硬脊膜 上端附着于枕骨大孔边缘,与硬脑膜相续。下端在第2骶椎以下逐渐变细,包裹终丝,末端附着于尾骨的背面。硬脊膜与椎管内面骨膜之间的间隙称为硬膜外隙(图13-35),其内呈负压,内含疏松结缔组织、脂肪、淋巴管和椎内静脉丛,并有脊神经根通过。临床上进行硬膜外麻醉术,就是将麻醉药物注入此间隙,以阻滞脊神经的传导。

考点:脑和脊髓的被膜名称,硬膜外隙的概念

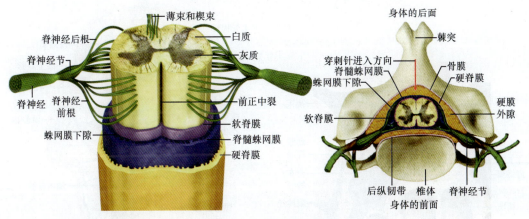

图 13-35 脊髓的被膜

2. 硬脑膜 坚韧而有光泽,与硬脊膜相比较有如下特点。

(1)硬脑膜由内、外两层构成,两层之间有血管和神经走行。外层与颅盖骨连结疏松,与颅底则结合紧密,故颅顶部骨折易形成硬膜外血肿,而颅底骨折则易撕裂硬脑膜与蛛网膜而发生脑脊液外漏。如颅前窝骨折时,脑脊液可流入鼻腔而形成鼻漏。

(2)硬脑膜内层在某些部位折叠形成若干板状突起,伸入各脑部间的裂隙中。形似镰刀,伸入大脑纵裂者称为大脑镰;伸入大脑与小脑之间者称为小脑幕(图13-36)。小脑幕前缘游离,呈弧形围绕中脑,形成幕切迹。当小脑幕上颅内压升高时,位于小脑幕切迹上方的海马旁回和钩可能

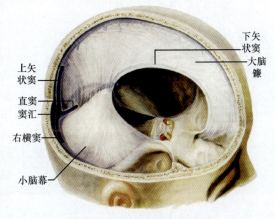

图 13-36 硬脑膜和硬脑膜窦

被挤入小脑幕切迹,形成小脑幕切迹疝而压迫大脑脚和动眼神经。

(3)硬脑膜在某些部位内、外两层彼此分开,内面衬以内皮细胞,构成硬脑膜窦,收纳脑的静脉血。重要的硬脑膜窦有上矢状窦、下矢状窦、直窦、窦汇、横窦、乙状窦和海绵窦等(图13-36)。海绵窦位于蝶骨体的两侧,形似海绵而得名。窦腔内有颈内动脉和展神经通过。在海绵窦的外侧壁内,自上而下依次有动眼神经、滑车神经、三叉神经的眼神经和上颌神经通过(图13-37)。由于眼静脉直接注入海绵窦,故面部感染可经眼静脉波及海绵窦(图13-38),若累及上述神经,则出现相应的症状。

硬脑膜窦内的血液流向归纳如下:

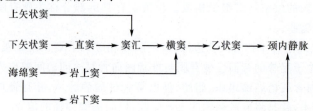

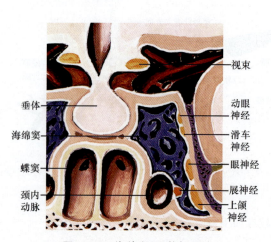

图13-37 海绵窦(冠状切面)

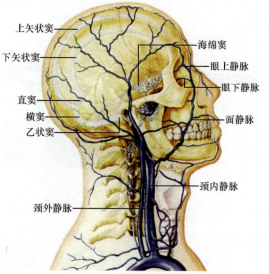

图13-38 硬脑膜窦及其与头面部静脉的吻合

考点:蛛网膜下隙和蛛网膜粒的概念

护考链接

诊断颅前窝骨折最有价值的临床表现是(　　)

A. 球结膜下出血　　B. 硬膜外血肿

C. 严重头痛　　D. 鼻孔出血

E. 脑脊液鼻漏

考点精讲:颅前窝骨折常伴有硬脑膜撕裂,可引起脑脊液鼻漏。

(二)蛛网膜

蛛网膜位于硬膜与软膜之间(图13-39),为一层缺乏血管和神经的半透明结缔组织薄膜。蛛网膜与软膜之间的腔隙,称为蛛网膜下隙,其内充满脑脊液。蛛网膜下隙在某些部位扩大,形成蛛网膜下池。其中最大而且较为重要的是位于小脑与延髓之间的小脑延髓池,临床上可经枕骨大孔作小脑延髓池穿刺。此外,在脊髓末端与第2骶椎水平之间

的为终池。终池内无脊髓,只有马尾和终丝泡在脑脊液中,临床上常在此处进行穿刺术,抽取脑脊液或注入某些药物。

脑蛛网膜在上矢状窦的两侧形成许多"菜花状"突起,突入上矢状窦内称为蛛网膜粒。脑脊液可通过蛛网膜粒渗入硬脑膜窦内,回流入颈内静脉。

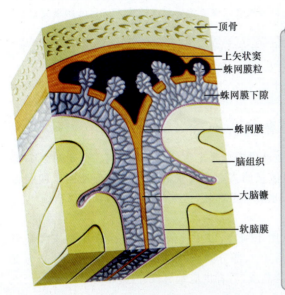

顶骨
上矢状窦
蛛网膜粒
蛛网膜下隙
蛛网膜
脑组织
大脑镰
软脑膜

图 13-39 上矢状窦与蛛网膜粒(冠状切面)

链接

腰椎穿刺术的应用解剖

腰椎穿刺术是将穿刺针刺入蛛网膜下隙,抽取脑脊液进行检查或注射药物进行临床诊断或治疗的一项技术。根据脊髓的位置,成人常选择在第 3、4 腰椎棘突间隙,小儿选择在第 4、5 腰椎棘突间隙进行穿刺可不伤及脊髓。左、右髂嵴最高点的连线经过第 4 腰椎棘突,在该标志线上方或下方的棘突间隙作为穿刺点均可(图 13-40)。穿刺针由浅入深依次穿经皮肤、浅筋膜、棘上韧带、棘间韧带、黄韧带、硬膜外隙、硬脊膜、蛛网膜而达蛛网膜下隙。进针深度儿童为 2～3cm,成人为 5～7cm。

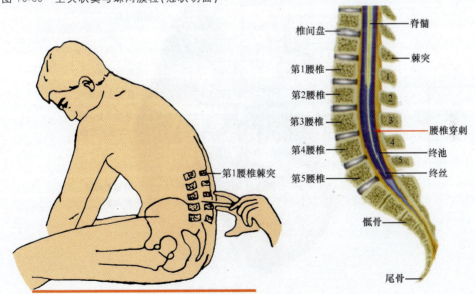

第1腰椎棘突

椎间盘
第1腰椎
第2腰椎
第3腰椎
第4腰椎
第5腰椎
骶骨

脊髓
棘突
腰椎穿刺
终池
终丝
尾骨

图 13-40 脊髓、马尾与腰椎穿刺的相互关系模式图

(三)软膜

软膜为一层薄而透明的、富有血管的结缔组织薄膜,紧贴在脑和脊髓的表面(图 13-35,图 13-39),并伸入它们的沟裂内,分别称为软脑膜和软脊膜。在脑室的某些部位,软脑膜及其毛细血管和室管膜上皮一起突入脑室内,形成脉络丛,产生脑脊液。软脊膜在脊髓下端延续为终丝(图 13-40)。软脊膜在脊髓两侧脊神经前、后根之间形成锯齿状的齿状韧带,是椎管内手术鉴别脊神经前、后根的标志。齿状韧带、终丝和脊神经根均对脊髓起固定作用。

案例13-3

　　患者,男性,8岁。因发热、头痛,伴喷射状呕吐而急诊入院。既往有结核病接触史。体格检查:一般状态差,神志模糊,时有惊厥,颈部强直,腱反射亢进。经腰椎穿刺被确诊为结核性脑膜炎。在讨论中提出了以下问题:

　　1. 腰椎穿刺时,通常选择在何处进行?

　　2. 腰椎穿刺时,确定穿刺部位的标志是什么?

　　3. 穿刺针需穿经哪些结构才能到达蛛网膜下隙?

二、脑和脊髓的血管

　　脑和脊髓是体内代谢最旺盛的部位,故血液供应非常丰富。人的脑重仅占体重的 2%,但脑的耗氧量却占全身总耗氧量的 20%,脑血流量约占心输出量的 17%。任何原因致使脑血流量减少或中断,均可导致脑神经细胞缺氧、水肿甚至坏死,造成严重的神经功能障碍。

(一) 脑的血管

　　1. 脑的动脉　来自颈内动脉和椎动脉(图 13-41),以顶枕沟为界,颈内动脉供应大脑半球前 2/3 和部分间脑,椎动脉供应大脑半球后 1/3、部分间脑、脑干和小脑。脑的动脉分为皮质支和中央支,前者供应大脑皮质及其深面的髓质,后者供应基底核、内囊和间脑等。

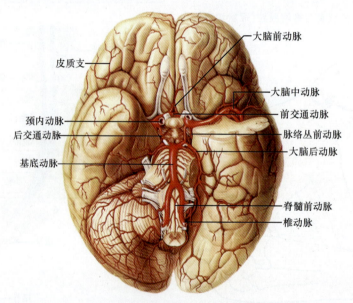

　　　　　　　　　　　　图 13-41　脑底的动脉

　　(1) 颈内动脉:起自颈总动脉,经颈动脉管入颅腔,穿过海绵窦至视交叉的外侧,分出大脑前动脉、大脑中动脉、脉络丛前动脉、眼动脉和后交通动脉等分支(图 13-41)。

　　1) 大脑前动脉:向前内进入大脑纵裂,与对侧的同名动脉借前交通动脉相连,然后沿胼胝体上面向后行。皮质支分布于顶枕沟以前的大脑半球内侧面和额叶底面的一部分以及额、顶两叶上外侧面的上部(图 13-42);中央支供应尾状核、豆状核前部和内囊前肢。

　　2) 大脑中动脉:是颈内动脉的直接延续,向外沿大脑外侧沟走行。皮质支分布于大脑半球上外侧面顶枕沟以前的大部分和岛叶(图 13-43),其中包括躯体运动中枢、躯体感觉中枢和

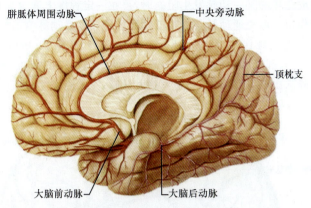

胼胝体周围动脉　　　中央旁动脉

顶枕支

大脑前动脉　　　　大脑后动脉

图 13-42　大脑半球内侧面的动脉

语言中枢。故该动脉若发生阻塞,将产生严重的功能障碍。大脑中动脉起始段发出一些细小的中央支,垂直向上穿入脑实质,供应尾状核、豆状核、内囊膝及后肢的前上部(图 13-44)。其中,沿豆状核外侧上行至内囊的豆状核纹状体动脉(简称豆纹动脉)较粗大,在动脉硬化和高血压时容易破裂(故又名出血动脉)而导致脑出血(即"中风"),出现严重的功能障碍。

3) 后交通动脉:与大脑后动脉吻合,是颈内动脉与椎动脉之间重要的吻合支。

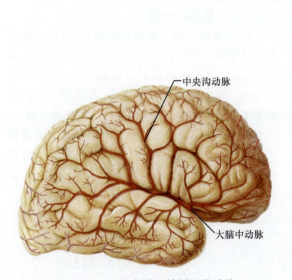

中央沟动脉

大脑中动脉

图 13-43　大脑半球上外侧面的动脉

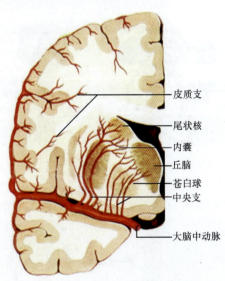

皮质支

尾状核

内囊

丘脑

苍白球

中央支

大脑中动脉

图 13-44　大脑中动脉的皮质支和中央支

(2) 椎动脉:起自锁骨下动脉,向上穿经第 6~1 颈椎的横突孔,经枕骨大孔入颅腔(图 8-34)。在脑桥与延髓交界处,左、右椎动脉汇合成一条基底动脉,后者沿脑桥腹侧面的基底沟上行,至脑桥上缘处分为左、右大脑后动脉。其皮质支分布于颞叶的底面和内侧面以及枕叶,中央支供应丘脑、下丘脑和内、外膝状体等。椎动脉沿途还发出分支供应小脑、延髓和脑桥等。

(3) 大脑动脉环:又称 Willis 环(图 13-41),环绕在视交叉、灰结节和乳头体的周围,由前交通动脉、两侧大脑前动脉、两侧颈内动脉、两侧后交通动脉和两侧大脑后动脉吻合而成的封闭式动脉环。当构成此环的某一动脉发生阻塞时,可在一定程度上通过大脑动脉环使血液重新分配而起到代偿作用。前交通动脉与大脑前动脉的连接处是动脉瘤的好发部位。

考点:脑的动脉来源及其主要分支分布,大脑动脉环的概念

2. 脑的静脉　不与动脉伴行,可分为浅、深两组。浅静脉(图13-45)收集皮质及皮质下髓质的静脉血,并直接注入邻近的硬脑膜窦。深静脉收集大脑深部的髓质、基底核、内囊、间脑、脑室脉络丛等处的静脉血,最后汇合成一条大脑大静脉,注入直窦。

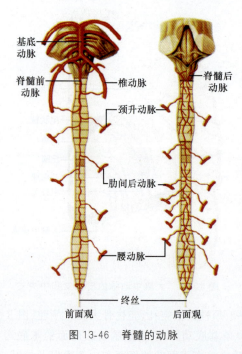

图 13-45　大脑浅静脉

（二）脊髓的血管

1. 脊髓的动脉　有两个来源:①自椎动脉发出的脊髓前、后动脉;②来自一些节段性动脉,如颈升动脉、肋间后动脉和腰动脉等的脊髓支(图13-46)。椎动脉发出的脊髓前、后动脉在下行过程中不断得到节段性动脉的增补,以营养脊髓。

在脊髓的某些节段,由于两个来源的血液供应不够充分或者吻合薄弱,临床上常表现出脊髓容易受到缺血性损害,称为危险区,如第1~4胸节(特别是第4胸节)和第1腰节的腹侧面。

2. 脊髓的静脉　配布情况大致与动脉相同,最终注入硬膜外隙内的椎内静脉丛。

图 13-46　脊髓的动脉

考点:脑脊液的产生部位及其循环途径

三、脑脊液及其循环

脑脊液为无色透明的液体,充满于脑室、蛛网膜下隙和脊髓中央管内,对中枢神经系统起缓冲、保护、营养、运输代谢产物以及维持正常颅内压的作用。成人脑脊液总量约150ml,处于不断地产生、循环和回流的动态平衡状态之中。

脑脊液由各脑室脉络丛产生,其循环途径如下(图13-47):左、右侧脑室→室间孔→第三脑室→中脑水管→第四脑室→第四脑室正中孔和左、右外侧孔→蛛网膜下隙→蛛网膜粒→上矢状窦→颈内静脉。脑脊液循环途径中若发生阻塞(如中脑水管阻塞),可导致脑积水和颅内

压升高,进而使脑组织受压、移位,甚至形成脑疝。

大脑的"警卫员"

大脑是人体的最高"司令部",它的"警卫员"很多,个个身怀绝技,武艺出众。浓密的头发是"冲锋在先的战斗员",能抵抗暴力的袭击,起阻挡作用。坚韧的头皮是大脑的"防弹衣",如果破损则会引起大出血。由 8 块颅骨围成的颅腔是大脑坚不可摧的"钢铁长城"。脑的 3 层被膜是称职的"保育员"。蛛网膜下隙和脑室内无色透明的脑脊液是安全的缓冲垫,具有缓冲外力、吸收震荡的作用。此外,临床上还可通过对脑脊液进行检测,诊断某些疾病,故脑脊液又是值得信赖的"资料员"。

四、脑 屏 障

脑屏障是指位于血液与脑组织之间的一些结构,有选择性地限制某些物质进入脑组织的作用,在维持中枢神经系统内环境的稳定和平衡方面起重要作用。目前认为,脑屏障可分为血-脑屏障、血-脑脊液屏障和脑脊液-脑屏障。①血-脑屏障,位于血液与脑和脊髓的神经元之间,其结构基础是脑和脊髓内毛细血管的内皮细胞、内皮细胞之间的紧密连接、基膜以及毛细血管外周由星形胶质细胞形成的胶质膜。②血-脑脊液屏障,位于脑室脉络丛与脑脊液之间,其结构基础主要是脉络丛上皮细胞之间的紧密连接。③脑脊液-脑屏障,位于脑室和蛛网

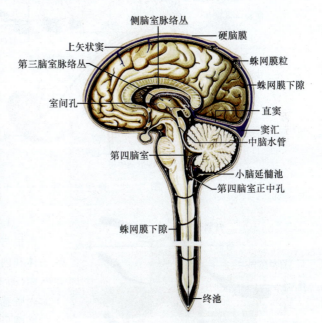

图 13-47　脑脊液循环模式图

膜下隙的脑脊液与脑、脊髓的神经元之间,其结构基础是室管膜上皮、软脑膜和软膜下胶质膜。

（韦克善）

第 4 节　周围神经系统

周围神经系统是指中枢神经系统以外的神经成分。根据与中枢神经系统的连接部位和分布区域的不同,通常把周围神经系统分为 3 部分:①脊神经,与脊髓相连,主要分布于躯干和四肢;②脑神经,与脑相连,主要分布于头面部;③内脏神经,作为脑神经和脊神经的纤维成分,分别与脑和脊髓相连,主要分布于内脏、心血管和腺体等处。

一、脊　神　经

（一）脊神经的组成、纤维成分和分支

脊神经共 31 对，包括颈神经 8 对、胸神经 12 对、腰神经 5 对、骶神经 5 对和尾神经 1 对。

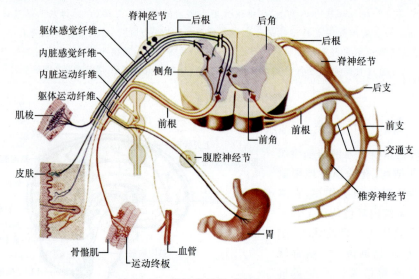

图 13-48　脊神经的组成和分布模式图

考点：脊神经的组成和纤维成分

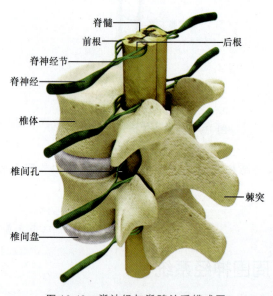

图 13-49　脊神经与脊髓关系模式图

1. 脊神经的组成　脊神经借前根和后根与脊髓相连。前根属运动性，含有躯体和内脏运动纤维，其胞体位于脊髓灰质内（图 13-48）。后根属感觉性，含有躯体和内脏感觉纤维，在椎间孔附近，后根上有一椭圆形膨大称为脊神经节，内含假单极神经元的胞体，其中枢突组成后根进入脊髓，周围突加入脊神经。前根与后根在椎间孔处汇合成混合性的脊神经（图 13-49）。

2. 脊神经的纤维成分　脊神经为混合性神经，含有 4 种纤维成分（图 13-48）：①躯体感觉纤维，分布于皮肤、骨骼肌、肌腱和关节；②内脏感觉纤维，分布于内脏、心血管和腺体等处；③躯体运动纤维，支配骨骼肌的随意运动；④内脏运动纤维，支配平滑肌和心肌的运动，控制腺体的分泌。

3. 脊神经的分支　脊神经干很短，出椎间孔后立即分为前支和后支等，均为混合性。前支粗大，主要分布于躯干前外侧与四肢的肌肉和皮肤。除胸神经前支保持明显的节段性外，其余各部的前支分别交织成颈丛、臂丛、腰丛和骶丛。后支较细，节段性地分布于项、背及腰骶部的深层肌和皮肤。

（二）颈丛

1. 颈丛的组成和位置　颈丛由第1～4颈神经的前支组成,位于胸锁乳突肌上部的深面。

2. 颈丛的主要分支　颈丛的分支有皮支和肌支。①皮支,有枕小神经、耳大神经、颈横神经和锁骨上神经(图13-50),均由胸锁乳突肌后缘中点附近穿深筋膜浅出,呈放射状分布于枕部、耳郭、颈部、肩部和胸上部的皮肤。颈部手术时,可在胸锁乳突肌后缘中点注射麻醉药进行阻滞麻醉。②肌支,最重要的是膈神经,属混合性神经,自颈丛发出后沿前斜角肌的前面下行,穿锁骨下动、静脉之间,经胸廓上口入胸腔,越过肺根前方,沿心包外侧面下行至膈(图13-51)。其运动纤维支配膈,感觉纤维分布于胸膜、心包和膈下的部分腹膜。一般认为,右膈神经的感觉纤维还分布于肝、胆囊和肝外胆道等。膈神经受刺激时可发生呃逆,损伤后可引起膈肌瘫痪,导致腹式呼吸减弱或消失。

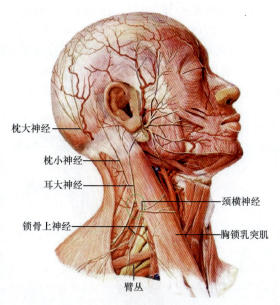

枕大神经
枕小神经
耳大神经
锁骨上神经
颈横神经
胸锁乳突肌
臂丛

图 13-50　颈丛皮支

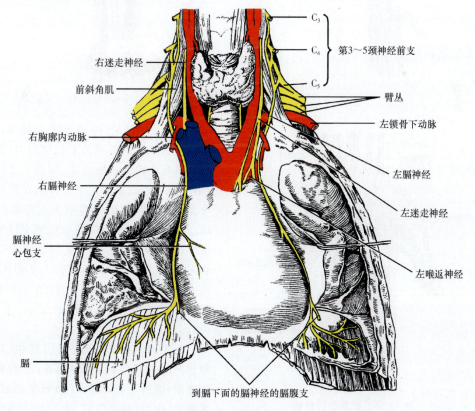

C₃
C₄
C₅
第3～5颈神经前支
右迷走神经
前斜角肌
右胸廓内动脉
右膈神经
膈神经心包支
膈
臂丛
左锁骨下动脉
左膈神经
左迷走神经
左喉返神经
到膈下面的膈神经的膈腹支

图 13-51　膈神经

（三）臂丛

1. **臂丛的组成和位置** 臂丛由第5～8颈神经的前支和第1胸神经前支的大部分组成，经斜角肌间隙走出（图13-51），行于锁骨下动脉的后上方，经锁骨后方进入腋窝，围绕腋动脉排列（图13-52）。臂丛在锁骨中点后方位置表浅而比较集中，常作为臂丛阻滞麻醉的部位。

2. **臂丛的主要分支** 臂丛分支主要分布于上肢的肌和皮肤，其主要分支如下。

（1）肌皮神经（图13-52）：向外下斜穿喙肱肌，经肱二头肌和肱肌之间下行，肌支支配上述三块肌，其终支在肘关节稍下方穿出深筋膜，分布于前臂外侧的皮肤。

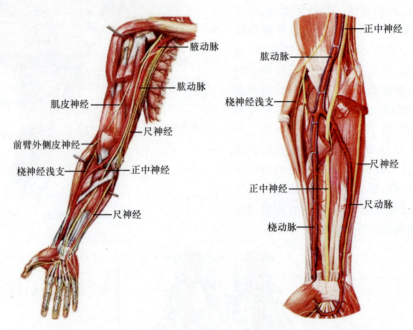

图 13-52　上肢前面的神经

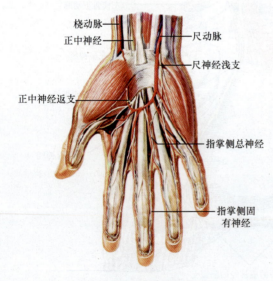

图 13-53　手掌面的神经

（2）正中神经（图13-52）：在臂部伴肱动脉沿肱二头肌内侧沟下行至肘窝，穿旋前圆肌后于前臂正中指浅、深屈肌之间下行，经腕管到达手掌。正中神经在臂部无分支。在前臂发出许多肌支支配除肱桡肌、尺侧腕屈肌和指深屈肌尺侧半以外的所有前臂肌前群。在手掌发出肌支支配除拇收肌以外的鱼际肌和第1、2蚓状肌。皮支分布于手掌桡侧2/3、桡侧3个半指的掌面及其中、远节背面的皮肤（图13-53）。

正中神经损伤表现为：①屈指、屈腕和屈肘能力减弱，以桡侧明显；②前臂不能旋前，拇指不能对掌；③鱼际肌萎缩，手掌平坦，称为"猿手"（图13-54）；④感觉障碍以拇指、示指和中指的掌面最为显著。

(3)尺神经(图13-52):伴肱动脉内侧下行至臂中部,然后转向后下,经尺神经沟进入前臂,伴尺动脉下行至手掌。在前臂发出肌支支配尺侧腕屈肌和指深屈肌尺侧半。在手掌,发出肌支支配小鱼际肌、拇收肌、骨间肌和第3、4蚓状肌。皮支分布于手掌尺侧1/3、尺侧一个半指掌面的皮肤和手背尺侧半及尺侧两个半指背面的皮肤(图13-53,图13-55)。

若在肱骨内上髁后方损伤尺神经,表现为:①屈腕力减弱,环指和小指远节不能屈曲,拇指不能内收,各指不能互相靠拢,各掌指关节过伸,出现"爪形手"(图13-54);②感觉障碍以小指最为显著。

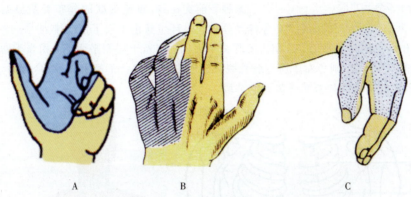

图 13-54 桡、尺、正中神经损伤时的手形及皮肤感觉丧失区
A. 正中神经损伤(猿手);B. 尺神经损伤(爪形手);C. 桡神经损伤(腕下垂)

(4)桡神经:在肱三头肌深面,紧贴肱骨背面的桡神经沟行向外下,在肱骨外上髁前上方分支,至前臂背侧和手背。肌支支配肱三头肌、肱桡肌和前臂肌后群。皮支分布于臂和前臂背侧面的皮肤以及手背桡侧半和桡侧两个半手指近节背面的皮肤(图13-55)。

肱骨中段或中、下1/3交界处骨折时,容易合并损伤桡神经。表现为:①前臂伸肌瘫痪,即抬前臂时呈"垂腕"状态;②感觉障碍以第1、2掌骨间隙背面"虎口区"最为明显(图13-54)。

(5)腋神经:绕肱骨外科颈后方至三角肌深面,肌支支配三角肌和小圆肌,皮支分布于肩部和臂外侧上部的皮肤。

肱骨外科颈骨折、肩关节脱位或被腋杖压迫,可引起腋神经损伤。表现为:①三角肌瘫痪,臂不能外展;②三角肌区皮肤感觉障碍;③由于三角肌萎缩,肩部失去圆隆的外形,呈现为"方形肩"。

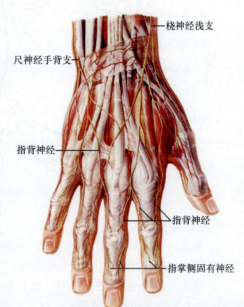

桡神经浅支
尺神经手背支
指背神经
指背神经
指掌侧固有神经

图 13-55 手背面的神经

考点:颈丛和臂丛的组成及其主要分支分布范围

考点：胸神经前支的节段性分布

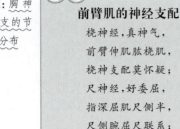

链接

前臂肌的神经支配

桡神经，真神气，
前臂伸肌肱桡肌，
桡神支配莫怀疑；
尺神经，好委屈，
指深屈肌尺侧半，
尺侧腕屈尺联系；
其余屈肌正中管，
前臂肌肉各有依。

（四）胸神经前支

胸神经前支共 12 对。第 1～11 对胸神经前支位于相应的肋间隙中，称为肋间神经，第 12 对胸神经前支位于第 12 肋下方，故名肋下神经。自椎间孔向前至腋前线，各神经行于肋内面下缘的肋沟内，故在胸廓侧面行胸腔穿刺时，为避免损伤肋间神经不应在肋下缘进针。胸神经前支主要分布于肋间肌、腹壁肌和胸腹壁皮肤及胸膜、腹膜等处。

胸神经前支在胸、腹壁皮肤的分布有明显的节段性，各神经分布区呈环带状由上而下依次排列（图 13-56）。如 T_2 分布区相当于胸骨角平面，T_4 相当于乳头平面，T_6 相当于剑突平面，T_8 相当于肋弓平面，T_{10} 相当于脐平面，T_{12} 则分布于脐与耻骨联合连线中点平面。了解上述分布，有助于临床上测定麻醉平面的高低和检查感觉障碍的节段。

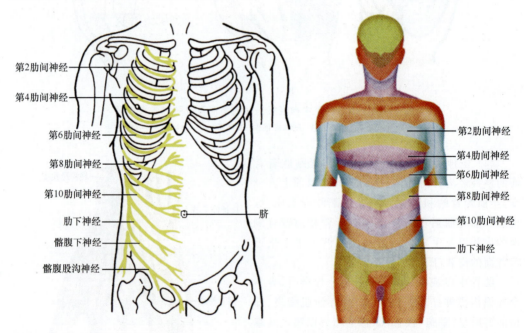

第2肋间神经
第4肋间神经
第6肋间神经
第8肋间神经
第10肋间神经
肋下神经
髂腹下神经
髂腹股沟神经
脐

第2肋间神经
第4肋间神经
第6肋间神经
第8肋间神经
第10肋间神经
肋下神经

图 13-56　胸神经前支的节段性分布

（五）腰丛

1. **腰丛的组成和位置**　腰丛由第 12 胸神经前支的一部分、第 1～3 腰神经前支和第 4 腰神经前支的一部分组成，位于腰大肌深面。

2. **腰丛的主要分支**（图 13-57）　除有肌支支配髂腰肌和腰方肌外，其主要分支分布于腹股沟区及大腿的前部和内侧部。

（1）髂腹下神经和髂腹股沟神经（图 13-56）：主要分布于腹股沟区的肌和皮肤。

（2）股神经：是腰丛中最大的分支，先在腰大肌与髂肌之间下行，后经腹股沟韧带中点稍外侧的深面、股动脉的外侧进入股三角。肌支支配耻骨肌、股四头肌和缝匠肌，皮支除分布于大腿前面的皮肤外，还发出一长支隐神经，伴随大隐静脉下行，分布于小腿内侧面和足内侧缘的皮肤(图13-57)。

股神经损伤的主要表现为:①屈髋无力,坐位时不能伸小腿,行走困难;②股四头肌萎缩,膝反射消失;③大腿前面及小腿内侧面皮肤感觉障碍。

(3)闭孔神经:自腰大肌内侧穿出,沿骨盆侧壁前行,穿闭膜管至大腿内侧。肌支支配大腿内收肌群,皮支分布于大腿内侧的皮肤。

闭孔神经损伤的主要表现为:①大腿内收能力减弱,仰卧时患肢不能置于健侧大腿之上;②走路时患肢向外侧摆动;③大腿内侧皮肤感觉障碍。

(六) 骶丛

1. 骶丛的组成和位置　骶丛由第4腰神经前支的一部分和第5腰神经前支合成的腰骶干以及全部骶神经和尾神经的前支组成(图13-57),位于骶骨及梨状肌的前面。

2. 骶丛的主要分支　骶丛分支主要分布于臀部、大腿后部、小腿和足的肌及皮肤。其主要分支如下(图13-58)。

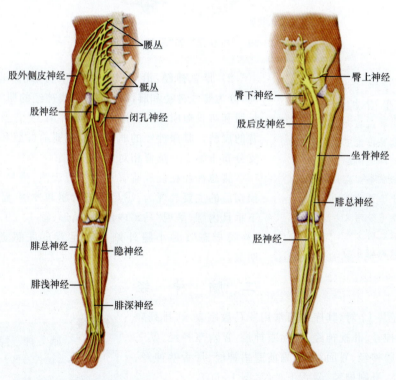

图 13-57　下肢前面的神经　　　　图 13-58　下肢后面的神经

(1)臀上神经:伴臀上血管经梨状肌上孔出盆腔,支配臀中肌、臀小肌等。

(2)臀下神经:伴臀下血管经梨状肌下孔出盆腔,支配臀大肌等。

(3)阴部神经:伴阴部内血管经梨状肌下孔出盆腔,其肌支支配肛门外括约肌和会阴诸肌,皮支分布于肛门及外生殖器的皮肤。在行肛门及会阴区手术时,常需麻醉此神经。

(4)坐骨神经:是全身最粗大的脊神经,由梨状肌下孔出盆腔,在臀大肌深面,经坐骨大转子与坐骨结节之间下行至大腿后面,在腘窝上角处分为胫神经和腓总神经。坐骨神经在大腿后部发出肌支支配股二头肌、半腱肌和半膜肌。

1）胫神经：沿腘窝中线在小腿三头肌深面下行，经内踝后方至足底，分为足底内侧神经和足底外侧神经。胫神经的肌支支配小腿后群肌和足底肌，皮支分布于小腿后面及足底部的皮肤。

胫神经损伤的主要表现为：①足不能跖屈，足内翻力减弱，致使足呈背屈、外翻位，出现"钩状足"畸形（图13-59）；②小腿后面及足底皮肤感觉障碍。

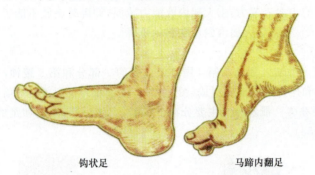

钩状足　　　　　马蹄内翻足

图13-59　"钩状足"和"马蹄内翻足"

考点：腰丛和骶丛的组成及其主要分支分布范围

坐骨神经

坐骨神经最粗大，
骶丛起始出梨下，
坐骨大转之间跨，
大腿后肌全归它；
分支平面差异大，
多在腘窝分两叉，
小腿后肌胫分布，
小腿前外腓总管。

2）腓总神经：沿腘窝外侧缘下行，绕腓骨颈外侧向前，分为腓浅神经和腓深神经。腓浅神经的肌支支配腓骨长肌和腓骨短肌，皮支分布于小腿外侧、足背及第2～5趾背的皮肤。腓深神经的肌支支配小腿前群肌和足背肌，皮支分布于第1、2趾背相对缘的皮肤。

腓总神经在绕经腓骨颈处位置表浅，最易受损伤。受损伤后的主要表现为：①足不能背屈和外翻，趾不能伸，足下垂且内翻，呈现"马蹄内翻足"畸形（图13-59）；②行走呈"跨阈步态"；③小腿外侧面和足背皮肤感觉障碍较为明显。

二、脑 神 经

脑神经共12对，其序号通常用罗马数字表示，排列顺序为：Ⅰ嗅神经、Ⅱ视神经、Ⅲ动眼神经、Ⅳ滑车神经、Ⅴ三叉神经、Ⅵ展神经、Ⅶ面神经、Ⅷ前庭蜗神经、Ⅸ舌咽神经、Ⅹ迷走神经、Ⅺ副神经、Ⅻ舌下神经（图13-60）。

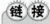

脑 神 经

一嗅二视三动眼，
四滑五叉六外展，
七面八听九舌咽，
迷副舌下十二全；
一连端脑二间脑，
三腹四背在中脑，
五六七八连脑桥，
最后四对延髓找。

考点：脑神经的名称、性质、连脑部位和出入颅的部位

脑神经中含有躯体感觉纤维、躯体运动纤维、内脏感觉纤维和内脏运动纤维4种纤维成分。根据每对脑神经内所含纤维成分的不同，将其分为感觉性脑神经（Ⅰ、Ⅱ、Ⅷ3对脑神经）、运动性脑神经（Ⅲ、Ⅳ、Ⅵ、Ⅺ、Ⅻ5对脑神经）和混合性脑神经（Ⅴ、Ⅶ、Ⅸ、Ⅹ4对脑神经）3类。脑神经中的内脏运动纤维为副交感性质，存在于第Ⅲ、Ⅶ、Ⅸ、Ⅹ对脑神经内。

1. 嗅神经　为感觉性神经，起自鼻黏膜嗅区中的嗅细胞，嗅细胞的中枢突聚集成15～20条嗅丝即嗅神经，穿筛孔入颅前窝，终于嗅球（图13-60），传导嗅觉冲动。

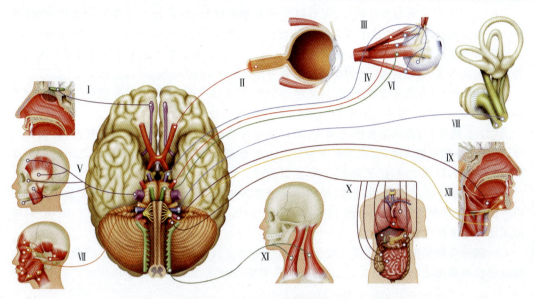

图 13-60　脑神经概况

2. 视神经　为感觉性神经,由视网膜节细胞的轴突在视神经盘处汇聚而成,向后经视神经管入颅中窝(图 13-61),形成视交叉,再经视束连于间脑的外侧膝状体,传导视觉冲动。

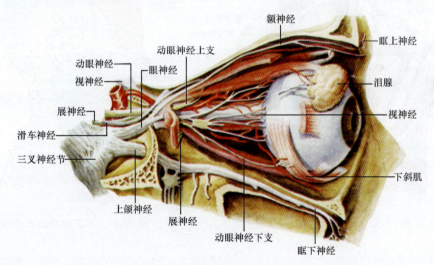

图 13-61　眶内神经(右外侧面观)

3. 动眼神经　为运动性神经,内含躯体运动和内脏运动两种纤维成分。动眼神经由脚间窝出脑,向前穿经海绵窦的外侧壁,经眶上裂入眶(图 13-61)。来自动眼神经核的躯体运动纤维支配上直肌、内直肌、下直肌、下斜肌和上睑提肌;来自动眼神经副核的内脏运动纤维(副交感纤维)支配瞳孔括约肌和睫状肌,完成瞳孔对光反射和晶状体调节反射。动眼神经损伤可出现患侧上睑下垂、外斜视、瞳孔散大、对光反射消失等。

4. 滑车神经　为运动性神经,起于中脑的滑车神经核,由中脑背侧下丘下方出脑,绕大脑脚外侧前行,穿经海绵窦的外侧壁,经眶上裂入眶(图 13-61),支配上斜肌。

337

5. 三叉神经 为混合性神经,含有躯体感觉和躯体运动(来自三叉神经运动核)两种纤维。躯体感觉纤维的胞体位于颞骨岩部前面的三叉神经节内,由假单极神经元的胞体组成,其中枢突聚集成粗大的三叉神经感觉根,终止于三叉神经脑桥核和脊束核;周围突组成三叉神经的三大分支,即眼神经、上颌神经和下颌神经(图13-62)。

(1)眼神经:为感觉性神经,由三叉神经节发出后,向前穿经海绵窦外侧壁,经眶上裂入眶,分支分布于眼球、结膜、泪腺以及鼻背和睑裂以上的皮肤(图13-63)。

(2)上颌神经:为感觉性神经,由三叉神经节发出后,向前穿经海绵窦外侧壁,经圆孔出颅,再向前经眶下裂入眶,延续为眶下神经。上颌神经分支分布于睑裂与口裂之间的面部皮肤(图13-63),以及上颌牙、牙龈和口、鼻腔黏膜等。

考点:三叉神经和面神经的主要分支及其分布范围

(3)下颌神经:为混合性神经,经卵圆孔出颅至颞下窝。躯体感觉纤维分支分布于口裂以下的面部、耳前及颞部皮肤(图13-63),以及下颌牙、牙龈、口腔底和舌前2/3的黏膜等;躯体运动纤维支配咀嚼肌。

一侧三叉神经损伤时,主要表现为:①同侧面部皮肤及眼、口和鼻腔黏膜感觉丧失;②角膜反射因角膜感觉丧失而消失;③患侧咀嚼肌瘫痪和萎缩,张口时下颌偏向患侧。

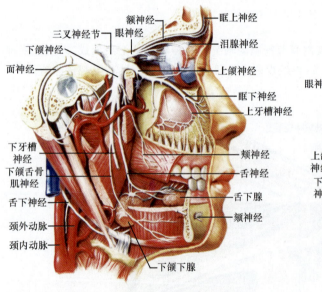

图13-62 三叉神经的主要分支

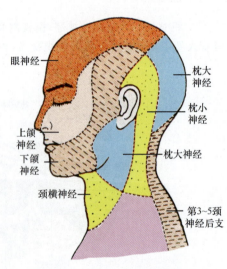

图13-63 三叉神经皮支分布区

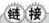

角 膜 反 射

当一侧角膜受到刺激时,引起两侧眼轮匝肌收缩而出现急速闭眼的现象称为角膜反射。由三叉神经和面神经共同完成,角膜反射的感受器在角膜。其传导通路是:角膜受到刺激后神经冲动沿眼神经→三叉神经→三叉神经脑桥核和脊束核→脑桥网状结构→两侧面神经核→面神经颞支→引起眼轮匝肌的收缩,出现闭眼动作。临床上常检查昏迷患者的角膜反射情况,若此反射已不存在,说明脑桥功能已受到障碍。

6. 展神经 为运动性神经,起于脑桥的展神经核,由延髓脑桥沟出脑,向前穿经海绵窦,经眶上裂入眶,支配外直肌(图 13-61)。展神经损伤可引起外直肌瘫痪,眼球不能转向外侧,呈现内斜视。

7. 面神经　为混合性神经,含有躯体运动、内脏运动和内脏感觉 3 种纤维。面神经的基本行径为:面神经→延髓脑桥沟出脑→内耳门→内耳道→面神经管→茎乳孔出颅。①来自面神经核的躯体运动纤维经茎乳孔出颅,向前穿过腮腺后,呈放射状发出颞支、颧支、颊支、下颌缘支和颈支,支配面部表情肌和颈阔肌(图 13-60,图 13-64);②来自上泌涎核的内脏运动纤维(副交感)在面神经管内分出,支配泪腺、舌下腺和下颌下腺等腺体的分泌活动;③内脏感觉纤维在面神经管内分出,分布于舌前 2/3 的味蕾,传导味觉冲动,终止于孤束核。

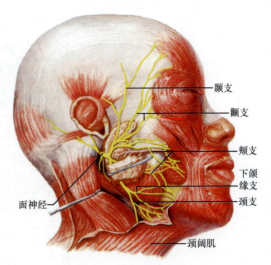

图 13-64　面神经在面部的分支

面神经损伤

面神经的行程复杂,因损害部位不同,可出现不同的临床表现。

1. 面神经管外损伤　主要是患侧面肌瘫痪,表现为患侧额纹消失,不能闭眼和皱眉,鼻唇沟变浅,口角歪向健侧,不能鼓腮,角膜反射消失。

2. 面神经管内损伤　除上述面肌瘫痪症状外,还伴有患侧舌前 2/3 味觉障碍,泪腺、舌下腺和下颌下腺分泌障碍等。

8. 前庭蜗神经　为感觉性神经,由前庭神经和蜗神经组成。前庭神经分布于内耳的球囊斑、椭圆囊斑和壶腹嵴,传导平衡觉(头部的位置觉和运动觉)冲动;蜗神经分布于内耳的螺旋器,传导听觉冲动。前庭神经和蜗神经经内耳门入颅后窝,在延髓脑桥沟外侧进入脑桥,分别终止于前庭神经核和蜗神经核(图 13-65)。

9. 舌咽神经　为混合性神经,含有 4 种纤维成分。舌咽神经连于延髓,经颈静脉孔出颅,行于颈内动、静脉之间,继而弓形入舌(图 13-66)。①躯体运动纤维来自疑核,支配咽肌。②内脏运动纤维(副交感)来自下泌涎核,支配腮腺的分泌。③内脏感觉纤维与躯体感觉纤维分布于咽与舌后 1/3 的黏膜和味蕾等处,传导一般感觉和味觉。其中由内脏感觉纤维组成的颈动脉窦支分布于颈动脉窦和颈动脉小球,分别感受血压和血液中二氧化碳浓度的变化,反射性地调节血压和呼吸。

10. 迷走神经　为混合性神经,含有 4 种纤维成分。①躯体运动纤维来自疑核,支配咽肌和喉肌等;②内脏运动纤维(副交感)来自迷走神经背核,分布于颈、胸和腹部的脏器,支配相应平滑肌、心肌的运动及腺体的分泌;③内脏感觉纤维分布于颈、胸和腹部的脏器;④躯体感觉纤维分布于耳郭和外耳道皮肤等处。

迷走神经是人体内行程最长、分布范围最广的脑神经。连于延髓,穿经颈静脉孔出颅(图 13-66),在颈内静脉与颈内动脉或颈总动脉之间的后方下行,经胸廓上口入胸腔。在食管前、

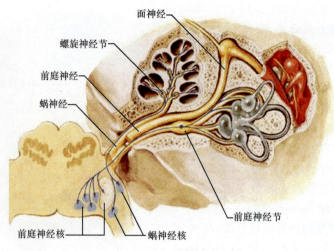

图 13-65　前庭蜗神经

后形成神经丛,经食管裂孔入腹腔,分布于胃、肝、胰、脾和肾以及结肠左曲以上的消化管。迷走神经行程中发出的主要分支如下(图 13-67)。

考点: 舌咽神经和迷走神经的重要分支及其分布范围

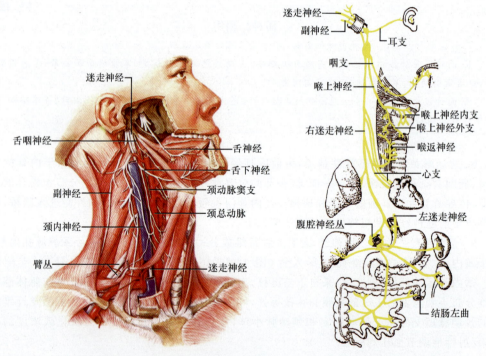

图 13-66　舌咽神经、迷走神经、副神经和舌下神经　　图 13-67　迷走神经分布示意图

(1) 喉上神经:是迷走神经在颈部最主要的分支,沿颈内动脉内侧下行,分内、外两支。内支穿甲状舌骨膜入喉,分布于声门裂以上的喉黏膜;外支与甲状腺上动脉伴行,支配环甲肌。

（2）喉返神经：是迷走神经在胸部最主要的分支。左、右喉返神经返回部位不同，左喉返神经勾绕主动脉弓，右喉返神经勾绕右锁骨下动脉，向上返行至颈部，行于食管与气管之间的沟内，至甲状腺侧叶深面、环甲关节后方进入喉内，感觉纤维分布于声门裂以下的喉黏膜，运动纤维支配除环甲肌以外的所有喉肌。喉返神经在甲状腺侧叶深面上行时，与甲状腺下动脉相交。甲状腺手术结扎甲状腺上、下动脉时，应注意勿损伤与其邻近的喉上神经和喉返神经。

护考链接

甲状腺大部切除术后第2天，患者出现声音嘶哑，应考虑是由哪种原因引起的（　　）
A. 损伤了喉上神经
B. 损伤了喉返神经
C. 误切了甲状旁腺
D. 既损伤了喉返神经，又误切了甲状旁腺
E. 既损伤了喉上神经，又误切了甲状旁腺

考点精讲：喉返神经单侧损伤可导致声音嘶哑或发音困难，双侧损伤则可引起呼吸困难，甚至窒息。

考点：动眼神经、滑车神经、展神经、副神经和舌下神经支配的肌肉

11. 副神经　为运动性神经，连于延髓，经颈静脉孔出颅，支配胸锁乳突肌和斜方肌等（图13-66）。

12. 舌下神经　为运动性神经，起于延髓的舌下神经核，从延髓的前外侧沟出脑，经舌下神经管出颅，支配舌肌（图13-66）。一侧舌下神经损伤，患侧半舌肌瘫痪并萎缩，伸舌时由于健侧颏舌肌的作用，舌尖偏向患侧。

三、内脏神经系统

内脏神经系统是神经系统的一个组成部分，主要分布于内脏、心血管和腺体，含有感觉和运动两种纤维。内脏感觉神经将来自内脏、心血管等处的感觉冲动传入中枢，引起内脏反射，也可传到大脑皮质产生内脏感觉。内脏运动神经的主要功能是调节内脏、心血管的运动和腺体的分泌，通常不受人的意志控制，故又将内脏运动神经称为自主神经系统；又因它主要控制与调节动、植物共有的新陈代谢活动，并不支配动物特有的骨骼肌运动，因而也可以称之为植物神经系统。

（一）内脏运动神经

考点：内脏运动神经的特点

内脏运动神经和躯体运动神经一样，都受大脑皮质和皮质下各级中枢的控制和调节，但两者在形态结构、支配对象和功能上存在较大差异，主要表现在：①支配对象不同，躯体运动神经支配骨骼肌，受意志控制；内脏运动神经支配平滑肌、心肌和腺体，一定程度上不受意志控制。②躯体运动神经的低级中枢位于脑干内的躯体运动神经核和脊髓灰质前角；而内脏运动神经的低级中枢则分散位于脑干内的内脏运动神经核和脊髓胸1～腰3节段灰质侧角以及脊髓骶2～4节段的骶副交感核。③纤维成分不同，躯体运动神经只有一种纤维成分，而内脏运动神经却可根据其形态结构、功能和药理特点的不同分为交感神经和副交感神经，且多数内脏器官同时接受交感和副交感神经的双重支配。④神经元数目不同，躯体运动神经自低级中枢至骨骼肌只有一个神经元，而内脏运动神经从低级中枢到达所支配的器官须经过两个神经元。第1个神经元称为节前神经元，胞体位于脑干或脊髓内，其轴突称为节前纤维；第2个神经元称为节后神经元，胞体位于内脏神经节内，其轴突称为节后纤维。

1. 交感神经　分中枢部和周围部。交感神经的低级中枢位于脊髓胸1～腰3节段的灰质侧角（图13-68）。周围部包括交感干、交感神经节以及由节发出的神经和交感神经丛等。

（1）交感神经节：因其所在位置不同，分为椎旁神经节和椎前神经节。椎旁神经节，位于

脊柱两旁,共有 19～24 对,尾部为 1 个奇神经节。椎前神经节,位于脊柱前方,包括成对的腹腔神经节和主动脉肾神经节以及单个的肠系膜上神经节和肠系膜下神经节等(图 13-68),分别位于同名动脉根部附近。

(2)交感干:位于脊柱两旁,是由同侧椎旁神经节借节间支相连形成串珠样的结构,故椎旁神经节也称交感干神经节。交感干上起自颅底外面,下至尾骨前方汇合于奇神经节。

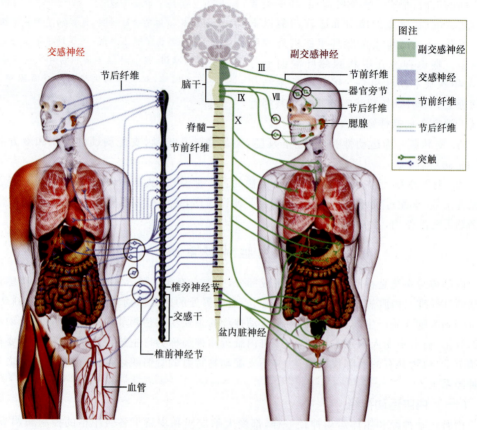

图 13-68　内脏运动神经概况

(3)交感神经节前纤维的去向:由脊髓灰质侧角神经元发出的节前纤维,经脊神经前根、脊神经、交通支进入交感干后(图 13-48),有 3 种不同的去向:①终止于相应的椎旁神经节;②在交感干内上升或下降,然后再终止于上方或下方的椎旁神经节;③穿过椎旁神经节,终止于椎前神经节(图 13-68,图 13-69)。

(4)交感神经节后纤维的去向:由交感神经节发出的节后纤维也有 3 种不同的去向:①经交通支返回 31 对脊神经,随脊神经分布于头颈部、躯干和四肢的血管、汗腺和竖毛肌(图 13-69);②攀附于动脉表面形成同名神经丛,并随动脉分支分布到所支配的器官;③由交感神经节直接分布到所支配的脏器。

(5)交感神经的分布概况:交感神经节前纤维和节后纤维的分布均有一定规律:①来自脊髓胸 1～5 节段侧角神经元的节前纤维,更换神经元后,其节后纤维分布于头、颈、胸腔器官及上肢的血管、汗腺和竖毛肌;②来自脊髓胸 5～12 节段侧角神经元的节前纤维,更换神经元

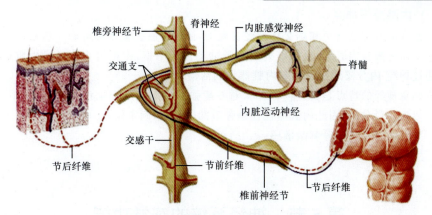

图 13-69　交感神经纤维走行模式图

后,其节后纤维分布于肝、胰、脾、肾等实质性器官以及结肠左曲以上的消化管;③来自脊髓腰1~3节段侧角神经元的节前纤维,更换神经元后,其节后纤维分布于结肠左曲以下的消化管、盆腔脏器、会阴部和下肢的血管、汗腺和竖毛肌。

2. 副交感神经　低级中枢位于脑干内的副交感神经核(包括动眼神经副核、上泌涎核、下泌涎核和迷走神经背核)和脊髓骶 2~4 节段的骶副交感核(图 13-68)。周围部包括副交感神经节及进出此节的节前纤维、节后纤维。副交感神经节大多位于所支配器官的附近或器官的壁内,分别称为器官旁节或器官内节(壁内节)。从低级中枢发出的节前纤维,随相应的脑神经、骶神经走行,在副交感神经节内更换神经元后,节后纤维分布于心肌、内脏平滑肌和腺体。

(1)颅部的副交感神经:由脑干副交感神经核发出的节前纤维随Ⅲ、Ⅶ、Ⅸ、Ⅹ 对脑神经走行,在所支配器官的副交感神经节(睫状神经节、翼腭神经节、下颌下神经节、耳神经节等)更换神经元后,其节后纤维分布于瞳孔括约肌、睫状肌、唾液腺及胸、腹腔脏器和结肠左曲以上消化管的平滑肌以及心肌和腺体。

(2)骶部的副交感神经:由脊髓骶 2~4 节段的骶副交感核发出的节前纤维随骶神经行走,出骶前孔后离开骶神经,组成盆内脏神经加入盆丛,随盆丛分支分布到所支配器官的器官旁节或器官内节更换神经元后,节后纤维分布于结肠左曲以下的消化管和盆腔脏器的平滑肌和腺体。

3. 交感神经与副交感神经的主要区别　交感神经和副交感神经都是内脏运动神经,常共同支配一个器官,形成对内脏器官的双重神经支配。但两者在来源、形态结构、分布范围和功能等方面各有其特点,两者的主要区别见表 13-1。

考点:交感神经与副交感神经低级中枢的位置,交感神经与副交感神经的主要区别

表 13-1　交感神经与副交感神经的主要区别

	交感神经	副交感神经
低级中枢的部位	脊髓胸 1~腰 3 节段的灰质侧角	脑干内的副交感神经核和脊髓骶 2~4 节段的骶副交感核
周围神经节的位置	椎旁神经节和椎前神经节	器官旁节和器官内节
节前纤维与节后纤维	节前纤维短,节后纤维长	节前纤维长,节后纤维短
分布范围	分布范围广泛,分布于全身血管、内脏平滑肌、心肌、腺体、瞳孔开大肌和竖毛肌等	分布于内脏平滑肌、心肌、腺体(肾上腺髓质除外)、瞳孔括约肌和睫状肌等

（二）内脏感觉神经

内脏器官除有交感神经和副交感神经支配外,还有内脏感觉神经分布。内脏感觉神经通过内脏感受器将来自内脏、心血管等处的感觉冲动传入中枢,中枢可直接通过内脏运动神经或间接通过神经-内分泌途径来调节内脏器官的活动。

内脏感觉神经的特点是:①痛阈较高,对一般强度的刺激不产生疼痛;②定位不准确,内脏感觉的传入途径分散,因此内脏痛往往是弥散的,不能精确定位;③内脏对切割等刺激不敏感,但对牵拉、膨胀和痉挛等刺激敏感。

（冯建疆）

第5节 神经系统的感觉功能

感觉是神经系统的一种重要功能。各种感受器感受内外环境变化而产生的信息,经换能作用,将其转换成为传入神经上的动作电位,通过感觉传导通路逐级上传,最终到达大脑皮质的特定部位,经分析与综合形成各种特定感觉。

一、感觉传导通路

感觉(上行)传导通路是指感受器经周围神经将内外环境的各种刺激所产生的神经冲动,传至大脑皮质的神经通路。

（一）躯干、四肢的本体感觉和精细触觉传导通路

躯干、四肢的本体感觉又称深感觉,其传导通路还传导皮肤的精细触觉,此通路由3级神经元组成(图13-70)。

第1级神经元的胞体位于脊神经节内,其周围突经脊神经分布于躯干、四肢的肌、肌腱、关节等处的本体感受器和皮肤的精细触觉感受器,中枢突经脊神经后根进入脊髓后索,其中来自第5胸节以下的纤维形成薄束,来自第4胸节以上的纤维形成楔束。两束上行至延髓分别终止于薄束核和楔束核。

第2级神经元的胞体位于薄束核和楔束核内。此两核发出的纤维向前绕过中央灰质的腹侧左右交叉,形成内侧丘系交叉,交叉后的纤维在延髓中线两侧上行,形成内侧丘系,向上终止于丘脑腹后外侧核。

第3级神经元的胞体位于丘脑腹后外核内,其发出的纤维组成丘脑中央辐射,经内囊后肢投射至大脑皮质中央后回的中、上部和中央旁小叶后部,部分纤维投射至中央前回。

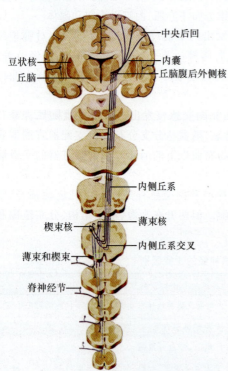

图 13-70　躯干、四肢本体感觉和精细触觉传导通路

图中标注：中央后回、内囊、丘脑腹后外侧核、豆状核、丘脑、内侧丘系、楔束核、薄束核、内侧丘系交叉、薄束和楔束、脊神经节

此通路若在脊髓受损，患者闭眼时，不能确定同侧各关节的位置和运动方向（身体易倾倒）及皮肤的两点距离等；若在内侧丘系交叉以上部位受损，则出现对侧半身的深感觉障碍。

（二）躯干、四肢的痛、温度觉和粗触觉传导通路

痛、温度觉和粗触觉传导通路又称浅感觉传导通路，传导皮肤、黏膜的痛、温度觉和粗触觉冲动，由3级神经元组成（图13-71）。

第1级神经元的胞体位于脊神经节内，其周围突经脊神经分布于躯干、四肢皮肤内的浅感受器。中枢突经脊神经后根进入脊髓，终止于脊髓灰质后角。

第2级神经元的胞体位于脊髓灰质后角内，发出的纤维上升1～2个脊髓节段后交叉至对侧，形成脊髓丘脑束，向上终止于丘脑腹后外侧核。

第3级神经元的胞体位于丘脑腹后外侧核内，其发出的纤维组成丘脑中央辐射，经内囊后肢投射至大脑皮质中央后回的中、上部和中央旁小叶后部。

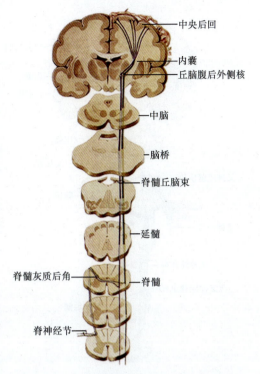

图13-71　躯干、四肢的痛、温度觉和粗触觉传导通路

若在脊髓损伤脊髓丘脑束，则出现对侧损伤平面1～2个脊髓节段以下痛、温度觉丧失；若在脊髓以上损伤此通路，浅感觉障碍涉及整个对侧躯干和上、下肢。

链接

感觉传导通路的特点

感觉传导通路均由3级神经元组成，第1级神经元的胞体一般位于神经节内，第2级神经元的胞体多数位于脊髓或脑干内，第3级神经元的胞体均位于间脑内。第2级神经元发出的纤维多数交叉到对侧。熟悉交叉的位置，根据临床的体征，可以推断病变的部位。第3级神经元发出的纤维均经内囊后肢投射至大脑皮质。

（三）头面部痛、温度觉和触觉传导通路

第1级神经元的胞体位于三叉神经节内，其周围突经三叉神经分布于头面部皮肤、口腔和鼻腔黏膜的有关感受器。中枢突经三叉神经根进入脑桥，其中传导痛、温度觉的纤维入脑下降形成三叉神经脊束，终止于三叉神经脊束核；传导粗触觉的纤维主要终止于三叉神经脑桥核（图13-72）。

第2级神经元的胞体位于三叉神经脊束核和脑桥核内。它们发出的纤维交叉至对侧形成三叉丘系，向上终止于丘脑腹后内侧核。

第3级神经元的胞体位于丘脑腹后内侧核内，其发出的纤维组成丘脑中央辐射，经内囊后肢投射至大脑皮质中央后回的下部。

在此通路中，若三叉丘系以上损伤，则导致对侧头面部痛、温度觉和触觉障碍；若三叉丘系以下（三叉神经脊束）损伤，则同侧头面部痛、温度觉和触觉发生障碍。

345

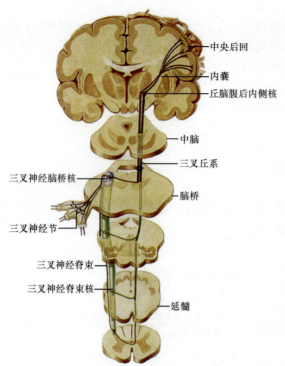

中央后回
内囊
丘脑腹后内侧核
中脑
三叉丘系
三叉神经脑桥核
脑桥
三叉神经节
三叉神经脊束
三叉神经脊束核
延髓

考点：感觉传导通路各级神经元胞体的位置和纤维交叉的部位

图 13-72　头面部痛、温觉和触觉传导通路

（四）视觉传导通路和瞳孔对光反射通路（图 13-73）

1. 视觉传导通路　第 1 级神经元为视网膜内的双极细胞，其周围突与视锥细胞和视杆细胞形成突触，中枢突与节细胞形成突触。第 2 级神经元为视网膜内的节细胞，其轴突在视神经盘处聚集成视神经，经视神经管入颅，形成视交叉后，延为左、右视束，绕过大脑脚主要终止于外侧膝状体。在视交叉中，来自两眼视网膜鼻侧半的纤维交叉，进入对侧视束中；颞侧半的纤维不交叉，进入同侧视束中。因此，左侧视束含有来自两眼视网膜左侧半的纤维，右侧视束含有来自两侧视网膜右侧半的纤维。第 3 级神经元的胞体位于外侧膝状体内，其发出的纤维组成视辐射，经内囊后肢的后部投射至大脑距状沟两侧的视觉皮质。

2. 瞳孔对光反射通路　当强光照射一侧瞳孔，引起双眼瞳孔缩小的反射，称为瞳孔对光反射。光照一侧的瞳孔缩小称为直接对光反射，未照一侧的瞳孔缩小称为间接对光反射。瞳孔对光反射通路的路径如下：光刺激→视网膜→视神经→视交叉→两侧视束→上丘臂→中脑顶盖前区（瞳孔对光反射中枢）→两侧动眼神经副核→动眼神经（节前纤维）→睫状神经节→节后纤维→瞳孔括约肌收缩→两侧瞳孔缩小。

视野缺损

当视觉传导通路在不同部位损伤时，可引起视野缺损（图 13-73）：①一侧视神经损伤，可引起患侧视野全盲；②视交叉中央部（交叉纤维）损伤（如垂体肿瘤压迫），可引起双眼视野颞侧偏盲；③一侧视交叉外侧部（未交叉纤维）损伤，可出现患侧视野鼻侧偏盲；④一侧视束、视辐射或视觉皮质损伤，可引起双眼视野对侧同向性偏盲（即患侧视野鼻侧偏盲和健侧视野颞侧偏盲）。

了解瞳孔对光反射的通路就很容易解释神经损伤时的表现，反射消失，可能预示着病危。但视神经或动眼神经受损，也能引起瞳孔对光反射的变化。

二、丘脑的感觉功能

大脑皮质不发达的动物（如鸟类），丘脑是感觉的最高级中枢。大脑皮质发达的动物，丘脑是各种感觉（除嗅觉外）传入的换元接替站，并向大脑皮质发出投射纤维，维持大脑皮质的觉醒状态及感觉功能。丘脑对感觉能进行初步的分析与综合，大脑皮质下行纤维对丘脑的活动具有抑制作用，当这种抑制作用中断时（如脑内出血或脑栓塞），丘脑过度活动，则出现感觉

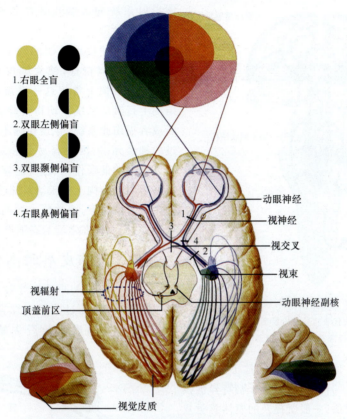

1. 右眼全盲

2. 双眼左侧偏盲

3. 双眼颞侧偏盲

4. 右眼鼻侧偏盲

动眼神经

视神经

视交叉

视束

动眼神经副核

视辐射

顶盖前区

视觉皮质

图 13-73　视觉传导通路和瞳孔对光反射通路

过敏或感觉异常现象,这种感觉往往是极强而极不愉快的。有人认为,痛觉一类比较原始的感觉仅系丘脑的功能。

三、丘脑的感觉投射系统

各种感受器受到内外环境变化的刺激,产生神经冲动,冲动进入中枢后通过两条途径上达大脑皮质,产生相应的感觉。一条是特异性投射系统,另一条是非特异性投射系统,两个系统的作用各不相同。

1. 特异性投射系统　各种感觉传入冲动进入中枢后,沿不同的专用线路即上行传导束到达丘脑(只有嗅觉纤维不经过丘脑),然后在丘脑的感觉接替核(包括腹后内侧核、腹后外侧核、内侧膝状体和外侧膝状体)更换神经元,发出特异性投射纤维(专一性),点对点地投射到大脑皮质的特定区域(即相应的感觉中枢),引起某种感觉,这一感觉传导系统称为特异性投射系统(图 13-74)。特异性投射系统的作用是在大脑皮质引起特定的感觉(如痛觉、温度觉、触压觉、视觉和听觉等),并激发大脑皮质产生传出神经冲动。

2. 非特异性投射系统　各种特异性投射系统的传入纤维通过脑干时,发出侧支与脑干网状结构内的神经元发生短轴突、多突触联系(图 13-74),形成了各种感觉的共同上行通路,失去了感觉的专一性,并上行抵达丘脑的髓板内核群等非特异性投射核更换神经元,它们发出传入纤维构成非特异性投射系统,弥散地投射到大脑皮质的广泛区域,因而

考点:特异性投射系统与非特异性投射系统的区别

347

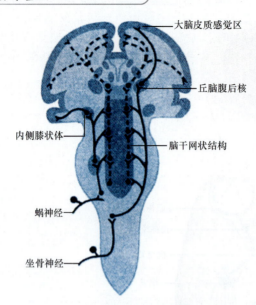

图 13-74　感觉投射系统示意图
实线代表特异性投射系统
虚线代表非特异性投射系统

该投射系统向大脑皮质的投射不具备点对点的对应关系。

非特异性投射系统的功能是维持或改变大脑皮质的兴奋性,使大脑皮质保持觉醒状态。因而习惯上常把这一系统称为脑干网状结构上行激动系统。动物实验和临床发现,切断或者损伤此系统,导致昏睡不醒。此系统经过的神经元多,因而容易受麻醉药的影响,如苯巴比妥的催眠作用、乙醚的麻醉作用都是阻断脑干网状结构上行激动系统的结果。

正常情况下,感觉传入的两条途径相互协调配合,使人体在觉醒状态下产生各种感觉。

四、大脑皮质的感觉功能

各类感觉传入冲动最终投射到大脑皮质相应的代表区,经过分析与综合,产生各种感觉。因此,大脑皮质是产生感觉的最高级中枢。

考点:体表感觉投射的规律

体表感觉Ⅰ区(又称躯体感觉Ⅰ区)接受来自丘脑腹后核的传入,即接受丘脑特异性投射系统的纤维投射,一般所提及的躯体感觉皮质,均指体表感觉Ⅰ区。体表感觉Ⅰ区是全身体表感觉的主要投射区。其感觉投射的规律是:①躯干、四肢部分的感觉为交叉性投射,即一侧的大脑皮质接受来自对侧的感觉传入,但头面部的感觉投射是双侧性的;②投射区的空间定位是上下倒置,但头面部投射区的内部安排是正立的;③投影区的大小与感觉的灵敏程度有关,感觉灵敏度高的部位如拇指等皮质代表区较大(图 13-75)。

在中央前回与岛叶之间还存在体表感觉Ⅱ区,面积小,定位差,双侧投射,与内脏感觉和痛觉有关。

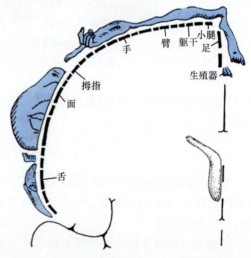

图 13-75　人体各部在体表感觉Ⅰ区的代表部位

五、痛　觉

痛觉是机体受到伤害性刺激时产生的复杂感觉,常伴有防御反应和情绪变化。痛觉是机体受到伤害或患病时的报警信号,对机体具有保护作用,是许多疾病的常见症状。痛觉感受器是游离神经末梢,在各种伤害性刺激的作用下,组织释放致痛物质(如缓激肽、组胺、5-羟色胺、K^+、H^+、前列腺素等),作用于游离神经末梢,产生痛觉传入冲动,最终引起痛觉。根据痛觉产生部位的不同,可分为皮肤痛和内脏痛两种类型。

1. 皮肤痛　当伤害性刺激作用于皮肤时,首先出现的是尖锐而定位清楚的刺痛,称为快痛,持续时间较短;稍后出现的是烧灼性的钝痛,称为慢痛,持续时间较长,定位不明确,常伴有强烈的情绪反应及心血管和呼吸的改变。皮肤损伤或炎症引起的皮肤痛,常以慢痛为主。

2. 内脏痛　内脏器官损伤或患病时产生内脏痛。内脏痛是临床常见的一种症状,具有以下特点:①疼痛缓慢、持续,定位模糊,对刺激的分辨能力差;②对牵拉、痉挛、缺血、炎症等刺激敏感,对切割、烧灼等刺激不敏感;③常伴有牵涉痛。

3. 牵涉痛　当某些内脏器官发生病变时,常在体表的一定区域产生痛觉过敏或疼痛的现象称为牵涉痛。各内脏器官引起牵涉痛的部位有一定规律(表13-2)。例如,心绞痛时,则会感到心前区及左臂内侧的皮肤疼痛(图13-76,图13-77);阑尾炎发病早期患者主诉为腹上区与脐周痛。牵涉痛是造成临床误诊的常见原因之一,故正确认识牵涉痛对诊断某些疾病具有一定价值。

考点:牵涉痛的概念及意义

表13-2　发生牵涉痛的常见疾病和体表疼痛的部位

器官病变	体表疼痛部位
心绞痛	心前区、左臂尺侧
胃溃疡、胰腺炎	左上腹、左肩胛区
肝疾病、胆囊炎	右肩胛
肾结石	腹股沟区
阑尾炎	上腹部、脐周

护考链接

急性胆囊炎表现有右肩部疼痛,这种疼痛属于(　　)
A. 转移性疼痛　　　B. 牵涉痛　　　C. 皮肤痛　　　D. 胆绞痛　　　E. 内脏痛
考点精讲:因为胆囊的内脏感觉神经与右肩部体表的感觉神经进入同一脊髓节段,并在脊髓后角密切联系,故急性胆囊炎患者表现为右肩部疼痛,属于牵涉痛。

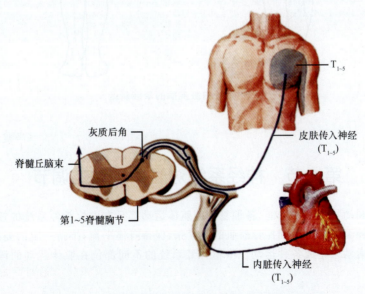

图13-76　心传入神经与皮肤传入神经的中枢相互关系

牵涉痛的发生机制

关于牵涉痛的发生机制,虽然生理学上有"初级传入纤维分支"和"会聚性中枢投射"两种假说,但目前仍不十分清楚。根据临床观察分析,发生牵涉痛的体表部位与病变器官往往受同一节段的脊神经支配,因此推想传导患病内脏感觉的神经与牵涉痛区皮肤的感觉神经进入同一脊髓节段,两者在脊髓后角内密切联系。因此,从患病内脏传来的冲动可以扩散或影响到邻近的躯体感觉神经元,从而产生牵涉痛。神经解剖学研究表明,一个脊神经节神经元的周围突既分支到躯体部,又分支到内脏器官(分支投射),并认为这是牵涉痛机理的形态学基础。

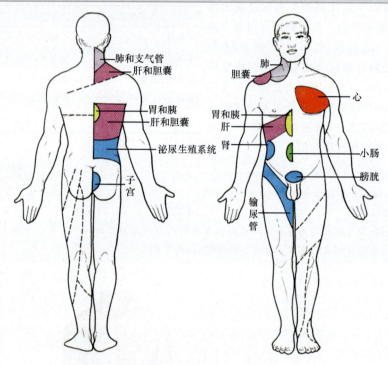

图 13-77　内脏疾病的牵涉痛区

(冯建疆　卓庆安)

第 6 节　神经系统对躯体运动的调节

运动是人和动物的基本功能,各种复杂的躯体运动都是在中枢神经系统的控制和调节下完成的。中枢神经系统通过调控骨骼肌的肌紧张,保持身体平衡,维持一定的姿势,并且通过多肌群的协调活动来完成各种运动。中枢神经系统的不同部位在躯体运动的调节中所起的作用也不同。

一、脊髓对躯体运动的调节

脊髓是完成躯体运动最基本的反射中枢。在脊髓灰质前角中存在支配四肢骨骼肌梭外肌纤维的 α 运动神经元和支配骨骼肌梭内肌纤维的 γ 运动神经元,脊髓中还存在大量起联络作用的中间神经元。当一个 α 运动神经元发生兴奋时,可引起所支配的全部肌纤维同时收缩。因此,将由一个 α 运动神经元及其末梢所支配的全部肌纤维所组成的功能单位,称为运动单位。进入脊髓的感觉信号或来自高位中枢的信号,少部分直接终止于脊髓前角运动神经元,大多数信号通过中间神经元整合处理后抵达脊髓前角运动神经元。

1. **脊髓休克**　是指人和动物在脊髓与高位中枢离断后,横断面以下的脊髓暂时丧失反射活动的能力而进入无反应状态的现象。脊髓休克的主要表现是:横断面以下脊髓支配的躯体和内脏反射均减退或消失,如骨骼肌紧张性减弱或消失、外周血管扩张、血压下降、发汗反射消失、粪尿积聚。经过一段时间脊髓休克可逐渐恢复。其恢复有如下特征:①恢复的速度与动物种类有密切关系。如蛙类在脊髓离断后数分钟内即可恢复,犬需数日,而人类的脊髓休克则需要数周至数月才能恢复。②在反射恢复过程中,原始简单的反射先恢复,如屈肌反射、牵张反射等;复杂的反射后恢复,如对侧伸肌反射、搔爬反射等;在躯体反射恢复的同时内脏反射也部分恢复。③反射恢复后,有些反射比正常增强并扩散。

脊髓休克的产生和恢复说明:①脊髓可以完成某些简单的反射,是这些反射的低级中枢;②正常情况下,脊髓的活动受高级中枢的调节(包括易化作用和抑制作用)。目前认为,脊髓休克是由于横断面以下的脊髓失去高位中枢的易化作用,脊髓神经元的兴奋性暂时降低所造成。

考点: 脊髓休克的概念

2. **牵张反射**　体内骨骼肌受外力牵拉时,能反射性地引起受牵拉肌肉的收缩,称为牵张反射。它是维持机体姿势及完成躯体运动的基础。

(1) 牵张反射的过程:牵张反射的发生需要有完整的反射弧(图 13-78),感受器是肌梭中央螺旋神经末梢,传入神经是肌梭传入纤维,反射中枢位于脊髓,传出神经是 α 传出纤维,效应器是梭外肌。该反射弧的结构特点是感受器和效应器同在一块肌肉上。

当体内骨骼肌受牵拉伸长时,肌梭感受器因受牵拉刺激而兴奋,产生的冲动经肌梭传入纤维传到脊髓,直接与脊髓前角 α 运动神经元构成兴奋性突触联系。α 运动神经元发出的 α 传出纤维,支配梭外肌纤维,兴奋时引起所支配的肌肉(梭外肌纤维)收缩,从而完成牵张反射。

脊髓灰质前角 γ 运动神经元发出的 γ 传出纤维支配梭内肌纤维。高位中枢经常发放神经冲动至 γ 运动神经元,其兴奋后产生的神经冲动沿 γ 传出纤维至梭内肌,引起梭内肌纤维收缩,肌梭中央螺旋神

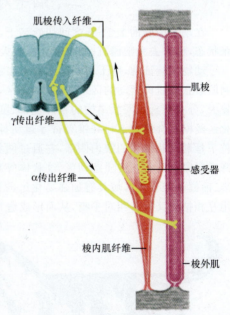

经末梢敏感性和兴奋性增强,肌梭传入纤维传到脊髓的神经冲动增多,从而加强牵张反射。这种从 γ 运动神经元兴奋开始,到最后引起梭外肌收缩所经过的途径,称 γ 环路(图 13-78)。

图 13-78　骨骼肌的神经支配与牵张反射示意图

(肌梭传入纤维、肌梭、γ传出纤维、感受器、α传出纤维、梭内肌纤维、梭外肌)

(2) 牵张反射的类型:牵张反射有两种类型,即肌紧张和腱反射。缓慢而持续地牵拉肌肉时所引起的牵张反射,称肌紧张。它表现为被牵拉的肌肉持续而轻度的收缩。快速短暂牵拉肌腱时发生的牵张反射,称为腱反射。表现为被牵拉肌肉快速而明显的缩短。如快速叩击膝部髌骨下方的髌韧带,可使股四头肌因受牵拉而发生一次快速的反射性收缩,称膝反射。

（3）牵张反射的意义：肌紧张是维持躯体正常姿势的最基本反射，是其他各种姿势反射的基础。肌紧张是由同一块肌肉中的不同运动单位交替性收缩产生的，不容易发生疲劳。肌紧张反射弧的任何环节发生障碍，肌紧张将减弱或消失，导致肌肉松弛，人体无法维持正常姿势。

腱反射是单突触反射，其反射中枢常只涉及1～2个脊髓节段，传入和传出神经往往行走于同一条神经干内。腱反射减弱或消失，常提示反射弧的某个部分损伤，腱反射亢进常提示控制脊髓的高位中枢的作用减弱，可能是高级中枢有病变。因此，临床上常通过检查腱反射来了解神经系统的功能状态（表13-3）。

表 13-3 临床上常检查的腱反射

反射名称	检查方法	传入神经	中枢部位	传出神经	效应器	反射效应
膝反射	叩击髌韧带	股神经	脊髓腰2～4前角	股神经	股四头肌	膝关节伸直
跟腱反射	叩击跟腱	胫神经	脊髓腰4～骶3前角	胫神经	腓肠肌	踝关节屈曲
肱二头肌反射	叩击肱二头肌腱	肌皮神经	脊髓颈5～7前角	肌皮神经	肱二头肌	肘关节屈曲
肱三头肌反射	叩击肱三头肌腱	桡神经	脊髓颈5～胸1前角	桡神经	肱三头肌	肘关节伸直

二、脑干对躯体运动的调节

在动物中脑的上、下丘之间切断脑干，动物出现四肢伸直、头尾昂起，脊柱挺硬的角弓反张状态，称为去大脑僵直（图13-79）。去大脑僵直是一种过强的牵张反射。

动物实验证明，脑干网状结构中有加强肌紧张及肌肉运动的区域，称为易化区，也存在抑制肌紧张及肌肉运动的区域，称为抑制区，电刺激抑制区引起去大脑僵直减弱。易化区范围较大，分布于延髓网状结构的背外侧部、脑桥的被盖、中脑的中央灰质及被盖（图13-80）。易化区经网状脊髓束下行纤维兴奋γ运动神经元，经γ环路使肌紧张加强。抑制区范围较小，位于延髓网状结构的腹内侧部，它通过网状脊髓束下行纤维抑制γ运动神经元的活动，从而降低肌紧张。大脑皮质运动区、纹状体等高位中枢对抑制区有始动作用；而小脑前叶的两侧部、前庭神经核等区域具有加强易化区的作用。正常情况下，脑干网状结构的这两种下行作用互相拮抗又保持相对平衡，从而形成适宜的肌紧张。

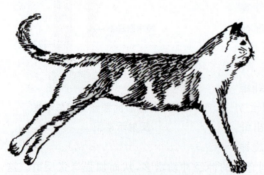

图 13-79 去大脑僵直

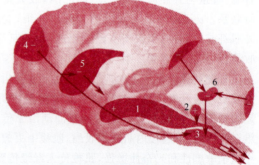

图 13-80 猫脑干网状结构易化区与抑制区
示意图

＋表示易化区；－表示抑制区；1. 网状结构易化区；
2. 延髓前庭神经核；3. 网状结构抑制区；4. 大脑
皮质；5. 尾状核；6. 小脑

去大脑动物是由于切断了脑干网状结构抑制区与大脑皮质运动区、纹状体等高位中枢的功能联系（抑制肌紧张的中枢切断较多），使平衡发生改变，造成易化区的功能占明显优势，出现去大脑僵直。人类在中脑损伤、缺血或炎症也可出现去大脑僵直的现象，表现为头后仰、四肢僵硬伸直、上臂内旋、手指屈曲等，常提示病变已侵犯脑干，预后不良。

三、小脑对躯体运动的调节

考点：小脑的功能

小脑对调节肌紧张、维持身体平衡、协调和形成随意运动均起重要的作用。根据小脑的神经纤维联系和功能，可将小脑分为前庭小脑、脊髓小脑和皮质小脑 3 个功能区。前庭小脑主要由绒球小结叶构成；脊髓小脑由小脑蚓和小脑半球中间部组成；皮质小脑由小脑半球外侧部及相关的齿状核构成（图 13-81）。

1. 前庭小脑　前庭小脑与前庭器官及前庭神经核的活动有密切关系。前庭小脑的主要功能是参与维持身体平衡。前庭小脑发生病变，则出现站立不稳、身体倾斜、步态蹒跚、容易跌倒等平衡失调的现象，但肌肉运动协调性良好。

2. 脊髓小脑　脊髓小脑与脊髓和脑干间有大量的纤维联系，存在对肌紧张调节的易化区和抑制区。脊髓小脑的功能是协调随意运动，参与肌紧张的调节。脊髓小脑发生病变时，会出现运动协调障碍，称为共济失调。具体表现为：肌紧张减退，四肢无力，行走时跨步过大而躯干落后，

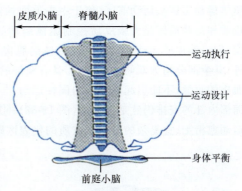

图 13-81　小脑表面的主要分区

容易发生倾倒，或行走摇晃呈酩酊蹒跚状；不能进行拮抗肌轮替快速动作。另外，患者不能完成精巧动作，进行动作过程中肌肉抖动而把握不住方向，精细动作的终末出现震颤，称为意向性震颤。

3. 皮质小脑　皮质小脑与大脑皮质运动区、感觉区等广泛区域构成回路，互传信息。皮质小脑的主要功能是参与随意运动的设计和程序的编写。

完成一个随意运动，往往需要组织多个关节同时执行相应的动作。"学会"一套流畅的动作，需要脑在设计和执行之间反复的比较，探测运动中的误差，不断纠正偏差，使运动逐步协调起来。待运动熟练后，皮质小脑就储存了编写好的一整套程序，当大脑皮质要发动精巧运动时，从小脑提取程序，回输到运动皮质，通过锥体系发动运动。但在切除小脑外侧部的犬和猴，并不出现明显的运动缺陷。

四、基底核对躯体运动的调节

基底核是指大脑基底部一些神经核团的总称。从生理功能上划分，基底核主要包括尾状核、豆状核（分壳和苍白球两部分）、屏状核、杏仁体、丘脑底核、中脑的红核和黑质。基底核各核团之间存在着广泛的联系，其中苍白球是联系的中心。基底核中与运动有关的主要是纹状体，纹状体的传入冲动主要来自大脑皮质，传出冲动经过丘脑又返回大脑皮质。所以，基底核与脊髓之间没有直接的往返联系，它对运动的调节作用是通过大脑皮质形成的神经环路来完成的。

基底核损伤的临床表现可分为两大类：一类是运动过少而肌紧张增强，如帕金森病；另一

类是运动过多而肌紧张降低,如舞蹈病和手足徐动症等。

从基底核损伤疾病推测基底核在躯体运动中的作用主要包括:调节肌紧张,协调肌群活动,参与运动的"计划"和运动程序的形成,处理本体感觉传入冲动信息。

五、大脑皮质对躯体运动的调节

大脑皮质在躯体运动控制中的作用主要有两部分:一是皮质运动区,它的作用主要是制定运动计划,编制运动程序,发布始动指令;二是传输部分(即运动传导通路),将各种运动指令传送给低级控制中枢。

(一)大脑皮质运动区

考点: 大脑皮质运动区的功能特征

大脑皮质运动区是调节躯体运动的最高级中枢,位于中央沟前方,包括初级运动皮质(即躯体运动Ⅰ区)、运动前区(位于中央前回的前沿)和运动辅助区(图13-82)。其中,初级运动皮质和运动前区是大脑皮质控制躯体运动的最重要区域。它们的功能特征是:①交叉性支配,即一侧皮质运动区支配对侧躯体的肌肉,但头面部肌肉,除下部面肌和舌肌受对侧支配外,其余部分均为双侧性支配;②具有精细的功能定位,即刺激一定部位的皮质只能引起少数肌肉的收缩,不能引起肌群的协同性运动;③运动区的定位总体安排是倒立的人体投影,但头面部内部的安排仍然是正立的(图13-83);④运动区面积的大小与运动的精细复杂程度有关,运动愈精细、愈复杂的肌肉在皮质的代表区则越大。

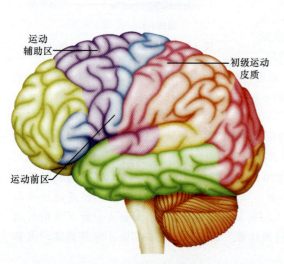

图13-82　大脑皮质运动区

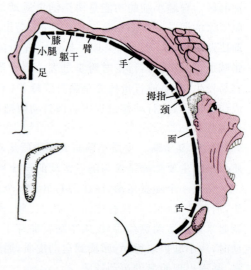

图13-83　身体不同部位肌肉在皮质运动区的定位

(二)运动传导通路

运动(下行)传导通路系指从大脑皮质至躯体运动效应器(骨骼肌)之间的神经联系,包括锥体系和锥体外系两部分。大脑皮质运动区对躯体运动的控制是通过锥体系和锥体外系协同完成的。

1. 锥体系及其功能　锥体系为大脑皮质通过锥体束和脊髓、脑干内的运动神经元支配骨骼肌随意运动的系统。锥体系由上、下两级运动神经元组成。上运动神经元胞体主要位于大脑皮质运动区,其轴突组成下行的锥体束(包括皮质脊髓束和皮质核束),支配下运动神经元;下运动神经元为脑干内脑神经躯体运动核和脊髓前角运动神经元,它们的轴突分别随脑神经或脊神经支配相应的骨骼肌。

(1)皮质脊髓束(图 13-84):主要由中央前回中、上部和中央旁小叶前部等处皮质锥体细胞的轴突聚集而成,经内囊后肢、大脑脚和脑桥基底部下行至延髓,形成延髓的锥体。在锥体下端,80%的纤维经锥体交叉到对侧脊髓外侧索中下行,称为皮质脊髓侧束,该束下行沿途发出侧支,逐节终止于同侧的脊髓前角运动神经元,支配四肢肌,控制远端肌肉运动,功能上与肢体的精细、技巧性运动有关。其余 20%的纤维在延髓不交叉,在脊髓同侧前索中下行,称为皮质脊髓前束,该束仅达胸节,一部分纤维逐节交叉到对侧,终止于脊髓前角运动神经元,支配躯干和四肢近端肌肉;一部分纤维始终不交叉,终止于同侧脊髓前角运动神经元,支配躯干肌。由上可知,支配四肢肌的前角运动神经元,受对侧大脑皮质控制;支配躯干肌的前角运动神经元,则接受双侧大脑皮质的控制。故一侧皮质脊髓束在锥体交叉前受伤,主要引起对侧肢体的瘫痪,而对躯干肌的运动没有明显的影响。

(2)皮质核束(图 13-85):主要由中央前回下部皮质锥体细胞的轴突聚集而成,经内囊膝下行至脑干后,大部分纤维终止于双侧脑神经躯体运动核(包括动眼神经核、滑车神经核、三叉神经运动核、展神经核、面神经核上半部、疑核和副神经核),再由上述脑神经核发出的躯体运动纤维,随相应的脑神经支配眼球外肌、睑裂以上的面肌、咀嚼肌、咽喉肌、胸锁乳突肌和斜方肌。小部分纤维完全交叉至对侧,终止于面神经核下半部和舌下神经核,支配对侧睑裂以下的面肌和舌肌。即面神经核的下半部和舌下神经核只接受对侧皮质核束的支配,而其他脑神经躯体运动核均接受双侧皮质核束的支配。

考点:锥体系各级神经元胞体的位置和纤维交叉的部位

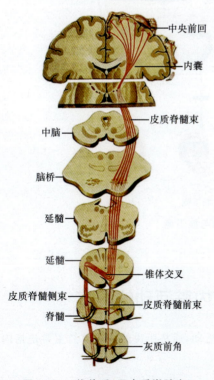

图 13-84 锥体系(示皮质脊髓束)

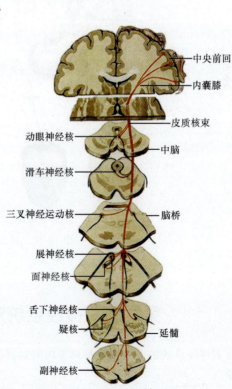

图 13-85 锥体系(示皮质核束)

锥体系上、下运动神经元之间的联系,有单突触直接联系和经中间神经元的接替联系两种。单突触直接联系与完成精细的肌肉运动有关;经中间神经元的接替联系用来调节支配拮抗肌的运动神经元之间的对抗平衡,使肌肉运动具有合适的强度,保持运动的协调性。总之,锥体系对躯体运动的调节是发动随意运动,调节精细动作,保持运动的协调性。

考点:锥体系和锥体外系的功能

2. 锥体外系及其功能　锥体外系是指锥体系以外的影响和控制躯体运动的下行传导通路。在种系发生上较为古老,结构远较锥体系复杂,包括大脑皮质、纹状体、丘脑、底丘脑、中脑顶盖、红核、黑质、脑桥核、前庭神经核、小脑和脑干网状结构及其相关的纤维束等。锥体外系的功能主要是调节肌紧张,维持姿势,协调随意运动。

链接

核上瘫和核下瘫

　　一侧上运动神经元损伤时,只会使对侧睑裂以下面肌和对侧舌肌出现瘫痪,表现为病灶对侧鼻唇沟变浅或消失,口角下垂,不能鼓腮,露齿流涎;伸舌时,舌尖偏向病灶对侧。而受双侧皮质核束支配的肌则不发生瘫痪。临床上常将上运动神经元损伤引起的瘫痪,称为核上瘫;而将下运动神经元损伤引起的瘫痪,称为核下瘫。面神经核下瘫可导致同侧面肌全部瘫痪,表现为额纹消失,不能皱眉,不能闭眼,鼻唇沟消失,口角下垂,不能鼓腮和露齿等;舌下神经核下瘫可使同侧舌肌瘫痪,伸舌时舌尖偏向瘫灶侧(图13-86)。

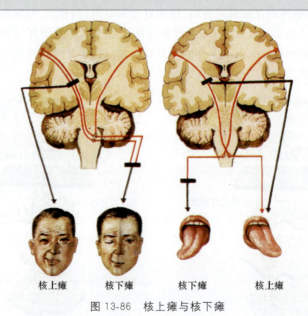

核上瘫　　核下瘫　　核下瘫　　核上瘫

图 13-86　核上瘫与核下瘫

(卓庆安　冯建疆)

第7节　神经系统对内脏活动的调节

自主神经系统的主要功能是调节内脏器官的活动,通常所说的自主神经主要是指内脏运动神经。

一、自主神经系统的功能及生理意义

1. 自主神经的结构和功能特征

(1) 自主神经由中枢发出后并不直接抵达效应器,而要在周围神经节交换神经元。由节前神经元发出的神经纤维称为节前纤维,节后神经元发出的神经纤维称为节后纤维。

(2) 除少数器官(如汗腺、竖毛肌、肾上腺髓质、肾脏、皮肤和骨骼肌的血管等)只接受交感神经支配外,大多数器官同时接受交感和副交感神经的双重神经支配,两者的作用往往是相互拮抗的。

(3) 对外周效应器的支配具有紧张性作用。例如,支配心脏活动的心交感神经纤维和心迷走神经纤维,在安静时对心脏都具有紧张性作用。切断心交感神经纤维,心率变慢;切断心迷走神经纤维,心率变快。

(4) 自主神经纤维的作用有时与效应器本身的功能状态有关。例如,交感神经兴奋,可抑制未孕子宫平滑肌的运动,而对有孕子宫平滑肌则促进其运动。

2. 自主神经系统的功能 主要是调节心肌、平滑肌和腺体(消化腺、汗腺、部分内分泌腺)的活动,其调节功能是通过不同的神经递质和受体实现的。自主神经系统所支配的器官非常广泛,包括心血管、呼吸、消化、泌尿、内分泌腺等。自主神经对上述器官的作用大部分已在各有关章节中叙述过,现将主要功能归纳于表13-4。

表13-4 自主神经的主要功能

器官系统	交感神经	副交感神经
循环器官	心率加快、心肌收缩力加强,皮肤血管、腹腔内脏血管显著收缩,外生殖器和唾液腺的血管收缩,骨骼肌血管大多数舒张,少数收缩(α受体)	使心率减慢,房室传导减慢,外生殖器等少数血管舒张,局部血流量增加
消化器官	抑制胃肠运动,促进括约肌收缩,促进唾液腺分泌(量少而黏稠)	促进胃肠道平滑肌收缩及蠕动,促进括约肌舒张,促进唾液腺分泌(量多而稀薄),促进胃液、胰液、胆汁的分泌
呼吸器官	支气管平滑肌舒张	支气管平滑肌收缩
泌尿生殖器官	促进尿道内括约肌收缩、膀胱逼尿肌舒张,抑制排尿;使未孕宫平滑肌舒张,已孕子宫平滑肌收缩	促进膀胱逼尿肌收缩,尿道括约肌舒张,促进排尿
眼	使瞳孔开大肌收缩,瞳孔开大	使瞳孔括约肌收缩,瞳孔缩小
皮肤	竖毛肌收缩,汗腺分泌	
内分泌器官	促进肾上腺髓质分泌儿茶酚胺类激素	促进胰岛素分泌
新陈代谢	促进肝糖原分解	

3. 自主神经活动的生理意义 交感神经分布广泛,故交感神经常以整个系统参加反应。如剧烈运动、寒冷、缺氧、大失血等情况时,交感神经的兴奋程度显著提高。交感神经兴奋时可促进肾上腺髓质的分泌,交感-肾上腺髓质系统作为一个整体动员起来,机体出现心跳加强加快、腹腔内脏血管收缩、血压升高、支气管扩张、肝糖原分解使血糖升高等。其生理意义在于动员机体各器官的潜在力量,以适应环境的急剧变化。

副交感神经活动的生理意义与交感神经相反,它是在机体安静时兴奋性较高,主要是促

考点: *自主神经系统的功能及生理意义*

进消化吸收、保存能量、加强排泄等，以利于休整恢复、保护机体。

二、自主神经的递质与受体

（一）自主神经的递质

神经递质是指由突触前神经元合成并释放，能特异性作用于突触后神经元或效应器细胞上的受体，并产生一定效应的信息传递物质。自主神经对内脏器官活动的调节是通过神经末梢释放神经递质来实现的。自主神经的神经递质主要是乙酰胆碱和去甲肾上腺素。

根据神经末梢神经递质种类的不同，将自主神经纤维分为两类：①胆碱能纤维，是指末梢释放乙酰胆碱的神经纤维，包括副交感神经的节前和节后纤维，交感神经的节前纤维以及小部分交感神经的节后纤维（支配部分血管、汗腺、竖毛肌等）；②肾上腺素能纤维，是指末梢释放去甲肾上腺素的神经纤维，包括大部分交感神经的节后纤维。

（二）自主神经的受体

1. 胆碱能受体　能与乙酰胆碱结合的受体，称为胆碱能受体。根据药理学特性，可分为毒蕈碱受体和烟碱受体两类。

（1）毒蕈碱受体（M受体）：能与毒蕈碱结合的胆碱能受体，称为毒蕈碱受体。主要分布于副交感神经节后纤维所支配的效应器细胞膜上。乙酰胆碱与M受体结合后，可产生一系列副交感神经兴奋的效应，称为毒蕈碱样作用，简称M样作用。如心脏活动抑制，支气管、消化道平滑肌和膀胱逼尿肌收缩，消化腺分泌增加，瞳孔缩小，汗腺分泌增多，骨骼肌血管舒张等。阿托品是M受体的阻断剂。

（2）烟碱受体（N受体）：能与烟碱结合的胆碱能受体，称为烟碱受体。N受体又分为N_1与N_2受体两个亚型。N_1受体位于自主神经节细胞膜上，乙酰胆碱、烟碱等化学物质与N_1受体结合后，可引起自主神经节细胞兴奋，六烃季铵是N_1受体的阻断剂。N_2受体位于骨骼肌的运动终板膜上，与乙酰胆碱结合时可引起骨骼肌兴奋。十烃季铵是N_2受体的阻断剂。筒箭毒可阻断N_1和N_1受体，故能使肌肉松弛，临床手术中常作为肌肉松弛剂使用。

考点：肾上腺素能受体和胆碱能受体的概念、分布及其主要作用

2. 肾上腺素能受体　能与儿茶酚胺类神经递质（包括肾上腺素、去甲肾上腺素等）结合的受体，称为肾上腺素能受体。分布于肾上腺素能纤维所支配的效应器细胞膜上，可分为α受体和β受体两类。

（1）α受体：主要分布于大多数内脏平滑肌和腺体。肾上腺素和去甲肾上腺素与α受体结合后主要产生兴奋性效应。如血管收缩、子宫收缩、瞳孔开大肌收缩等；但对小肠为抑制性效应，使小肠平滑肌舒张。酚妥拉明为α受体阻断剂。

（2）β受体：可分为$β_1$受体和$β_2$受体。$β_1$受体主要分布于心肌细胞膜上，肾上腺素和去甲肾上腺素与$β_1$受体结合后产生兴奋效应，如心率加快，心肌收缩力增强，脂肪分解代谢加强等。$β_2$受体分布于支气管、胃、肠、子宫及许多血管平滑肌细胞膜上，肾上腺素和去甲肾上腺素与$β_2$受体结合后主要产生抑制效应，使冠状血管、骨骼肌血管、支气管等平滑肌舒张。普萘洛尔（又称心得安）是β受体阻断剂，对$β_1$、$β_2$受体都有阻断作用。阿替洛尔能阻断$β_1$受体，丁氧胺主要阻断$β_2$受体。

三、内脏活动的中枢调节

自主神经系统对内脏器官活动的调节也是通过反射来实现的，内脏反射的中枢位于脊髓、脑干、下丘脑和大脑等处，故自主神经的活动也受中枢神经系统的控制。

1. 脊髓对内脏活动的调节　脊髓是一些内脏活动如血管张力反射、排便反射、排尿反射、发汗反射和勃起反射等反射活动的低级中枢。临床上脊髓腰骶段损伤的患者，排尿反射活动障碍，导致尿潴留。正常情况下，脊髓低级中枢受高位脑中枢的控制。脊髓高位损伤的患者，虽能进行排便、排尿反射，但已不受意识控制，出现尿失禁、大便失禁。

2. 脑干对内脏活动的调节　延髓内有调节心血管反射和呼吸运动的重要中枢，这些部位严重受损会导致死亡，故延髓有"生命中枢"之称。此外，脑桥有呼吸调整中枢和角膜反射中枢，中脑有瞳孔对光反射中枢。

3. 下丘脑对内脏活动的调节　下丘脑是调节内脏活动的较高级中枢，它与大脑皮质的边缘系统、脑干网状结构及脑垂体之间保持密切的联系，广泛调节内脏活动。如参与调节体温、摄食、水平衡、内分泌、情绪反应和生物节律等生理过程。

4. 大脑皮质对内脏活动的调节　大脑边缘系统是调节内脏活动的高级中枢。边缘系统对内脏活动的调节复杂而多变。实验证明，刺激或损伤边缘系统的不同区域，可引起不同内脏活动的明显变化，如刺激扣带回前部可引起呼吸抑制或加强、血压下降或上升、心率减慢、胃运动抑制、瞳孔扩大或缩小。情绪反应、学习记忆也受边缘系统控制。除边缘系统外，大脑皮质也与内脏活动有关，如电刺激大脑皮质运动区，除能引起躯体运动外，也能引起内脏活动的改变。

社会心理因素可通过情绪的中介作用对内脏活动施加影响。情绪对内脏活动的影响主要是通过自主神经及内分泌活动的改变而引起的。在不同的情绪状态下，可引起心血管、呼吸、消化、代谢、汗腺活动等出现不同的变化。例如，身患绝症，求医心切而又得不到良好服务的患者，情绪会异常激动，可导致心跳加强加快，血压升高，代谢率升高等，加重病情，不利于康复；过分的悲观失望、焦虑、忧愁时可导致消化道运动减弱，消化液分泌减少，食欲减退；突然受到惊吓时，可出现皮肤血管收缩，面色苍白、出冷汗、呼吸急促或呼吸暂停甚至出现晕厥等。

（卓庆安）

第8节　脑的高级功能

在人类社会发展的历史进程中，人类的大脑得到了空前的发展，除具有产生感觉、协调躯体运动和调节内脏活动外，大脑还具有更为复杂高级的功能活动，如条件反射、语言、思维、学习与记忆、睡眠等。

一、条件反射

神经系统对机体各部分的功能调节是通过反射活动来实现的。反射可分为非条件反射和条件反射两大类。俄国生理学家伊万·巴甫洛夫（1870～1932）是最早提出经典性条件反射的人。

1. 条件反射的形成　由条件刺激引起的反射称为条件反射，它是在非条件反射的基础上，个体通过学习、训练形成的。在动物实验中，给狗食物会引起唾液分泌，此为非条件反射，食物为非条件刺激。而只给狗以铃声则不会引起唾液分泌，因为铃声与食物无关，此时的铃声对于唾液分泌是无关刺激。但是，如每次给狗食物之前先出现一次铃声，然后再给狗以食

：内脏
调节的
中枢

物,如此多次结合以后,只要铃声一响,即使不给食物,狗也会出现唾液分泌,使本来与唾液分泌无关的铃声,由于多次与食物结合应用,铃声已具有引起唾液分泌的作用,即铃声已经成为进食的"信号"了。所以,这时就把铃声称为信号刺激(即条件刺激)。形成条件反射的基本条件就是无关刺激与非条件刺激在时间上的结合,此过程称为强化。任何无关刺激与非条件刺激结合应用,都可以建立条件反射。条件反射的形成,目前认为是由于条件刺激的神经通路与非条件反射弧之间形成了新接通的暂时联系。

条件反射都是由信号刺激引起的,信号刺激的种类和数目很多,大体上可分为两大类:客观事物的具体信号,如声音、光线、气味等称为第一信号,对第一信号发生反应的大脑皮质功能系统称为第一信号系统。第一信号系统为人类和动物所共有,如可以用铃声使犬建立唾液分泌的条件反射,对人也同样可以。它是建立和发展第二信号系统的基础。客观事物的抽象信号,如用语言和文字代表的信号称为第二信号,对第二信号发生反应的大脑皮质功能系统称为第二信号系统。它是人类所特有的,是人类在个体生长和社会实践中逐渐形成的,也是人类区别于其他动物的主要特征。它是建立和发展语言功能的基础。

考点:第一、二信号系统的概念;条件反射的生物学意义

2. 条件反射的消退　条件反射建立以后,如果只反复给予条件刺激,而不再给非条件刺激强化,经过一段时间后,条件反射就会逐渐减弱,甚至消失,这个过程称为条件反射的消退。条件反射的消退是由于在不强化的情况下,原来的条件刺激变成了阴性刺激(无关刺激),使原来条件刺激的神经通路与非条件反射弧之间形成的暂时联系中断,条件反射就会逐渐减弱,甚至消失。人们的学习过程就是条件反射建立的过程,要想获得巩固的知识,就要不断地复习强化。

3. 条件反射的生物学意义　条件反射的数量是无限的,可以消退、重建或新建,具有极大的易变性。人类所独有的语言、文字、图片条件反射使人类更广泛地适应环境和进一步改造环境。因而,条件反射的形成大大增强了机体活动的预见性、灵活性、精确性,极大地提高了机体适应环境的能力。

二、觉醒与睡眠

觉醒与睡眠是人类维持生命必不可少的生理过程。人类只有在觉醒时才能从事各种体力和脑力劳动,通过睡眠使精力和体力得到休整和恢复。

1. 觉醒　包括行为觉醒和脑电觉醒两种状态。脑电觉醒状态是指脑电图波形由睡眠时的同步化慢波变为觉醒时的去同步化快波,而行为上不一定呈觉醒状态;行为觉醒状态是指动物出现觉醒时的各种行为表现。觉醒时,骨骼肌的肌张力适度,机体对内、外环境刺激的敏感性高,并能做出有目的和有效的反应。

动物实验证明,单纯破坏中脑网状结构的头端,而保留各种感觉的特异传导途径,动物即进入持久的昏迷状态。各种感觉刺激都不能唤醒动物,脑电波也不能由同步化慢波转化成去同步化快波。因此认为,觉醒状态的维持是脑干网状结构上行激动系统的作用;另外,行为觉醒的维持可能还与黑质多巴胺递质系统的功能有关。

2. 睡眠

(1)睡眠的概念:睡眠是一种主动过程,是由于身体内部的需要,使感觉活动和运动性活动暂时停止,给予适当刺激就能使其立即觉醒的状态。

(2)睡眠时间:正常人每天睡眠所需的时间因年龄、个体而不同。一般而言,睡眠时间随着年龄的增加而逐渐减少。但同一个人的不同时期,由于生理状态的变化,所需的睡眠时间

也会有所增减。如女性的月经期睡眠时间可能会多一些,孕妇常常需要每日超过 10 小时的睡眠。重体力劳动或体育运动后睡眠时间一般延长,而过度的脑力劳动却常常使人睡眠减少。

觉醒与睡眠的昼夜交替是人类生存的必要条件。一般情况下,成年人每日需要睡眠 7～9 小时,儿童需要 12～14 小时,新生儿需要 18～20 小时,而老年人所需睡眠时间则较少(5～7 小时)。

(3) 睡眠时的生理变化:睡眠时体内代谢及一切生理功能均降低,整个机体处于活动减少状态。自觉意识消失,骨骼肌松弛,张力降低或消失,腱反射降低或消失,眼睑松弛、闭合,体温下降,心跳减慢,血压轻度下降,消化液分泌减少,胃肠蠕动增强,新陈代谢的速度减慢,尿液生成减少。

(4) 睡眠的生理意义:睡眠对每个人来说,都是必不可少的。睡眠对人类的身心健康作用主要有以下几方面。

1) 消除疲劳,恢复体力:人体内各组织器官,都处于不断的生理活动过程中,一方面消耗大量的营养物质,另一方面也积累起来大量的代谢废物,如乳酸等,当积累到一定程度,人就会感到疲劳,疲劳是机体生理功能将接近最高限度的信号。这时非常需要适当休息,而最好的休息方式是睡眠。因为睡眠时,人体一方面把体内蓄积的代谢废物和乳酸等继续分解排泄出去,另一方面又使自身获得充分的休息,从而消除疲劳、恢复体力。

2) 保护脑细胞,使精力充沛:人类大脑皮质神经细胞具有高度的反应性和复杂的功能活动,它需要丰富的营养,但本身又缺乏储备营养物质的能力,所以特别脆弱。人们觉醒时,血-脑屏障的通透性明显增加,使有害物质容易通过血-脑屏障进入中枢神经系统而造成损害。睡眠时,一方面人体处于相对静止状态,人体大多数功能降低,合成代谢大于分解代谢,有利于营养供给,弥补损耗,储存能量;另一方面睡眠时血-脑屏障的通透性降低,能保护大脑皮质的神经细胞,维护皮质这种高度分化的组织功能,使精力充沛,有利于防止中枢神经系统遭受严重的损伤,从而保护脑细胞。

考点:睡眠的生理意义

3) 促进少年儿童的生长发育:研究证实,促进人体生长发育的生长激素在睡眠时分泌量明显增加。处在生长发育时期的少年儿童,身体发育状况的好坏,与睡眠质量的好坏有着颇为密切的关系。所以,少年儿童必须有足够的睡眠。

(卓庆安)

小结

神经系统是人体内结构和功能最为复杂的系统,可以直接或间接调节各器官系统的活动,使各器官系统的活动相互协调,密切配合,使机体成为一个高度的统一体。神经系统由中枢神经系统和周围神经系统两部分组成。脑和脊髓内具有产生各种感觉和调节各种运动的中枢。端脑是神经系统的最高级中枢,大脑皮质是接受和处理传入信息以及发出指令的最高级中枢。感觉的形成一般经过两次突触接替,其中丘脑接受除嗅觉以外的各种感觉传入,并向大脑皮质发出特异性与非特异性投射系统,大脑皮质中央后回是躯体感觉的主要分析中枢。躯体运动受到脊髓、脑干和大脑皮质的 3 级控制以及脊髓、脑干、基底核、小脑和大脑皮质的调节。大脑皮质通过锥体系和锥体外系对躯体反射和随意运动进行调节。调节内脏活动的中枢主要是脊髓、脑干、下丘脑和边缘系统。人类的神经系统在结构和功能上均较任何动物复杂,具备了学习与记忆、抽象思维和语言活动等高级功能。

自 测 题

一、名词解释

1. 灰质　2. 神经核　3. 脊髓圆锥　4. 第四脑室
5. 纹状体　6. 硬膜外隙　7. 蛛网膜下隙
8. 大脑动脉环　9. 突触　10. 神经-肌接头
11. 牵涉痛　12. 脊髓休克　13. 腱反射
14. 牵张反射　15. 胆碱能受体　16. M样作用

二、填空题

1. 神经系统的基本活动方式是_____。

2. 神经纤维传导兴奋的特征是_____、
_____、_____和_____。

3. 突触由_____、_____和_____ 3部分
组成。

4. 脊髓位于内_____，上端在_____处与
_____相连，下端成人约平_____，新生儿
则平齐_____。

5. 脑位于_____内，由_____、_____、
_____、_____、_____和_____ 6
部分组成。

6. 脑干自下而上由_____、_____和
_____ 3部分组成。

7. 脑干内的内脏运动核有_____、_____、
_____和_____ 4对。

8. 小脑位于_____内，在_____和_____
的后方，由两侧膨大的_____和中间缩细的
_____构成。

9. 基底核包括_____、_____、_____和
_____。

10. 大脑皮质的躯体运动中枢位于_____，视觉
区位于_____，躯体感觉中枢位于_____，
说话中枢位于_____。

11. 大脑髓质的纤维可分为_____、_____和
_____ 3类，内囊属于_____纤维，胼胝体
属于_____纤维。

12. 脑和脊髓的被膜由外向内依次为_____、
_____和_____。

13. 临床上进行硬膜外麻醉时是将药物
注入_____。

14. 脑的血液供应来自_____和_____。

15. 脊髓的危险区位于_____和_____。

16. 大脑动脉瘤的好发部位在_____与

_____连接处。

17. 指出下列结构的神经支配：三角肌_____、
肱二头肌_____、肱三头肌_____。

18. 指出下列结构的神经支配：膈_____、缝匠
肌_____、股二头肌_____、臀
大肌_____。

三、选择题

1. 突触的兴奋性递质与突触后膜结合，主要使后
膜（　　）
　A. 对Na⁺通透性降低　B. 对Na⁺通透性增高
　C. 对Ca²⁺通透性增高　D. 对K⁺通透性增高
　E. 对Cl⁻通透性增高

2. 脊髓灰质前角的神经元是（　　）
　A. 感觉神经元　　　　B. 运动神经元
　C. 联络神经元　　　　D. 交感神经元
　E. 副交感神经元

3. 关于脊髓节段的描述，错误的是（　　）
　A. 共有31个节段　　B. 5个腰节
　C. 12个胸节　　　　D. 7个颈节
　E. 5个骶节

4. 成人腰椎穿刺术一般选择的部位是（　　）
　A. 第1、2腰椎棘突间隙
　B. 第2、3腰椎棘突间隙
　C. 第3、4腰椎棘突间隙
　D. 第4、5腰椎棘突间隙
　E. 腰5、骶1棘突间隙

5. 与听觉传导有关的结构是（　　）
　A. 外侧膝状体　B. 上丘　　C. 乳头体
　D. 垂体　　　　E. 内侧膝状体

6. 属于脑干腹侧面的结构是（　　）
　A. 下丘　　　　B. 楔束结节　C. 菱形窝
　D. 基底沟　　　E. 上丘

7. 不与脑干相连的脑神经是（　　）
　A. 视神经　　　B. 动眼神经　C. 展神经
　D. 面神经　　　E. 舌下神经

8. "生命中枢"位于（　　）
　A. 脊髓　　　　B. 延髓　　　C. 脑桥
　D. 中脑　　　　E. 间脑

9. 唯一自脑干背面出脑的脑神经是（　　）
　A. 动眼神经　　B. 展神经　　C. 三叉神经
　D. 舌下神经　　E. 滑车神经

10. 丘脑腹后内侧核接受的纤维束是( )
    A. 脊髓丘系   B. 内侧丘系   C. 三叉丘系
    D. 视辐射   E. 听辐射

11. 分隔顶叶与额叶之间的沟是( )
    A. 顶枕沟   B. 中央沟   C. 外侧沟
    D. 距状沟   E. 顶内沟

12. 左侧中央前回损伤将导致( )
    A. 左侧半身瘫痪   B. 右侧半身瘫痪
    C. 左侧半身感觉障碍   D. 两眼视野偏盲
    E. 右侧半身感觉障碍

13. 通过内囊膝的纤维束是( )
    A. 丘脑前辐射   B. 视辐射   C. 听辐射
    D. 皮质脊髓束   E. 皮质核束

14. 位于额中回后部的中枢是( )
    A. 说话中枢   B. 听话中枢   C. 书写中枢
    D. 阅读中枢   E. 听觉区

15. 在大脑半球表面看不到的脑叶是( )
    A. 枕叶   B. 额叶   C. 颞叶
    D. 顶叶   E. 岛叶

16. 脑脊液的循环途径中不经过( )
    A. 硬膜外隙   B. 蛛网膜下隙
    C. 蛛网膜粒   D. 第三脑室
    E. 脊髓中央管

17. 直接汇入颈内静脉的结构是( )
    A. 横窦   B. 乙状窦   C. 直窦
    D. 上矢状窦   E. 下矢状窦

18. 与眼静脉直接相交通的硬脑膜窦是( )
    A. 上矢状窦   B. 乙状窦   C. 海绵窦
    D. 横窦   E. 下矢状窦

19. 颈内动脉主要供应( )
    A. 小脑   B. 大脑半球前2/3
    C. 脑干   D. 大脑半球后1/3
    E. 脊髓

20. 供应大脑半球上外侧面的主要动脉是( )
    A. 大脑前动脉   B. 基底动脉
    C. 大脑后动脉   D. 大脑中动脉
    E. 椎动脉

21. 不属于臂丛的分支是( )
    A. 尺神经   B. 桡神经   C. 膈神经
    D. 腋神经   E. 正中神经

22. 肱骨外科颈骨折最易损伤的神经是( )
    A. 尺神经   B. 桡神经   C. 腋神经
    D. 正中神经   E. 肌皮神经

23. 三角肌瘫痪说明损伤了( )
    A. 肌皮神经   B. 正中神经   C. 尺神经
    D. 桡神经   E. 腋神经

24. 支配股四头肌的神经是( )
    A. 生殖股神经   B. 闭孔神经   C. 股神经
    D. 坐骨神经   E. 髂腹股沟神经

25. 管理腮腺分泌的神经是( )
    A. 三叉神经   B. 舌咽神经   C. 面神经
    D. 迷走神经   E. 舌下神经

26. 不含副交感纤维的脑神经是( )
    A. 动眼神经   B. 三叉神经   C. 面神经
    D. 舌咽神经   E. 迷走神经

27. 交感神经( )
    A. 节前纤维长   B. 节后纤维长
    C. 节后纤维短   D. 低级中枢位于脑干
    E. 低级中枢位于脊髓

28. 特异性投射系统的主要作用是( )
    A. 调节内脏功能   B. 引起牵涉痛
    C. 引起特定感觉   D. 协调肌紧张
    E. 维持觉醒

29. 非特异性投射系统的主要作用是( )
    A. 调节内脏功能   B. 引起触觉
    C. 引起特定感觉   D. 维持大脑皮质的兴奋性
    E. 维持睡眠状态

30. 不易引起内脏痛的刺激是( )
    A. 缺血   B. 牵拉   C. 炎症
    D. 切割   E. 痉挛

31. 躯干、四肢本体感觉传导通路第2级神经元的
    胞体位于( )
    A. 薄束核和楔束核   B. 三叉神经脊束核
    C. 脊神经节   D. 脊髓灰质后角
    E. 丘脑腹后外侧核

32. 躯干、四肢痛、温度觉传导通路第3级神经元
    的胞体位于( )
    A. 脊髓皮质前角   B. 脊髓灰质后角
    C. 薄束核和楔束核   D. 丘脑腹后内侧核
    E. 丘脑腹后外侧核

33. 头面部痛、温度觉传导通路第1级神经元的胞
    体位于( )
    A. 三叉神经脊束核   B. 三叉神经中脑核
    C. 三叉神经脑桥核   D. 薄束核和楔束核
    E. 三叉神经节

34. 交感神经兴奋可引起( )

A. 支气管平滑肌收缩　B. 肠蠕动增强

C. 心率加快　　　　　D. 瞳孔缩小

E. 膀胱逼尿肌收缩

35. 副交感神经兴奋可引起(　　)

A. 支气管平滑肌舒张　B. 肝糖原分解

C. 心率加快　　　　　D. 瞳孔缩小

E. 瞳孔开大

36. 引起心脏抑制的胆碱能受体是(　　)

A. α受体　　　B. M受体　　　C. N受体

D. β_1 受体　　　E. β_2 受体

37. 引起支气管平滑肌舒张的肾上腺素能受体是(　　)

A. α受体　　　B. M受体　　　C. N受体

D. β_1 受体　　　E. β_2 受体

38. 交感和副交感神经节前纤维释放的递质是(　　)

A. 多巴胺　　　B. 5-羟色胺　　C. 肾上腺素

D. 去甲肾上腺素　　E. 乙酰胆碱

39. 属于肾上腺素能纤维的是(　　)

A. 交感神经节前纤维

B. 副交感神经节前纤维

C. 大部分交感神经节后纤维

D. 副交感神经节后纤维

E. 交感和副交感神经节后纤维

40. 人类区别于动物的主要特征是(　　)

A. 有条件反射　　　B. 有第一信号系统

C. 有非条件反射　　D. 有第二信号系统

E. 有较强的适应环境的能力

41. 患者,女性,76岁,因发生脑血管意外而来医院就诊。检查发现右侧上、下肢瘫痪,说话口齿不清,伸舌时舌尖偏向右侧。舌尖偏向右侧是由于哪块肌瘫痪所致(　　)

A. 两侧颏舌肌　　　B. 右侧颏舌肌

C. 左侧颏舌肌　　　D. 左侧舌内肌

E. 右侧舌内肌

42. 患者,男性,68岁,突然发生右侧上、下肢无力,不能讲话。检查发现:右侧偏身感觉缺失、右侧偏瘫,右侧同向性偏盲,运动性失语。临床诊断为脑血栓形成。其闭塞的血管最有可能的是(　　)

A. 右侧椎动脉　　　B. 右侧大脑中动脉

C. 右侧大脑前动脉　D. 左侧大脑中动脉

E. 左侧大脑前动脉

(43～45题共用题干)

患者,男性,78岁,因突然晕倒后急诊入院。检查发现:左侧肢体肌张力增强,腱反射亢进,病理反射阳性;伸舌时偏向左侧,肌肉无萎缩;左侧鼻唇沟变浅,口角歪向右侧;双侧视野左侧半偏盲。临床诊断:右侧内囊出血。

43. 有关内囊的描述,错误的是(　　)

A. 位于豆状核、尾状核和屏状核之间

B. 分前肢、膝和后肢3部分

C. 由投射纤维组成

D. 是丘脑、尾状核与豆状核之间的白质

E. 在端脑的水平切面上,呈"＞＜"形

44. 包埋于大脑髓质内的基底核是(　　)

A. 室旁核　　　B. 齿状核　　　C. 豆状核

D. 视上核　　　E. 栓状核

45. 右侧内囊出血引起的左侧肢体偏瘫,主要是因为损伤了(　　)

A. 皮质核束　　　　B. 脊髓丘脑束

C. 皮质脊髓束　　　D. 丘脑中央辐射

E. 额桥束

四、简答题

1. 简述突触传递的基本过程。

2. 脑室有哪些? 各位于何处?

3. 简述下丘脑的组成。

4. 大脑半球分为哪几个叶?

5. 内囊位于何处? 可分为哪几部分? 损伤后可出现哪些症状?

6. 何谓小脑扁桃体? 为什么小脑扁桃体疝会危及生命?

7. 硬膜外麻醉时,穿刺针经过哪些结构才能到达硬膜外隙?

8. 脑脊液的产生部位及循环途径如何?

9. 比较特异性投射系统与非特异性投射系统的结构和功能特点。

10. 简述小脑对躯体运动的调节功能。

11. 大脑皮质运动区对躯体运动调节的特点有哪些?

12. 简述交感神经和副交感神经活动的生理意义。

13. 简述自主神经的递质、受体类型与分布。

14. 简述下丘脑对内脏活动的调节。

15. 简述条件反射的生物学意义。

(卓庆安　韦克善　冯建疆)

第14章

内分泌系统

当您熟知了人体各器官系统在神经系统调控整合下齐心协力地演奏出动听的"生命进行曲"后。那么，您知道人体内的另一个调节系统——内分泌系统是如何组成的？它们又是怎样调节人体功能活动的？让我们带着这些神奇而有趣的问题一起来探究人体内分泌系统的奥秘。

第1节 内分泌系统概述

一、内分泌系统的组成

内分泌系统是由内分泌腺和散在分布于某些组织器官中的内分泌细胞构成的一个重要的功能调节系统。内分泌系统与神经系统相互作用，密切配合，共同调节、整合机体的各种功能活动，维持内环境的相对稳定。内分泌系统的工作模式与神经系统不同，它是通过分泌高效能的生物活性物质——激素，经体液运输到机体广泛的特定区域，对机体的新陈代谢、生长发育和生殖与行为等基本生命活动进行体液调节。

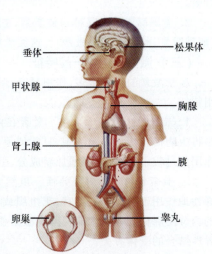

考点：内分泌系统的组成

人体内主要的内分泌腺包括垂体、甲状腺、甲状旁腺、肾上腺、胰岛、性腺、松果体及胸腺（图 14-1）。其一般结构特点是：①体积小，重量轻，但功能显著；②腺细胞排列成团状、索状或围成滤泡状；③腺组织内毛细血管丰富；④无排放分泌物的导管。内分泌细胞广泛分布于某些组织器官中，如消化道黏膜、心、肾、胎盘以及下丘脑等。

图 14-1　内分泌腺分布概况

二、激　　素

（一）激素的概念及作用方式

1. 激素（hormone）　是由内分泌腺和散在的内分泌细胞所分泌的能够传递信息并发挥调节作用的高效能生物活性物质。内分泌系统的所有调节功能都是通过激素来实现的。

2. 激素的作用方式　接受激素信息的器官、组织或细胞分别被称为靶器官、靶组织或靶细胞。激素是机体细胞间传递信息的化学物质。激素到达靶细胞的作用方式有多种：①大多数激素由内分泌细胞分泌后，经血液运输至远距离的靶组织或靶细胞而发挥作用，这种作用

365

方式称为远距分泌;②有些内分泌细胞分泌的激素不经血液运输,而经组织液扩散作用于邻近的细胞而发挥作用,这种作用方式称为旁分泌;③如果内分泌细胞分泌的激素在局部扩散,又返回作用于该内分泌细胞而发挥反馈作用,这种作用方式称为自分泌。

环境激素

　　所谓环境激素,是指由于人类的生产和生活活动而释放到环境中的、影响人和动物内分泌系统的化学物质,由于它具有"类似"雌激素的作用,学术界称之为"外源性内分泌干扰物"。环境激素绝大多数属于化学合成物,如今大约有70多种化学物质被确认为环境激素。环境激素通过食物链进入动物或人体,在血液中循环,在脂肪中积累,增强或阻断动物或人体内雌激素的生理效应,引起生物体荷尔蒙分泌紊乱,给生殖健康和免疫功能带来伤害。

（二）激素的分类

　　激素的种类繁多,分类方法多样,按其化学性质可分为含氮激素和类固醇激素两大类。

　　1. 含氮激素　主要包括蛋白质、肽类和氨类激素。体内多数内分泌腺分泌的激素属于此类,如胰岛素、肾上腺素、去甲肾上腺素、神经垂体激素、腺垂体激素、甲状腺激素、甲状旁腺素、降钙素、胃肠激素等。这类激素易被消化酶破坏(甲状腺激素例外),作为药物使用时不宜口服。

　　2. 类固醇激素　又称甾体激素,主要包括肾上腺皮质激素(如皮质醇、醛固酮)和性激素(如雄激素、雌激素和孕激素)。这类激素不易被消化酶破坏,作为药物使用时可以口服。

（三）激素作用的一般特征

　　尽管激素的种类繁多,作用复杂,但在对其靶细胞发挥调节作用中,表现出一些共同的作用特征。

　　1. 激素的信息传递作用　激素在内分泌细胞与靶细胞之间充当"化学信使"的作用,仅是将生物信息传递给靶细胞,只能使原有的生理生化过程加速或减慢、增强或减弱。在发挥作用的过程中,激素既不增加新成分、引起新反应,也不提供额外能量。

　　2. 激素作用的相对特异性　虽然激素释放入血液后随被运送到全身各处,但激素只选择性地作用于相应的靶器官、靶组织或靶细胞,这称为激素作用的特异性。被激素选择作用的内分泌腺称为该激素的靶腺。激素作用的特异性是与其靶细胞上存在能与该激素发生特异性结合的受体有关。

　　3. 激素的高效能生物放大作用　激素是体内的高效能生物活性物质。生理状态下,血液中激素含量甚微,但其作用却十分显著。其原因在于当激素与受体结合后,在细胞内发生一系列效应逐级放大的酶促反应,形成了一个高效能的生物信息放大系统。因此,体液中激素浓度稍有升高或降低,均可引起机体功能活动的异常。

　　4. 激素间的相互作用　当多种激素共同调节机体的某一生理活动时,激素与激素之间往往存在着相互影响,表现为协同作用、拮抗作用和允许作用,以维持特定生理活动的稳定。

考点:激素的概念和激素作用的一般特征

　　(1)协同作用:是指多种激素共同参与某一生理活动调节时,产生的效应比单独应用其中一种激素时的作用明显增强或减弱,如生长激素、肾上腺素、胰高血糖素及糖皮质激素虽然作用的环节不同,但在升糖效应上有协同作用。

　　(2)拮抗作用:是指两种不同的激素调节同一生理活动时,产生相互对抗的效应。如胰岛素能降低血糖,而生长激素、肾上腺素、胰高血糖素及糖皮质激素则有升高血糖的作用。

（3）允许作用：是指某种激素本身并不能直接对某些器官、组织或细胞产生生理效应，但它的存在却是另一激素的作用明显增强的前提条件或支持因素。如糖皮质激素本身对心肌和血管平滑肌并无直接的收缩作用，但只有它的存在时，去甲肾上腺素才能充分发挥其缩血管作用。

（四）激素的作用机制

激素对靶细胞的作用是通过受体介导的，激素作用的实质是细胞信号转导的过程，其作用的发挥至少需要经过 3 个基本环节：①靶细胞受体对激素的识别和特异性结合；②激素-受体复合物信号转导；③所转导的信号引起靶细胞的生物效应，以及激素作用的终止。

1. 激素膜受体的信号转导——第二信使学说　含氮激素都是通过与镶嵌在靶细胞膜上的受体结合而发挥作用的（图 14-2）。这些激素作为携带调节信息的第一信使，首先与靶细胞膜上的特异性受体结合，从而激活膜上的腺苷酸环化酶，在 Mg^{2+} 存在的条件下，腺苷酸环化酶可催化 ATP 转化为 cAMP，cAMP 作为第二信使，激活胞质中无活性的蛋白激酶，并进一步引起靶细胞的生物效应，实现激素的调节作用。此作用机制也称第二信使学说。但除 cAMP 外，cGMP、三磷酸肌醇（IP_3）、二酰甘油（DG）和 Ca^{2+} 等也可作为第二信使。

2. 激素胞内受体的信号转导——基因表达学说　类固醇激素分子量小，为脂溶性，能直接进入靶细胞内，与胞内受体结合成激素-胞质受体复合物（图 14-2），再进入细胞核内，与核内受体结合，形成激素-核受体复合物，附着于 DNA 上，触发基因的转录过程，生成新的 mRNA，诱导新蛋白质合成，产生相应的生物效应。故这种作用机制被称为基因表达学说或二步作用原理。

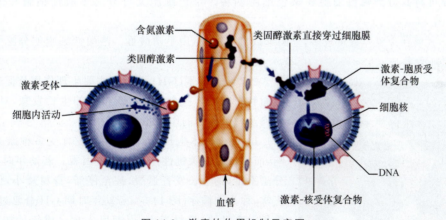

图 14-2　激素的作用机制示意图

第 2 节　垂体与下丘脑

一、垂体的位置和形态

垂体是一椭圆形小体，位于蝶骨体上面的垂体窝内，借漏斗连于下丘脑，是人体内最重要、最复杂的内分泌腺。依据垂体的发生和结构特点，可将其分为前方的腺垂体和后方的神经垂体两部分。腺垂体包括远侧部、结节部和中间部，神经垂体包括神经部和漏斗（图 14-3）。通常又将远侧部称为垂体前叶，中间部和神经部合称为垂体后叶。

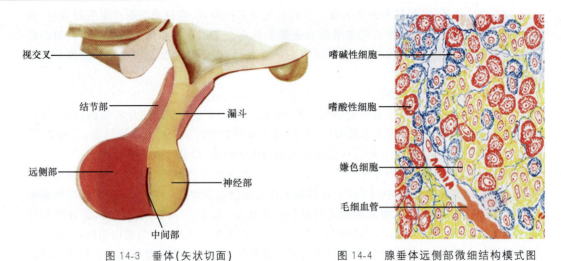

图 14-3　垂体(矢状切面)　　　　图 14-4　腺垂体远侧部微细结构模式图

二、腺垂体的微细结构和功能及其与下丘脑的关系

(一)腺垂体远侧部的微细结构和功能

腺垂体远侧部是垂体的主要部分,约占垂体体积的75％。腺细胞排列成团索状或围成小滤泡,其间有丰富的血窦和少量结缔组织。在 HE 染色的标本中,依据腺细胞着色的差异可将其分为嗜色细胞和嫌色细胞两种。嗜色细胞又可分为嗜酸性细胞和嗜碱性细胞(图 14-4)。

1.嗜酸性细胞　数量较多,呈圆形或椭圆形,胞质呈嗜酸性。嗜酸性细胞能分泌生长激素和催乳激素。

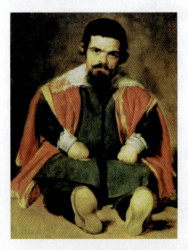

图 14-5　宫廷中的侏儒弄臣

(1)生长激素(GH):GH的主要生理作用是促进物质代谢和影响机体各个器官组织细胞的生长发育,对骨骼、肌肉及内脏器官的作用尤为明显。

1)促进机体生长:机体的生长发育受多种激素的影响,而GH是起关键性作用的调节因素。若幼年时期GH分泌不足,则生长发育迟缓,甚至停滞,身材矮小,但智力正常,称为侏儒症(图 14-5);若幼年时期GH分泌过多,则生长发育过快,身材高大,引起巨人症。成年后如果GH分泌过多,因骺软骨已钙化闭合,长骨不再增长,只能刺激肢端骨、面颅骨及软组织异常增生,出现手足粗大、下颌突出和内脏如肝和肾增大,形成肢端肥大症。GH的促生长作用是由于它能促进骨、软骨、肌肉以及其他组织细胞分裂增殖,蛋白质合成增加,从而使骨和肌肉的生长发育加快(图 14-6)。

2)调节物质代谢:GH具有促进蛋白质合成、脂肪分解和升高血糖的作用。由 GH 分泌过多引起高血糖所造成的糖尿,称为垂体性糖尿。

(2)催乳激素(PRL):PRL作用极为广泛。主要有:①对乳腺的作用,具有刺激妊娠期乳腺生长发育,促进乳汁合成分泌并维持泌乳的作用(图 14-6);②对性腺的作用,促进排卵、黄体生成,以及孕激素、雌激素分泌的作用。

2. 嗜碱性细胞　数量较少,呈椭圆形或多边形,胞质呈嗜碱性。嗜碱性细胞分泌 3 种激素:①促甲状腺激素(TSH),能促进甲状腺激素的合成和分泌;②促肾上腺皮质激素(ACTH),主要促进肾上腺皮质束状带细胞分泌糖皮质激素(图 14-6);③促性腺激素,包括卵泡刺激素(FSH)和黄体生成素(LH)。FSH 在女性促进卵泡的发育,在男性则促进精子的发生。LH 在女性促进排卵和黄体形成,在男性则促进睾丸间质细胞分泌雄激素,故又称间质细胞刺激素(ICSH)(图 14-6)。

促甲状腺激素、促肾上腺皮质激素和促性腺激素均有各自的靶腺,分别形成下丘脑-腺垂体-甲状腺轴、下丘脑-腺垂体-肾上腺皮质轴和下丘脑-腺垂体-性腺轴,通过靶腺发挥作用(图 14-7)。靶腺激素还可通过反馈联系分别对腺垂体和下丘脑起调节作用,从而使血液中各相关激素的浓度保持相对稳定。

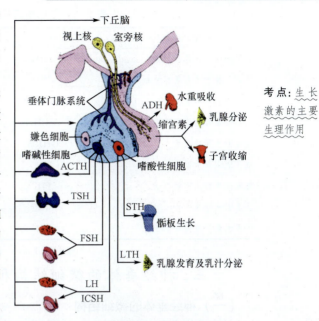

图 14-6　下丘脑和垂体的激素对靶器官作用示意图

考点:生长激素的主要生理作用

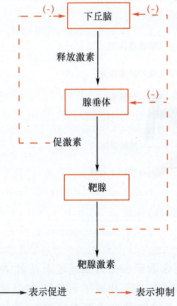

图 14-7　促激素分泌的调节轴

3. 嫌色细胞　数量最多。目前认为,嫌色细胞可能是嗜酸性细胞、嗜碱性细胞的前体,或是它们的脱颗粒状态。

考点:腺垂体促激素的作用

(二)下丘脑-腺垂体系统

下丘脑神经内分泌细胞分泌的下丘脑调节肽(即肽类激素),经轴突释放入漏斗处的第一级毛细血管网,继而经垂体门微静脉到达腺垂体远侧部的第二级毛细血管网(图 14-8),分别调节远侧部各种腺细胞的分泌活动。其中对腺细胞分泌起促进作用的激素,称为释放激素;对腺细胞起抑制作用的激素,则称为释放抑制激素。由此可见,下丘脑与腺垂体在结构上虽无直接联系,但下丘脑可通过所产生的释放激素和释放抑制激素,经垂体门脉系统调节腺垂体内各种细胞的分泌活动,使下丘脑和腺垂体形成一个功能整体,故将此称为下丘脑-腺垂体系统。迄今为止共发现 9 种下丘脑调节肽,其中化学结构已明确的有 5 种,称为"激素";化学结构尚未清楚的有 4 种,暂称"因子"。其主要作用见表 14-1。

表 14-1　下丘脑调节肽的种类和主要作用

激素种类	缩写	主要作用
促甲状腺激素释放激素	TRH	促进促甲状腺激素的分泌
促肾上腺皮质激素释放激素	CRH	促进促肾上腺皮质激素的分泌
促性腺激素释放激素	GnRH	促进黄体生成素、卵泡刺激素的分泌
生长激素释放抑制激素	GHRIH	抑制 GH、TSH、LH、FSH、PRL、ACTH 等分泌
生长激素释放激素	GHRH	促进生长激素的分泌
催乳激素释放因子	PRF	促进催乳激素的分泌
催乳激素释放抑制因子	PIF	抑制催乳激素的分泌
促黑激素释放因子	MRF	促进促黑激素的分泌
促黑激素释放抑制因子	MIF	抑制促黑激素的分泌

三、神经垂体的微细结构和功能及其与下丘脑的关系

(一) 神经垂体的微细结构

神经垂体主要由大量的无髓神经纤维和神经胶质细胞构成,其间有少量的结缔组织和较丰富的毛细血管。下丘脑视上核和室旁核神经内分泌细胞的轴突,经漏斗下行到达神经部,构成下丘脑-神经垂体束,即神经部的无髓神经纤维(图 14-8)。

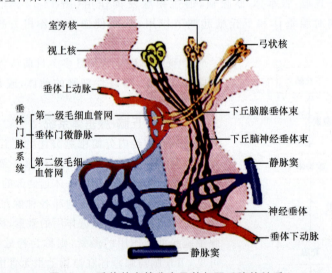

图 14-8　垂体的血管分布及其与下丘脑的关系

(二) 下丘脑-神经垂体系统

下丘脑视上核和室旁核的神经内分泌细胞合成的抗利尿激素和缩宫素通过下丘脑-神经垂体束的轴突运输至神经部储存,并以胞吐的方式释放入毛细血管,构成了下丘脑-神经垂体系统,故神经垂体可视为下丘脑的延伸部分。由此可见,下丘脑与神经垂体直接相连,在结构和功能上是一个整体。神经内分泌细胞的胞体位于下丘脑,是合成激素的部位;轴突位于神经垂体,是储存和释放下丘脑视上核和室旁核分泌激素的场所。

1. 抗利尿激素（ADH）　主要生理作用是促进肾远曲小管和集合管对水的重吸收而发挥抗利尿作用，还可引起皮肤、肌肉和内脏的血管收缩，使血压升高，故又称血管升压素（VP）。生理情况下，血浆中 ADH 浓度很低，抗利尿作用十分明显，对正常血压没有调节作用。当机体失血时，ADH 释放量明显增加，对升高和维持动脉血压起重要作用。临床上某些内脏出血时，可使用大剂量 ADH 进行紧急止血。

考点：ADH 和 OXT 的主要生理作用

2. 缩宫素（OXT）　又称催产素，主要靶器官是子宫和乳腺，其主要生理作用是在分娩时刺激子宫收缩和在哺乳期促进乳汁的排出。OXT 对非孕子宫的作用较弱，而对妊娠子宫的作用则较强。在分娩过程中，胎儿刺激子宫颈可反射性地引起 OXT 分泌增加，使子宫收缩进一步增强，起"催产"的作用。临床上可将 OXT 用于引产及产后出血。OXT 能使哺乳期乳腺腺泡周围的肌上皮细胞收缩，促使乳汁排放。

 链 接

鞠躬院士对垂体研究的贡献

中国科学院院士、第四军医大学神经科学研究所所长鞠躬院士主要从事神经内分泌学、大脑边缘系统及化学神经解剖学等研究，在脊髓与脑干的联系以及垂体前叶、后叶的神经支配等方面研究中有许多重要发现，尤其是发现哺乳动物的垂体前叶有大量肽能神经纤维并与腺细胞有突触联系，具有突破性意义，从而为垂体前叶的神经调节奠定了形态学基础，并提出了垂体前叶受神经-体液双重调节的假说。此成果已被收入国际解剖学经典教科书《格氏解剖学》中。

第 3 节　甲状腺和甲状旁腺

一、甲　状　腺

（一）甲状腺的位置和形态

甲状腺是人体内最大的内分泌腺，位于颈前部，形似"H"，由左、右两个侧叶和中间的峡部构成（图 14-9）。有时自峡部向上伸出一个锥状叶，长者可达舌骨水平。侧叶贴附在喉下部和气管上部的外侧面，上达甲状软骨中部，下抵第 6 气管软骨环。峡部多位于第 2～4 气管软骨环的前方，临床急救进行气管切开时，要尽量避开甲状腺峡。甲状腺借结缔组织附着于喉软骨上，故吞咽时可随喉上、下移动，这对检查确定颈部肿块是否与甲状腺有关很有帮助。

考点：甲状腺的位置和形态

（二）甲状腺的微细结构

甲状腺表面包有薄层结缔组织被膜，结缔组织深入腺实质，将其分成许多大小不等的小叶。每个小叶内含有许多甲状腺滤泡和滤泡旁细胞（图 14-10）。

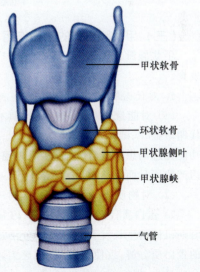

甲状软骨
环状软骨
甲状腺侧叶
甲状腺峡
气管

图 14-9　甲状腺（前面观）

1. 甲状腺滤泡　大小不等，呈圆形或不规则形。滤泡壁由单层立方的滤泡上皮细胞围成，滤泡腔内充满均质状的嗜酸性胶质，是滤泡上皮细胞的分泌物，其主要成分为碘化的甲状腺球蛋白。

滤泡上皮细胞能合成和分泌甲状腺激素。甲状腺激素（TH）主要包括甲状腺素，又称四碘甲腺原氨酸（T_4）和三碘甲腺原氨酸（T_3），它们都是酪氨酸的碘化物。合成 TH 的主要原料是酪氨酸和碘。酪氨酸在体内可以合成，碘则必须靠食物供给。人每日从食物中摄取碘 $100\sim200\mu g$，其中约 1/3 进入甲状腺。每日维持甲状腺正常功能至少需要 $75\mu g$ 碘。因此，各种原因引起的碘缺乏，均可导致 TH 合成减少，从而影响甲状腺的功能。目前，我国已普遍供应碘盐来防治碘缺乏病。

2. 滤泡旁细胞　又称 C 细胞，位于甲状腺滤泡之间或滤泡上皮细胞之间（图 14-10）。在 HE 染色的标本中，滤泡旁细胞比滤泡上皮细胞体积略大，着色淡。银染法可见胞质内有嗜银颗粒。滤泡旁细胞能分泌降钙素。

考点:
腺滤泡
细胞和
旁细胞
的激素

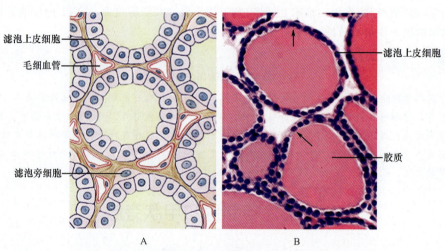

图 14-10　甲状腺的微细结构
A. 甲状腺结构模式图；B. 甲状腺光镜结构像

（三）甲状腺激素的生理作用

甲状腺激素在体内的作用十分广泛，其主要作用是促进物质代谢与能量代谢，促进生长发育。

1. 对代谢的影响

（1）对能量代谢的影响：TH 具有显著的生热效应，可提高机体的耗氧量，增加产热量，使代谢增强，基础代谢率（BMR）升高。故测定 BMR 有助于了解甲状腺的功能。临床上甲状腺功能亢进的患者，因产热过多而表现为怕热多汗，BMR 升高；甲状腺功能低下的患者则相反，因产热不足而喜热怕冷，BMR 降低。

（2）对物质代谢的影响：TH 对三大营养物质的合成与分解均有影响。

1）蛋白质代谢：生理情况下，TH 能加速肌肉、骨、肝、肾等组织蛋白质合成，有利于幼年时期机体的生长发育。但 TH 分泌过多时，则加速组织蛋白质分解，特别是促进骨骼肌和骨的蛋白质分解，致使肌肉消瘦、乏力，并导致血钙升高和骨质疏松。TH 分泌不足时，蛋白质合成减少，但组织间黏蛋白增多，可引起黏液性水肿。

2）糖代谢：TH 可促进小肠黏膜对糖的吸收，增强糖原分解与糖异生，并能加强肾上腺素、胰高血糖素、糖皮质激素和生长激素的升糖作用，使血糖升高。但 TH 也可同时加强外周组织对糖的利用，从而降低血糖。故甲状腺功能亢进的患者进食后，血糖可迅速升高，甚至出现糖尿，但随后又快速降低。

3）脂肪代谢：TH能促进脂肪的分解，而对胆固醇的作用则是既能促进合成，又能加速胆固醇在肝脏降解，但降解速度超过合成。故甲状腺功能亢进的患者，血中胆固醇含量常低于正常，甲状腺功能低下的患者血中胆固醇水平高于正常。

2. 对生长发育的影响　TH是维持人体正常生长发育不可缺少的激素，特别是对脑和长骨的发育尤其重要。TH具有促进组织分化、生长与发育成熟的作用。胚胎时期缺碘而导致TH合成不足或出生后甲状腺功能低下的婴幼儿，可导致脑和长骨的发育明显障碍，表现为智力低下，身材矮小，称为呆小症或克汀病。**考点：**甲状腺激素的生理作用

3. 对神经系统的影响　TH能提高中枢神经系统的兴奋性。因此，甲状腺功能亢进的患者，常表现为易激动，注意力不集中，烦躁不安，兴奋失眠等；而甲状腺功能低下的患者，则表现为记忆力减退，反应迟钝，表情淡漠及终日嗜睡等。

4. 对心血管活动的影响　TH可使心率加快，心肌收缩力增强，心输出量增多。临床上常利用心率作为判断甲状腺功能亢进或低下的一个敏感而重要的指标。甲状腺功能亢进的患者，表现为心动过速、心肌肥大，甚至因心肌过度劳累而导致心力衰竭。

（四）甲状腺激素分泌的调节

甲状腺激素的合成和分泌主要受下丘脑-腺垂体-甲状腺轴的调节。此外，甲状腺还有一定程度的自身调节。

1. 下丘脑-腺垂体-甲状腺轴的调节　下丘脑分泌的促甲状腺激素释放激素（TRH）通过垂体门脉系统作用于腺垂体，促进TSH的合成和释放。TSH作用于甲状腺，刺激甲状腺合成和分泌TH并促进腺体增生。当血中TH浓度升高时，可反馈性地抑制TSH和TRH的分泌，继而使TH释放减少。这种负反馈作用是体内TH浓度维持生理水平的重要机制（图14-11）。

2. 甲状腺的自身调节　甲状腺本身具有适应碘的供应变化，调整摄取碘和合成TH的能力。当饮食中缺碘时，甲状腺摄碘能力增强，使TH的合成与释放不致因碘供应不足而减少。相反，当饮食中碘过多时，甲状腺对碘的摄取减少，TH的合成也不致过多。这是一种有限度的、缓慢的自身调节机制。若长期缺碘，超过上述自身调节的限度，血液中TH浓度将降低，通过反馈调节可使TSH分泌增多，刺激甲状腺腺泡增生，导致甲状腺肿大，临床上称为地方性甲状腺肿，俗称"粗脖子病"（图14-12）。

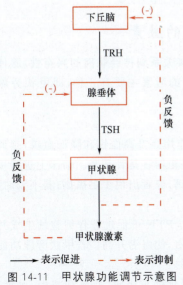

图14-11　甲状腺功能调节示意图

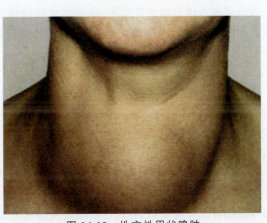

图14-12　地方性甲状腺肿

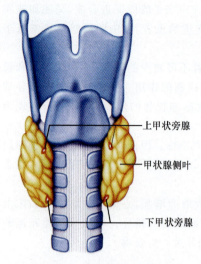

图 14-13　甲状旁腺和甲状腺
（后面观）

上甲状旁腺
甲状腺侧叶
下甲状旁腺

二、甲状旁腺

（一）甲状旁腺的位置和形态

甲状旁腺为棕黄色、黄豆大小的扁圆形小体，一般有上、下两对，贴附于甲状腺侧叶的后缘（图 14-13）。有时可埋入甲状腺组织内，而使手术时寻找困难。

（二）甲状旁腺的微细结构

甲状旁腺的腺细胞排列成索状或团状，其间有少量的结缔组织和丰富的有孔毛细血管。腺细胞分为主细胞和嗜酸性细胞两种（图 14-14）。①主细胞，数量最多，是构成甲状旁腺的主要细胞，细胞呈圆形或多边形，核圆形，位于细胞中央。在 HE 染色的标本中，胞质着色浅。主细胞能合成和分泌甲状旁腺激素。②嗜酸性细胞，数量少，体积大，常单个或成群分布于主细胞之间，目前功能尚不清楚。

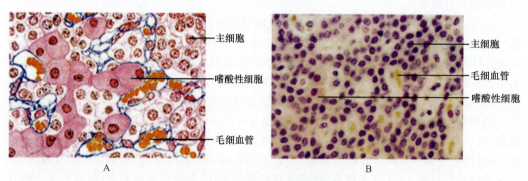

主细胞
嗜酸性细胞
毛细血管
主细胞
毛细血管
嗜酸性细胞

A   B

图 14-14　甲状旁腺的微细结构
A. 甲状旁腺结构模式图；B. 甲状旁腺光镜结构像

三、调节钙磷代谢的激素

钙和磷是人体内的重要元素，血钙浓度的高低直接关系到神经肌肉的兴奋性、腺体的分泌和骨代谢的平衡。机体中直接参与钙、磷代谢调节的激素主要有 3 种，即甲状旁腺激素（PTH）、降钙素（CT）和 1,25-二羟维生素 D_3。

（一）甲状旁腺激素

1. 甲状旁腺激素的生理作用　PTH 的主要生理作用是升高血钙和降低血磷，是调节血钙和血磷浓度相对稳定的最重要的激素。PTH 的主要靶器官是骨和肾。临床上进行甲状腺手术时，若不慎误将甲状旁腺摘除，将导致严重的低血钙，患者出现手足搐搦；若不及时治疗，可因喉部肌肉痉挛而窒息死亡。

（1）PTH 对骨的作用：骨是机体最大的钙储存库。PTH 可促进破骨细胞的生成并增强破骨细胞的溶骨活动，加速骨组织的溶解，动员骨钙入血，使血钙升高。若甲状旁腺功能亢进时则可引起骨质过度吸收，导致骨质疏松并易发生骨折。

（2）PTH 对肾的作用：PTH 可促进肾远曲小管对钙的重吸收，使尿钙减少，血钙升高。

同时,还能抑制肾近端小管对磷的重吸收,促进磷的排出,使血磷降低。

（3）PTH 对小肠吸收钙的作用:PTH 可激活肾内的 1,25-羟化酶,使无活性的 1,25-二羟维生素 D_3 转变为有活性的 1,25-二羟维生素 D_3,后者可促进小肠对钙和磷的吸收,使血钙升高(图 14-15)。

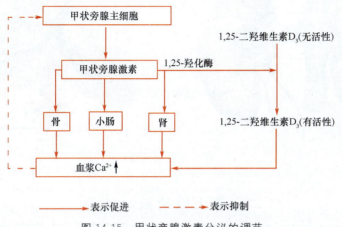

图 14-15　甲状旁腺激素分泌的调节

2. 甲状旁腺激素分泌的调节　PTH 的分泌主要受血钙浓度变化的调节。血钙浓度降低时,PTH 分泌增加;反之,血钙浓度升高时,则 PTH 分泌减少。因此,若长期缺钙,会引起甲状旁腺增生。如佝偻病患儿,因血钙长期偏低,往往出现甲状旁腺增大。

护考链接

　　甲状腺大部切除术后第 2 天,患者出现手足抽搐等症状,应考虑是由下列哪种原因引起的(　　)

A. 损伤了喉上神经　　　　B. 损伤了喉返神经　　　　C. 误切了甲状旁腺

D. 损伤了甲状腺上动脉　　E. 误伤了甲状腺下动脉

考点精讲:若手术中不慎误切或挫伤甲状旁腺,则可引起血钙浓度下降而出现手足抽搐,甚至窒息死亡,多在术后 1～4 天出现。

（二）降钙素

1. 降钙素的生理作用　CT 的主要生理作用是降低血钙和血磷,其主要靶器官为骨和肾。CT 可抑制破骨细胞的活动,使溶骨过程减弱,同时加强成骨过程,增加钙、磷在骨中的沉积,从而使血钙和血磷降低。此外,CT 还能抑制肾小管对钙、磷、钠和氯的重吸收,增加了这些离子在尿中的排出量,导致血钙和血磷降低。

2. 降钙素分泌的调节　CT 的分泌主要受血钙浓度的调节。当血钙浓度升高时,CT 分泌增多;反之,则 CT 分泌减少。

第4节　肾　上　腺

一、肾上腺的位置和形态

肾上腺左、右各一,呈黄色,位于肾上端的内上方,与肾共同包被于肾筋膜内。左肾上腺近似半月形,右肾上腺呈三角形(图 14-16)。

考点:肾上腺的形态

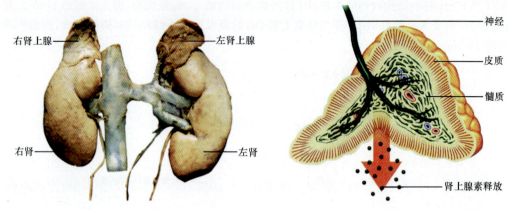

图 14-16　肾上腺

二、肾上腺的微细结构

肾上腺表面包有结缔组织被膜,肾上腺实质由周边的皮质和中央的髓质两部分构成(图 14-16)。

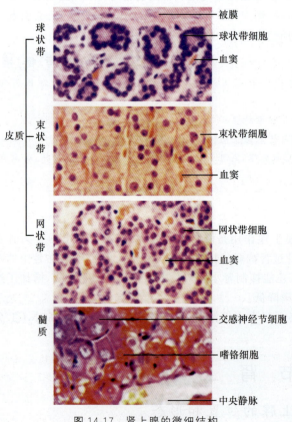

图 14-17　肾上腺的微细结构

1. 皮质　约占肾上腺体积的 80%～90%。依据皮质细胞的形态结构和排列方式,将皮质由外向内分为球状带、束状带和网状带 3 个带(图 14-17)。

(1)球状带:位于被膜下方,较薄。腺细胞排列成团球状,细胞团之间有血窦和少量结缔组织。球状带细胞分泌盐皮质激素,主要是醛固酮。

(2)束状带:是皮质中最厚的部分。腺细胞排列成垂直于腺体表面的单行或双行的细胞索,细胞索之间为血窦和少量结缔组织。束状带细胞分泌糖皮质激素,主要是皮质醇。

(3)网状带:位于皮质的最内层。腺细胞排列成条索状,并相互吻合成网,细胞索之间为血窦和少量结缔组织。网状带细胞主要分泌雄激素,也分泌少量雌激素和糖皮质激素。

2. 髓质　位于肾上腺的中央,主要由排列成索状或团状的髓质细胞组成(图 14-17),团索间为血窦和少量结缔组织。髓质细胞体积较大,若用铬盐处理标本,胞质内可见黄褐色的嗜铬颗粒,故又称嗜铬细胞。另外,髓质内还有散在分布的交感神经节细胞。髓质细胞分为两种:①肾上腺素细胞,分泌肾上腺素;②去甲肾上腺素细胞,分泌去甲肾上腺素。

三、肾上腺皮质激素

(一) 盐皮质激素

醛固酮的生理作用和分泌调节详见第 9 章泌尿系统。

(二) 糖皮质激素

正常人血浆中的糖皮质激素主要是皮质醇,其次为皮质酮。

1. 糖皮质激素的生理作用　糖皮质激素的作用广泛而复杂,对多种器官、组织都有影响,主要有以下几个方面。

(1) 对物质代谢的影响:①糖代谢,糖皮质激素具有抗胰岛素作用,能抑制外周组织对葡萄糖的利用,还可促进糖异生,使血糖升高。因此,糖皮质激素分泌过多时,可引起血糖升高,甚至出现糖尿病;相反,肾上腺皮质功能低下时则可出现低血糖。②蛋白质代谢,糖皮质激素可促进肝外组织,尤其是肌组织的蛋白质分解,并加速氨基酸进入肝脏,生成肝糖原。糖皮质激素分泌过多或长期使用糖皮质激素,由于蛋白质分解增强,可出现肌肉消瘦、骨质疏松、皮肤变薄、淋巴组织萎缩等现象。③脂肪代谢,糖皮质激素能促进脂肪分解,增强脂肪酸在肝内的氧化过程,有利于糖异生。糖皮质激素分泌过多时,由于不同部位脂肪组织对糖皮质激素的敏感性不同,可导致脂肪组织由四肢向躯干重新分布,形成面圆(满月脸)、背厚、躯干发胖(水牛背)而四肢消瘦的“向心性肥胖”的特殊体型。

(2) 对水盐代谢的影响:糖皮质激素可增加肾小球血浆流量,使肾小球滤过率增加,有利于水的排出。此外,糖皮质激素还有较弱的保钠排钾作用。

(3) 对其他组织器官的影响:①对血细胞的影响,糖皮质激素可使循环血液中红细胞、血小板和中性粒细胞数量增加,而使淋巴细胞和嗜酸粒细胞数量减少。淋巴细胞和嗜酸粒细胞减少已成为临床上诊断肾上腺皮质功能亢进的一个重要指标。②对循环系统的影响,糖皮质激素能提高血管平滑肌对儿茶酚胺的敏感性(即糖皮质激素的允许作用),从而提高儿茶酚胺的缩血管效应。此外,还能降低毛细血管的通透性,有利于维持血容量,故对维持正常血压具有重要意义。③对消化系统的影响,糖皮质激素能提高胃腺细胞对迷走神经和促胃液素的敏感性,促进胃酸和胃蛋白酶原的分泌。若长期大量应用糖皮质激素可诱发或加重胃溃疡。

(4) 在应激反应中的作用:当机体受到各种有害刺激,如创伤、失血、感染、中毒、缺氧、寒冷、饥饿等时,腺垂体立即释放大量 ACTH,糖皮质激素也相应分泌增多,引起机体一系列适应性和耐受性的反应,称为应激反应。能引起 ACTH 和糖皮质激素释放增加的各种刺激均称为应激刺激。通过应激反应,可从多方面调整机体,增强机体对各种应激刺激的耐受、适应能力,减轻有害刺激对机体的损伤,有助于机体极大地动员内部潜能以渡“难关”。

2. 糖皮质激素分泌的调节　糖皮质激素的分泌主要受下丘脑-腺垂体-肾上腺皮质轴的调节。下丘脑分泌的 CRH 通过垂体门脉系统作用于腺垂体,促进腺垂体 ACTH 的合成与分泌,ACTH 则可促进肾上腺皮质的增生和刺激糖皮质激素的合成与分泌。血中的糖皮质激素对腺垂体和下丘脑有反馈性调节作用。当糖皮质激素浓度升高时,可通过负反馈抑制 CRH 和 ACTH 的分泌(图 14-18),从而维持体内糖皮质激素水平的稳态。此外,ACTH 对 CRH 的

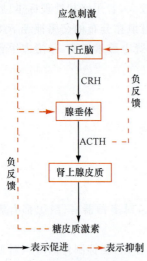

应急刺激

下丘脑

CRH 负反馈

腺垂体

ACTH

负反馈

肾上腺皮质

糖皮质激素

——→ 表示促进 ----→ 表示抑制

图 14-18 糖皮质激素分泌
调节示意图

分泌也有负反馈调节作用。临床上,长期使用糖皮质激素的患者,可反馈抑制 ACTH 的释放,导致肾上腺皮质萎缩。若突然停药,将引起肾上腺皮质功能不全的症状,甚至危及生命。因此,长期用药时,不能骤然停药,应逐步减量,缓慢停药。或在用药期间间断给予 ACTH,以防止肾上腺皮质发生萎缩。

四、肾上腺髓质激素

肾上腺髓质可分泌肾上腺素(E)和去甲肾上腺素(NE),它们均属于儿茶酚胺。

(一)肾上腺髓质激素的生理作用

肾上腺髓质激素的作用广泛,几乎对全身各系统均有作用,相关内容已在有关章节中叙述。现将其主要作用列表 14-2 比较如下。

1. 对代谢的影响 ①肾上腺素和去甲肾上腺素都能促进肝脏和肌肉的糖原分解,使血糖升高。②肾上腺素和去甲肾上腺素都能动员脂肪,增加机体的耗氧量,使产热量增加,提高基础代谢率。

2. 参与应急反应 肾上腺髓质激素可提高中枢神经系统的兴奋性,当机体遭遇紧急情况时,交感-肾上腺髓质系统紧急动员起来,使机体反应灵敏,警觉性和应变能力提高,称为应急反应。引起应急反应的各种刺激也是应激刺激。应激是加拿大学者 Seyle 提出的机体对伤害性刺激引起的由腺垂体-肾上腺皮质功能系统参与的一系列适应性反应。应急则是 Cannon 提出的机体在"紧急"情况时,交感-肾上腺髓质兴奋出现的综合性反应。以往学者强调两者的区别。但现在研究认为,机体应激是中枢神经系统调控下的整合性反应过程,肾上腺髓质与肾上腺皮质共同参与其反应机制。

表 14-2 肾上腺素与去甲肾上腺素的主要作用

项目	肾上腺素	去甲肾上腺素	项目	肾上腺素	去甲肾上腺素
心率	加快	加快(直接作用)	总外周阻力	降低	增加
心输出量	增加	不定	血压	升高	明显升高
冠状动脉	舒张	舒张	支气管平滑肌	舒张	稍舒张
皮肤小动脉	收缩	收缩	妊娠子宫平滑肌	舒张	收缩
骨骼肌小动脉	舒张	收缩	代谢	增强	稍增强
静脉	收缩	收缩			

(二)肾上腺髓质激素分泌的调节

1. 交感神经的作用 肾上腺髓质受交感神经节前纤维支配,当交感神经兴奋时,其节前纤维末梢释放乙酰胆碱,使肾上腺髓质激素分泌增加。

2. ACTH 的作用 腺垂体分泌的 ACTH 可直接刺激肾上腺髓质激素的合成或间接通过糖皮质激素促进肾上腺髓质激素的分泌。

第 5 节 胰 岛

胰岛是在 1869 年由柏林医生朗罕首先发现的,故又称"朗罕小岛"。1889 年,Von

Mering 和 Minkowski 通过实验观察明确了胰腺与糖尿病的关系,并提出胰岛可能是胰腺的内分泌组织。现已知人的胰岛细胞主要有 5 种类型,其中 A 细胞分泌胰高血糖素,B 细胞分泌胰岛素,D 细胞分泌生长抑素,D_1 细胞分泌血管活性肠肽,PP 细胞分泌胰多肽。胰岛素及胰高血糖素是机体调节正常糖、脂肪及蛋白质代谢的重要激素。因此,本节主要介绍胰岛素和胰高血糖素。

一、胰 岛 素

(一) 胰岛素的生理作用

胰岛素是体内促进合成代谢的关键激素,对维持血糖浓度的相对稳定起重要作用。

1. 对糖代谢的影响　胰岛素是生理情况下唯一能降低血糖的激素,也是调节血糖浓度的关键激素。胰岛素一方面促进全身组织对葡萄糖的摄取和利用,加速葡萄糖转变为糖原和脂肪酸并储存起来,即增加血糖的去路;另一方面则抑制糖原分解和糖异生,即减少血糖的来源,因而使血糖浓度降低。若胰岛素分泌不足,则可引起血糖升高,当超过肾糖阈时,尿中就可出现葡萄糖。

2. 对脂肪代谢的影响　胰岛素能促进脂肪的合成与储存,抑制脂肪的分解,降低血中脂肪酸的浓度。当胰岛素缺乏时,脂肪分解增强,血脂升高,易引起动脉硬化。此外,还可生成大量酮体,引起酮血症或酸中毒。 **考点:** 胰岛素的生理作用

3. 对蛋白质代谢的影响　胰岛素能加速细胞对氨基酸的摄取,促进蛋白质的合成,并抑制蛋白质的分解,因而能促进机体的生长。但胰岛素必须与生长激素共同作用时才能发挥明显的促生长效应。

(二) 胰岛素分泌的调节

1. 血糖浓度　血糖浓度是调节胰岛素分泌的最重要因素。胰岛 B 细胞对血糖浓度的变化十分敏感,血糖浓度升高时,可直接刺激胰岛 B 细胞,使胰岛素分泌增加;当血糖浓度降至正常时,胰岛素分泌量也迅速恢复到基础分泌水平,从而维持血糖浓度的相对稳定。此外,当血中氨基酸和脂肪酸的水平升高时,也能促进胰岛素分泌。

2. 激素的作用　①胃肠激素均有促进胰岛素分泌的作用;②胰高血糖素、生长激素、甲状腺激素、糖皮质激素等都可通过升高血糖间接刺激胰岛素分泌;③肾上腺素可抑制胰岛素的分泌。

3. 神经调节　胰岛受迷走神经和交感神经的双重神经支配。迷走神经兴奋既可直接促进胰岛素分泌,也可通过刺激胃肠激素释放而间接地促进胰岛素分泌。交感神经兴奋时,可通过释放肾上腺素而抑制胰岛素的分泌。

神奇的胰岛素

胰岛素是 1921 年首先由 Banting 和 Best 从胰腺中提取的。1965 年,我国科学家首次人工合成了具有高度生物活性的牛胰岛素结晶,开创了人类历史上人工合成生命物质的先例,为探索人类生命的奥秘作出了重大贡献。1982 年,第一个基因工程药物重组人胰岛素问世并应用于临床,解决了长期以来采用牛或猪胰岛素治疗人糖尿病引发的过敏反应及其疗效低等问题。人的胰岛素是含有 51 个氨基酸残基的小分子蛋白质,正常人空腹状态下血清胰岛素水平为 $35\sim145$pmol/L,半衰期只有 $5\sim6$min,主要在肝脏被胰岛素酶灭活,肌肉和肾也能灭活少量胰岛素。

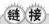

链接

糖 尿 病

胰岛素在机体的新陈代谢过程中发挥着独特的作用。胰岛素分泌不足时,将引起机体广泛的代谢障碍,患者因血糖浓度升高超过肾糖阈而出现糖尿,称为糖尿病。当大量葡萄糖由尿中排出时,可引起渗透性利尿,患者出现多尿、烦渴、多饮;由于糖代谢障碍,下丘脑摄食中枢活动增强而引起食欲增强,患者表现出典型的"三多一少"症状,即多尿、多饮、多食、消瘦。严重者由于脂肪分解加速,血中游离脂肪酸、酮体生成增多,可引起酮血症以至酮症酸中毒。

二、胰高血糖素

(一)胰高血糖素的生理作用

胰高血糖素的靶器官主要是肝。胰高血糖素的作用与胰岛素相反,是促进物质分解代谢的激素。其主要作用是促进糖原分解和增强糖异生,从而使血糖升高。此外,胰高血糖素还具有促进脂肪分解及脂肪酸的氧化,使血中酮体生成增多。

胰高血糖素可通过旁分泌促进胰岛 B 细胞分泌胰岛素和 D 细胞分泌生长抑素。另外,大量的胰高血糖素具有增强心肌收缩力、促进胆汁分泌以及抑制胃液分泌的作用。

(二)胰高血糖素分泌的调节

1. 血糖浓度 是调节胰高血糖素分泌的重要因素。当血糖浓度降低时,可促进胰高血糖素的分泌;当血糖浓度升高时,胰高血糖素分泌则减少。

2. 激素的作用 胰岛素可通过降低血糖间接地促进胰高血糖素的分泌;另外,胰岛素和生长抑素还可通过旁分泌直接作用于相邻的 A 细胞,抑制胰高血糖素的分泌。

3. 神经调节 交感神经兴奋时,可促进胰高血糖素的分泌;而迷走神经兴奋时,则可抑制胰高血糖素的分泌。

第6节 松 果 体

一、松果体的位置和形态

松果体为一灰红色的椭圆形小体,位于背侧丘脑的后上方,以细柄连于第三脑室顶的后部(图 14-1),因形似松果而得名。松果体在儿童时期较发达,一般 7 岁左右开始退化,成年后不断有钙盐沉积,甚至钙化形成脑砂,临床上可作为 X 线诊断颅内占位病变的定位标志。

二、松果体的微细结构与功能

松果体主要由松果体细胞、神经胶质细胞和无髓神经纤维组成(图 14-19)。松果体细胞能分泌褪黑激素。褪黑激素具有广泛的生理功能,近年来研究发现褪黑激素的作用主要包括:①抑制下丘脑-腺垂体-性腺轴和下丘脑-腺垂体-甲状腺轴的活动,褪黑激素能通过抑制腺垂体分泌促性腺激素而间接影响生殖腺的活动,具有防止性早熟的作用;②参与调节机体的生物节律;③具有增强免疫力、抗紧张、抑制肿瘤生长、改善睡眠以及抗衰老等作用。

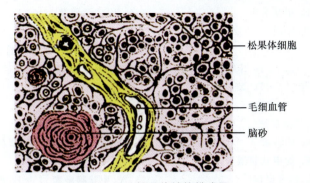

图 14-19 松果体结构模式图

松果体细胞
毛细血管
脑砂

小结

内分泌系统队伍庞大,分泌的激素种类繁多,作用广泛而复杂,涉及生命进程中的所有组织器官。脑垂体作为内分泌腺的"首领",除通过释放促激素有的放矢地管理着甲状腺、肾上腺和性腺外,还分泌某些专门负责骨骼生长、乳腺成熟与泌乳、管理肾脏排尿、命令升高血压和催产的激素。甲状腺激素作用广泛,全面指挥和影响着人体的各项生理功能,如通过促进新陈代谢,命令蛋白质、脂肪、糖类充分"燃烧",释放出维持生命的能量。胰岛分泌胰岛素和胰高血糖素等,两者相互协调与制约,共同维持机体血糖的稳定。肾上腺分泌的盐、糖质激素分别调控着机体三大营养物质及水、盐代谢,并在应激、造血、抗炎、抗过敏以及升高血压等方面发挥重要作用。肾上腺髓质分泌的肾上腺素和去甲肾上腺素作为强心剂,在生命垂危之际维持血压和加强心肌的收缩。甲状旁腺激素、降钙素和 1,25-二羟维生素 D_3 这 3 种激素默契配合,调节正常钙、磷代谢,从而维持骨坚硬挺实的性质。松果体分泌的褪黑激素能配合其他内分泌腺一起工作,协调体内的许多生命环节。由此可见,内分泌系统是人体内一个奇异深邃的系统,具有多种奇特的功能。一旦某个内分泌腺发生疾病,将会引起一些稀奇古怪的病症。

自测题

一、名词解释

1. 激素　2. 呆小症　3. 应急反应　4. 应激反应

二、填空题

1. 内分泌系统由_____和_____组成。

2. 人体内主要的内分泌腺有_____、_____、_____、_____、_____和_____。

3. 按化学性质不同可将激素分为_____和_____两大类。

4. 腺垂体远侧部的嗜酸性细胞分泌_____和_____。

5. 神经垂体储存和释放的激素是_____和_____,它们是由下丘脑的_____和_____合成分泌的。

6. 下丘脑和垂体之间构成了_____系统和

_____系统。

7. 甲状腺滤泡旁细胞分泌的_____,可与甲状旁腺分泌的_____共同调节血钙浓度。

8. 幼年时生长激素分泌不足可导致_____,甲状腺激素分泌不足可导致_____。

9. 肾上腺位于_____上端,左侧的呈_____形,右侧的呈_____形。

10. 参与应急反应的激素是_____,参与应激反应的激素是_____。

11. 糖皮质激素分泌过多可引起血糖浓度_____,红细胞数量_____,嗜酸粒细胞_____。

三、选择题

1. 人体最大的内分泌腺是（　　）

　A. 垂体　　　　B. 肾上腺　　　C. 松果体

D. 甲状腺　　　E. 甲状旁腺

2. 骺软骨消失后,生长激素分泌过多将会引起( )
   A. 巨人症　　　　　B. 侏儒症
   C. 甲状腺功能亢进　　D. 黏液性水肿
   E. 肢端肥大症

3. 不属于腺垂体分泌的激素是( )
   A. 生长激素　　B. 催乳素　　C. 缩宫素
   D. 黄体生成素　E. 促甲状腺激素

4. 关于甲状腺的描述,何者错误( )
   A. 由左、右侧叶和中间的峡部构成
   B. 滤泡旁细胞分泌降钙素
   C. 峡部多位于第6气管软骨环的前方
   D. 吞咽时甲状腺可随喉上、下移动
   E. 幼儿甲状腺功能低下可致呆小症

5. 关于甲状腺激素的作用,错误的是( )
   A. 促进新陈代谢
   B. 促进骨骼发育
   C. 促进中枢神经系统的发育
   D. 提高中枢神经系统的兴奋性
   E. 小儿分泌不足可致侏儒症

6. 下列哪个内分泌腺分泌的激素不足时,将引起血钙下降( )
   A. 甲状腺　　B. 垂体　　C. 松果体
   D. 肾上腺　　E. 甲状旁腺

7. 能分泌性激素的器官是( )
   A. 甲状腺　　B. 垂体　　C. 松果体
   D. 肾上腺　　E. 甲状旁腺

8. 调节甲状腺功能的主要激素是( )
   A. 生长激素　　　　B. 甲状旁腺激素
   C. 甲状腺激素　　　D. 降钙素
   E. 促甲状腺激素

9. 对去甲肾上腺素的缩血管作用具有允许作用的激素是( )
   A. 胰岛素　　　　　B. 甲状旁腺激素
   C. 甲状腺激素　　　D. 肾上腺素
   E. 糖皮质激素

10. 向心性肥胖是由下列哪种激素分泌增多所致( )
    A. 甲状腺激素　　　B. 甲状旁腺激素
    C. 糖皮质激素　　　D. 肾上腺素
    E. 胰岛素

11. 不至于引起血糖升高的激素是( )
    A. 甲状腺激素　　　B. 甲状旁腺激素
    C. 糖皮质激素　　　D. 生长激素
    E. 胰高血糖素

12. 能使血糖降低的激素是( )
    A. 甲状腺激素　　　B. 生长激素
    C. 糖皮质激素　　　D. 胰岛素
    E. 胰高血糖素

13. 刺激胰岛素分泌的主要原因是( )
    A. 促胃液素释放　　B. 胰高血糖素释放
    C. 迷走神经兴奋　　D. 血糖浓度升高
    E. 血糖浓度降低

14. 松果体细胞分泌的褪黑激素不足时可出现( )
    A. 侏儒症　　　　　B. 呆小症
    C. 钙代谢失常　　　D. 糖尿病
    E. 性早熟

(苏　华)

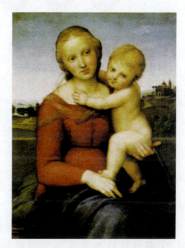

第15章

人体胚胎发生总论

人体是自然界中进化程度最高、结构和功能最复杂的有机体(图 15-1),由 100 万亿个细胞按照一定的规律组合而成。有趣的是,这样一个复杂的人体竟然起源于一个细胞-受精卵。那么,一个小小的细胞是怎样一步一步地演变成一个小生命而降临到人间的呢?让我们带着这些神奇而有趣的问题一起来探究人体胚胎发生的奥秘。

人体胚胎学是研究人体发生、生长发育及其机理的科学。人体的发生是从受精卵开始的,经历 38 周(约 266天),在母体子宫内逐渐发育成一个成熟的胎儿。通常把胚胎发育分为两个时期:①胚期,从受精到第 8 周末,至胚期末已发育为各器官、系统与外形都初具雏形的胎儿;②胎期,从第 9 周至出生,此期内的胎儿逐渐长大,各器官、系统陆续发育成形,部分器官出现了一定的功能活动。胚期质变剧烈,胎期量变显著。

人体胚胎发生总论或称人体早期发生,是指从受精至第 8 周末的发育时期,即胚期。此时期的胚胎发育变化甚大,并易受内、外环境因素的影响。其内容包括生殖细胞的

图 15-1　拉斐尔的名画《母与子》

成熟和受精、卵裂和胚泡形成、植入、三胚层的形成与分化、胚体形成、胎膜和胎盘。

一、生殖细胞的成熟和受精

(一)生殖细胞的成熟

生殖细胞又称配子,包括精子和卵子,均为单倍体细胞,即仅有 23 条染色体,其中一条是性染色体(图 15-2)。

1. 精子的成熟与获能　精子由睾丸的生精小管产生,一个初级精母细胞经过两次成熟分裂和复杂的形态结构变化,可形成 4 个精子。其中,2 个精子的染色体核型是"23,X",另外 2 个精子的染色体核型是"23,Y"(图 15-2)。精子在附睾内储存并继续发育,逐渐获得运动能力。射出的精子虽有运动能力,但尚无受精能力。这是由于精子头的外表有一层能阻止顶体酶释放的糖蛋白。精子在通过子宫和输卵管时,该糖蛋白被女性生殖管道分泌物中的酶降解,从而获得受精能力,此现象称为精子获能,由美籍华人科学家张民觉和奥地利学者 Austin(1951 年)首先发现。精子在女性生殖管道内的受精能力一般可维持 24 小时。

2. 卵子的成熟　从卵巢排出的卵子是处于第二次成熟分裂中期的次级卵母细胞,被输卵管伞"拾取"并运送至输卵管壶腹部。当受到精子穿入其内的激发,才完成第二次成熟分裂,形成一个成熟的卵子(染色体核型为 23,X)和一个第二极体(图 15-2)。若未受精,次级卵

母细胞则在排卵后 12～24 小时内退化。

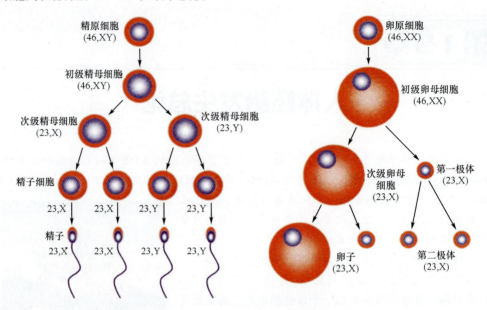

图 15-2　精子与卵子发生示意图

（二）受精

受精是指精子进入卵子形成受精卵的过程。一般发生在排卵后的 12 小时之内，受精的部位通常在输卵管壶腹部。

1. 受精的过程　正常成年男性一次射出的 3 亿～5 亿个精子，途经漫长的女性生殖管道，能够到达输卵管壶腹部的只有 300～500 个优势精子，而最终只有一个精子能与卵子结合形成受精卵。其受精过程如下（图 15-4）：获能后的精子接触到卵子周围的放射冠时，即开始释放顶体酶，先解离放射冠的卵泡细胞，继而分解透明带，形成一个精子穿过的通道，精子则

链接

"试管婴儿之父"——张民觉

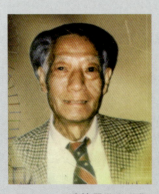

图 15-3　"试管婴儿之父"
　　　　　——张民觉

张民觉院士（1908～1991 年），山西岚县人，1933 年毕业于清华大学后留校任教，1945 年，定居美国，从事哺乳类动物体外受精的研究。1951 年，他在世界上首次提出了精子获能是受精的先决条件，同年，奥地利学者 Austin 也发现了获能现象。"精子获能"后来被国际生理学界命名为"张-奥斯汀原理"。1959 年，他用体外获能的兔精子进行体外受精，获得了世界上首例"试管动物——兔"，为日后试管婴儿的研究奠定了坚实的基础。1978 年 7 月 25 日，世界上第 1 例"试管婴儿"路易斯·布朗在英国诞生，人们称她为"张民觉的女儿"。鉴于张民觉对世界生殖生理学的杰出贡献，被誉为"试管婴儿之父"（图 15-3）。1990 年当选为美国科学院院士，曾数度被提名为诺贝尔奖候选人。

考点:受精的概念和部位

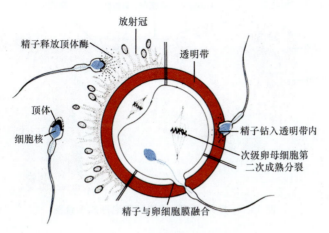

图 15-4　受精过程示意图

与卵子直接接触,精子头侧的细胞膜与卵子细胞膜融合,随即精子完全进入卵子内。精子进入卵子后,透明带结构随即发生变化,从而阻止了其他精子穿越透明带,保证了人类正常的单卵受精。同时,卵子由于受到精子的激发,迅速完成第二次成熟分裂,形成一个成熟的卵子和第二极体。此时精子和卵子的细胞核分别称为雄原核和雌原核。两个原核逐渐在细胞中部靠拢,核膜随即消失,染色体混合形成二倍体的受精卵即合子,受精过程到此完成。

2. 受精的意义　受精标志着新生命的开始,是人体发育的第一步。受精的意义在于:①受精刺激受精卵进行快速的细胞分裂,即卵裂,启动了胚胎发育的进程;②遗传与变异的统一,受精卵的染色体数目恢复成 23 对,遗传物质的重新组合,使新个体既维持了双亲的遗传特点,又具有与亲代不完全相同的性状;③受精决定性别,带有 Y 染色体的精子与卵子结合发育为男性,带有 X 染色体的精子与卵子结合则发育为女性。

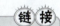

人工授精与试管婴儿

采用人工方法使精子和卵子结合称人工授精。有体内人工授精和体外人工授精两种。这种由于人工授精后再经胚胎移植发育而成的胎儿称为试管婴儿。试管婴儿的诞生可满足不孕患者要求生育的愿望,预防遗传性疾病的发生,为优生学、遗传工程和治疗某些不孕症开辟了新的途径。

二、胚胎的早期发生

(一)卵裂与胚泡的形成

1. 卵裂　受精卵早期进行的细胞分裂,称为卵裂。卵裂产生的细胞称为卵裂球。卵裂是在透明带内进行的,随着卵裂球数目的增加,卵裂球的体积逐渐变小,受精后的第 3 天,卵裂球数目达到 12～16 个,因形似桑椹而称桑椹胚,并逐渐向子宫腔方向移动(图 15-5)。

2. 胚泡的形成　桑椹胚细胞继续分裂,当卵裂球数目达到 100 个左右时,细胞间出现若干小的腔隙,并逐渐汇合形成一个大腔,胚呈囊泡状,故称胚泡。胚泡外表的单层扁平细胞与吸收营养有关,故称为滋养层;胚泡中心的腔为胚泡腔;位于胚泡腔内一侧的一群细胞称为内细胞群(图 15-6)。内细胞群的细胞就是胚胎干细胞。胚泡于受精后的第 4 天形成并进入子宫腔。胚泡逐渐长大,透明带变薄而消失,胚泡孵出与子宫内膜接触,开始植入。

考点:胚泡的组成和卵裂的概念

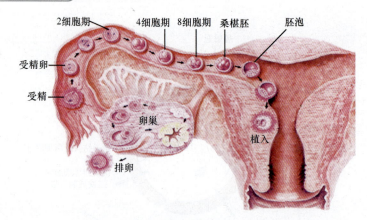

图 15-5　排卵、受精、卵裂和胚泡形成示意图

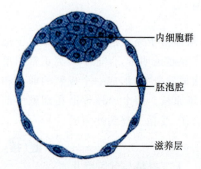

图 15-6　胚泡结构模式图

（二）植入与蜕膜

1. 植入　胚泡逐渐埋入子宫内膜的过程称为植入或着床。胚泡通过植入获得进一步发育的适宜环境和充足的营养供应。植入约于受精后第 5～6 天开始，于第 11～12 天完成。

（1）植入的过程（图 15-7）：植入时，内细胞群侧的滋养层先黏附在子宫内膜上，并分泌蛋白酶消化与其接触的子宫内膜，胚泡则沿着被消化组织的缺口逐渐被埋入子宫内膜的功能层。当胚泡全部埋入子宫内膜后，内膜表面缺口修复，植入完成（图 15-5）。在植入过程中，与内膜接触的滋养层细胞迅速增殖，分化为外层的合体滋养层和内层的细胞滋养层。

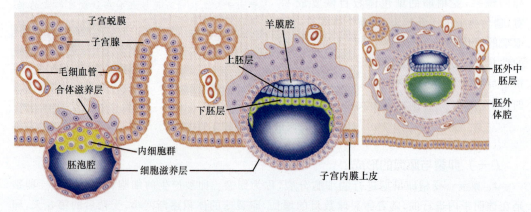

图 15-7　植入过程示意图

考点：植入的概念、时间和部位

（2）植入的部位：通常在子宫体和子宫底部，最多见于子宫体后壁。若植入位于近子宫颈处，在此形成的胎盘称为前置胎盘，分娩时胎盘可堵塞产道，导致胎儿娩出困难。

（3）植入的条件：胚泡植入是以母体雌激素和孕激素的正常分泌使子宫内膜保持在分泌期为基础，透明带消失、胚泡正常发育并适时进入子宫腔以及正常的子宫内环境等都是植入的必要条件。如果母体内分泌失调,胚泡不能适时到达子宫腔,或子宫腔内有异物干扰(如节育环)时,都会影响植入的完成。

异位妊娠

妊娠是胚胎在母体子宫内发育成长的过程,是非常复杂、变化极为协调的生理过程。胚泡在子宫体腔以外部位着床称为异位妊娠,习称宫外孕。异位妊娠依胚泡在子宫体腔外种植部位不同而分为输卵管妊娠、卵巢妊娠、腹腔妊娠、子宫阔韧带妊娠、子宫颈妊娠。异位妊娠是妇产科常见的急腹症,以输卵管妊娠最为常见,占 95% 左右,其中输卵管壶腹部妊娠最为多见。

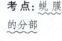

患者,女性,28 岁,已婚。怀孕 10 周,突发右下腹部疼痛,面色苍白。妇科检查:子宫略大,右侧附件区压痛明显,拒按。经阴道后穹隆穿刺有鲜血,初步诊断为异位妊娠。在讨论中提出以下问题:

1. 何谓异位妊娠?

2. 受精和植入的部位通常在何处?

2. 蜕膜　植入时的子宫内膜正处于分泌期。胚泡植入后的子宫内膜改称为蜕膜。根据蜕膜与胚泡的位置关系,将其分为 3 部分(图 15-8):①基蜕膜,是位居胚泡深部的蜕膜;②包蜕膜,是覆盖在胚泡子宫腔侧的蜕膜;③壁蜕膜,是子宫其余部分的蜕膜。包蜕膜与壁蜕膜之间的腔隙为子宫腔。第 3 个月后,包蜕膜与壁蜕膜融合,子宫腔消失。

考点:蜕膜的分部

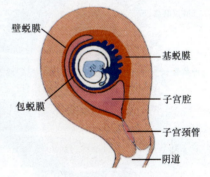

图 15-8　胚胎与子宫蜕膜的关系模式图

(三)三胚层的形成与分化

1. 三胚层的形成

(1)上胚层和下胚层的形成:受精后的第 2 周初,内细胞群靠近胚泡腔一侧的细胞分化形成一层立方形细胞,称为下胚层。下胚层背侧由内细胞群细胞分化而成的一层柱状细胞,称为上胚层。上胚层与下胚层紧密相贴形成的椭圆形盘状结构,即是二胚层胚盘(图 15-7,图 15-9),它是人体发生的原基。随后,在上胚层邻近滋养层的一侧出现一个腔,称为羊膜腔,充满羊水。下胚层的周缘细胞向胚泡腔面延伸形成另一个囊,称为卵黄囊(图 15-10)。

(2)中胚层的形成:至第 3 周初,二胚层胚盘正中线的上胚层细胞迅速增生,在上胚层正中线的一侧形成一条细胞索,称为原条。原条的细胞继续向深部迁移,在上、下胚层之间向周边扩展形成一层新的细胞,即中胚层(图 15-9)。一部分中胚层细胞进入下胚层,并逐渐将下胚层的细胞全部置换,形成一层新的细胞,称为内胚层。在内胚层和中胚层出现之后,原上胚层改称为外胚层。至第 3 周末,内、中、外三个胚层形成三胚层胚盘,三个胚层均起源于上胚层。

原条的出现确定了胚盘的头尾方向,原条所在的一端为胚盘的尾端,相对的一端为胚盘的头端。原条的头端略膨大,称为原结。原结中央的浅凹称为原凹。从原凹向头端增生迁移的细胞,在内、外胚层之间形成一条单独的细胞索,称为脊索。

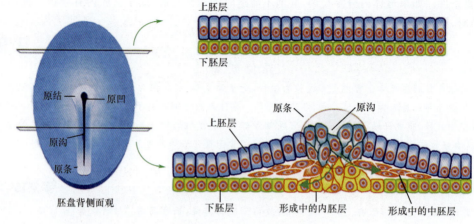

图 15-9　三胚层发生模式图

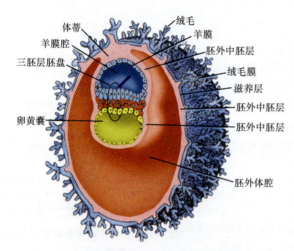

图 15-10　第 3 周初的胚剖面模式图

2. 三胚层的分化　在胚胎发育过程中,结构和功能相同的细胞,分裂增殖,形成结构和功能不同的细胞,称为分化。在第 4~8 周,三个胚层的细胞逐渐分化形成各种组织和器官的原基,从而奠定了人体各器官、系统发生的基础。

(1) 外胚层的分化:脊索形成后,诱导其背侧中线的外胚层增厚形成神经板。神经板的中轴部分凹陷形成神经沟,沟两侧边缘隆起为神经褶。两侧神经褶在神经沟中段开始靠拢愈合形成神经管(图 15-11),并逐渐向头、尾两端延伸,最后在头、尾两端各暂时保留一个开口,分别称为前神经孔和后神经孔。前、后神经孔相继于胚第 25 天和第 27 天闭合。完全封闭后的神经管便和背侧外胚层脱离而埋入体内。若前、后神经孔未闭合,将会分别导致无脑畸形和脊髓裂。神经管是中枢神经系统的原基,其头端膨大发育成脑,尾侧细长将演变成脊髓。外胚层的其余部分,将分化为周围神经系统、皮肤的表皮及其附属器等。

(2) 中胚层的分化:脊索两旁的中胚层细胞从内侧向外侧依次分化为轴旁中胚层、间介中胚层和侧中胚层(图 15-11),散在分布的中胚层细胞称为间充质。

1) 轴旁中胚层:紧邻神经管两侧的中胚层细胞迅速增殖,形成一对纵行的细胞索,即轴旁中胚层。它随即断为块状细胞团,称为体节。体节将分化为皮肤的真皮、脊柱和肋骨及骨骼肌。

2) 间介中胚层:位于轴旁中胚层与侧中胚层之间,将分化为泌尿生殖系统的主要器官。

3) 侧中胚层:是中胚层最外侧的部分,在侧中胚层内形成的腔隙称为胚内体腔。胚内体腔从头端到尾端将分化为心包腔、胸膜腔和腹膜腔。

4) 间充质:将分化成各种结缔组织、肌组织和血管等。

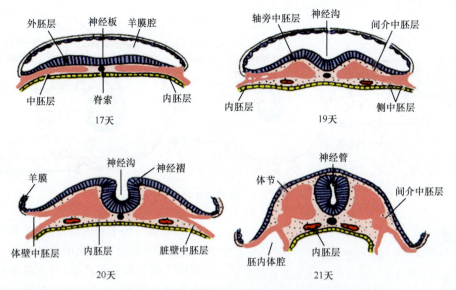

图 15-11　胚盘横切面(示神经管的形成和中胚层的早期分化)

（3）内胚层的分化：随着圆柱形胚体的形成，内胚层卷折到胚体内部，形成头尾方向的原始消化管，它将分化为消化管、消化腺、呼吸道和肺的上皮组织，以及中耳、甲状腺、甲状旁腺、胸腺、膀胱和阴道等的上皮组织。

链接

胚胎龄和预产期的推算

　　胚胎龄的推算通常有两种方式：①月经龄，从孕妇末次月经的第 1 天算起至胎儿娩出为止，共约40 周（280 天）。以 28 天为一个妊娠月，则为 10 个月，妇产科常用此方法。人们经常讲的"十月怀胎，一朝分娩"由此而来。②受精龄，因为受精一般发生在月经周期的第 14 天左右，故实际胚胎龄应从受精之日算起，即受精龄应为 280 天－14 天＝266 天，即 266 天（38 周），胚胎学者则常用此方法。

　　预产期推算：从末次月经第一天算起，减去 3 个月或加 9 个月，天加 7 即是。

三、胎膜和胎盘

　　胎膜和胎盘是胚胎在发育过程中形成的对胚胎起保护、营养、呼吸和排泄等作用的附属结构，不参与胚胎本身的形成。胎儿娩出后，胎膜、胎盘与子宫蜕膜一并排出体外，总称衣胞。

（一）胎膜

　　胎膜包括绒毛膜、羊膜、卵黄囊、尿囊和脐带（图 15-12）。

　　1. 绒毛膜　　由早期胚的滋养层和胚外中胚层发育而成，因为在相当长的一段时期内，其表面充满绒毛状的突起而得名。

　　胚胎早期，整个绒毛膜表面的绒毛均匀分布。以后由于包蜕膜侧的血液供应不足，绒毛逐渐退化、消失，形成表面无绒毛的平滑绒毛膜。基蜕膜侧的血供充足，绒毛生长茂密，形成丛密绒毛膜，它将与基蜕膜一起组成胎盘。

　　绒毛膜的主要功能是为早期胚胎发育提供营养和 O_2，并参与胎盘的构成。

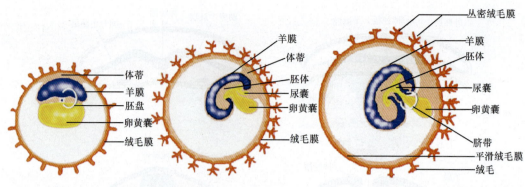

图 15-12　胎膜演变示意图

链接

葡 萄 胎

在绒毛膜的发育过程中,若滋养层细胞过度增殖,绒毛膜内结缔组织变性水肿,绒毛膜呈水泡状或葡萄状膨大,称为葡萄胎。若滋养层细胞发生恶变时,则称为绒毛膜上皮癌。

2. 羊膜　为半透明的薄膜,羊膜腔内充满羊水,胚胎浸泡在羊水中生长发育。羊水主要由羊膜不断分泌产生,又不断地被羊膜吸收和胎儿吞饮,故羊水是不断更新的。羊水犹如一层安全的缓冲垫,可以使胚胎免受外力的压迫与震荡,对胚胎具有重要的保护作用;羊水恰似一汪清澈的湖水,胚胎可以在羊水中自由地活动,有利于骨骼和肌肉的正常发育,并防止胚胎局部粘连;羊水是"冲锋在先的战斗员",临产时,可以扩张子宫颈、冲洗润滑产道,为胎儿娩出扫除障碍;羊水是可靠的"资料员",通过B超检查,可以发现羊水量的改变;穿刺抽取羊水,进行脱落细胞的染色体检查或测定羊水中某些物质的含量,可以早期诊断某些先天性异常。

随着胚胎的长大,羊水也逐渐增多,足月分娩时的羊水量有 1000～1500ml。妊娠晚期羊水量少于 300ml 者称为羊水过少,常因胎儿无肾或尿道闭锁所致,易发生羊膜与胎儿粘连。羊水量超过 2000ml 者称为羊水过多,常见于胎儿消化道闭锁或无脑畸形。

3. 卵黄囊　位于原始消化管的腹侧,当卵黄囊被包入脐带后,与原始消化管相连的部分逐渐变细称为卵黄蒂,并于第 6 周闭锁,卵黄囊也逐渐退化。

4. 尿囊　是从卵黄囊尾侧向体蒂内伸出的一个盲管,随着胚体的形成而开口于原始消化管的尾段腹侧,其根部参与膀胱的形成。

考点:胎膜的组成,羊水的正常量,脐带的长度和结构

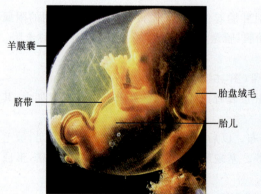

图 15-13　14 周龄胎儿

5. 脐带　是连于胚胎脐部与胎盘之间的一条圆索状结构(图 15-13,图 15-14)。脐带外被覆羊膜,内含体蒂分化的黏液性结缔组织、卵黄蒂、尿囊以及 2 条脐动脉和 1 条脐静脉。脐带是胎盘与胚胎之间的血管通道,为胚胎的"生命线"。脐动脉将胚胎血液运送至胎盘绒毛内,脐静脉则将胎盘绒毛汇集的血液送回胚胎。胎儿出生时,脐带长 30～70cm,平均长度为 55cm。脐带短于 30cm 者称为脐带过短,胎儿娩出时易引起胎盘早剥而造成出血过多;脐带长度超过 80cm 者称为脐带过

长,易造成绕颈、绕体、打结、脱垂或脐带受压。

(二)胎盘

1. 胎盘的形态结构　胎盘是由胎儿的丛密绒毛膜与母体的基蜕膜共同组成的圆盘形结构。足月胎儿的胎盘重 450～650g,直径为 16～20cm,中央厚,周边薄,厚度为 1～3cm。胎盘的胎儿面光滑,表面覆有羊膜,其中央与脐带相连。胎盘的母体面粗糙,为剥离后的基蜕膜,可见 15～30 个由浅沟分隔的胎盘小叶(图 15-15)。胎盘小叶之间有由基蜕膜形成的胎盘隔。胎盘隔之间的腔隙称为绒毛间隙,其内充满母体血,绒毛浸在母体血中,便于物质交换(图 15-16)。

2. 胎盘的血液循环　胎盘内有母体和胎儿两套血液循环系统,母体和胎儿的血液在各自封闭的管道内循环,互不相混,但可进行物质交换。母体血从子宫的螺旋动脉流入绒毛间隙,与绒毛毛细血管内的胎儿血进行物质交换后,经子宫静脉流回母体。胎儿的静脉血经脐动脉及其分支流入绒毛内的毛细血管,与绒毛间隙内的母体血进行物质交换后成为动脉血,经脐静脉回流到胎儿体内。

护考链接

不属于胎儿附属结构的是(　　)
A. 胎盘　　　　B. 脐带
C. 子宫壁肌层　D. 羊膜
E. 绒毛膜

考点精讲:胎儿的附属结构是指在胚胎发育过程中形成的对胚胎起保护、营养、呼吸和排泄等作用的结构,不参与胚胎本身的形成。包括胎盘、绒毛膜、羊膜、卵黄囊、尿囊和脐带。

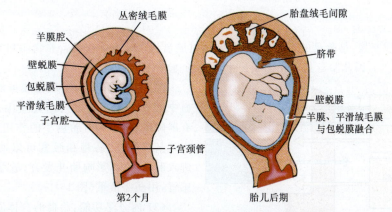

图 15-14　胎儿、胎膜、胎盘与子宫的关系模式图

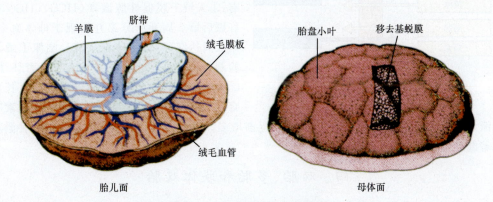

图 15-15　胎盘形态结构模式图

3. 胎盘膜　胎儿血与母体血在胎盘内进行物质交换所通过的结构,称为胎盘膜或胎盘屏障。早期胎盘膜由合体滋养层、细胞滋养层和基膜、绒毛内结缔组织、毛细血管基膜和内皮组成。发育后期,胎盘膜变薄,更有利于母体血与胎儿血之间的物质交换。

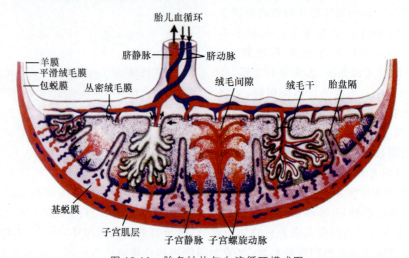

图 15-16　胎盘结构与血液循环模式图
箭头表示血流方向;红色表示富含营养与 O_2 的血液;蓝色表示含代谢产物与 CO_2 的血液

考点:胎盘的结构和功能,胎盘膜的概念

4. 胎盘的功能

(1) 物质交换:是胎盘的主要功能,胎儿通过胎盘从母体血中获得营养物质和 O_2,排出代谢产物和 CO_2。因此胎盘具有相当于出生后小肠、肺和肾的功能。

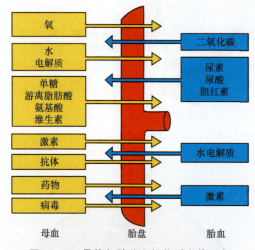

图 15-17　母体与胎儿之间物质交换图解

(2) 防御屏障功能:胎盘膜虽能阻止母体血中某些有害物质进入胎儿血中,对胎儿具有屏障保护作用,但胎盘膜的作用极其有限。由于某些药物、病毒和激素可以通过胎盘膜进入胎儿体内,影响胎儿发育,故孕妇应预防感冒,用药需慎重(图 15-17)。

(3) 内分泌功能:胎盘的合体滋养层能分泌多种激素,对妊娠起重要作用。主要有:①人绒毛膜促性腺激素(HCG),HCG 在妊娠后第 2 周开始分泌并出现于母体血中,第 8 周达高峰,以后逐渐下降。临床上通过检测母体血或尿的 HCG 可诊断是否怀孕。②人胎盘催乳素,既能促使母体乳腺生长发育,又可促进胎儿的生长发育。③孕激素和雌激素,于妊娠后第 4 个月开始分泌,以后逐渐增多,孕妇的黄体退化后,胎盘的这两种激素起着继续维持妊娠的作用。

四、双胎、多胎和联体双胎

1. 双胎　又称孪生,其发生率约占新生儿的 1%,双胎分为两种。

（1）双卵孪生：一次排出两个卵子分别受精后发育为两个胚胎，约占双胎的 70％。他（她）们有各自的胎膜与胎盘，性别相同或不同，相貌和生理特征的差异如同一般的兄弟姐妹，仅是同龄而已。

（2）单卵孪生：由一个受精卵发育为两个胚胎，约占双胎的 30％。他（她）们的遗传基因完全一样，故两者性别一致，相貌和生理特征也极相似。形成单卵孪生的原因可以是（图 15-18）：①一个胚泡内出现两个内细胞群，各自发育为一个胚胎；②胚盘上出现两个原条与脊索，诱导形成两个神经管，发育为两个胚胎；③卵裂球分离为两团，它们各自发育为一个完整的胚胎。

2. 多胎　一次娩出两个以上新生儿为多胎。多胎的原因可以是单卵性、多卵性或混合性，常为混合性多胎。

3. 联体双胎　是指两个未完全分离的单卵孪生。当一个胚盘上出现两个原条并分别发育为两个胚胎时，若两原条靠得较近，胚体形成时发生局部连接，则导致联体双胎。常见的联体双胎有头联体双胎、胸腹联体双胎、臀联体双胎等。若联体双胎中明显一大一小，则小的称为寄生胎或胎中胎（图 15-19）。

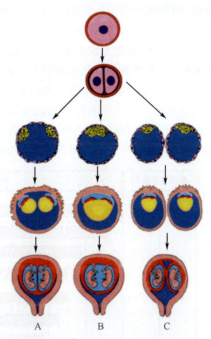

图 15-18　单卵孪生形成机制示意图
A. 一个胚泡内出现两个内细胞群；B. 一个胚盘形成两个原条；C. 一个受精卵形成两个胚泡

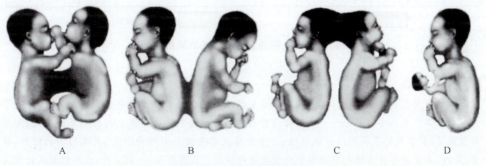

图 15-19　联体双胎的种类
A. 胸腹联胎；B. 臀联胎；C. 头联胎；D. 寄生胎

五、先天畸形概述

先天畸形是由于胚胎发育紊乱所致的形态结构异常，出生时即已存在，是出生缺陷的一种。凡是能干扰胚胎正常发育过程、诱发胎儿出现畸形的因素，均称为致畸因素。

先天畸形的发生原因有遗传因素、环境因素和两者的相互作用。Wilson 综合分析了 5 次国际出生缺陷讨论会的资料，发现遗传因素引起的出生缺陷占 25％，环境因素占 10％，遗传因素与环境因素相互作用和原因不明者占 65％。能引起先天畸形的环境因素统称为致畸因子，主要有生物的、物理的、化学的、药物及其他致畸因子。影响胚胎发育的环境因素有 3 个方面,即母体周围的外环境、母体的内环境和胚体周围的微环境。

不同发育阶段的胚胎对致畸因子作用的敏感程度不同。受致畸因子作用后,最容易发生畸形的发育时期称为致畸敏感期。受精后2周内的胚早期,虽易受致畸因子影响,但很少发生畸形,因为严重受损的胚胎均死亡而流产。胚期第3~8周,胚体内细胞增殖分化活跃,胚体形态发生复杂变化,最易受致畸因子的干扰而发生器官形态结构畸形,是最易发生畸形的致畸敏感期。由于胚胎各器官的分化发生时间不同,其致畸敏感期也不同(图15-20)。在这一时期的孕期保健最为重要。在胎期,胎儿受致畸因子作用后也会发生畸形,但多属组织结构和功能缺陷,一般不会出现器官形态畸形。

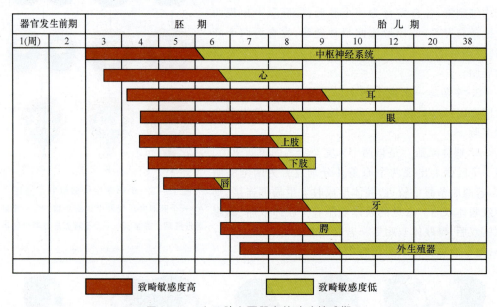

图15-20　人胚胎主要器官的致畸敏感期

小结

　　人体的发生起源于精子与卵子的结合即受精。受精在输卵管壶腹部发生,其结果是产生了新一代个体的最初生命形态——受精卵。受精卵一旦形成便踏上了降生问世的征途,细胞功能即被激活,从而开始了不断的分裂增殖,并遵循高度有序的机制逐步分化、发育出各种组织、器官、系统,直至演变成为结构和功能均十分复杂的胎儿。十月怀胎,一朝分娩,成熟的胎儿连同衣胞一道降临于世。

自测题

一、名词解释

1. 受精　2. 卵裂　3. 植入　4. 胎盘　5. 胎盘膜

二、填空题

1. 受精发生于排卵后_____小时之内,受精的部位通常在_____。

2. 受精后第_____天开始植入,第_____天植入完成。

3. 根据蜕膜与胚泡的位置关系,将蜕膜分为_____、_____和_____3部分,其中_____参与胎盘的构成。

4. 胚泡由_____、_____和_____构成。

5. 胚泡植入的部位通常在_____和_____部。

6. 三胚层是指_____、_____和_____。

7. 胎膜包括_____、_____、_____、_____。

_____和_____。

8. 单卵孪生的两个胎儿_____相同，_____相似。

9. 致畸敏感期是指受精后的第_____周。

三、选择题

1. 世界上第1例试管婴儿于1978年7月25日诞生在（　　）
   A. 中国　　　　B. 美国　　　C. 法国
   D. 英国　　　　E. 俄罗斯

2. 人体胚胎发育经历了（　　）
   A. 40周　　　B. 280天　　　C. 36周
   D. 38周　　　E. 300天

3. 一个初级精母细胞经过两次成熟分裂形成（　　）
   A. 1个精子　　B. 2个精子　　C. 4个精子
   D. 8个精子　　E. 10个精子

4. 人体胚胎发生开始于（　　）
   A. 三胚层形成　B. 受精　　　C. 胚泡形成
   D. 植入　　　　E. 卵裂

5. 卵细胞完成第二次成熟分裂的时间是（　　）
   A. 排卵前24小时内　B. 排卵时
   C. 受精时　　　　　D. 排卵后12小时内
   E. 排卵后24小时内

6. 胚胎初具人形的时间是在受精后的（　　）
   A. 1周末　　　B. 2周末　　　C. 4周末
   D. 8周末　　　E. 9周末

7. 临床计算妊娠开始的时间是（　　）
   A. 受精之日　　B. 末次月经后14日
   C. 夫妻同房之日　D. 末次月经干净之日
   E. 末次月经第一日

8. 临床上最常见的异位妊娠是（　　）
   A. 腹腔妊娠　　B. 子宫阔韧带妊娠
   C. 卵巢妊娠　　D. 子宫颈妊娠
   E. 输卵管妊娠

9. 分化为中枢神经系统的是（　　）
   A. 中胚层　　　B. 侧中胚层　　C. 神经管
   D. 内胚层　　　E. 间介中胚层

10. 分化为泌尿生殖系的是（　　）

A. 侧中胚层　　　　B. 间介中胚层
C. 轴旁中胚层　　　D. 体节
E. 外胚层

11. 羊水过多是指妊娠期羊水量超过（　　）
    A. 1000ml　　B. 2000ml　　C. 3000ml
    D. 4000ml　　E. 5000ml

12. 有关羊水的描述,错误的是（　　）
    A. 为羊膜腔内的液体
    B. 妊娠晚期羊水量少于300ml者为羊水过少
    C. 胎儿肾缺如可致羊水过少
    D. 对胎儿具有保护作用
    E. 胎儿无脑畸形也可致羊水过少

13. 有关脐带的描述,错误的是（　　）
    A. 为连接胎儿与胎盘的纽带
    B. 脐带平均长度为55cm
    C. 脐带短于30cm者称为脐带过短
    D. 脐带表面无羊膜覆盖
    E. 脐带超过80cm称脐带过长

14. 关于胎盘功能的描述,错误的是（　　）
    A. 能阻止细菌、病毒通过
    B. 能进行气体交换
    C. 分泌多种激素
    D. 有防御功能
    E. 能进行物质交换

15. 胎盘分泌的激素不包括（　　）
    A. 雌激素　　　　　B. 孕激素
    C. 人绒毛膜促性腺激素　D. 肾上腺皮质激素
    E. 人胎盘催乳素

16. 怀孕早期与胎儿致畸无关的因素是（　　）
    A. 吸烟与饮酒　　B. 喷洒农药
    C. 口服甲硝唑　　D. 补充乳酸钙
    E. 患病毒感染性疾病

17. 某已婚妇女,26岁,停经42天,尿妊娠试验阳性。早期妊娠试验通常是测定尿液中的（　　）
    A. 雌激素　　　　　B. 人绒毛膜促性腺激素
    C. 黄体生成素　　　D. 人胎盘催乳素
    E. 孕激素

（鲍建瑛）

实 验 指 导

实验 1　光学显微镜与被覆上皮

【实验目的】

1. 掌握光学显微镜的使用方法。

2. 熟悉光学显微镜的构造。

3. 了解被覆上皮的形态、结构特点和分布。

【实验材料】

光学显微镜,肾切片、甲状腺切片、空肠切片、气管切片、食管切片和膀胱切片。

【实验内容与方法】

一、光学显微镜

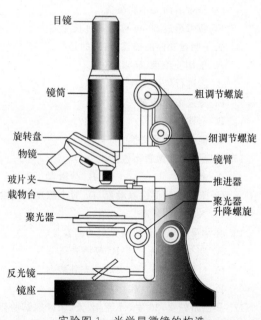

实验图 1　光学显微镜的构造

1. 光学显微镜的构造　光学显微镜由机械部分和光学部分组成。

(1) 机械部分(实验图 1):包括镜座、镜臂、镜筒、粗调节螺旋、细调节螺旋、旋转盘、载物台、移动器或压片夹等。

(2) 光学部分:包括①目镜,镜头上标有 5×、10×等放大倍数;②物镜,3～4 个镜头,分低倍镜(10×)、高倍镜(40×)和油镜(100×)3 种,显微镜的放大倍数=目镜放大倍数×物镜放大倍数;③聚光器,在载物台下方,聚光器底部的光圈可以调节光线的强弱;④反光镜,位于聚光器下方,有平凹两面,其作用是将光源的光线反射到物镜上。

2. 光学显微镜的使用

(1) 低倍镜的使用:①取镜,应以右手握镜臂,左手托镜座,把显微镜放在实验台前方偏左的位置,取放显微镜的动作要轻。②对光,打开电源开关,转动旋转盘,将低倍镜对准通光孔,调整反光镜,使视野内亮度均匀为宜。③放片,将组织切片放在载物台上,标本的盖片朝上,用压片夹固定,用推进器将标本正对通光孔中央。④调节焦距,应先转动粗调节螺旋,使镜筒上升或载物台下降,从侧面注视镜头与玻片的距离约 5mm 时停止,左眼观察目镜,用细螺旋调节焦距,直至物像清晰为止。需要更换玻片时,先转开物镜,升高镜筒或降低载物台,再换玻片,然后从低倍镜到高倍镜重新调节。

(2) 高倍镜的使用:先用低倍镜看清物像,把需要放大观察的结构移至视野中央,同时将物像调节至最清晰的程度,然后直接换用高倍镜,再转动细调节螺旋到能看清物像为止。要观察不在同一视野内的其他结构时,应重新换用低倍镜,找到后移至视野中央,再用高倍镜观察。观察完毕,先升高镜筒或降低载物台,取下标本放回原处。将镜筒下降至最低位置,反光镜移至垂直位置,用柔软的绸布轻轻擦

图中标注:目镜、镜筒、旋转盘、物镜、玻片夹、载物台、聚光器、反光镜、镜座、粗调节螺旋、细调节螺旋、镜臂、推进器、聚光器升降螺旋

拭显微镜的机械部分,光学部分要用拭镜纸擦拭。如用过油镜应在拭镜纸上滴一小滴二甲苯,将镜头上的油擦掉,再用干燥的拭镜纸把镜头擦干净。然后将镜臂复原,转动旋转盘使物镜呈"八"字形,下降聚光器。最后将显微镜放回原位。

二、被覆上皮

1. 单层柱状上皮(空肠切片,HE 染色) ①肉眼,空肠腔面染成紫蓝色且有突起的为黏膜。②低倍镜,黏膜面有许多指状突起,其表面有一层排列整齐的单层柱状上皮。③高倍镜,柱状细胞的核呈椭圆形,靠近基底部。杯形细胞散在于柱状细胞之间。基底面粉红色的细线为基膜。

2. 复层扁平上皮(食管横切片,HE 染色) ①肉眼,食管腔面蓝紫色部分为复层扁平上皮;②低倍镜,上皮由多层细胞密集排列而成;③高倍镜,表层细胞呈扁平状,中间层为数层多边形细胞,基底为一层矮柱状细胞,胞质嗜碱性强于其他各层细胞。

3. 示教 单层扁平上皮(肾切片,HE 染色)、单层立方上皮(甲状腺切片,HE 染色)、假复层纤毛柱状上皮(气管切片,HE 染色)和变移上皮(膀胱切片,HE 染色)。

(李　智)

实验 2　结缔组织、肌组织和神经组织

【实验目的】

1. 掌握疏松结缔组织的结构特点,辨认其中的主要细胞和纤维。

2. 熟悉血细胞、平滑肌细胞和神经元的形态结构特点。

3. 了解软骨组织、骨组织、骨骼肌细胞、心肌细胞和有髓神经纤维的结构特点。

【实验材料】

疏松结缔组织铺片、血涂片、气管切片、骨磨片、小肠切片、心肌切片、骨骼肌切片、脊髓横切片、神经的纵切片、运动终板。

【实验内容与方法】

1. 疏松结缔组织(肠系膜铺片,活体注射台盼蓝,HE 染色) ①肉眼,染成淡紫红色,纤维互相交织成网。②低倍镜,可见许多深染的细胞、细丝状的纤维和无定形的基质。③高倍镜,成纤维细胞胞体大,突起多,胞质呈弱嗜碱性,细胞的界线不清楚;巨噬细胞呈不规则形,核小而圆着色深,胞质内充满吞噬的粗大、蓝色的台盼蓝颗粒。胶原纤维数量多,交织成网,染成粉红色;弹性纤维多为单根走行,较细而有分支。

2. 血涂片(瑞特染色) ①肉眼,血液被染成粉红色薄膜,选择薄而均匀的部位镜下观察。②低倍镜,可见大量圆形、红色、无核的红细胞,其间有胞体较大、核呈蓝紫色的白细胞。③高倍镜(或油镜),红细胞较小呈圆形,无核,中央较周边着色浅。中性粒细胞体积比红细胞大,核 2~5 叶,核叶间有细丝相连,胞质染色浅,含有淡紫红色颗粒。嗜酸粒细胞,核多为 2 叶,胞质内充满粗大、均匀的嗜酸性颗粒。嗜碱粒细胞(数量极少,不要专门去寻找),核呈 S 形或不规则形,胞质内可见大小不等、分布不均的蓝紫色嗜碱性颗粒。单核细胞,胞体最大,核呈肾形或不规则形,胞质丰富,呈灰蓝色。血小板,在血细胞之间常聚集成群。淋巴细胞,胞体大小不等,以小淋巴细胞为多,核圆而染色深,一侧常有浅凹,胞质少呈嗜碱性。

3. 平滑肌(小肠切片,HE 染色) ①肉眼,肠壁靠光滑面染为深红色部分为平滑肌。②低倍镜,可见平滑肌分为两层,一层为肌细胞的纵切面,另一层为横切面。③高倍镜,肌细胞的纵切面呈长梭状,交错排列;核呈杆状或椭圆形,位于肌细胞中央,肌浆呈红色。横切面肌细胞呈大小不同的圆形或多边形,有的可见到核,有的未切到核。

4. 多极神经元(脊髓横切面,HE 染色) ①肉眼,脊髓横切面呈扁圆形,周围浅红色部为白质,中央

蓝紫色部为灰质。②低倍镜,灰质较宽处为前角,可见许多大小不一的多极神经元,神经元周围的小细胞核为神经胶质细胞的核。选一切面结构完整的神经元,换高倍镜观察。③高倍镜,胞体较大不规则,核大而圆染色浅,胞质呈浅红色,内有大小不等、强嗜碱性的尼氏体。可见数个突起的根部,一般不易区分树突或轴突。

5. 示教 气管切片(HE 染色)、骨磨片、骨骼肌(HE 染色)、心肌(心室壁切片,HE 染色)、有髓神经纤维(神经的纵切片,HE 染色)和运动终板(肋间肌压片,氯化金染色)。

(李　智)

实验 3　影响血液凝固的因素

【实验目的】

了解血液凝固的 3 个基本步骤,学会若干加速、延缓与阻止血液凝固的方法。

【实验原理】

凝血过程需要许多凝血因子的参与,加强或抑制凝血酶的活性都会影响凝血速度。应用抗凝剂去除某些凝血因子,则能阻止或延缓血液凝固。

【实验材料】

家兔、注射器、试管、试管架、滴管、吸管、蜡笔、烧杯、恒温水浴器、秒表、棉花、石蜡油、冰块、肝素、枸橼酸钠等。

【实验步骤】

1. 采血　用注射器从家兔耳缘静脉抽血 6ml,记录开始时间并分别注入下表中 6 支试管内各 1ml。

2. 观察血液凝固　每隔 20 秒倾斜试管一次,至血液不随试管倾斜为凝固。观察试管内血液是否发生凝固,并准确记录凝血时间。

【实验结果与分析】

1. 结果记录

试管编号	实验项目	凝血时间	试管编号	实验项目	凝血时间
1	放少许棉花		4	加血后将试管放在冰块间	
2	用石蜡油润滑试管内表面		5	加肝素 8U(加血后摇匀)	
3	加血后将试管置于 37℃ 水浴中		6	加枸橼酸钠 3mg(加血后摇匀)	

2. 分析实验结果形成差异的原因。

【注意事项】

1. 试管口径、长度应一致。

2. 各试管内所加物品量要准确无误。

(王超美)

实验 4　ABO 血型的鉴定

【实验目的】

学会用玻片法鉴定 ABO 血型的方法,加深对血型分型依据的理解。

【实验原理】

血型抗原与相对应的抗体相遇时,会发生抗原-抗体免疫反应,表现为红细胞凝集反应。用已知的标准血清的抗体,即 A 型标准血清(含抗 B 抗体),B 型标准血清(含抗 A 抗体),测定受检者红细胞膜上未知的抗原,根据红细胞凝集反应发生与否确定血型。

【实验材料】

显微镜、A 型和 B 型标准血清、采血针、玻片、试管、试管架、吸管、生理盐水、75％酒精棉球、干棉球、竹签、玻璃蜡笔等。

【实验步骤】

1. 取一块干净玻璃片,用玻璃蜡笔在两端分别标明 A、B 字样。

2. 在玻片 A 端、B 端中央分别滴 A 型和 B 型标准血清各 1 滴,注意不能混淆。

3. 耳垂或指端局部消毒,用消毒过的采血针刺破皮肤,滴 1～2 滴血于盛有 1ml 生理盐水的试管中混匀,制成红细胞混悬液。

4. 用两根竹签各取红细胞混悬液一滴,分别加入 A 型和 B 型标准血清中,并充分混匀。

5. 放置 10～15 分钟后,用肉眼观察有无凝集现象。肉眼不易分辨者可用显微镜观察。

6. 根据有无凝集现象判定受检者的血型(实验图 2)。

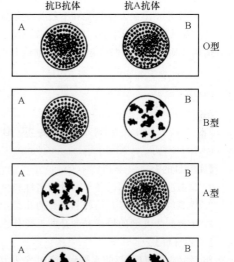

实验图 2 ABO 血型的鉴定

【注意事项】

1. 采血针和采血部位要严格消毒,以防感染。

2. 用竹签混匀时,2 根竹签要专用,严防两种抗体接触,严禁混淆。

3. 滴注标准血清的吸管要专用,以免影响实验结果。

4. 注意区分凝集反应和血凝现象。发生红细胞凝集时,肉眼观察呈朱红色颗粒,且液体清亮。

(王超美)

实验 5　躯干骨和四肢骨

【实验目的】

1. 掌握各部椎骨和胸骨、肩胛骨、肱骨、髋骨、股骨的形态结构。

2. 熟悉躯干骨、四肢骨的组成和各骨的位置以及主要形态结构。

3. 了解骨的分类和构造以及躯干骨、四肢骨的重要骨性标志。

【实验材料】

人体骨架标本,股骨、跟骨和顶骨剖面标本,脱钙的肋骨和去除有机质的肋骨,小儿股骨的纵切标本,躯干骨和四肢骨散骨标本。

【实验内容与方法】

1. 骨的分类和构造　①在人体骨架标本上辨认长骨、短骨、扁骨和不规则骨。②在小儿股骨的纵切标本上观察骨的构造。取股骨及其纵切标本,辨认长骨的骨干、骺、关节面和髓腔。在股骨、跟骨和顶骨的标本上,观察骨密质和骨松质的分布和骨小梁的排列。③在脱钙的肋骨和去除有机质的肋骨标本上,观察其外形并比较其物理特性。

2. 躯干骨 ①在人体骨架标本上,观察椎骨、胸骨、肋骨的形态、位置和分部,并辨认胸骨角与第 2 肋软骨的关系。②在各部位椎骨标本上,分别观察各自的主要形态结构。③对照人体骨架标本,在活体上触摸颈静脉切迹、第 7 颈椎棘突、胸骨角、肋弓、剑突和骶角等重要骨性标志。

3. 上肢骨 ①在人体骨架和上肢骨散骨标本上,观察上肢骨各骨的位置、邻接关系和主要形态结构。②对照人体骨架标本,在活体上触摸锁骨、肩胛冈、肩峰、肩胛下角、肱骨内外上髁、鹰嘴和尺桡骨茎突等重要骨性标志。

4. 下肢骨 ①在人体骨架和下肢骨散骨标本上,观察下肢骨各骨的位置、邻接关系和主要形态结构。②对照人体骨架标本,在活体上触摸髂嵴、髂前上棘、髂后上棘、髂结节、耻骨结节、大转子、股骨和胫骨的内外侧髁、髌骨、胫骨粗隆、胫骨前缘与内侧面、腓骨头、内踝和外踝等重要骨性标志。

(王之一)

实验 6 颅 骨

【实验目的】

1. 掌握颅骨的分部及各部颅骨的名称和位置。

2. 熟悉颅各面的形态结构和主要的孔裂。

3. 了解新生儿颅的特征和颅骨的重要骨性标志。

【实验材料】

整颅标本和模型,颅的水平切和正中矢状切标本和模型,下颌骨标本,鼻旁窦标本和新生儿颅标本。

【实验内容与方法】

1. 在整颅标本上,观察各颅骨的位置及邻接关系,眶和骨性鼻腔的主要结构。在下颌骨标本上,辨认下颌体、下颌支、牙槽弓、牙槽、颏孔、髁突、冠突、下颌孔和下颌角。

2. 在整颅和颅的水平切标本上,依次观察颅顶外面、颅底内面、颅底外面、颅的侧面和颅的前面的主要形态结构。辨认颅底内面各窝内的主要裂孔。

3. 在颅的正中矢状切和显示各鼻旁窦的标本上,辨认各鼻旁窦的位置,并探查其各自的开口。

4. 在新生儿颅标本上,观察前囟、后囟、蝶囟和乳突囟,并与成人颅进行比较。

5. 对照颅骨标本,在活体上触摸下颌角、枕外隆凸、颧弓、乳突 、下颌角、髁突和舌骨等重要骨性标志。

(王之一)

实验 7 骨连结和骨骼肌

【实验目的】

1. 掌握关节的基本结构和辅助结构,脊柱与胸廓的组成。颞下颌关节、肩关节、肘关节、髋关节和膝关节的组成及结构特点。胸锁乳突肌、斜方肌、背阔肌、竖脊肌、肋间肌、胸大肌、三角肌、肱二头肌、肱三头肌、臀大肌、股四头肌、缝匠肌、小腿三头肌的位置和作用。

2. 熟悉骨盆的组成和分部,男、女性骨盆的差异。膈的位置和 3 个裂孔分别通过的结构。

3. 了解肌的形态和构造,腹前外侧壁各肌的位置和形成的主要结构。

【实验材料】

椎骨连结、脊柱和胸廓标本,已被打开关节囊的颞下颌关节、肩关节、肘关节、髋关节、膝关节标本,男、女性骨盆标本和模型,全身肌肉标本以及游离的四肢肌、膈和腹壁横切标本等。

【实验内容与方法】

1. 在椎骨连结、脊柱和胸廓标本上,首先观察脊柱与胸廓的组成和形态,然后观察连结椎骨的长韧带、短韧带、关节突关节和椎间盘的位置。

2. 在已被打开关节囊的颞下颌关节、肩关节、肘关节、髋关节、膝关节标本上,观察各关节的组成和结构特点,并在活体上验证各关节的运动。

3. 在男、女性骨盆标本和模型上,观察骨盆的组成,辨认骶髂关节、耻骨联合、骶结节韧带和骶棘韧带,确认大、小骨盆的分界,比较男、女性骨盆的差异。

4. 在全身肌肉和游离的四肢肌标本上,观察长肌、短肌、阔肌和轮匝肌的形态,辨认肌腹、肌腱和腱膜,确认胸锁乳突肌、斜方肌、背阔肌、竖脊肌、胸大肌、胸小肌、前锯肌、肋间肌、三角肌、肱二头肌、肱三头肌、臀大肌、臀中肌、臀小肌、梨状肌、股四头肌、缝匠肌、小腿三头肌的位置,并在活体上分别验证各肌的主要作用。

5. 在膈标本上,观察膈的位置和形态,辨认各个裂孔的位置和分别通过的结构。

6. 在腹壁横切标本上,观察各肌腹的位置,确认腹直肌鞘和白线,辨认腹股沟管的位置、形态和通过的结构。

(王之一)

实验8 呼吸系统的大体解剖

【实验目的】

1. 掌握呼吸系统的组成和各器官的位置、形态及连通关系。
2. 熟悉鼻旁窦和喉软骨的组成及气管切开术的部位。
3. 了解胸膜的配布、纵隔的境界及分部。

【实验材料】

呼吸系统概观标本和模型,胸腹前壁剖开标本,头颈部正中矢状切标本和模型,鼻旁窦标本,喉软骨标本,喉连气管与主支气管树标本,左、右肺及纵隔标本。

【实验内容与方法】

1. 在呼吸系统概观和头颈部正中矢状切标本上,观察鼻、咽、喉、气管、支气管和肺的位置、形态及其连通关系。

2. 在活体上相互观察外鼻的形态。在头颈部正中矢状切标本上,观察鼻腔的分部、鼻中隔和鼻腔外侧壁的结构。在鼻旁窦标本上,观察额窦、蝶窦、筛窦和上颌窦的位置及开口部位。

3. 在头颈部正中矢状切标本和模型上,确认咽的位置和分部,辨认咽与鼻腔、口腔、食管、喉腔、气管的连通关系。

4. 在活体上观察喉的位置及吞咽时喉的运动。在喉软骨标本上,观察各喉软骨的位置、形态及其连结。对照标本,在活体上触摸甲状软骨、喉结和环状软骨弓。在头颈部正中矢状切标本和模型上,观察喉黏膜形成的结构和喉腔的分部。

5. 在气管与主支气管标本上,观察气管后壁的形态,比较左、右主支气管的形态差异,在活体上确认气管颈部。在气管切开标本上观察气管隆嵴。

401

6. 在胸腹前壁剖开标本上观察肺的位置和形态,比较左、右肺的形态差异,注意肺尖与锁骨、肺底与膈的位置关系。在肺标本和模型上辨认肺的形态结构。在透明肺模型上观察支气管进入肺内的分支。

7. 在胸腹前壁剖开标本上,观察胸膜的分部和壁胸膜各部的转折移行关系,并确认肋膈隐窝的位置。比较胸膜下界与肺下缘的位置关系。在纵隔标本上,辨认纵隔的境界及分部。

(鲍建瑛)

实验9　人体肺活量的测定

【实验目的】

学会人体肺活量的测定方法,了解肺活量的大小与体育锻炼的关系。

【实验材料】

电子肺活量计、75%酒精棉球、消毒液。

【实验步骤】

1. 首先将肺活量计接上电源,然后按下电源开关,待液晶显示器闪烁"8888"数次后再显示"0",表明肺活量计已进入工作状态。

2. 从消毒液中取出塑料吹嘴,插入进气软管的一端,进气软管的另一端旋入仪表进气口后即可开始使用。

3. 受试者手握吹嘴下端,取站立位,首先尽力深吸气至最大限度,迅速捏鼻,然后嘴部贴紧吹嘴,徐徐向仪器内呼气,直至不能再呼气为止。此时,显示器上所反映的数值即为测试者的肺活量。连续测试两次,取最大值。

【注意事项】

1. 肺活量计的吹嘴使用后,要进行严格消毒。

2. 辅导教师应密切观察,以防学生因呼吸不充分、漏气或再吸气而影响测定结果的真实性和准确性。

(谢世珍)

实验10　消化系统的大体解剖

【实验目的】

1. 掌握消化系统的组成,消化管各段的位置、形态、分部及连通关系。

2. 掌握肝和胆囊的位置、形态及体表投影。

3. 了解胰的位置和形态。

【实验材料】

消化系统概观标本,腹腔标本,人体半身模型,头颈部正中矢状切标本,头面部示唾液腺标本,各类牙标本,消化管各段离体切开标本,肝、胆囊、胰和十二指肠标本和模型,男、女性盆腔正中矢状切标本和模型。

【实验内容与方法】

1. **消化系统的组成**　在消化系统概观标本和人体半身模型上,观察消化系统的组成及上、下消化道的组成器官,确认消化管各段的连通关系。

2. **口腔**　在活体和头颈部正中矢状切标本、各类牙标本和模型上观察口腔的诸结构,以活体为主,

402

采取照镜子自己观察或互相观察的方法,可借助压舌板观察口腔内诸结构。

3. 唾液腺　在头面部示唾液腺标本上,观察 3 对大唾液腺的位置、形态,并确认各自的开口部位。

4. 食管　在离体食管标本上,确认食管 3 个狭窄的部位,并测量食管的长度。在切开的食管标本上观察食管的黏膜皱襞。

5. 胃、小肠和大肠　在腹腔标本上,首先观察胃的位置、形态;其次观察十二指肠的分部及各部的位置,识别空肠和回肠;然后观察大肠的位置和分部,确认阑尾根部的体表投影。取胃的切开标本,观察胃黏膜、皱襞等结构,并辨认幽门括约肌。在切开的十二指肠标本上,观察皱襞的形态特点,确认十二指肠大乳头与胆总管和胰管的开口。在回盲部切开标本上,观察回盲瓣的形态、阑尾的开口部位。在男、女性盆腔正中矢状切标本上,观察直肠的弯曲和肛管黏膜形成的结构,并确认齿状线。

6. 肝、胆囊和胰　在腹腔标本上观察肝的位置。在肝的离体标本上,观察肝的形态、分叶和出入肝门的结构,胆囊的位置、形态和分部。在肝、胆囊、胰及十二指肠标本上,观察肝外胆道的组成,胰的形态和分部以及胰头与十二指肠的关系。对照标本,在活体上确认阑尾根部、肝和胆囊底的体表投影。

(马光斌)

实验 11　血糖测定-葡萄糖氧化酶法

【实验目的】

了解血糖测定的原理、方法及临床意义。

【实验原理】

葡萄糖氧化酶(GOD)催化葡萄糖氧化生成葡萄糖酸和过氧化氢(H_2O_2),过氧化氢在过氧化物酶(POD)的催化下,将无色的色原 4-氨基安替比林和苯酚氧化缩合生成红色的醌类化合物,即 Trinder 反应。由于红色的醌类化合物的生成量在一定范围内与葡萄糖浓度成正比,所以测定该有色化合物的吸光度即可计算出葡萄糖的含量。反应式如下:

$$葡萄糖 + O_2 + 2H_2O \xrightarrow{GOD} 葡萄糖酸 + 2H_2O_2$$

$$2H_2O_2 + 4\text{-}氨基安替比林 + 苯酚 \xrightarrow{POD} 红色醌类化合物 + 2H_2O_2$$

【实验材料】

1. 试剂　市售试剂盒、葡萄糖标准液、酶酚混合试剂和蒸馏水。

2. 器材　试管、试管架、微量加样器、离心机、恒温水浴箱和分光光度计。

【实验步骤】

取洁净干燥试管 3 支,按下表操作。

加入物(ml)	测定管	标准管	空白管
血清	0.02	—	—
葡萄糖标准液	—	0.02	—
蒸馏水	—	—	0.02
酶酚混合试剂	3.0	3.0	3.0

混匀,置 37℃水浴中保温 15 分钟,用分光光度计,选择波长 505nm,比色杯光径 1.0cm,以空白管调零,分别读取标准管和测定管的吸光度(A)值。

$$血清葡萄糖(mmol/L) = \frac{测定管吸光度}{标准管吸光度} \times 葡萄糖标准液浓度$$

正常参考值:血清葡萄糖(空腹)3.89～6.11mmol/L。

【注意事项】

1. 测定结果如超过 20mmol/L,应将标本用生理盐水稀释后再测定,结果乘以稀释倍数。

2. 若酶酚混合试剂呈红色,应弃之重配。因标本和标准用量少,其加量是否准确对测定结果影响较大,故其加量必须准确。

【实验拓展】

葡萄糖耐量试验(OGTT)是一种葡萄糖负荷试验,即口服一定量葡萄糖后,间隔一定时间测定血糖和尿糖,观察血糖水平及有无尿糖出现,以了解受试者耐糖现象是否正常。

(赵红霞)

实验 12　体温的测量

【实验目的】

熟练掌握人体体温测量的方法。

【实验材料】

水银体温表(摄氏度)、75%酒精棉球、干棉球。水银体温表是由一根标有刻度的真空玻璃毛细管构成,其下端储有水银,刻度是 35～42℃,每一度分成 10 个小格,每一小格 0.1℃。水银遇热膨胀,沿毛细管上升,可从毛细管的刻度读取实测温度。在水银端与毛细管的连接处有一狭窄结构,可防止上升的水银在体温表离开体表后遇冷下降。水银体温表分为口表、腋表和肛表 3 种,口表的水银端细而长,腋表的水银端扁而长,肛表的水银端粗而短。

【实验步骤】

测量体温前,应将体温表水银柱甩至 35℃ 以下,不要碰撞他物,以免破碎;进食冷、热饮后,不要马上测量口温;测腋温时应保持腋窝干燥无汗;读取温度时,手持毛细管一端,不要触及水银端。

1. 口温测量方法　将浸泡于消毒液中的体温表取出,用酒精棉球擦拭,干棉球擦干,将水银柱甩至 35℃ 以下,然后把口表水银端放在受检者舌下,闭口但勿用牙咬,用鼻呼吸。3 分钟后取出,读取温度并记录。

2. 腋温测量方法　解开上衣,有汗时擦干腋窝,将体温表放在腋窝深处紧贴皮肤,屈臂内收夹紧体温表。10 分钟后取出,读取温度并记录。

3. 比较运动前后的体温变化　受检者静坐 10 分钟后,按上述方法测量口温并记录。然后让受检者室外运动(跑步、打球、弹跳等)20 分钟,接着立即测量口温并记录,与运动前体温比较。

【注意事项】

1. 测体温前,检查体温计有无破损,甩表时不可撞击他物。

2. 清洁时不可在热水或沸水中进行。

3. 如不慎咬破体温计时,应及时清除口腔内碎玻璃片,然后再口服蛋清液或牛奶以延缓汞的吸收,并及时到医院作进一步的处理。

(王建鹏)

实验 13　心的大体解剖

【实验目的】

1. 掌握心的位置、外形、心腔的内部结构和心的体表投影。

2. 熟悉心壁的构造和冠状动脉的起始、行程及分支分布。

3. 了解心的特殊传导系统与心包。

【实验材料】

切开心包的胸腔标本,完整成人离体心标本,切开心腔的离体心标本和模型,心的血管标本和模型,心的特殊传导系统标本(牛心)和模型。

【实验内容与方法】

1. 心的位置和外形 在切开心包的胸腔标本上,观察心的位置,查看心与肺、胸骨、胸膜和肋的毗邻关系。结合标本确定心在胸前壁的体表投影,并在活体上确认心尖的搏动部位。在完整成人离体心标本上,观察心的外形,确认心尖、心底、左缘、右缘、下缘、胸肋面及膈面,辨认心表面的冠状沟和前、后室间沟,注意它们与心房和心室的关系。

2. 心各腔所见结构 在切开心腔的离体心标本和模型上观察:①右心房,观察右心耳及其内面的梳状肌,辨认上、下腔静脉口和右房室口,在右房室口与下腔静脉口之间寻找冠状窦口。在房间隔的下部确认卵圆窝。②右心室,在右房室口处观察三尖瓣的形态和开口方向,以及三尖瓣与腱索和乳头肌之间的连接关系。在右房室口的左前方寻找肺动脉口,并注意肺动脉瓣的形态和开口方向。③左心房,观察左心耳及其内面的梳状肌,寻认 4 个肺静脉口和左房室口。④左心室,在左房室口处观察二尖瓣的形态和开口方向,以及二尖瓣与腱索和乳头肌之间的连接关系。在主动脉口处观察主动脉瓣的形态及开口方向。

3. 心壁的构造 在切开心腔的离体心标本上,辨认心内膜、心肌膜和心外膜。比较心房壁与心室壁,以及左、右心室壁的厚度。

4. 心的特殊传导系统 在心的特殊传导系统标本和模型上,观察窦房结和房室结的位置,以及房室束、左右束支的走行。

5. 心的血管 在心的血管标本和模型上,辨认左、右冠状动脉的起始,并追踪其行程、分支和分布。在冠状沟的后部寻认冠状窦,观察其形态、注入部位和接受的属支。

6. 心包 在切开心包的胸腔标本上,辨认纤维心包和浆膜心包,区分浆膜心包的脏层与壁层,观察心包腔的构成。

(王之一)

实验 14 人体心音的听取

【实验目的】

学会人体心音的听取方法,了解正常心音的特点。

【实验材料】

听诊器(主要由耳件和胸件构成)。

【实验步骤】

1. 确定听诊部位

(1) 受试者解开上衣,面向明亮处,然后静坐。检查者坐在受试者对面。

(2) 观察或用手触诊受试者心尖冲动的位置和范围。

(3) 对照图 8-19 确定心音听诊的各个部位:①二尖瓣听诊区,位于左锁骨中线内侧第 5 肋间隙处。②主动脉瓣有两个听诊区,第一听诊区在胸骨右缘第 2 肋间隙处,第二听诊区在胸骨左缘第 3、4 肋间隙处。③肺动脉瓣听诊区在胸骨左缘第 2 肋间隙处。④三尖瓣听诊区在胸骨下端近剑突稍偏右。

2. 听取心音 检查者戴好听诊器后,用右手拇指、示指和中指轻持听诊器的胸件,紧贴受试者胸壁,以与胸壁不产生摩擦为度。按照二尖瓣区、主动脉瓣区、肺动脉瓣区、三尖瓣区的顺序依次听取心音。注意仔细分辨第 1 心音和第 2 心音,比较不同听诊区第 1、2 心音的强弱。听诊内容主要包括心率和心律。

【注意事项】

1. 室内要保持安静。

2. 在戴听诊器时,注意耳件的弯曲方向与外耳道一致。

3. 听诊时听诊器的胸件按压要适度,橡皮胶管不要触及他物,以免相互摩擦而产生杂音,影响听诊效果。

(王超美)

实验 15　人体动脉血压的测量

【实验目的】

熟练掌握间接测量动脉血压的方法(测定肱动脉的收缩压和舒张压)。

【实验原理】

人体血压的测量部位常用肱动脉,一般采用间接测压法,即使用血压计的袖带在动脉外施加不同压力,根据血管音的变化来测量血压。刚能听到血管音时的最大外加压力相当于收缩压,而血管音突变或消失时的外加压力则相当于舒张压。

【实验材料】

血压计、听诊器。

【实验步骤】

1. 熟悉血压计的结构　血压计主要有汞柱式血压计、表式血压计(弹簧式)和电子血压计 3 种。目前,临床上常用的血压计是汞柱式血压计。由玻璃刻度管、水银槽、袖带和橡皮充气球 4 部分组成。玻璃检压计上端与大气相通,下端通水银槽。两者之间装有开关,用时打开,使两者相通。不用时应使水银回到水银槽内,然后关闭开关,以防水银漏出。袖带是一个外包布套的长方形橡皮气囊,橡皮管分别与测压计的水银槽和橡皮充气球相连通。橡皮充气球是一个带有放气阀的球状橡皮囊。

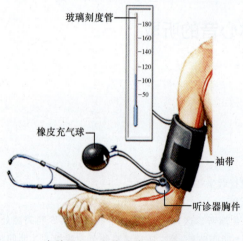

实验图 3　人体动脉血压的测量

(汞柱式血压计)

2. 测量人体动脉的血压(实验图 3)

(1) 嘱受试者静坐 5～10 分钟,让受试者脱去一臂衣袖。

(2) 松开血压计上橡皮充气球的螺帽,驱出袖带内的残留气体,然后将螺帽旋紧。

(3) 让受试者前臂放于桌上,手臂向上,使前臂与心脏处于同一水平,将袖带缠在臂部,袖带下缘至少在肘关节上方 2cm,松紧适宜。

(4) 在肘窝内侧先触及肱动脉搏动,再将听诊器胸件置于肱动脉搏动最明显处,然后戴好听诊器。

(5) 用橡皮充气球均匀充气至肱动脉搏动音消失再升高 20～30mmHg。随即松开充气球螺帽,徐徐放气,水银柱缓慢下降,仔细听诊。当听到第一声"咚咚"样血管音时,血压计上所示水银柱刻度即为收缩压。

(6)继续缓慢放气,当搏动音突然减弱或消失,此时血压计所示的水银柱刻度则为舒张压。血压记录常用"收缩压/舒张压 mmHg"来表示。

(王超美)

实验 16　血管与淋巴系统

【实验目的】

1. 掌握主动脉的起始、行程和分段,头颈、上肢、胸部、腹部、盆部和下肢动脉主干的起始、行程及其主要分支分布。颈外静脉、颈内静脉和上、下肢浅静脉的起始、行程及注入部位,肝门静脉的组成、行程、主要属支和收集范围。

2. 熟悉颈总动脉、面动脉、颞浅动脉、肱动脉、桡动脉、股动脉和足背动脉的搏动部位及压迫止血点。上、下腔静脉的组成和主要属支及收集范围,胸导管的起始、行程和注入部位,右淋巴管的注入部位,脾的位置和形态。

3. 了解胸腺的位置和主要淋巴结群的位置及收集范围。

【实验材料】

头颈和上肢的动、静脉标本,躯干后壁的动、静脉标本,盆部及下肢的动、静脉标本,全身浅层结构解剖标本,腹腔解剖标本,离体的脾标本,小儿胸腺标本,肝门静脉系与上、下腔静脉系的吻合模型。

【实验内容与方法】

1. 主动脉　在躯干后壁的动、静脉标本上,观察主动脉的起始、行程和分段,辨认主动脉弓的三大分支。

2. 头颈部的动脉　在头颈和上肢的动、静脉标本上,观察左、右颈总动脉的起始、行程和分支,辨认颈动脉窦,寻认颈外动脉的主要分支。对照标本,在活体上找出面动脉和颞浅动脉的压迫止血点。

3. 锁骨下动脉和上肢的动脉　在头颈和上肢的动、静脉标本上,观察左、右锁骨下动脉的起始和行程,并寻认主要分支。辨认腋动脉、肱动脉、桡动脉和尺动脉的起始、行程。对照标本,在活体上确定肱动脉的压迫止血点和测量血压时的听诊部位,触摸桡动脉搏动最明显的部位。

4. 胸部的动脉　在躯干后壁的动、静脉标本上,观察胸主动脉的行程及分支情况,辨认肋间动脉和肋下动脉。

5. 腹部的动脉　在躯干后壁的动、静脉标本上,观察腹腔干、肠系膜上下动脉、肾动脉和睾丸动脉的起止、行程和分布概况。

6. 盆部及下肢的动脉　在盆部及下肢的动、静脉标本上,观察髂内动脉、髂外动脉、股动脉、腘动脉、胫前动脉和胫后动脉的起止、行程和分布概况,确认子宫动脉与输尿管的位置关系,辨认臀上、下动脉。对照标本,在活体上触摸股动脉和足背动脉的搏动部位,并确认股动脉的压迫止血点。

7. 全身浅静脉和主要淋巴结　在全身浅层结构解剖标本上,依次查看下颌下淋巴结、颈外侧浅淋巴结、锁骨上淋巴结、腋淋巴结等。观察面静脉、颈外静脉、头静脉、贵要静脉、肘正中静脉、大隐静脉和小隐静脉的起始、行程及注入部位。对照标本,在活体上指出"危险三角"的范围,并确认上、下肢的浅静脉。

8. 上腔静脉系和下腔静脉系　在躯干后壁的动、静脉标本上,观察上、下腔静脉及其主要属支的合成、行程和注入部位,确认奇静脉的注入部位,查找胸导管的行程和注入部位。

9. 肝门静脉系　在腹腔解剖标本上,先观察肝和脾的位置,在肝门处查看肝门静脉的合成,并确认脾静脉、肠系膜上静脉、肠系膜下静脉等主要属支。然后在肝门静脉系与上、下腔静脉系的吻合模型上,观察肝门静脉的合成、主要属支以及肝门静脉系与上、下腔静脉系之间的吻合部位(食管静脉丛、直肠静脉丛、脐周静脉网)等。

10. 脾和胸腺　在腹腔和离体脾标本上,观察脾的位置和形态,并寻认脾门和脾切迹。在小儿胸腺

标本上,观察胸腺的位置、大小和形态

(王之一)

实验 17　泌尿、生殖系统的大体解剖和腹膜

【实验目的】

1. 掌握男、女性泌尿生殖系统的组成,肾的位置、外形和剖面结构,输尿管的 3 处狭窄,膀胱的形态、分部和膀胱三角的位置,女性尿道的形态特点、毗邻及开口部位,男性尿道的分部、狭窄及弯曲,输卵管的分部和子宫的位置、形态及分部。

2. 熟悉睾丸、前列腺、精囊、尿道球腺和卵巢的位置、形态,卵巢和子宫的固定装置以及乳房的结构。

3. 了解附睾的位置,输精管的行程,射精管的合成,阴囊和阴茎的构成,腹膜形成的主要结构以及腹膜与脏器的关系。

【实验材料】

男、女性泌尿生殖系统标本和模型,游离肾、肾的冠状切面标本和模型,通过肾中部横切的腹膜后间隙标本和模型,男、女性盆腔正中矢状切面标本和模型,游离膀胱及膀胱的冠状切面标本,乳房标本和模型,腹膜标本和模型。

【实验内容与方法】

1. 在泌尿生殖系统标本和模型上,观察肾、输尿管、膀胱和尿道的位置、形态及其相互关系。

2. 在游离肾和模型上,观察肾的外形,在肾的冠状切面标本和模型上观察肾的结构,在通过肾中部横切的腹膜后隙标本和模型上观察肾的 3 层被膜。

3. 在腹膜后间隙标本上,观察输尿管的形态和走行。在女性盆腔正中矢状切标本上,观察输尿管与子宫动脉的交叉情况。

4. 在男、女性盆腔正中矢状切标本和模型上,观察膀胱的位置、形态和分部,男、女性尿道的位置和形态,并注意女性尿道的开口部位。在膀胱的冠状切面标本上辨认膀胱三角。

5. 在男性生殖系统标本和模型上,观察各器官的位置、形态和相互关系。在男性盆腔正中矢状切面标本和模型上,观察前列腺、尿道球腺的位置和形态。

6. 在女性生殖系统标本和模型上,观察各器官的位置、形态和相互关系。在女性盆腔正中矢状切标本和模型上,观察子宫的位置、毗邻、形态、分部及子宫腔的连通关系,阴道的位置、毗邻,并查看阴道后穹与直肠子宫陷凹的关系。在乳房标本和模型上,观察乳房的形态和构造。

7. 在腹膜标本和模型上,翻开腹前壁,观察脏、壁腹膜的配布和腹膜腔的形成,辨认腹膜与腹、盆腔脏器的关系,确认网膜孔、网膜囊、小肠系膜、横结肠系膜、阑尾系膜、肝胃韧带、肝十二指肠韧带、冠状韧带、镰状韧带、直肠子宫陷凹、直肠膀胱陷凹等结构。

(颜盛鉴)

实验 18　视器和前庭蜗器

【实验目的】

1. 掌握眼球壁 3 层膜的分部和眼球内容物的组成。

2. 熟悉外耳、中耳、内耳的形态和结构特点。

3. 了解眼副器的结构。

【实验材料】

眼球标本和模型,新鲜的牛或猪眼球冠状面和矢状切面标本,眼球外肌标本,耳全貌标本和模型,听小骨标本,内耳和听小骨放大模型。

【实验内容与方法】

1. 在眼球标本和模型上,观察眼球的外形和视神经的附着部位。

2. 取新鲜的牛或猪眼球冠状面和矢状切面标本,观察眼球各部结构。

3. 在眼球外肌标本上,辨认眼球外肌并理解其作用原理。

4. 在活体上互相观察辨认角膜、巩膜、虹膜、瞳孔、上下睑、睫毛、结膜、泪点,并转动眼球,体会眼球的运动与眼球外肌的关系。

5. 取耳全貌标本结合活体观察耳郭的形态、外耳道的弯曲和鼓膜的位置。并互相体会检查观察鼓膜的方法。

6. 在耳全貌模型上,观察耳的组成,中耳和内耳的各部结构。

7. 在内耳和听小骨放大模型和标本上,观察听小骨的连接关系、骨迷路与膜迷路的组成以及位觉感受器和听觉感受器的位置。

(舒婷婷)

实验 19 瞳孔对光反射和瞳孔近反射

【实验目的】

学会瞳孔对光反射和近反射的检查方法,了解其生理意义。

【实验材料】

手电筒、遮光板、指示棒。

【实验步骤】

1. 瞳孔对光反射

(1) 直接对光反射:在较暗处,先观察受试者两眼瞳孔是否等大,然后用手电筒照射受试者一侧眼,可见其瞳孔缩小;停止照射后,瞳孔又恢复到原来的大小。

(2) 间接对光反射:用遮光板将受试者两眼视野分开,检查者用手电筒照射一侧眼,可见另一侧眼瞳孔也缩小。

2. 瞳孔近反射 让受试者注视正前方的指示棒,观察其瞳孔大小;再让受试者目不转睛地注视指示棒由远处迅速移至眼前,观察其瞳孔变化,双眼是否向鼻侧靠近。

【注意事项】

1. 受试者应注视 5m 远处,不可注视灯光,否则会影响检查结果。

2. 瞳孔大小可参考下列数值正常瞳孔的直径在 2.5~4mm 之间,小于 2mm 者为瞳孔缩小,大于 5mm 者为瞳孔散大。

(舒婷婷)

实验 20 色盲检查

【实验目的】

检查眼的辨色能力,学会色盲的检查方法。

【实验原理】

色觉是视锥细胞的功能,可用色盲检查图检查色觉是否正常。

【实验材料】

色盲检查图。

【实验步骤】

在明亮而均匀的自然光线下,检查者向受试者逐页展示色盲图,嘱受试者尽快回答所见的数字或图形,注意受试者回答是否正确、时间是否超过 30 秒。若有错误,可查阅色盲图中的说明,确定受试者属于哪种类型的色盲。

【注意事项】

1. 检查应在明亮而均匀的自然光线下进行,不宜在直射日光或灯光下检查,否则会影响检查结果。

2. 色盲检查图与受试者眼睛的距离应保持在 30cm 左右。

3. 读图速度越快越好,速度太慢影响检查结果,以致对色弱者不宜检出。一般 30 秒左右即可得出答案。

（舒婷婷）

实验 21　中枢神经系统

【实验目的】

1. 掌握脊髓的位置和外形,脑的分部,脑干的组成和外形以及 12 对脑神经的连脑部位,大脑半球的分叶和各面的主要沟回,内囊的位置和分部。

2. 熟悉小脑的位置和外形,第三、四脑室和侧脑室的位置及沟通关系。

3. 了解间脑的位置和分部,丘脑和内、外侧膝状体的位置以及下丘脑的位置和组成。

【实验材料】

离体脊髓标本,切除椎管后壁的脊髓标本,脊髓横切面标本和模型,整脑标本和模型,脑正中矢状切面、冠状切面、水平切面标本和模型,脑干、间脑标本和模型,脑室标本和模型,电动脑干模型,基底核模型。

【实验内容与方法】

1. 在离体脊髓标本上,观察脊髓的外形,颈膨大、腰骶膨大、脊髓圆锥及终丝。辨认前正中裂、后正中沟、前、后外侧沟及相连的脊神经根。观察神经根出椎管的行走方向,帮助理解脊髓节段与相应椎骨的对应关系,思考马尾形成的原因。

2. 在切除椎管后壁的脊髓标本上,用镊子向两侧拉开脊髓表面的被膜,观察脊髓的起始与终止部位(平对第几腰椎的高度?),注意观察终丝的附着部位。

3. 在脊髓横切面标本和模型上,观察脊髓灰、白质的分部,中央管的位置。结合传导束的功能解释在脊髓半横断性损伤时会出现什么症状。

4. 在整脑标本和脑各种切面标本上,观察脑的分部(延髓、脑桥、中脑、间脑、端脑和小脑),注意各部间的位置关系。

5. 在脑干标本和模型上按下列顺序观察

(1)腹侧面:①延髓,辨认前正中裂、前外侧沟、锥体及锥体交叉,前外侧沟内有舌下神经。②脑桥,辨认延髓脑桥沟,在此沟由内向外依次辨认展神经、面神经和前庭蜗神经。腹侧面膨隆的脑桥基底部正中有一条纵行的基底沟,脑桥向两侧逐渐变细连于小脑,在变细处寻找三叉神经根。③中脑,有一对粗大的大脑脚,其间的窝为脚间窝,窝内有动眼神经根出脑。

(2) 背侧面:①延髓,在后外侧沟内自上而下依次辨认舌咽神经、迷走神经和副神经根。寻认薄束结节和楔束结节。②脑桥,中下部敞开形成菱形窝的上半部,脑桥上部缩细与中脑相连。③中脑,辨认上丘、下丘和滑车神经根。

利用脑神经核模型和电动脑干模型,观察脑干内部结构要注意联系其外形。对照教材的各脑神经核所在位置并联系脑神经连脑部位进行辨认。结合与脊髓的纤维束联系,思考在脑干半横断性损伤时会出现哪些症状。

6. 在离体小脑标本和模型上,依次辨认小脑蚓、小脑半球、小脑扁桃体、绒球小结叶及第四脑室。

7. 在间脑、脑正中矢状切面标本和模型上,观察间脑的位置、形态和分部,确认第三脑室的位置、丘脑后下方的内、外侧膝状体,由前向后依次观察下丘脑的组成部分。

8. 在整脑标本上,观察大脑纵裂及胼胝体,大脑半球和小脑之间的大脑横裂。在大脑半球标本上,依次辨认上外侧面、内侧面和下面的主要沟和回。①大脑半球的 3 条沟和 5 个叶,外侧沟、中央沟、顶枕沟、额叶、顶叶、枕叶、颞叶、岛叶。②大脑半球各面的主要沟回:上外侧面的中央前沟、中央前回、额上下沟以及额上、中、下回;在顶叶辨认中央后沟、中央后回、缘上回、角回。在颞叶辨认颞上下沟、颞上中下回和颞横回。在内侧面辨认距状沟、扣带回、中央旁小叶、侧副沟、海马旁回和钩等结构。在下面辨认嗅球、嗅束和嗅三角。

大脑半球的内部结构:在大脑水平切面标本上观察:①大脑皮质,比较不同部位的厚度差别。②基底核,豆状核、尾状核、杏仁体和屏状核的形态及其与丘脑的位置关系。③大脑髓质,观察胼胝体的位置、形态和内囊的分部及各部的位置。④侧脑室,观察侧脑室的形态及分部。

(韦克善)

实验 22 周围神经系统、脑和脊髓的被膜、血管、 脑脊液循环与传导通路

【实验目的】

1. 掌握脊神经的组成,颈丛、臂丛、腰丛、骶丛的位置及重要分支的分布概况。
2. 掌握脑神经的名称、性质和重要分支的分布概况。
3. 掌握脑脊液的产生部位和循环途径。
4. 熟悉胸神经前支的分布概况。
5. 熟悉脑和脊髓被膜的层次及其形成的结构,躯干和四肢浅、深感觉传导通路的异同。
6. 了解交感神经和副交感神经低级中枢的位置及交感干。
7. 了解颈内动脉、椎动脉的主要分支,头面部浅感觉传导通路和视觉传导通路,运动传导通路上、下神经元的位置。

【实验材料】

切除椎管后壁带有脊神经根的标本,脊神经标本或模型,头颈部神经、膈神经、胸神经标本和模型,眶内结构标本和模型,内脏神经标本和模型。脑、脊髓被膜、脑室标本和模型,脑血管标本和模型,脑脊液循环电动模型,感觉和运动传导通路模型和电动模型。

【实验内容与方法】

1. 脊神经

(1) 在脊神经标本和模型上,辨认脊神经前、后根和脊神经分出的前、后支。

(2) 在切除椎管后壁带有神经根的标本上,观察脊神经及各神经丛的组成、分部和分支概况。

（3）在已解剖暴露好的脊神经标本和可拆卸模型人上，确认脊神经丛的位置，在锁骨中点深面寻找臂丛，在腋窝腋动脉周围进一步观察臂丛的重要分支，确认肌皮神经、正中神经、桡神经、尺神经、腋神经的走行和分布范围。

（4）在头颈部神经标本和模型上，在胸锁乳突肌后缘中点辨认颈丛皮支。在膈神经标本上，观察膈神经的行程和分布。在胸神经标本上，观察胸神经前支的分布概况。

（5）在已解剖暴露好的脊神经标本上，辨认腰丛的重要分支闭孔神经和股神经的行程及分布。在盆腔内梨状肌的前方，确认骶丛的位置，辨认骶丛的重要分支臀上神经、臀下神经、阴部神经和坐骨神经，并追寻坐骨神经的行程和分支分布概况。

2．脑神经　①在脑标本和模型上，确认12对脑神经的连脑部位，归纳脑神经的性质。②在头颈部神经标本上，确认三叉神经、面神经、舌咽神经、迷走神经的走行和分支分布概况。③在眶内结构标本和模型上，辨认动眼神经、滑车神经、眼神经、展神经的走行和分布概况。

3．内脏神经　在内脏神经标本和模型上，观察交感神经和副交感神经的低级中枢部位，确认交感干、交感神经节、副交感神经节的位置和节后纤维的分布概况。

4．脑和脊髓的被膜、血管和脑脊液循环

（1）在脊髓被膜标本和切除椎管后壁的脊髓标本上，依次辨认硬脊膜、蛛网膜和软脊膜、蛛网膜下隙和硬膜外隙及其终池。在脑被膜标本上，依次辨认硬脑膜、蛛网膜、软脑膜、蛛网膜下隙、大脑镰、小脑幕和各硬脑膜窦的位置及沟通关系。

（2）在脑血管标本和模型上，辨认颈内动脉、基底动脉、大脑中动脉、大脑前动脉、大脑后动脉以及大脑动脉环的位置和组成。

（3）在脑室标本上，观察各脑室的位置、形态和交通情况。在脑脊液循环电动模型上，确认脑脊液的产生部位及循环途径。

5．脑和脊髓的神经传导通路　在感觉和运动传导通路模型和电动模型上，分别观察各传导通路的组成以及各级神经元胞体所在位置和纤维交叉的部位。分析不同部位损伤出现的临床表现。

（冯建疆）

实验 23　人体腱反射的检查方法

【实验目的】

学会人体腱反射（肱二头肌腱反射、肱三头肌腱反射、膝反射和跟腱反射）的检查方法，了解其临床意义。

【实验原理】

刺激肌腱所引起的各种腱反射，反射弧比较简单。当反射弧的任何部位有病变或损伤时，均可使反射减弱或消失。临床上通过对各种腱反射的检查，有助于发现神经系统的某些病变，在神经系统疾病的诊断中具有重要的参考价值。

【实验材料】

叩诊锤。

【实验步骤】

1．肱二头肌腱反射（屈肘反射）　受试者取坐位，使受试者的上肢于肘部稍屈曲，并使前臂稍内旋。检查者以左手拇指置于受试者的肱二头肌肌腱上，用叩诊锤叩击该拇指。正常反应为肱二头肌快速、短暂收缩，表现为前臂快速屈曲。

2．肱三头肌腱反射（伸肘反射）　使受试者的上肢肘部屈曲，检查者应托住其前臂及肘关节。用叩诊锤叩击尺骨鹰嘴上方1.5～2cm处。正常反应为肱三头肌快速、短暂收缩,表现为前臂伸直运动。

3. 膝反射　受试者取坐位,一条腿架于另一条腿上,小腿自然下垂(实验图4)。检查者用叩诊锤叩击其膝关节下方的髌韧带,正常反应为股四头肌快速、短暂收缩,表现为膝关节伸直。

4. 跟腱反射　受试者一腿跪于椅上或床上,下肢于膝关节部呈直角屈曲。检查者用一手扶脚,使其跟腱稍被牵引,然后用叩诊锤叩击跟腱,正常反应为腓肠肌快速、短暂收缩,踝关节跖屈。

【注意事项】

1. 各项实验均须检查左右两侧,比较两侧有无差异。

2. 受试者肢体肌肉要尽量放松,否则反射活动不易出现。

3. 叩击肌腱的部位要准确,叩击力量左右两侧要相同且适度,否则无法对比。

（卓庆安）

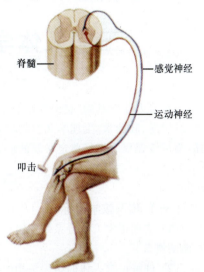

实验图4　膝反射示意图

脊髓——
——感觉神经
——运动神经
叩击

实验24　内分泌系统和人体胚胎发生总论

【实验目的】

1. 掌握甲状腺、甲状旁腺、肾上腺、垂体、松果体的位置和形态。

2. 熟悉植入的过程、胚泡的结构、蜕膜的分部和胚盘的组成。

3. 了解胎膜的组成和胎盘与脐带的结构特点及其相互关系。

【实验材料】

显示内分泌腺的童尸标本,带甲状腺和甲状旁腺的喉模型,保留脑垂体和松果体的脑标本和模型,卵裂、桑椹胚、胚泡、第2～4周的胚胎和妊娠子宫的剖面模型,脐带和胎盘的标本以及不同发育时期的胚胎标本。

【实验内容与方法】

1. 内分泌系统　①在显示内分泌腺的童尸标本上,观察甲状腺、肾上腺的位置和形态,并查看甲状腺与气管软骨的位置关系。②在带甲状腺和甲状旁腺的喉模型上,观察甲状旁腺的外形、数量及其与甲状腺侧叶的关系。③在保留脑垂体和松果体的脑标本和模型上,观察垂体的位置和形态,垂体与漏斗的连接关系,并确认松果体。

2. 人体胚胎发生总论　①在卵裂和桑椹胚的模型上,观察卵裂球的形态以及桑椹胚的形态。②在胚泡剖面模型上,确认胚泡的滋养层、胚泡腔和内细胞群。③在妊娠子宫剖面模型上,观察子宫蜕膜与胚胎的关系,并确认基蜕膜、包蜕膜和壁蜕膜。④在第2周的胚胎模型上,辨认羊膜腔、卵黄囊、内外胚层、胚盘和绒毛膜等。在第3周的胚胎模型上,辨认由外胚层分化形成的神经沟、神经褶。在第4周末的横切胚胎模型上,辨认由内胚层分化形成的原始消化管,并确认间介中胚层、侧中胚层等。⑤在妊娠3个月的子宫剖面模型上,观察羊膜、绒毛膜以及绒毛膜上的绒毛,辨认丛密绒毛膜和平滑绒毛膜。在脐带模型和标本上,辨别脐动脉和脐静脉。⑥在胎盘标本和模型上,观察胎盘的形态,辨认其母体面和胎儿面,并确认胎盘隔和绒毛间隙。

（鲍建瑛）

正常人体学基础教学基本要求

一、课程性质和任务

　　《正常人体学基础》是中等职业学校护理、助产专业的一门主干专业课程,内容包括解剖学、组织学、胚胎学、生理学和生物化学。其主要任务是阐明人体各组织器官的形态、结构、功能,为后续课程的学习奠定必要的形态功能学基础。

二、课程教学目标

（一）知识教学目标

　　（1）掌握正常人体各系统的组成和主要器官的位置、形态、结构及生理功能,人体各系统功能的调节。

　　（2）理解正常人体的组织结构。

　　（3）了解人体胚胎发育概况。

（二）能力培养目标

　　（1）能辨认人体各主要器官的位置、形态、结构及毗邻。

　　（2）能用所学《正常人体学基础》基本知识,分析、解释生活现象和解决临床护理问题。

　　（3）具有规范、熟练基本实践操作技能。

（三）思想教育目标

　　（1）通过正确认识人体的形态、结构和功能,培养辨认唯物主义世界观。

　　（2）通过对生命现象的认识,树立热爱生命、关爱生命的理念。

　　（3）具有良好的职业道德修养、人际沟通能力和团结协作精神。

　　（4）具有严谨的学习态度、科学的思维能力和勇于创新的精神。

三、教学内容和要求

教学内容	了解	理解	掌握	教学活动参考	教学内容	了解	理解	掌握	教学活动参考
一、绪论				理论讲授	2. 稳态			√	
（一）概述				多媒体演示	（三）人体功能的调节				
1. 正常人体学基础的定义和任务		√			1. 神经调节			√	
2. 人体解剖学发展简史	√				2. 体液调节		√		
3. 人体的组成和分部			√		3. 自身调节	√			
4. 解剖学的基本术语			√		4. 反馈调节			√	
5. 学习正常人体学基础的基本观点和方法	√				二、细胞				理论讲授
（二）生命活动的特征					（一）细胞概述				多媒体演示
1. 生命活动的基本特征			√		1. 细胞的形态	√			
					2. 细胞的化学成分	√			

教学内容	教学要求			教学活动	教学内容	教学要求			教学活动
	了解	理解	掌握	参考		了解	理解	掌握	参考
(二)细胞的结构					实验1 光学显微镜与被覆上皮	熟练掌握			技能实践
1. 细胞膜		√			实验2 结缔组织、肌组织和神经组织	学会			
2. 细胞质			√						
3. 细胞核	√				实验3 影响血液凝固的因素	学会			
(三)细胞的基本功能					实验4 ABO血型的鉴定	学会			
1. 细胞膜的物质转运功能			√						
2. 受体与细胞的跨膜信号转导	√				四、运动系统				理论讲授
					(一)骨				多媒体演示
3. 细胞的生物电现象		√			1. 概述		√		示教
三、基本组织				理论讲授	2. 躯干骨		√		标本、模型观察
(一)上皮组织				多媒体演示	3. 四肢骨			√	活体触摸
1. 被覆上皮			√	显微镜观察	4. 颅骨		√		案例分析讨论
2. 腺上皮和腺	√			示教	(二)骨连结				
(二)结缔组织				案例分析讨论	1. 概述			√	
1. 固有结缔组织		√			2. 躯干骨的连结		√		
2. 软骨组织与软骨	√				3. 四肢骨的连结		√		
3. 骨组织与骨	√				4. 颅骨的连结	√			
(三)肌组织					(三)骨骼肌				
1. 骨骼肌			√		1. 概述		√		
2. 心肌		√			2. 头肌		√		
3. 平滑肌	√				3. 颈肌			√	
(四)神经组织					4. 躯干肌			√	
1. 神经元			√		5. 上肢肌			√	
2. 突触			√		6. 下肢肌			√	
3. 神经胶质细胞	√				7. 肌内注射术的应用解剖			√	
4. 神经纤维		√							
5. 神经末梢	√				(四)表面解剖学				
(五)血液					(一)临床上常用的骨性标志				
1. 概述		√							
2. 血浆		√			1. 头颈部的重要骨性标志	√			
3. 血细胞			√						
4. 血液凝固与纤维蛋白溶解	√				2. 胸部的重要骨性标志			√	
5. 血型与输血		√			3. 腰背部的重要骨性标志		√		
					4. 上肢的重要骨性标志		√		

教学内容	教学要求			教学活动 参考	教学内容	教学要求			教学活动 参考
	了解	理解	掌握			了解	理解	掌握	
5. 下肢的重要骨性标志		✓			实验 9　人体肺活量的测定	学会			
(二) 不同卧位易受压的骨性突起			✓		六、消化系统				理论讲授
(三) 临床上常用的肌性标志	✓				(一) 消化管				多媒体演示
(四) 胸、腹部的标志线和腹部的分区					1. 消化管壁的一般结构		✓		活体观察
1. 胸部的标志线		✓			2. 口腔			✓	示教
2. 腹部的标志线和分区		✓			3. 咽 (见呼吸系统)			✓	标本、模型观察
实验 5　躯干骨和四肢骨	熟练掌握			技能实践	4. 食管			✓	案例分析讨论
实验 6　颅骨	学会				5. 胃			✓	
实验 7　骨连结和骨骼肌	学会				6. 小肠	✓			
五、呼吸系统				理论讲授	7. 大肠		✓		
(一) 呼吸道				多媒体演示	(二) 消化腺				
1. 鼻		✓		活体观察	1. 肝			✓	
2. 咽			✓	示教	2. 胰		✓		
3. 喉		✓		标本、模型观察	(三) 消化与吸收的生理				
4. 气管与主支气管			✓	案例分析讨论	1. 消化生理			✓	
(二) 肺					2. 吸收生理			✓	
1. 肺的位置和形态			✓		(四) 消化器官活动的调节				
2. 肺内支气管和支气管肺段	✓				1. 神经调节	✓			
3. 肺的微细结构	✓				2. 体液调节			✓	
4. 肺的血管	✓				实验 10　消化系统的大体解剖	熟练掌握			技能实践
(三) 胸膜与纵隔					七、新陈代谢				理论讲授
1. 胸膜			✓		(一) 蛋白质和核酸化学				多媒体演示
2. 纵隔	✓				1. 蛋白质化学			✓	示教
(四) 呼吸过程					2. 核酸化学	✓			案例分析讨论
1. 肺通气			✓		(二) 酶与维生素				
2. 气体交换与运输		✓			1. 酶			✓	
(五) 呼吸运动的调节					2. 维生素	✓			
1. 呼吸中枢			✓		(三) 糖代谢				
2. 呼吸运动的反射性调节	✓				1. 糖的储存与动员			✓	
实验 8　呼吸系统的大体解剖	熟练掌握			技能实践	2. 糖在体内的氧化分解	✓			
					3. 血糖			✓	
					(四) 脂类代谢				
					1. 脂肪代谢			✓	

教学内容	了解	理解	掌握	教学活动参考
2. 胆固醇的代谢			✓	
3. 血脂与血浆脂蛋白	✓			
(五)蛋白质与核酸代谢				
1. 蛋白质的营养作用			✓	
2. 氨基酸的代谢		✓		
3. 核苷酸的代谢	✓			
(六)肝在物质代谢中的作用	✓			
(七)能量代谢与体温				
1. 能量代谢		✓		
2. 体温			✓	
实验11 血糖测定-葡萄糖氧化酶法	学会			技能实践
实验12 体温的测量	熟练掌握			
八、循环系统				理论讲授 多媒体演示 示教
(一)循环系统概述				
1. 心血管系统的组成		✓		
2. 血液循环的途径		✓		标本、模型观察 案例分析讨论
(二)心				
1. 心的解剖			✓	
2. 心的生理		✓		
(三)血管				
1. 血管概述	✓			
2. 肺循环的血管	✓			
3. 体循环的动脉			✓	
4. 体循环的静脉		✓		
5. 血管生理			✓	
(四)心血管活动的调节				
1. 神经调节		✓		
2. 体液调节	✓			
(五)淋巴系统				
1. 淋巴管道	✓			
2. 淋巴组织		✓		
3. 淋巴器官		✓		
实验13 心的大体解剖	熟练掌握			技能实践

教学内容	了解	理解	掌握	教学活动参考
实验14 人体心音的听取	学会			
实验15 人体动脉血压的测量	熟练掌握			
实验16 血管与淋巴系统	学会			
九、泌尿系统				理论讲授 多媒体演示 示教
(一)肾				
1. 肾的形态和位置			✓	
2. 肾的被膜		✓		标本、模型观察
3. 肾的构造			✓	案例分析讨论
4. 肾的微细结构	✓			
5. 肾的血液循环特点	✓			
(二)输尿管、膀胱和尿道				
1. 输尿管		✓		
2. 膀胱			✓	
3. 尿道			✓	
(三)肾脏生理				
1. 肾脏的功能			✓	
2. 尿液的生成过程		✓		
3. 影响尿液生成的因素		✓		
4. 尿液的排放	✓			
十、水、无机盐代谢与酸碱平衡				理论讲授 多媒体演示
(一)水与无机盐代谢				
1. 体液	✓			
2. 水平衡		✓		
3. 无机盐代谢	✓			
(二)酸碱平衡				
1. 体内酸碱物质的来源	✓			
2. 酸碱平衡的调节		✓		
3. 酸碱平衡紊乱	✓			
十一、生殖系统				理论讲授 多媒体演示 示教
(一)男性生殖系统				
1. 男性内生殖器		✓		
2. 男性外生殖器	✓			标本、模型观察

教学内容	了解	理解	掌握	教学活动参考
3. 男性尿道			✓	案例分析讨论
(二)女性生殖系统				
1. 女性内生殖器		✓		
2. 女性外生殖器	✓			
3. 女性乳房	✓			
(三)会阴	✓			
(四)腹膜				
1. 腹膜与腹膜腔的概念			✓	
2. 腹膜与腹、盆腔脏器的关系	✓			
3. 腹膜形成的主要结构		✓		
实验17 泌尿、生殖系统的大体解剖和腹膜	熟练掌握			技能实践
十二、感觉器官				理论讲授 多媒体演示 示教
(一)感觉器官概述				
1. 感受器和感觉器官的概念		✓		
2. 感受器的分类	✓			标本、模型观察
3. 感受器的一般生理特征	✓			案例分析讨论
(二)视器				
1. 眼球			✓	
2. 眼副器	✓			
3. 眼的血管和神经	✓			
(三)前庭蜗器				
1. 外耳	✓			
2. 中耳		✓		
3. 内耳		✓		
4. 耳的听觉功能			✓	
5. 耳的平衡功能	✓			
(四)皮肤				
1. 皮肤的结构		✓		
2. 皮下组织	✓			
3. 皮肤的附属器	✓			
4. 皮肤的功能	✓			

教学内容	了解	理解	掌握	教学活动参考
实验18 视器和前庭蜗器	熟练掌握			技能实践
实验19 瞳孔对光反射和瞳孔近反射	学会			
实验20 色盲检查	学会			
十三、神经系统				理论讲授 多媒体演示 示教
(一)神经系统概述				标本、模型观察
1. 神经系统的分部	✓			
2. 神经系统的组成及功能活动		✓		
3. 神经元活动的一般规律			✓	案例分析讨论
4. 神经系统的活动方式			✓	
5. 神经系统的常用术语			✓	
(二)中枢神经系统				
1. 脊髓		✓		
2. 脑			✓	
(三)脑和脊髓的被膜、血管与脑脊液				
1. 脑和脊髓的被膜		✓		
2. 脑和脊髓的血管			✓	
3. 脑脊液及其循环			✓	
4. 脑屏障	✓			
(四)周围神经系统				
1. 脊神经		✓		
2. 脑神经			✓	
3. 内脏神经系统	✓			
(五)神经系统的感觉功能				
1. 感觉传导通路		✓		
2. 丘脑的感觉功能	✓			
3. 丘脑的感觉投射系统			✓	
4. 大脑皮质的感觉功能			✓	
5. 痛觉	✓			
(六)神经系统对躯体运动的调节				
1. 脊髓对躯体运动的调节			✓	

教学内容	了解	理解	掌握	教学活动参考
2. 脑干对躯体运动的调节	✓			
3. 小脑对躯体运动的调节		✓		
4. 基底核对躯体运动的调节	✓			
5. 大脑皮质对躯体运动的调节			✓	
(七)神经系统对内脏活动的调节				
1. 自主神经系统的功能及生理意义			✓	
2. 自主神经的递质与受体		✓		
3. 内脏活动的中枢调节	✓			
(八)脑的高级功能				
1. 条件反射		✓		
2. 觉醒与睡眠	✓			
实验21 中枢神经系统	熟练掌握			技能实践
实验22 周围神经系统、脑和脊髓的被膜、血管脑脊液循环与传导通路	学会			
实验23 人体腱反射的检查方法	学会			
十四、内分泌系统				理论讲授 多媒体演示 示教 标本、模型观察 案例分析讨论
(一)内分泌系统概述				
1. 内分泌系统的组成			✓	
2. 激素			✓	
(二)垂体与下丘脑				
1. 垂体的位置和形态	✓			
2. 腺垂体的微细结构和功能及其与下丘脑的关系		✓		
3. 神经垂体的微细结构和功能及其与下丘脑的关系		✓		
(三)甲状腺和甲状旁腺				

教学内容	了解	理解	掌握	教学活动参考
1. 甲状腺			✓	
2. 甲状旁腺		✓		
3. 调节钙磷代谢的激素	✓			
(四)肾上腺				
1. 肾上腺的位置和形态			✓	
2. 肾上腺的微细结构		✓		
3. 肾上腺皮质激素		✓		
4. 肾上腺髓质激素		✓		
(五)胰岛				
1. 胰岛素			✓	
2. 胰高血糖素		✓		
(六)松果体				
1. 松果体的位置和形态	✓			
2. 松果体的微细结构与功能	✓			
十五、人体胚胎发生总论				理论讲授 多媒体演示 示教 标本、模型观察 案例分析讨论
(一)生殖细胞的成熟和受精				
1. 生殖细胞的成熟	✓			
2. 受精			✓	
(二)胚胎的早期发生				
1. 卵裂与胚泡的形成			✓	
2. 植入与蜕膜			✓	
3. 三胚层的形成与分化	✓			
(三)胎膜和胎盘				
1. 胎膜		✓		
2. 胎盘			✓	
(四)双胎、多胎和联体双胎				
1. 双胎	✓			
2. 多胎	✓			
3. 联体双胎	✓			
(五)先天畸形概述	✓			
实验24 内分泌系统和人体胚胎发生总论	学会			技能实践

四、教学大纲说明

（一）适用对象与参考学时

本教学大纲可供护理、助产等专业使用，总学时为180学时，其中理论教学140学时，实践教学40学时，另加机动10学时。

（二）教学要求

1. 本课程对理论教学部分要求有掌握、理解和了解三个层次。掌握是指对《正常人体学基础》中所学的基本知识、基本理论具有深刻的认识，并能灵活地应用所学知识分析、解释生活现象和解决临床护理问题。理解是指能够解释、领会概念的基本含义并会应用所学知识。了解是指能够简单理解、记忆所学知识。

2. 本课程在实践教学方面分为熟练掌握和学会两个层次。熟练掌握是指能够独立娴熟地进行正确的实践技能操作和辨认有关结构，学会是指能够在教师指导下进行实践技能操作和辨认有关结构。

（三）教学建议

1. 在教学过程中，要结合课程特点，积极采用现代化教学手段，用好标本、模型、活体、挂图等，加强直观教学，充分发挥教师的主导作用和学生的主体作用。注重理论联系实际，并组织学生开展必要的临床案例分析讨论，以培养学生分析问题、解决问题和动手操作的能力，使学生加深对教学内容的理解和掌握。

2. 实践教学要充分利用教学资源，结合挂图、标本、模型、活体、多媒体等，采用理论讲授、多媒体演示、标本模型观察、活体触摸、动手操作、案例分析讨论等教学形式，充分调动学生学习的积极性和主观能动性，强化学生的动手能力和专业实践技能操作。

3. 教学评价应通过课堂提问、布置作业、单元自测试、案例分析讨论、实践考核、期末考试等多种形式，对学生进行学习能力、实践能力和应用新知识能力的综合考核，以期达到教学目标提出的各项任务。

正常人体学基础学时分配建议表（180学时）

序号	教学内容	学时数			序号	教学内容	学时数		
		理论	实践	合计			理论	实践	合计
1	绪论	6	0	6	10	水、无机盐代谢与酸碱平衡	4		4
2	细胞	8	0	8					
3	基本组织	12	6	18	11	生殖系统	7	1	8
4	运动系统	10	6	16	12	感觉器官	6	4	10
5	呼吸系统	9	4	13	13	神经系统	18	4	22
6	消化系统	11	2	13	14	内分泌系统	6	1	7
7	新陈代谢	14	2	16	15	人体胚胎发生总论	4	1	5
8	循环系统	16	6	22	机动	10			
9	泌尿系统	9	3	12		合计	140	40	180

正常人体学基础各门课程学时分配建议（180学时，机动10学时）

序号	教学内容	解剖学		生理学		生物化学		合计
		理论	实践	理论	实践	理论	实践	
1	绪论	2		4				6
2	细胞	2		6				8
3	基本组织	6	4	6	2			18
4	运动系统	10	6					16
5	呼吸系统	4	2	5	2			13
6	消化系统	6	2	5				13
7	新陈代谢			2		12	2	16
8	循环系统	8	4	8	2			22
9	泌尿系统	3	1	6	2			12
10	水、无机盐代谢与酸碱平衡					4		4
11	生殖系统	5	1	2				8
12	感觉器官	4	2	2	2			10
13	神经系统	12	4	6				22
14	内分泌系统	2	1	4				7
15	人体胚胎发生总论	4	1					5
机动	10							
	合计	68	28	56	10	16	2	180

参 考 文 献

柏树令.2008.系统解剖学.第7版.北京:人民卫生出版社

曹承刚.2007.美丽人体解剖学.北京:中国协和医科大学出版社

成令忠,王一飞,钟翠平.2003.组织胚胎学.上海:上海科学技术文献出版社

丁自海.2007.人体解剖学.第2版.北京:中国科学技术出版社

范少光,汤 浩.2006.人体生理学.第3版.北京:北京大学医学出版社

冯志强.2007.生理学.北京:科学出版社

季常新.2005.生理学.北京:科学出版社

刘斌.2008.组织学与胚胎学.北京:北京大学医学出版社

彭波,李茂松.2009.生理学.第2版.北京:人民卫生出版社

宋永春,蒋劲涛.2008.正常人体学基础(下册).第2版.北京:科学出版社

苏传怀,高云兰.2011.解剖学与组织胚胎学基础.北京:科学出版社

王根本,王云祥,张书琴.1998.人体解剖学.第5版.长春:吉林科学技术出版社

王海杰.2010.人体系统解剖学.第3版.上海:复旦大学出版社

王怀生,李召.2008.解剖学基础.第2版.北京:人民卫生出版社

王庭槐.2004.生理学.北京:高等教育出版社

王之一,冯建疆.2003.正常人体学基础(下册).北京:科学出版社

王之一,冯建疆.2008.正常人体学基础(上册).第2版.北京:科学出版社

王之一,刘志哲.2010.解剖学与组织胚胎学基础.西安:第四军医大学出版社

王之一,孙新忠.2009.解剖学基础(案例版).北京:科学出版社

王之一,王子彪.2009.解剖组胚学学习指导.第2版.北京:科学出版社

王之一.2003.解剖组胚学(上册).北京:科学出版社

王之一.2007.人体解剖学——图析、歌诀与测试.北京:科学出版社

王子彪.2011.解剖学基础.北京:科学出版社

姚泰.2005.生理学.第6版.北京:人民卫生出版社

于恩华,李静平.2008.人体解剖学.第3版.北京:北京大学医学出版社

张传森,杨向群,刘亚国.2006.人体系统解剖学.上海:第二军医大学出版社

张殿明.2005.解剖学逻辑记忆法.北京:人民卫生出版社

张冬梅.2003.生理学.北京:科学出版社

中国解剖学会体质调查委员会.2002.中国人解剖学数值.北京:人民卫生出版社

钟世镇.2004.系统解剖学.北京:高等教育出版社

邹仲之,李继承.2008.组织学与胚胎学.第7版.北京:人民卫生出版社

左焕琛.2010.人体结构、功能与疾病图解.上海:上海科学技术出版社

自测题选择题参考答案

第1章　绪论　1. D　2. C　3. D　4. C　5. C　6. C　7. C　8. A　9. E　10. C　11. B

第2章　细胞　1. C　2. C　3. B　4. E　5. E　6. B　7. D　8. D　9. E　10. C　11. B　12. E　13. C

第3章　基本组织　1. E　2. C　3. B　4. D　5. C　6. D　7. C　8. B　9. B　10. C　11. B
12. D　13. D　14. C　15. D　16. B　17. E　18. D　19. D　20. B　21. D　22. C　23. C　24. B
25. D　26. E　27. E

第4章　运动系统　1. D　2. B　3. E　4. B　5. D　6. D　7. B　8. A　9. E　10. C　11. E
12. D　13. A　14. E　15. E　16. C　17. D　18. D　19. A　20. B

第5章　呼吸系统　1. C　2. D　3. B　4. C　5. C　6. E　7. C　8. C　9. D　10. D　11. E
12. D　13. A　14. C　15. C　16. D　17. A　18. D　19. C　20. E　21. A　22. A　23. C
24. A　25. D　26. B　27. B　28. A

第6章　消化系统　1. C　2. B　3. B　4. E　5. D　6. D　7. E　8. C　9. D　10. D　11. E
12. B　13. D　14. D　15. B　16. B　17. B　18. D　19. D　20. E　21. D　22. A　23. B
24. B　25. D　26. D　27. D　28. E　29. E　30. D

第7章　新陈代谢　1. B　2. C　3. C　4. C　5. C　6. A　7. C　8. E　9. A　10. E　11. B　12. B
13. C　14. D　15. E　16. A　17. B　18. A　19. C　20. E　21. C　22. C　23. A　24. B　25. E　26. C
27. A　28. C　29. B　30. D　31. A　32. A　33. C　34. B　35. D　36. B　37. E

第8章　循环系统　1. B　2. C　3. B　4. B　5. E　6. D　7. B　8. B　9. B　10. B　11. B　12. A
13. D　14. C　15. C　16. D　17. B　18. B　19. D　20. E　21. A　22. B　23. D　24. C　25. D　26. D
27. E　28. B　29. C　30. C　31. B　32. D　33. E　34. B　35. B　36. B

第9章　泌尿系统　1. D　2. C　3. D　4. D　5. D　6. C　7. B　8. D　9. C　10. E　11. B
12. D　13. D　14. C　15. A　16. B　17. D　18. D　19. D　20. D

第10章　水、无机盐代谢与酸碱平衡　1. E　2. C　3. B　4. C　5. B　6. D　7. C　8. E　9. C
10. B　11. C　12. B　13. E　14. D

第11章　生殖系统　1. C　2. B　3. A　4. E　5. D　6. D　7. E　8. E　9. B　10. E　11. C
12. C　13. D　14. C　15. D　16. D　17. E　18. B　19. E　20. B　21. E　22. C　23. E　24. D
25. B　26. E　27. D

第12章　感觉器官　1. D　2. C　3. E　4. D　5. D　6. C　7. E　8. E　9. C　10. D　11. D
12. C　13. A　14. C

第13章　神经系统　1. B　2. B　3. D　4. E　5. E　6. D　7. A　8. E　9. E　10. C　11. B
12. B　13. E　14. E　15. E　16. A　17. B　18. E　19. B　20. D　21. C　22. C　23. E　24. C
25. B　26. E　27. B　28. C　29. D　30. D　31. A　32. E　33. E　34. C　35. D　36. B　37. E
38. E　39. C　40. D　41. B　42. D　43. A　44. C　45. C

第14章　内分泌系统　1. D　2. E　3. C　4. C　5. E　6. E　7. D　8. E　9. E　10. C　11. B
12. D　13. D　14. E

第15章　人体胚胎发生总论　1. D　2. D　3. C　4. B　5. C　6. D　7. E　8. E　9. C　10. B
11. B　12. E　13. D　14. A　15. D　16. D　17. B

人体之歌

人体是一本无字的书，
记录了人类年轮辗转的轨迹。
人体是一幅多彩的画，
是品味美丽人体高尚、典雅的视觉盛宴。
人体是一部立体的解剖学"教科书"，
永不停息地解读着其中的奥秘。

"十月怀胎，一朝分娩"，
见证了人体发生所走过的历史足迹。
骨肉相连是对运动系统的真实写照，
挺拔秀丽的身躯，
蕴含着大自然的奥秘。
昂首挺胸的姿态，
展示出人体的生机和活力。
坚硬的骨骼隐藏着轰轰烈烈的拆除与重建活动，
灵巧的关节进行着复杂而神奇的运动。
健美的肌肉担负着运动的历史重任，
不屈的脊梁承载着神圣的使命。
倔强的头颅是坚不可摧的"钢铁长城"，
整装待发的黄骨髓随时听从造血系统的召唤。

"牧童遥指杏花村"是对示指的最好褒奖，
小宝宝在饥饿的时候总是喜欢吸吮着它(食指)。
新郎新娘的戒指则"定位"套在左手无名指上，
被索马里人称为"祖父"的拇指占据手功能的一半。
完美神奇的手演奏着华彩的乐章，
神奇的"三角架"(足弓)支撑着血肉之躯。

展翅飞翔的蝴蝶(蝶骨)带来生命的希望，
"华山论剑"(胸骨)讲述着胸骨角的故事。
古罗马的"棒状钥匙"(锁骨)架起了躯干与上肢的桥梁，
神奇的"吹奏肌"(颊肌)演奏着动人的乐章。
"落枕"的斜方肌诉说着损伤后的痛苦，
隆起的"小腿肚"(小腿三头肌)是人类直立行走的最好见证。

"唇齿相依"说明了两者的友好睦邻关系，
牙齿数目的减少是对"用进废退"规律的最好证明。
"三寸不烂之舌"是对"话"字的最好诠释（"话"字是"言"加上个"舌"字），
腭扁桃体的申诉倾诉着淋巴器官的"心声"。
"宰相肚里能撑船"是对胃容量的夸张，
牵肠挂肚（胃）描述了十二指肠的毗邻。
勤勤恳恳的胰腺随时听从血糖的召唤，
奔腾不息的"黄河"（胆汁）稍有不慎就会泛滥成灾，
人体的"治黄"工程艰巨而伟大。

阑尾在讲述着一段耐人寻味的故事，
"牙好，胃口就好"是对祖国医学整体理论的传承。
细嚼慢咽品味着越嚼越香的神奇，
"肝胆相照"是对两者局部解剖关系的真实写照。
肝内的四套管道证明了"化工厂"的繁忙和重要，
破门而出的五谷杂粮之气（屁）解读着"千金难买一屁"的真谛。

腹腔内的"警察"默默无闻地执行着艰巨的任务，
风雨兼程的鼻毛担负着"防沙林"的重任。
"常青绿洲"（肺）讲述着春天的故事，
妖媚动人的酒窝是人类巧夺天工的杰作。
高耸隆起的乳房是女性最具吸引力的标志，
美丽动人的肚脐彰显着当代女性的风采。

"亚当的苹果"（喉结）讲述着一段流传很久的神话故事，
男女性的导演（睾丸、卵巢）为人类的生存和繁衍谱写了一曲动人的"乐章"。
特殊的空调（阴囊）影响着子孙后代的繁衍，
温馨雅致的子宫是孕育胎儿的最好宫殿。
助人为乐的输卵管肩负着历史的重任，
神奇的土地（子宫内膜）孕育了无数华夏儿女。

"周游列国"的血细胞像无畏的战士，
神奇的大力士（心）在永不停歇地运输着生命的载体。
"心"字是人类历史上最早记录心脏内部结构的"图谱"，
冠状动脉的起始验证了人类自私的本性。
奇妙的"阀门"（心瓣膜）倘若"罢工"，
灭顶之灾随时都会发生。

"不能多心儿"诉说着刻骨铭心的故事，
"男儿有泪不轻弹"是对人体健康的误解。
神奇的"照相机"（眼睛）留下了无数讴歌光明的辉煌篇章，
痛哭流涕帮助您解读着泪道的奥秘。
五官之间的"热线联系"破解了五官并非是"独立王国"，
"耳清目秀"是对耳有全身穴位缩影地图之美称的有力回应。
神奇的眼睛可以容纳一个美丽的世界，
灵巧的嘴巴则能描绘一个更加精彩的世界。

残存的"尾巴"（尾骨）诉说着人类进化的艰辛，
神话中的"阿特拉斯"（寰椎）托起了旋转的地球（头）。
"副职"的存在说明了它的重要，
和睦相处是中华民族的传统美德。

"没有解剖学，就没有医学"是恩格斯对解剖学的精辟论述，
维萨利的开山之作-《人体结构》解读着其中的秘密。
"试管婴儿之父"-张民觉院士首次提出了精子获能是受精的先决条件，
鞠躬院士（中国科学院院士）把脑垂体的研究引向深入。

爱因斯坦的大脑之谜诉说着神经胶质细胞的神奇，
陶行知先生的《手脑相长歌》解读着"十指连心"的道理。
成语中的"以眼还眼，以牙还牙"说明了眼睛的珍贵和牙齿的坚硬，
领袖名人的胡须证明了成功的关键在能力，
女性成功的事例验证了一个不辩的真理-"头发不在长短"，
岳飞的"精忠报国"找到了"怒发冲冠"的解剖学依据，
神奇的0.618解读着距离产生美的秘密。
人之所以成为"万物之主宰"，
是因为人有一颗高度发达、神奇而又聪明的大脑。

人体的形态结构复杂而神奇，
充满着无穷的奥秘。
人体的进化漫长而艰辛，
留下了许多美丽而传奇的故事。
我们为人体的美妙而感动，
我们为人体的艰辛而呐喊，
我们为人体的精彩而自豪，
我们为人体的神奇而高歌。

（王之一）